AF173775

Manuelle Medizin bei Säuglingen und Kindern

Wilfrid Coenen

Manuelle Medizin bei Säuglingen und Kindern

Entwicklungsneurologie – Klinik – Therapeutische Konzepte

Mit einem Geleitwort von Dr. Wolfgang von Heymann

2., aktualisierte Auflage

Mit 347 Abbildungen

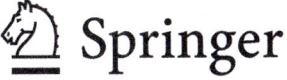 Springer

Wilfrid Coenen
Villingen-Schwenningen, Deutschland

Ergänzendes Material finden Sie unter http://extras.springer.com

ISBN 978-3-642-20733-4   978-3-642-20734-1 (eBook)
DOI 10.1007/978-3-642-20734-1

Die Deutsche Nationalbibliothek verzeichnet diese Publikation in der Deutschen Nationalbibliografie; detaillierte bibliografi-sche Daten sind im Internet über http://dnb.d-nb.de abrufbar.

Springer
© Springer-Verlag Berlin Heidelberg 2010, 2016
Das Werk einschließlich aller seiner Teile ist urheberrechtlich geschützt. Jede Verwertung, die nicht ausdrücklich vom Urhe-berrechtsgesetz zugelassen ist, bedarf der vorherigen Zustimmung des Verlags. Das gilt insbesondere für Vervielfältigun-gen, Bearbeitungen, Übersetzungen, Mikroverfilmungen und die Einspeicherung und Verarbeitung in elektronischen Systemen.
Die Wiedergabe von Gebrauchsnamen, Handelsnamen, Warenbezeichnungen usw. in diesem Werk berechtigt auch ohne besondere Kennzeichnung nicht zu der Annahme, dass solche Namen im Sinne der Warenzeichen- und Markenschutz-Gesetzgebung als frei zu betrachten wären und daher von jedermann benutzt werden dürften.
Der Verlag, die Autoren und die Herausgeber gehen davon aus, dass die Angaben und Informationen in diesem Werk zum Zeitpunkt der Veröffentlichung vollständig und korrekt sind. Weder der Verlag, noch die Autoren oder die Herausgeber übernehmen, ausdrücklich oder implizit, Gewähr für den Inhalt des Werkes, etwaige Fehler oder Äußerungen.

Umschlaggestaltung: deblik Berlin
Fotonachweis Umschlag: © fotolia / Oksana Kuzmina

Gedruckt auf säurefreiem und chlorfrei gebleichtem Papier

Springer ist Teil von Springer Nature
Die eingetragene Gesellschaft ist Springer-Verlag GmbH Berlin Heidelberg

Für Annemarie

Geleitwort zur zweiten Auflage

Das zentrale Werk der Manuellen Medizin bei Kindern liegt nun in der zweiten, erweiterten Auflage vor. Bereits die erste Auflage war eine ebenso riesige wie langersehnte Zusammenfassung der Erkenntnisse über die kindliche Entwicklung und ihre Störungen aus Sicht der funktionellen Medizin, insbesondere der Störungen des Haltungs- und Bewegungsorgans. Auch wenn es weiter schwer sein wird, gerade für Säuglinge und Kleinkinder Studienergebnisse im Sinne der »Evidence-based-Medicine« zu erstellen, so helfen uns heute neben den allgemeinen Daten aus der Erwachsenenmedizin auch die Erkenntnisse der translationalen Forschung, um die Phänomene zu verstehen und in ein Therapiekonzept einzuordnen, mit denen besorgte Eltern ihre Kinder vorstellen. Aus ethischen Gründen verbieten sich hier weiterhin Placebo-kontrollierte randomisierte Studien an Kleinkindern und Heranwachsenden.

So haben sich in dem Verständnis der hypomobilen segmentalen Dysfunktion als einer gerichteten, neuromuskulär gesteuerten, hypomobilen Bewegungsstörung (»Blockierung«) in einem und begleitend auch in benachbarten Bewegungssegmenten der Wirbelsäule neue Erkenntnisse ergeben, die weit über ein rein artikuläres Geschehen hinausgehen. Heute wissen wir, dass z. B. die Konvergenzreaktionen gerade der Dysfunktionen in der oberen Halswirbelsäule mit den Hirnnervenkernen im Hirnstamm bis hin zu den höheren emotionalen und kognitiven Zentren einen ganz wesentlichen Einfluss auf die sensomotorische Entwicklung der Säuglinge und Kleinkinder haben.

Dies lässt sich durch die translationalen Forschungsergebnisse gerade in Bezug auf die spinotrigeminalen Afferenzen mit ihren Konvergenzen auf die vestibulären und cochleären Kernkomplexe nachvollziehen. Dadurch sind wir heute in der Lage, Nervenfunktionsstörungen wie die zervikogene Gleichgewichtsstörung bis hin zu aversiven Verhaltensauffälligkeiten aus dem limbischen System auf Funktionsstörungen im vertebralen wie im kraniomandibulären Bereich zurückzuführen.

Durch die verschiedenen Forschungsergebnisse in Neuroanatomie und Neurophysiologie in translationaler Anwendung von Tierversuchen sind wir heute in der Lage, eine Reihe schmerzhafter Symptome oder psychischer Verhaltensauffälligkeiten, die dem Pädiater oder Kinder-Orthopäden früher völlig unlogisch erschienen und den Verdacht einer Somatisierung oder gar einer psychiatrischen Störung aufkommen ließen, auf ihren tatsächlichen somatischen Kern zu verfolgen und einer kausalen – manuellen – Therapie zuzuführen. Dieses Buch leistet einen entscheidenden Beitrag zum Verständnis dieser Zusammenhänge und sollte daher von jedem Pädiater und Kinder-Orthopäden studiert werden – schon allein, damit Psychopharmaka mit einem umfangreichen und bedenkenswerten Nebenwirkungsspektrum (z. B. Methylphenidat) nur noch in wenigen Ausnahmefällen verordnet werden müssen.

Mutig und wichtig sind in diesem Buch auch die Ausführungen zu den manualmedizinischen Behandlungsmöglichkeiten bei der juvenilen Skoliose. Selbst wenn wir uns hier bisher nur auf Fallstudien beziehen können, selbst wenn es hier sicher in absehbarer Zeit keine randomisierten, kontrollierten Studien geben wird – das vorgestellte Konzept einer interdisziplinären Therapie von Manualmedizinern mit Kieferorthopäden und Physiotherapeuten sollte dazu anregen, diese Therapie in Absprache mit den Eltern und bei engmaschiger Kontrolle der klinischen Entwicklung anzuwenden und mehr Fallberichte zu publizieren. Das derzeit – wissenschaftlich gesehen – noch dünne Eis dieses Konzeptes kann damit eine abgesicherte Evidenz erlangen.

Besonders zu begrüßen ist die Entwicklung des 3-Zeichen-Tests für die Atlas-Therapie (nach Arlen). Es kommt der Strahlenschutzverordnung allgemein, aber auch dem speziell bei Kleinkindern 10-fach höheren stochastischen Risiko eines Strahlenschadens und nicht zuletzt dem Wunsch der Eltern sehr entgegen, dass durch diesen Test eine Röntgenuntersuchung zur Planung einer schonenden und risikofreien Therapie nicht mehr erforderlich ist – lediglich in begründeten Verdachtsfällen muss diagnostisch geröntgt werden.

Wir – die Gemeinschaft der vielen Manualmediziner – danken Autor und Verlag für dieses umfangreiche und umfassende Werk. Ich wünsche ihm eine große Verbreitung aber auch bei Kinderärzten, Orthopäden und Neuropädiatern, damit das allgemeine Verständnis für die Funktionsstörungen bei Kindern, die sich zu schicksalsentscheidenden Entwicklungen auswirken können, zunimmt und die Kinder einer angemessenen Diagnostik und Therapie zugeführt werden.

Dr. med. Wolfgang von Heymann
Arzt für Chirurgie und Orthopädie
Manuelle Medizin
Psychosomatische Grundversorgung
1. Vorsitzender des Dr.-Karl-Sell-Ärzteseminars
(DGMM-MWE)
Vizepräsident der DGMM
Präsident der Internationalen Ärztegesellschaft
für Manuelle Medizin (FIMM) 2006-2010,
amtierender Präsident 2011-2014
Schatzmeister der Europäischen wissenschaftlichen
Gesellschaft für Manuelle Medizin (ESSOMM)
Bremen, 20.11.2015

Vorwort zur zweiten Auflage

Die erste Auflage des vorliegenden Buches stieß auf eine erfreulich positive Resonanz bei Ärzten und Physiotherapeuten.

Für diese zweite Auflage wurde der Text nach dem aktuellen Stand überarbeitet und stellenweise durch die Erläuterung neuer Erkenntnisse aus Neuroanatomie und Neurophysiologie ergänzt. Die Ausführungen zur Atlastherapie nach Arlen erhielten durch die eingehende Darstellung des 3-Zeichen-Tests und die Rückstufung der Bedeutung einer therapeutisch indizierten Röntgenaufnahme eine neue Fassung. Neu ist die Demonstration der unmittelbaren Wirkung gezielter Manipulationen auf abnormale Stellreaktionen bei Säuglingen mittels Video-Standbildern. Überarbeitet und erweitert wurde der Abschnitt über die manualmedizinische Behandlung der idiopathischen Adoleszentenskoliose. Auch in dieser Auflage liegt der Schwerpunkt auf Diagnostik und Therapie bei Kindern mit sensomotorischen Störungen. Das letzte Kapitel befasst sich mit muskuloskelettalen Schmerzen und Wirbelsäulendeformitäten bei Kindern und Jugendlichen.

Mein herzlicher Dank geht an Herrn Dr. Wolfgang v. Heymann für das Geleitwort, an Frau Katharina Wagner, Frau Dr. Esther Dür und Frau Christine Bier vom Springer-Verlag für die gute Zusammenarbeit und besonders an meine Frau, Dr. Annemarie Coenen, für die sachbezogene Kritik und ihre Geduld bei Durchsicht der Texte.

Wilfrid Coenen
Villingen, im März 2016

Vita

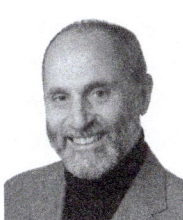

Dr. Wilfrid Coenen

- Geboren in Düsseldorf, Abitur am staatlichen humanistischen Gymnasium Köln-Mülheim, medizinisches Staatsexamen und Promotion an der Friedrich-Alexander Universität Erlangen
- Nach 8-jähriger chirurgischer Kliniktätigkeit Niederlassung als Facharzt für Orthopädie in Villingen, Schwarzwald
- Ausbildung in Chirotherapie bei Karl Sell und Hans Peter Bischoff, Atlastherapieausbildung bei Albert Arlen, Ausbildung in osteopathischen Behandlungstechniken bei Bob Ward, Philipp Greenman und Johannes Fossgren
- 1990 Vorstellung des entwicklungsneurologisch-manualmedizinischen Therapiekonzeptes für Säuglinge und Kinder mit sensomotorischen Störungen auf der Jahrestagung der Societé Médicale Internationale de Médecine Métamérique
- Seit 1994 Kurslehrer der Ärztegesellschaft für Manuelle Kinderbehandlung und Atlastherapie (ÄMKA)
- 1995 Gründung des Fortbildungs-Institutes für Manualmedizin und Entwicklungstherapie (IMMET) zusammen mit Ärzten und Physiotherapeuten
- Seit 2004 kooperierender Kurslehrer für Manuelle Medizin bei Kindern beim Dr. Karl-Sell-Ärzteseminar (MWE)
- Vorstandsmitglied der Ärztegesellschaft für Manuelle Kinderbehandlung und Atlastherapie (ÄMKA) e.V. von 1993 bis 2007
- Zahlreiche Publikationen und Buchbeiträge zum Thema Manuelle Medizin bei Kindern

Inhaltsverzeichnis

1 Einführung 1
Wilfrid Coenen

2 Zentrale Repräsentation des Raumes 5
Wilfrid Coenen

2.1 Die Sonderstellung des Menschen in der Natur 6
2.1.1 Raumorientierung und Gestaltwahrnehmung 6
2.1.2 Denken: Probeweises Handeln im vorgestellten Raum 7
2.1.3 Zentrale Datenverarbeitung 8
2.2 Neurophysiologische Aspekte der Bewegungsentwicklung 8
2.2.1 Sensomotorik 8
2.2.2 Das Sensorsystem 12

3 Die normale Entwicklung des Säuglings 17
Wilfrid Coenen

3.1 Körperkontrolle 18
3.1.1 Entwicklungsschritte in Bauch- und Rückenlage 19
3.1.2 Entwicklung der Handmotorik 23
3.1.3 Zeitliche Gliederung der Entwicklung im 1. Lebensjahr 24
3.2 Neuromotorische Untersuchung des Säuglings 26
3.2.1 Autonome Massenbewegungen 26
3.2.2 Frühkindliche Reaktionen 26
3.3 Der Tragling 29
3.3.1 Physiologische Frühgeburt 31
3.4 General Movements 31
3.4.1 Qualitative Beurteilung der autonomen frühkindlichen Massenbewegungen . . . 31
3.4.2 Computergestütztes Analyseverfahren 32
3.5 Neurokinesiologische Untersuchung nach Vojta 33
3.5.1 Reaktionen 33
3.5.2 Fehlerquellen 40
3.5.3 Bewertung der Reaktionen 40
3.5.4 Beispiele für abnormale Reaktionen (modifiziert nach Vojta) 40
3.5.5 Wie sind abnormale Reaktionen zu deuten? 41
3.6 Kinderneurologische Untersuchung 42
3.6.1 Muskeleigenreflexe 42
3.6.2 Pyramidenzeichen 42
3.6.3 Phasische Streckreaktionen der Extremitäten 43
3.6.4 Tonische Streckreaktionen der unteren Extremitäten 44
3.7 Überblick über die sensomotorische Entwicklung des Kindes vom 15. Lebensmonat
bis zum 6. Lebensjahr 44
3.8 Entwicklung von Mentalität und Psyche im Gestaltwandel 45

4 Wahrnehmung und Körperkontrolle 47
Wilfrid Coenen

4.1 Sensorik: Leitfunktion der Motorik 48
4.2 Propriozeption und autochthone Rückenmuskeln 48
4.2.1 Propriozeptoren 48
4.2.2 Autochthone Innervation der Rückenstrecker 49
4.2.3 Propriozeptive Signalanlage 52

4.2.4	Komplexes Verbundsystem	52
4.3	**Die Kopfgelenke**	53
4.3.1	Bewegungsmuster	54
4.3.2	Physiologische Form- und Stellungsasymmetrien	54
4.3.3	Embryologische Aspekte	56
4.3.4	Atlaskippung und Zwangsrotation des Axis	56
4.3.5	Muskeln für sensorische und motorische Aufgaben	57
4.3.6	Mathematik im Stammhirn	58
4.3.7	Halspropriozeptoren und Kopfkontrolle	59
4.3.8	Die Kopfkontrolle führt die posturale Entwicklung an	60
4.4	**Die Iliosakralgelenke**	61
4.4.1	Sonderkonstruktion ISG	62
4.4.2	ISG-Mobilität	62
4.4.3	Myofasziale Verknüpfung	63
4.4.4	ISG und Propriozeption	64
4.4.5	Die Vermittlerrolle des M. longissimus	64
4.5	**Die übrigen Schlüsselregionen**	65
4.5.1	Zervikothorakaler Übergang und mittlere BWS	65
4.5.2	Dorsolumbaler Übergang	65
4.5.3	»Bahnhöfe« und Vernetzungsorte	66
4.6	**Zusammenfassung**	66
5	**Die Blockierung: pathophysiologische Aspekte**	69
	Wilfrid Coenen	
5.1	**Neurophysiologisches Denkmodell**	70
5.1.1	Nozizeptorenaktivität	70
5.1.2	Dysfunktion der metameren Strukturen	72
5.1.3	Pathologie des Spindelrezeptors	72
5.1.4	Manualmedizinische Diagnostik	73
6	**Das Tonusasymmetrie-Syndrom (TAS)**	75
	Wilfrid Coenen	
6.1	**Der »schiefe Säugling«**	76
6.1.1	Klinische Zeichen des Tonusasymmetrie-Syndroms (TAS)	76
6.1.2	Physiologische Haltungsasymmetrie	78
6.1.3	Differenzialdiagnosen der Symmetriestörungen	80
6.1.4	Spastische Bedrohung?	80
6.1.5	Dysfunktion der Kopfgelenke	81
6.1.6	Reflektorische Tonussteuerung	84
6.1.7	Verrechnungsfehler und Labyrinthstellreaktion	84
6.1.8	Segmentale Dysfunktion der Wirbelsäule: Entwicklungsneurologischer Störfaktor	85
6.1.9	Schädelasymmetrie	87
6.1.10	Pathogenetische Überlegungen	87
6.1.11	Problemlösung Sectio?	89
6.2	**Manualmedizinische und neurologische Standarddiagnostik**	89
6.2.1	Beurteilung der Kopf- und Körperhaltung in Rücken- und Bauchlage	90
6.2.2	Orthopädischer Status	90
6.2.3	Frühkindliche Reaktionen und General Movements	91
6.2.4	Labyrinthstellreaktion, Halsstellreaktion und Seitneigetest	92
6.2.5	Manualmedizinische Exploration der sensorischen Schlüsselregionen	93
6.2.6	Myofasziale Diagnostik	98
6.2.7	Neurologische Untersuchung	98
6.2.8	Neurokinesiologische Untersuchung nach Vojta	99

6.2.9   Bestimmung des Entwicklungsalters im Vergleich zum chronologischen Alter   100
6.2.10   Der »3-Zeichen-Test«   100
6.2.11   Röntgenuntersuchung   100
6.3   **Abgrenzung des TAS von infantiler Zerebralparese**   102

7   **Manualmedizinische Behandlung im Säuglingsalter**   105
             Wilfrid Coenen
7.1   **Atlastherapie nach Arlen**   106
7.1.1   Am Anfang stand ein Irrtum   107
7.1.2   Neurologische Krankheitsbilder   107
7.1.3   Frühkindliche Röntgenmorphologie   108
7.1.4   Kopfhaltung und Atlasstellung   110
7.1.5   Symmetrie, ein zuverlässiges Prinzip?   111
7.1.6   Der »3-Zeichen-Test«   112
7.1.7   Atlastherapie beim Säugling   115
7.1.8   KISS oder KUSS?   121
7.2   **Chirotherapeutische Manipulation bei Säuglingen**   121
7.2.1   Zervikookzipitaler Übergang   122
7.2.2   Zervikodorsaler Übergang   123
7.2.3   1. Rippe   124
7.2.4   BWS und dorsolumbaler Übergang   124
7.2.5   Iliosakralgelenke und lumbosakraler Übergang   126
7.3   **Myofasziale Lösetechniken, mobilisierende Positionierung**   129
7.3.1   Aktive Kontraktion der Faszie   130
7.3.2   Mechanorezeptoren der Faszie   130
7.3.3   Myofascial Release   130
7.4   **Manuelle Behandlung des Kopfes**   135
7.4.1   Trigemino-zervikale Konvergenz   135
7.4.2   Therapeutische Möglichkeiten   135
7.5   **Unspezifische exterozeptiv-propriozeptive Stimulation**   143
7.5.1   Wahrnehmungsverarbeitung und Vigilanz   143
7.5.2   Körperstimulation   144

8   **Sensomotorische Dyskybernese im Vorschul- und Schulalter**   147
             Wilfrid Coenen
8.1   **Verhaltensmerkmale, klinische Zeichen**   148
8.1.1   Faulpelze und »affektive Irre«   148
8.1.2   Die Ritalin-Offenbarung   148
8.1.3   Artspezifische Erkenntnisleistungen   148
8.1.4   Sensomotorische Fehlsteuerung   149
8.1.5   Vordiagnosen   150
8.1.6   Auffälligkeiten in der Vorgeschichte   150
8.1.7   Prügelknabe oder Zappelphilipp   150
8.1.8   Stumme Eigenbrötler, lärmende Angeber   151
8.2   **Diagnostik**   151
8.2.1   Qualitativer Bewegungstest   152
8.2.2   Anhaltspunkte für Vorschulkinder   152
8.2.3   Bedeutung der Nackenrezeptoren   155
8.2.4   Manualmedizinische Untersuchung   155
8.2.5   Blickmotorische Störung   157
8.2.6   Wahrnehmungschaos   158
8.2.7   SMD: Eine entwicklungsneurologische Störung   158
8.2.8   Differenzialdiagnose   158

8.3	**Therapie der sensomotorischen Dyskybernese**	159
8.3.1	Schlüsselregion Kopfgelenke	159
8.3.2	Körperkontrolle und Orthographie	160
8.3.3	Sensomotorische Fehlsteuerung: Die primäre Störung	162
8.4	**Unentbehrliche Amphetamine?**	163
8.4.1	Katalog-Diagnose	163
8.4.2	Wirkung und Nebenwirkung von Methylphenidat	164
8.4.3	Ethische Verpflichtung	165
8.5	**Der motokybernetische Test (MKT)**	165

9	**Die infantile Zerebralparese**	**173**
	Wilfrid Coenen	
9.1	**Kulturhistorische Aspekte**	174
9.1.1	Soziale Randstellung	174
9.1.2	Krücken und Quengelschienen	174
9.2	**Frühkindliche Hirnschädigung**	175
9.2.1	Supraspinale Kontrolle: Ergebnis der ZNS-Reifung	176
9.3	**Klinisches Bild der IZP**	177
9.3.1	Spastik	178
9.3.2	Zentrale Hypotonie	184
9.3.3	Anfallsleiden	185
9.3.4	Orthopädische Komplikationen	185
9.4	**Diagnostik**	186
9.4.1	Kommunikation zwischen Arzt und Kind	186
9.4.2	Klinische Zeichen	187
9.4.3	Bewertungskriterien	187
9.4.4	Dokumentation des spastischen Muskeltonus	189
9.4.5	Therapieziele	189
9.5	**Manualmedizinische Behandlung: Impulstechniken**	190
9.5.1	Atlastherapie	191
9.5.2	Manipulationstechniken an der HWS	192
9.5.3	Manipulationstechniken an der BWS	193
9.5.4	Behandlung des dorsolumbalen Übergangs	195
9.5.5	Manipulation der Iliosakralgelenke	196
9.6	**Manuelle Weichteiltechniken**	197
9.6.1	Pritschen	197
9.6.2	Myofasziales Lösen	197
9.6.3	Mobilisierende Weichteiltechniken	199
9.7	**Manuelle Medizin und neuromuskuläre Erkrankungen**	203
9.7.1	Neuromuskuläre Erkrankungen	203
9.7.2	Wirkung der Manuellen Medizin bei neuromuskulären Erkrankungen	204

10	**Weitere Anwendungsgebiete der Manuellen Medizin bei Kindern**	**205**
	Wilfrid Coenen	
10.1	**Muskuloskelettale Schmerzen**	206
10.1.1	Nacken- und Rückenschmerzen	206
10.1.2	Referred pain	206
10.1.3	Koxalgie und symptomatische ISG-Blockierung	207
10.1.4	Kopfschmerzen	207
10.1.5	Die kindliche Migräne	210
10.1.6	Akuter Tortikollis	210
10.1.7	Grisel-Syndrom	210
10.2	**Posttraumatische Zustände mit funktionell bedingten neurologischen Symptomen**	212

10.2.1 Schädelprellung und Commotio cerebri 212

10.2.2 Zervikozephales Syndrom im Kindesalter 213

10.2.3 Segmentblockierungen bei peripheren Nervenläsionen 215

10.3 **Prävention und Rehabilitation** 216

10.3.1 Haltungsfehler und Adoleszentenkyphose 216

10.3.2 Idiopathische Adoleszentenskoliose 218

Serviceteil 231

A **Anhang** 232

A.1 Anamnesebogen für Säuglinge und Kleinkinder 232

A.2 Grobmotorische Entwicklung vom 1. bis 12. Lebensmonat 233

A.3 Entwicklung der Handmotorik vom 1. bis 12. Lebensmonat 234

A.4 Neurokinesiologische Untersuchung nach Vojta 235

A.5 Anamnesebogen für Vorschul- und Schulkinder 236

A.6 Motokybernetischer Test (MKT) 237

A.7 Orientierende Untersuchung auf CMD 238

Literatur 239

Stichwortverzeichnis 247

Einführung

Wilfrid Coenen

W. Coenen, *Manuelle Medizin bei Säuglingen und Kindern*,
DOI 10.1007/978-3-642-20734-1_1, © Springer-Verlag Berlin Heidelberg 2016

> Obwohl es viele Namen gibt, so sind die Künste nicht getrennt, und ein Wissen ist nicht von dem anderen geschieden; denn eines ist in allem. Paracelsus

■ Emanzipation eines Außenseiters

Die Behandlung von Schmerzzuständen am Bewegungssystem durch spezielle Handgriffe ist eine uralte Heilmethode, die früher traditionell von Laienbehandlern ausgeübt wurde und daher das Misstrauen der Schulmedizin hervorrief, die diese Behandlungsart als unwissenschaftlich ablehnte. Da sich jedoch die mitunter eindrucksvollen Erfolge dieser Therapie nicht von der Hand weisen ließen, besonders wenn die üblichen ärztlichen Maßnahmen erfolglos bleiben, begannen nach dem zweiten Weltkrieg Ärztegruppen in Europa und Amerika mit der systematischen Erforschung dieser Behandlungstechniken, um sie auf eine naturwissenschaftliche Grundlage zu stellen.

Was sich anfangs als etwas grobschlächtige Renkerei von Chiropraktikern präsentierte, … »entwickelte sich in ärztlicher Hand bald zu einer umfassenden funktionellen Betrachtungsweise, zur Manuellen Medizin. Sie fügt sich nahtlos in die bereits vorhandenen wissenschaftlichen und klinischen Erkenntnisse ein«, schrieb H.-D. Neumann in seinem erstmals 1983 erschienenen Buch »Manuelle Medizin«. Aus der ungezielten, mitunter gewaltsamen Chiropraxis entwickelte sich die gezielte, exakt segmental durchgeführte Chirotherapie. Neuere Erkenntnisse der neurobiologischen Grundlagenforschung vermögen die empirischen Konzepte der Manuellen Medizin wissenschaftlich zu begründen und plausibel zu deuten. Eine ausführliche Darstellung dieser Begegnung von erkenntnisorientierter Forschung und praktischem therapeutischem Handeln liegt in dem von Uli Böhni, Markus Lauper und Hermann Locher herausgegebenen Standardwerk »Manuelle Medizin 1« vor (2015); es bietet einen umfassenden Einblick in die neurophysiologischen und neuroanatomischen Grundlagen der Manuellen Medizin.

Die Forderung nach dem evidenzbasierten Wirkungsnachweis der Chirotherapie erfüllten Wolfgang v. Heymann und Mitarbeiter (2013) mit einer randomisierten Doppelblindstudie über die High-velocity-Manipulation bei akuter unspezifischer Lumbalgie im Vergleich mit Diclofenac und Placebo.

Manipulation und Mobilisation sind inzwischen in der Nationalen Versorgungsleitlinie Rückenschmerz als therapeutische Möglichkeit bei chronischem nichtspezifischem Kreuzschmerz in Kombination mit Bewegungstherapie aufgeführt, jeweils mit Evidenzgrad 1b sowohl hinsichtlich kurzfristiger als auch langfristiger Erfolge (Beyer 2015).

Die Manuelle Medizin, wegen ihrer Wirkungsweise auch »unblutige Chirurgie« genannt (Lewit 1997), wird an den Schulen der Deutschen Gesellschaft für Manuelle Medizin (DGMM) nach wissenschaftlichen Maßstäben gelehrt und ist seit 1976 anerkannte vertragsärztliche Behandlungsart. Unter dem Oberbegriff **Manuelle Medizin** werden hierzulande **Chirotherapie** als rein ärztlicher Heileingriff, **Manuelle Therapie** als physiotherapeutisches Verfahren sowie sog. **osteopathische Behandlungstechniken** zusammengefasst. Ein rein ärztlicher manualmedizinischer Heileingriff ist zudem die weiterentwickelte Form der **Atlastherapie nach Arlen** (▶ Abschn. 7.1).

■ Ein neurophysiologisches Konzept

Die traditionelle Aufgabe der Manuellen Medizin ist die Erkennung und Behandlung reversibler Funktionsstörungen des Haltungs- und Bewegungssystems. Nach heutigem Wissensstand äußert sich die Pathophysiologie einer reversiblen Dysfunktion nicht nur in einer gelenkmechanischen Störung, sondern ist vor allem durch eine **neurologische Komponente** gekennzeichnet mit Auswirkungen auf myofasziale, vegetative, viszerale und zentralnervöse Funktionen (Wolff 1996).

Subjektiv geben sich segmentale oder peripher-artikuläre Dysfunktionen als akute oder auch chronisch rezidivierende Schmerzzustände am Bewegungsapparat zu erkennen, bevorzugt an der Wirbelsäule, verbunden mit Bewegungs- und Belastungseinschränkungen. Die wissenschaftlichen Grundlagen der Manuellen Medizin wurden vorwiegend nach schmerztherapeutischen und rehabilitationsmedizinischen Gesichtspunkten erarbeitet, nicht zuletzt auch wegen der volkswirtschaftlichen Bedeutung schmerzhafter Wirbelsäulenerkrankungen und ihrer hohen Inzidenz in den Industrieländern (Wolff, Neumann, Sell, Bischoff, Dvořák, Lewit, Gutmann, Sachse, Frisch, Psczolla, Janda, Stoddart, Tilscher, Eder, Kapandji, Frölich, Baumgartner u.a.m.). So ist es zu erklären, dass sich die manualmedizinischen Untersuchungs- und Behandlungsmethoden vorwiegend aus den **Erfahrungen mit erwachsenen Patienten** entwickelten.

Wie sich herausstellte, sind diese Techniken allerdings nicht ohne Weiteres auf Säuglinge und Kinder übertragbar. Auch **im Kindesalter** gibt es durchaus Schmerzzustände, die auf segmentale Dysfunktionen des Achsenorgans zurückzuführen sind: beispielsweise der akute Tortikollis, der sog. Schulkopfschmerz, bestimmte Koxalgien, funktionelle Kniebeschwerden, um nur einige zu nennen. Je jünger jedoch das Kind ist, und je weniger es seinen Schmerz benennen kann, desto mehr verstecken sich diese Schmerzzustände hinter anderen Symptombildern. Daraus ergeben sich **zusätzliche diagnostische Gesichtspunkte** und gänzlich **neue therapeutische Zielvorstellungen**. Die Manuelle Medizin bei Kindern musste daher eigene Wege gehen, um von der schmerztherapeutischen Indikation mit überwiegend gelenkmechanischer Betrachtungsweise zu einer eigenständigen **neurophysiologischen Konzeption mit entwicklungsneurologischer Indikation** zu gelangen, ohne dabei den methodischen und wissenschaftlichen Boden der etablierten Manuellen Medizin zu verlassen.

■ Manuelle Medizin und Entwicklungsneurologie

In seiner 1983 erschienenen Monographie »Die sogenannte Säuglingsskoliose« erwähnte H. Mau im Zusammenhang mit ätiologischen und pathogenetischen Hypothesen den »interessanten Hinweis« von Gutmann auf eine traumatische Störung in der Okzipitozervikalregion als Auslösefaktor derSäuglingsskoliose. Gutmann hatte dies 1968 publiziert und einen Symptomenkomplex mit Kopfschiefhaltung, Kopfhalteschwäche, gestörter Körperhaltung, motorischer Unruhe usw. beschrieben und nannte ihn **zervikal-dienzephal-statisches Syndrom**. Seine Beobachtungen wurden zwar zur Kenntnis genommen, aber nicht weiter diskutiert. Buchmann (1983, 1988) griff den Gedanken später wieder auf und berichtete über die Zusammenhänge zwischen motorischer Entwicklung und Wirbelsäulenfunktionsstörungen sowie funktionellen Kopfgelenksstörungen bei Neugeborenen.

Arlen veröffentlichte 1985 erste Ergebnisse über reversible Veränderungen von Hirnstammpotenzialen nach Atlastherapie bei zerviko-enzephalen Syndromen. Diese Untersuchungen waren allerdings nicht an Säuglingen oder Kindern vorgenommen worden. (Arlen hatte mit seiner Therapiemethode keine Erfahrungen in der Behandlung von Kindern und Säuglingen.) 1987 berichtete Gutmann über das **Atlasblockierungssyndrom** des Säuglings und Kleinkindes und nannte es **zervikal-dienzephal-kinesiologisches Syndrom**; er erläuterte zudem ausführlich die klinische und neurologische Symptomatik.

Weitere Publikationen anderer Autoren folgten: 1989 erschien die Monographie von Buchmann und Bülow über die asymmetrische frühkindliche Kopfgelenksbeweglichkeit, ein Jahr später berichtete Schick über die Atlasblockierung des Säuglings und das zervikal-dienzephal-kinesiologische Syndrom und Biedermann über die **kopfgelenksinduzierte Symmetriestörung** bei Kleinkindern.

Coenen publizierte 1992 die Ergebnisse einer prospektiven Studie an 38 Säuglingen mit sog. Schräglagesyndrom und neuromotorischer Entwicklungsverzögerung sowie an 31 Schulkindern mit Störungen der Körperkontrolle und Bewegungskoordination, die alle mittels Atlastherapie nach Arlen behandelt worden waren. Neben der manuellen segmentalen Funktionsdiagnostik wurden in dieser Studie systematisch standardisierte Untersuchungskriterien angewendet und zur manualmedizinischen Beurteilung der Säuglinge zusätzlich die **neurokinesiologische Diagnostik nach Vojta erstmals unter dem Aspekt peripherer Dysfunktionen** eingesetzt.

Biedermann, Gutmanns Schüler, führte die Arbeit seines Lehrers nach dessen Tod mit Publikationen über Symmetriestörungen bei Kleinkindern fort, wobei er für die etwas umständliche Bezeichnung von Gutmann einen neuen Begriff prägte, die **kopfgelenksinduzierte Symmetriestörung**, abgekürzt **KISS** (Biedermann 1991, 1993), davon ausgehend, dass sog. Symmetriestörungen bei Säuglingen und Kindern stets auf eine Funktionsstörung der Kopfgelenke zurückzuführen sind. Da diese pathogenetische Einengung nicht unproblematisch ist, wurde dasselbe Symptombild von anderen Autoren neutral als **Tonusasymmetrie-Syndrom** (**TAS**) bezeichnet (Coenen, Lohse-Busch, Riedel, Kemlein). Lohse-Busch und Kraemer veröffentlichten 1994 eine Zwischenbilanz des Arbeitskreises »Manuelle Medizin bei Kindern«, der 1991 auf Anregung der Deutschen Gesellschaft für Manuelle Medizin (DGMM) gegründet worden war.

Weitere Publikationen über die Möglichkeiten der Manuellen Medizin bei bewegungsgestörten Säuglingen, infantilen Zerebralparesen, sensomotorischen Integrationstörungen und neuromuskulären Erkrankungen folgten (Biedermann 1995, Biedermann und Koch 1996, Biedermann 1999, Coenen 1995, 1996, 1998, 2000, 2001, 2002, 2004, 2006, Lohse-Busch u. Kraemer 1996, 2000, Fischer u. Sachs 1997, Riedel 2000, 2001). Baumann stellte 1997 die Ergebnisse einer kontrollierten Studie vor, in der die Wirksamkeit manualmedizinischer Behandlung bei Zerebralparesen nachgewiesen wurde. 2010 erschien die 1. Auflage dieses Buches » Manuelle Medizin bei Säuglingen und Kindern«.

> ❯ **Wichtig**
> Nach allen bisherigen Erfahrungen besteht die Bedeutung der Manuellen Medizin bei Kindern vor allem in der entwicklungsneurologischen Indikation (Coenen 2001).

■ Wissenschaft und Erfahrung

Der Physiker H. Pietschmann beschrieb in seinem Buch »Das Ende des naturwissenschaftlichen Zeitalters« zwei Straßen der Erkenntnis, von denen die eine zu dem führt, was **richtig** ist, die andere zu dem, was **wahr** ist.

> ❯❯ Richtig ist, was bewiesen werden kann, wahr ist demgegenüber nur eine konkrete gelebte Situation, die wegen ihrer Einmaligkeit nun grade unbewiesen bleiben muss. (Pietschmann 1990)

Es geht hier um die unterschiedlichen Ansätze von Wissenschaft und Erfahrung – zwei Prinzipien, die einander mitunter misstrauen, obwohl sie letztlich nur verschiedene Erkenntnisformen der gleichen Wirklichkeit sind. In kaum einer anderen Disziplin stehen Wissenschaft und Erfahrung in einer so engen Wechselbeziehung zueinander wie in der Medizin. Beim Versuch, beides zu trennen, läuft der Empiriker Gefahr, sich in Spekulationen zu versteigen, der puristische Wissenschaftler dagegen wird – wie Chargaff (1980) das formuliert – den Blick für das Ganze verlieren, da er sich nur mit wägbaren Teilaspekten der Fragestellung beschäftigt.

Die Medizingeschichte hat gezeigt, dass die Erfahrung in aller Regel der wissenschaftlichen Aufarbeitung vorausgeht. Dies trifft besonders für Heilmethoden zu, deren Wirksamkeit durch die Resultate schon lange evident ist, bevor die Wissenschaft es mit ihren eigenen Methoden zu beweisen vermag. Der bekannte Satz von de Montaigne »Die Mutter der Heilerfolge heißt Empirie« hat seine Gültigkeit nicht verloren.

Manuelle Medizin ist **Erfahrungsheilkunde**, was sie mit anderen schulmedizinischen Disziplinen gemeinsam hat. Und Erfahrungsheilkunde besteht in der Verarbeitung von Erkenntnissen, die durch reproduzierbare Beobachtungen am Patienten gewonnen wurden. Die Medizin ist ohne Forschung nicht denkbar, sie ist aber vor allem auch eine Kunst und nicht nur reine Naturwissenschaft.

In diesem Sinne will dieses Buch dem Leser einen Überblick über die **theoretischen und praktischen Grundlagen der Manuellen Medizin bei Kindern** verschaffen: Neben Basiswissen werden Erfahrungen weitergegeben, wie sie in drei Jahrzehnten im täglichen Umgang mit bewegungsgestörten Kindern gesammelt wurden. Wo es möglich ist, sollen die klinischen Beobachtungen durch wissenschaftliche Erkenntnisse der medizinischen Grundlagenforschung plausibel gemacht werden.

Zentrale Repräsentation des Raumes

Wilfrid Coenen

2.1   Die Sonderstellung des Menschen in der Natur   – 6

2.1.1 Raumorientierung und Gestaltwahrnehmung   – 6

2.1.2 Denken: Probeweises Handeln im vorgestellten Raum   – 7

2.1.3 Zentrale Datenverarbeitung   – 8

2.2   Neurophysiologische Aspekte der Bewegungsentwicklung   – 8

2.2.1 Sensomotorik   – 8

2.2.2 Das Sensorsystem   – 12

W. Coenen, *Manuelle Medizin bei Säuglingen und Kindern*,
DOI 10.1007/978-3-642-20734-1_2, © Springer-Verlag Berlin Heidelberg 2016

2.1 Die Sonderstellung des Menschen in der Natur

Leben, so heißt es, ist Bewegung. Bewegung geschieht in der Ordnung von Raum und Zeit. In den einzelnen Phasen der frühkindlichen Entwicklung werden die Funktionen dieses raum-zeitlichen Prinzips sichtbar; ihre Kenntnis ist sowohl für das Verständnis der physiologischen Entwicklungsabläufe als auch der pathologischen Abweichungen unentbehrlich. Die **Differenzierung der raum-zeitlichen Bewegungsfunktionen** ist Voraussetzung für die Entfaltung jener Fähigkeiten, denen der Mensch seine Sonderstellung in der Natur verdankt: angefangen von der Körperbewegung in aufrechter Haltung und der Verfeinerung des Handgeschicks über die Entwicklung von Begriffen und Wortsprache bis hin zum schöpferischen und geistigen Gestalten in Wissenschaft und Kunst.

Stammesgeschichtlich begann dieser Sonderweg des Menschen mit einem in der Phylogenese einzigartigen Akt, der den Menschen buchstäblich über die anderen Lebewesen erhebt: Die **Aufrichtung des Körpers gegen die Schwerkraft** zum zweibeinigen Stand und die Fähigkeit zur räumlichen Bewegung in dieser aufrechten Körperhaltung. Dadurch verbesserte sich das Gesichtsfeld des Menschen, zusätzlich begünstigt durch die freie Beweglichkeit des Kopfes gegenüber dem Rumpf, wie sie in dieser Weise von Vierbeinern nicht erreicht wird. Vor allem aber befreite diese aufrechte Körperhaltung die **Hände** von den Aufgaben der Stützleistung und Fortbewegung. Erst dadurch konnten sie sich zu einem Werkzeug entwickeln, das mit seinen sensorischen, sensiblen und feinmotorischen Fähigkeiten in der Natur einmalig ist. Ermöglicht wurden diese Errungenschaften durch die **Entwicklung des Neokortex** und bestimmter anatomischer Sonderkonstruktionen, von denen in späteren Kapiteln noch die Rede sein wird.

■ ■ Der Mensch – ein Generalist

Mit der Vielseitigkeit seiner körperlichen Ausstattung erweist sich der Mensch den Tieren überlegen, die nur in einzelnen Leistungen hoch spezialisiert sind. Eibl-Eibesfeldt (2000) bezeichnet den Menschen mit seiner Fähigkeit zur vielseitigen Anpassung als **Generalist** und fügt hinzu, dass auch seine Sinne ihn als solchen ausweisen. Ein »Mängelwesen« sei er nur in dem Sinne, dass er zum Überleben Kultur benötige: Kleidung, Behausung, Feuer, Waffen usw.

» Der körperliche Generalist … ist dazu mit einem hochentwickelten ZNS ausgerüstet, das Informationen speichern und intelligent verarbeiten kann, und das vor allem über Strukturen verfügt, die es ihm erlauben, Sprache zu erwerben und sich mit Hilfe dieser Wortsprache über Vergangenes, Zukünftiges und Abwesendes zu unterhalten. (Eibl-Eibesfeldt 2000)

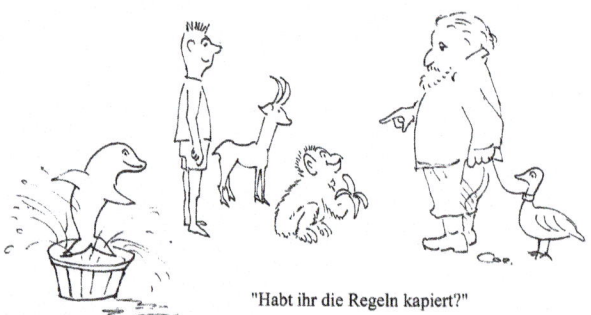

"Habt ihr die Regeln kapiert?"

□ Abb. 2.1 Vor dem Wettkampf

Eibl-Eibesfeldt (2000) erwähnt in diesem Zusammenhang einen von Lorenz (1943) beschriebenen **fiktiven Wettkampf** (□ Abb. 2.1):

Ein dreiundzwanzigjähriger Büroangestellter, normal entwickelt, durchschnittlich gesund, aber keineswegs Sportler, tritt gegen Vertreter beliebiger Arten aus dem Tierreich in folgenden Disziplinen an: 100 Meter sprinten, mit Kopfsprung in einen See springen, aus 4 Metern Tiefe gezielt drei Gegenstände hochtauchen, ca. 100 Meter zum anderen Ufer schwimmen, an einem Seil von 5 Metern hochklettern und anschließend 10 km gehen.

In Spezialdisziplinen sind viele Tiere dem Menschen überlegen: Die Gazelle läuft schneller, der Delphin schwimmt schneller, der Affe klettert besser. Dennoch wird kein Tier imstande sein, den Büroangestellten in diesem Sechskampf zu besiegen.

Ob ein Neugeborenes tatsächlich zum Generalist heranreift, wie es im Bauplan des zentralen Nervensystems vorgesehen ist, hängt wesentlich vom ungestörten Verlauf der frühkindlichen Entwicklung ab, in der sich die basalen Funktionen der Körperkontrolle und des Handgeschicks herausbilden.

2.1.1 Raumorientierung und Gestaltwahrnehmung

Die individuelle menschliche Entwicklung besteht in der ununterbrochenen Abfolge von Erkenntnisleistungen, deren Anordnung und Inhalt das Ergebnis entwicklungsgeschichtlicher Anpassung ist. In seiner **natürlichen Erkenntnistheorie** beschreibt K. Lorenz (1986) die Anschauung von Raum und Zeit als fundamentale Erkenntnisleistung – ein Aspekt, der auch für das Verständnis der Pathophysiologie kindlicher Bewegungsstörungen von großer Bedeutung ist. Lorenz geht davon aus, dass das begriffliche Denken des Menschen durch eine Integration mehrerer vorher schon existenter Erkenntnisleistungen zustande kommt.

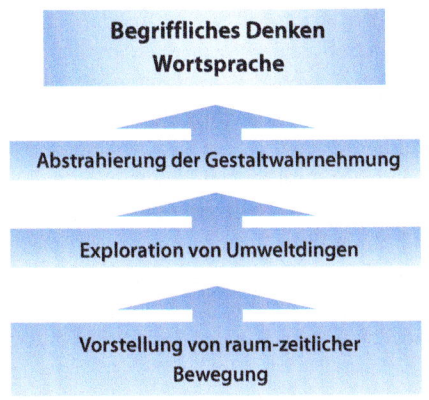

Abb. 2.2 Abfolge von Erkenntnisleistungen

» Unter diesen ist die Fähigkeit der Raumvorstellung
als Erste zu nennen. Die Anschauungsformen von
Raum und Zeit sind … in Wirklichkeit nur eine, nämlich die Anschauungsformen von Bewegung in Raum
und Zeit. (Lorenz 1986)

Dies schließt als unverzichtbare kognitive Leistung die
gezielte Willkürbewegung mit ihrer sensorischen Rück-
koppelung ein! Eine weitere artspezifische Erkenntnisleistung, die ebenso wie das begriffliche Denken auf der
Raumvorstellung gründet, ist die **Gestaltwahrnehmung**
zusammen mit dem **explorativen Verhalten**, dem fühlen-
den Untersuchen von Umweltdingen (Abb. 3.15–3.18).
Mit diesen beiden Leistungen vollzog sich nach Lorenz
(1986) entwicklungsgeschichtlich der erste Brückenschlag
vom **Greifen zum Be-greifen,** und er führt weiter aus, dass
begriffliches Denken und **Entwicklung der Wortsprache**
Hand in Hand gehen. In Abb. 2.2 ist die Abfolge von Erkenntnisleistungen schematisch dargestellt. Den Zusammenhang zwischen Raumvorstellung bzw. Raumorientierung und Sprachentwicklung sieht auch Heeschen (1988),
der Sprachmuster von Naturvölkern untersuchte. Nach
seiner Annahme diente die Sprache ursprünglich der
Orientierung und wurde erst in zweiter Linie zur sozialen
Interaktion herangezogen.

❯ **Wichtig**
    Bewegung geht also einher mit der Raumvorstel-
    lung und ist Voraussetzung für den Denkvorgang,
    dem ein gezieltes Handeln folgt.

2.1.2 Denken: Probeweises Handeln im vorgestellten Raum

Aus Verhaltensbeobachtungen von Menschenaffen ist bekannt, dass sie »ohne einen Muskel – es seien denn die
Augenmuskeln – zu bewegen, im rein vorgestellten Raum

probeweise Handlungen vollziehen können« (Lorenz
1943). Auf diese Weise ist der Affe imstande, eine Aufgabe
zu lösen, die z.B. in der Beschaffung schwer erreichbarer
Nahrung besteht.

Im **Experiment** soll ein Orang-Utan eine Banane ho-
len, die in einer Ecke des Raumes an einem Faden hängt
und so angebracht ist, dass der Affe sie aus eigenem Vermögen nicht erreichen kann. Als Hilfsmittel steht ihm nur
eine Kiste zur Verfügung, die aber in der diametral gegenüberliegenden Ecke des Raumes steht. Der Affe sitzt da
und lässt seine Blicke ratlos zwischen der links unten
stehenden Kiste und der rechts oben hängenden Banane
wandern. Er findet keine Lösung, wendet sich ab, tut uninteressiert. Nach kurzer Zeit aber widmet er der Versuchs-
anordnung wieder seine Aufmerksamkeit: Jetzt gehen
seine Augen zur Kiste, von da zu der Stelle am Fußboden
unter der Banane, von dort hoch zur verlockenden Frucht,
wieder senkrecht herunter zum Boden und von dort zurück zur Kiste. Dann erfolgt plötzlich der erhellende Ein-
fall: Er nimmt die Kiste, schiebt sie unter die Banane und
holt sie sich. Der ganze Vorgang spielte sich in wenigen
Sekunden ab.

Dieses Beispiel zeigt, dass die Vorstellung einer räumlichen Beziehung der Dinge zueinander und die daraus
gezogenen Schlussfolgerungen dem Denkvorgang entsprechen. Lorenz bezeichnet das Denken als **probeweises
Handeln im vorgestellten Raum**, das jeder Problemlösung vorausgeht.

Beispiel

Zum »probeweisen Handeln im vorgestellten Raum« eine
eigene Beobachtung: Im Freibad strebt ein kleiner Junge
von eineinhalb Jahren dem Planschbecken zu, in der einen
Hand ein Eimerchen, in der anderen eine Schaufel. Am
Rande des Beckens bleibt er stehen, denn es führen drei
Stufen hinunter, und es ist kein Geländer zum Festhalten da.
Der Junge lässt Eimerchen und Schaufel los und krabbelt
auf allen Vieren rückwärts die Stufen hinab. Da steht er
unten, aber ohne sein Spielzeug, das er von dort nicht erreichen kann. Er klettert zurück, nimmt seine Spielsachen
wieder auf und versucht ein zweites Mal, damit ins Wasser
zu steigen, vergeblich. Also legt er alles wieder ab, krabbelt
ins Becken hinunter – und steht wieder mit leeren Händen
da. Nun klettert er abermals zurück, steht einige Augen-
blicke unbeweglich da, während sein Blick vom Wasser zur
Treppe geht, von dort zu seinen Spielsachen, den gleichen
Weg wieder zurück, einmal, zweimal: Dann nimmt er Eimerchen und Schaufel in die Hand, wirft sie im Bogen ins
Planschbecken, krabbelt hinterher und hantiert nun zufrieden mit seinen Spielsachen.

> **Wichtig**
> Die Definition des Denkens als probeweises
> Handeln im vorgestellten Raum ist von größter
> Wichtigkeit für das Verständnis bestimmter Stö-
> rungsbilder im Kindesalter, bei denen motorische
> Auffälligkeiten und Störungen der Raumorien-
> tierung mit kognitiven Störungen einhergehen,
> ohne dass die Intelligenz gemindert ist.

2.1.3 Zentrale Datenverarbeitung

Das Programm der frühkindlichen Entwicklung besteht
in der **Ausbildung der Steuerungsvorgänge** für die Aufrichtung des Körpers gegen die Schwerkraft und die räumlichen Bewegungen in dieser Körperhaltung. Die Anschauungsformen von Raum und Zeit stehen dem Kind dabei a
priori zur Verfügung, als artspezifische Gegebenheit, erworben durch evolutionäre Anpassung. Diese apriorische Gegebenheit ist substanziell vorhanden in Anatomie und Physiologie der Sinnesorgane und deren Verschaltung über das
periphere und zentrale Nervensystem mit den arthromuskulären Strukturen des Bewegungsapparates. Es handelt sich
hier um ein enorm lernfähiges System, in dem die organische
Reifung zentralnervöser Strukturen einhergeht mit der
Differenzierung der Wahrnehmungsverarbeitung in den
Sinnesorganen, die für die Steuerung von Körperhaltung
und Bewegung verantwortlich sind. Sehen und Hören vermitteln eine räumliche Vorstellung vom näheren und weiteren Umfeld, mit den Hautrezeptoren wird die unmittelbare
Umgebung erfasst, Labyrinthorgan und Propriozeptoren
liefern das Bild von Stellung und Bewegung des Körpers im
Raum und der Stellung von Kopf, Rumpf und Extremitäten
zueinander. Lorenz ist der Meinung, dass diese Sinnesorgane
»... der Anschauungsform des dreidimensionalen eukli-
dischen Raumes zugrunde liegen, ja, dass sie in gewissem
Sinne diese Anschauungsformen sind« (Lorenz 1983).

Orthograde Körperkontrolle und Raumorientierung
sind das **Ergebnis der Verarbeitung biologischer Daten
aus den Sinnesorganen.** Die Sensorik hat als programmierendes Element damit den Hauptanteil an Haltungs-
und Bewegungsleistung (Janda 1993), während motorische Zentren und Bewegungsapparat die Befehlsemp-
fänger und Ausführungsorgane darstellen (▶ Abschn. 4.1,
Sensorik: Leitfunktion der Motorik).

> **Wichtig**
> Schwerkraftbewältigung und Raumorientierung
> bilden das gesetzmäßige neurophysiologische Ziel
> der frühkindlichen Entwicklung. Dieser Grundsatz
> beherrscht die Ausbildung und Differenzierung der
> Stütz- und Zielmotorik, der Körperkontrolle und
> des Handgeschicks.

Ungeachtet der String-Theorie der modernen Physik, die
mit einer Vielzahl von Dimensionen arbeitet, gilt für die
entwicklungsgeschichtlich erworbene neurophysiologische Ausstattung des Menschen, für sein Wahrnehmungs-
system und seine motorischen Möglichkeiten unverändert
die Gesetzmäßigkeit des dreidimensionalen, des »eukli-
dischen« Raumes. Nach diesem Maßstab sind sowohl die
normale frühkindliche Entwicklung zu beurteilen als auch
Normabweichungen und Störungen dieses Entwicklungs-
prozesses und letztlich auch – unter Berücksichtigung
der pathogenetischen Faktoren – die therapeutische Zielsetzung.

2.2 Neurophysiologische Aspekte der Bewegungsentwicklung

2.2.1 Sensomotorik

Der Begriff **Sensomotorik** bezeichnet den ununterbrochenen Prozess der Aufnahme und Verarbeitung biologischer Daten zur Durchführung motorischer Leistung. Er
veranschaulicht in prägnanter Kürze das Rückkoppelungsprinzip von Sinneswahrnehmung und Muskelleistung für
Haltung und Bewegung: Eine stütz- oder zielmotorische
Aktion ist ohne vorausgegangene Sinneswahrnehmung
nicht möglich, andererseits stellt jede gezielte Bewegung
über die damit verbundene Rückmeldung eine kognitive
Funktion an sich dar (Efferenzkopie nach v. Holst 1977).
Auf diesem **Reafferenzprinzip** beruht die sensomotorische
Steuerung, deren Differenzierung und Feinabstimmung
wesentlicher Inhalt der frühkindlichen Entwicklung ist.

Es sind die ersten 12–15 Lebensmonate, in denen das
Kind seine basalen sensomotorischen Programme entwickelt. Sie erlauben ihm, sich gegen die Schwerkraft zum
zweibeinigen Stand aufzurichten und sich in dieser Körperhaltung fortzubewegen, den Kopf ohne Mitbewegung des
Rumpfes im Raum einzustellen und die Hände zu immer
differenzierteren feinmotorischen Leistungen einzusetzen;
eng damit verknüpft ist die Entwicklung des sozialen und
emotionalen Verhaltens. Diese Fähigkeiten bilden das Fun-
dament der weiteren frühkindlichen Entwicklung bis zum
Abschluss der Markreifung gegen Ende des 4. Lebensjahres.

> **Wichtig**
> Alle diese Leistungen – Bewegung, Körperkontrolle,
> die erfolgreiche Auseinandersetzung mit der Um-
> welt und die Entfaltung höherer Erkenntnisfunktio-
> nen – sind das Ergebnis von Datenverarbeitung.

■ **Information und Steuerung**

Die Verwendung von Denkmodellen der **Informationstheorie** und der **Kybernetik** in der Medizin kann dazu

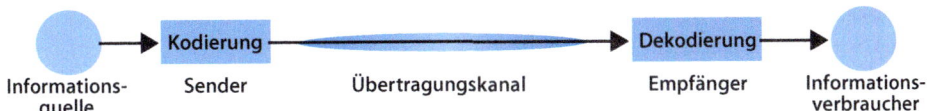

Abb. 2.3 Grundschema der Informationsübertragung

beitragen, die äußerst komplexen und differenzierten zentralnervösen Zusammenhänge verständlich darzustellen und transparent zu machen. H.-D. Wolff (1996) betont in seinem lesenswerten Buch »Neurophysiologische Aspekte des Bewegungssystems«, dass die Anwendung dieser Denkkategorien für das Verständnis der Funktion des Nervensystems »von gar nicht abzusehendem Nutzen« sei und erläutert den Zusammenhang mit der Systemtheorie nach Wiener (s.u. »informationsverarbeitendes dynamisches System«).

Die **Informationstheorie** beschäftigt sich mit den Gesetzmäßigkeiten, nach denen eine Information **vollständig** und **unverfälscht** von der Quelle über einen »Kanal« zum Empfänger gelangt. Ein solcher Vorgang spielt sich stets nach dem in ■ Abb. 2.3 dargestellten Grundschema ab, das auch auf die neurophysiologischen Regelvorgänge angewandt werden kann: Von der **Informationsquelle** gelangt die Information an einen **Sender**, wird dort in bestimmte, z.B. elektromagnetische Signale **verschlüsselt**, in dieser verschlüsselten Form über einen **Übertragungskanal** an den **Empfänger** weitergereicht, dort **entschlüsselt** und kann so vom **Informationsverbraucher** verstanden werden.

Beispiel
Wolff erläutert dieses Prinzip anschaulich am Beispiel des Festnetz-Telefonierens zweier Verliebter:
Der junge Mann ruft seine Liebste an. Er ist die Informationsquelle, das Mikrofon in seinem Telefonhörer der Sender,

der die gesprochenen Worte in elektrische Impulse verschlüsselt; die Telefonleitung erfüllt die Aufgabe des Übertragungskanals dieser elektrische Impulse und endet im Lautsprecher des Telefonapparates der Angebeteten. In diesem Lautsprecher werden die elektrischen Signale entschlüsselt, in menschliche Sprache zurückverwandelt und von der jungen Dame als sog. Informationsverbraucherin verstanden. (Dieser informationstechnische Vorgang bleibt übrigens völlig unberührt vom Inhalt der gesprochenen Worte und ebenso von den autonomen Reaktionen der beiden Gesprächspartner: Herzklopfen, Erröten usw.)

> **Wichtig**
> Der Transport von Information geschieht immer mithilfe von Verschlüsselung (Kodierung). Diese Regel gilt ebenso für die Reizleitung im Nervensystem, in dem elektrische Impulsfolgen (Aktionspotenziale) zur Nachrichtenübermittlung verwendet werden.

Kybernetik

Kybernetik (griech. κυβερνησις, Steuerung) ist die Lehre von den Steuerungs- und Regelvorgängen. Geistiger Vater dieser Lehre ist Norbert Wiener (1948), der auch die Systemtheorie formulierte. Bernhard Hassenstein (1977) entwickelte die Kybernetik weiter, indem er sie auf biologische Vorgänge übertrug. Die terminologischen Grundbegriffe der Kybernetik lassen sich – in Anlehnung an die Darstellungen Wolffs (1996) – am Beispiel des Regelkreis-Blockschemas erläutern (■ Abb. 2.4).

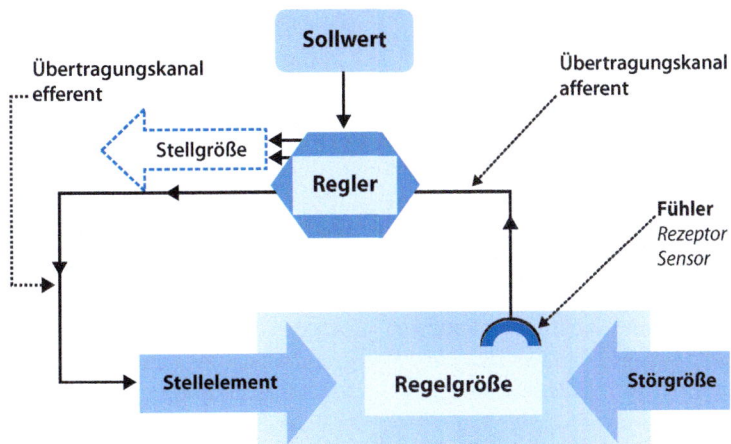

Abb. 2.4 Blockschaltbild eines Regelkreises. (Mod. nach Hassenstein 1977)

Von einem Regelkreis ist die Rede, wenn in einem System ein Wert bzw. eine bestimmte physikalische oder biologische Größe gegen Veränderungen durch innere oder äußere Einflüsse konstant gehalten werden soll. Für die **Steuerung** dieser Aufgabe sind verschiedene Elemente erforderlich, die in ▸ **nachfolgender Übersicht** aufgeführt sind.

> **Übersicht:** Steuerungselemente eines Regelkreises
> — **Regelgröße:** Die zu regelnde Größe (z.B. Temperatur)
> — **Fühler:** Messvorrichtung, registriert den Istwert und gibt ihn kodiert weiter
> — **Istwert:** Wert der Regelgröße, der vom Fühler aktuell gemessen wird
> — **Sollwert:** Wert der Regelgröße, der konstant gehalten werden soll
> — **Störgröße:** Bewirkt eine Abweichung der Regelgröße vom Sollwert
> — **Regler:** Versteht die Information des Istwertes und vergleicht sie mit dem Sollwert
> — **Stellgröße:** Steuerungsanweisung aus dem Regler an das Stellelement
> — **Stellelement:** Stellt auf Befehl des Reglers den Sollwert wieder her

Beispiel

Zur Verdeutlichung führt Wolff (1996) ein alltägliches Beispiel an: Im Kühlschrank soll eine konstante Temperatur herrschen. Die Temperatur ist die Regelgröße, die vom Fühler gemessen wird. Dieser gemessene Istwert wird in elektrische Impulse verschlüsselt, gelangt über einen Übertragungskanal (elektrische Leitung) an den Regler, nämlich den Thermostat. Der vergleicht den eingegangenen Istwert mit dem Sollwert und aktiviert bei Abweichung über eine Steuerungsanweisung (Stellgröße) die Kühlmaschine, das Stellelement. Die Maschine arbeitet so lange, bis der Sollwert wieder erreicht ist.

Vergleichbares spielt sich beim **Muskeleigenreflex (MER)** ab. Es handelt sich hier um einen monosynaptischen Reflex, da die Informationsverarbeitung nur über **eine Synapse** geregelt wird, über die motorische Vorderhornzelle. Diese Synapse repräsentiert in diesem Steuerungskreis den Regler. Beim MER wird die Ruhespannung des Muskels wiederhergestellt, die durch Einwirkung von außen verändert wurde (◼ Abb. 2.5).

Patellasehnenreflex

Der Schlag mit dem Reflexhammer auf die Patellasehne bewirkt einen Dehnreiz auf die Muskelspindeln des Quad-

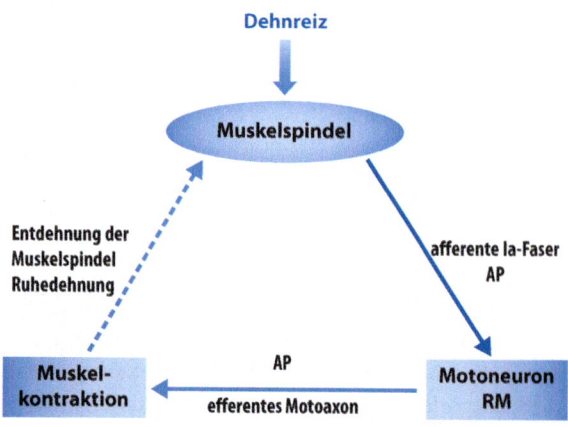

◼ **Abb. 2.5** Monosynaptischer Muskeleigenreflex

rizeps. Die Information »Dehnreiz« wird vom Spindelrezeptor in Aktionspotenziale (AP) verschlüsselt und über rasch leitende afferente Ia-Fasern direkt auf die motorische Vorderhornzelle (Motoneuron) im Rückenmark transportiert. Treffen dort genügend Aktionspotenziale ein, kommt es zur Entladung des Motoneurons. Die AP gelangen über efferente Motoaxone an die motorischen Endplatten; dort wird über Freisetzen von Azetylcholin eine Muskelkontraktion erreicht, also eine »Entdehnung«: Die Ruhespannung des Muskels ist wiederhergestellt.

Regelgröße ist in diesem Modell die Länge des Muskels. Der Fühler (Rezeptor oder Sensor) wird von der Muskelspindel repräsentiert, die sowohl die aktuelle Länge als auch jede Längenänderung des Muskels misst, also den Istwert, während die Ruhedehnung des Muskels den Sollwert darstellt. Regler ist die motorische Vorderhornzelle (Motoneuron), die ihre Informationen (AP) über afferente Ia-Fasern erhält und über efferente Fasern (α- und γ-Motoaxone) weitergibt (Übertragungskanäle). Das Stellelement ist der Skelettmuskel selbst, der über diesen Regelkreis in seinem Spannungszustand reguliert wird.

> ❯ **Wichtig**
> **Das Prinzip eines Regelkreises beruht auf der Rückkoppelung (»feedback control«). Alle biologischen Prozesse funktionieren nach diesem Prinzip, dessen Kenntnis für das Verständnis der manualmedizinischen Diagnostik und Therapie unentbehrlich ist.**

Wie beim Kühlsystem im Eisschrank handelt es sich auch beim monosynaptischen Dehnreflex um einen **Halteregler**, in dem ein bestimmter Wert konstant gehalten werden soll. Eigentlich scheint ein solcher Reflex für sich genommen nicht allzu viel zu taugen, sieht man von seiner Beliebtheit als Erklärungsmodell für das Rückkoppelungsprinzip ab, denn er ist als Halteregler in keiner Weise anpassungsfähig: Eine komplexe, differenzierte zielmotorische Leistung ist mit diesem starren Reflexschema nicht möglich. Allerdings spielt er eine nicht unbedeutende Rolle bei der Stützmotorik (s.u.).Das Nervensystem verfügt jedoch mit der **Gammaschleife** über eine einfach anmutende, jedoch äußerst komplex agierende Vorrichtung, die aus der **starren Halteregulung** eine **stufenlos verstellbare Folgeregelung** macht. Mit dieser Gammaschleife wird der »monosynaptische Dehnreflex trotz des einfachen Bauplans zu einem der wichtigsten Reflexe der Motorik« (Schmidt 1983).

▪▪ Gammaschleife

Die Gammaschleife ist gekoppelt an die Funktion der Muskelspindel: Die durch Dehnreiz auf die Muskelspindel aktivierten Potenziale gelangen – wie oben beschrieben – über afferente Fasern zu den motorischen Vorderhornzellen und verteilen sich dort auf α- und γ-Motoneurone. Von **α-Motoneuronen** ziehen efferente Fasern (α-Motoaxone) zu den motorischen Endplatten der Arbeitsmuskelfasern, von **γ-Motoneuronen** efferente Fasern (γ-Motoaxone) zu den Polen der Muskelspindeln (▪ Abb. 2.6). Auf solche Weise kann über die Gammaschleife eine Kontraktion der Muskelspindel erfolgen: Dank des besonderen Aufbaus der Spindelfasern führt diese Kontraktion zu einem **Dehnreiz** auf den innerhalb der Muskelspindel gelegenen Rezeptor, auch wenn **keine passive Dehnung** von außen erfolgt. Diese spinal-segmental geschaltete Gammaschleife ist allerdings **nicht autonom,** sondern wird von zentralen Arealen gesteuert. Die Empfindlichkeit des Spindelrezeptors kann hierdurch beliebig verändert werden.

▪▪ Aufbau und Funktion der Muskelspindel

Muskelspindeln bestehen aus sehr dünnen, 4–7 mm langen spindelförmigen Muskelbündeln, die parallel zu den Fasern des Arbeitsmuskels angeordnet sind. Der Aufbau stellt sich in starker Vereinfachung so dar: Die Muskelspindel besteht aus zahlreichen Fasern, die an beiden Enden (Polen) einen muskulären Anteil und in der Mitte zwischen beiden Polen einen dehnbaren, spiraligen Anteil aufweisen, die sog. Äquatorialregion, auch anulospiraler Rezeptor genannt. Von diesem Äquatorialanteil ziehen afferente Fasern in Richtung Rückenmark, an den muskulären Polen landen die efferenten γ-Motoaxone. Durch eine zentral gesteuerte Erregung kann es zu einer Kontraktion der Muskelspindelpole kommen (intrafusale Kontraktion, ▪ Abb. 2.7c), wodurch der Äquatorialanteil mit seinem spiraligen Rezeptor gedehnt wird, ohne dass sich die eigentliche Länge der Muskelspindel (wie z.B. beim passiven Dehnreiz) geändert hat. Beide Vorgänge, **Muskeldehnung** und **intrafusale Kontraktion,** können sich gegenseitig ergänzen oder abschwächen. Zwischen maximaler Aktivierung und völliger Inaktivierung kann durch entsprechend abgestimmte intrafusale Kontraktion eine stufenlose Einstellung der Rezeptorreizschwelle erreicht

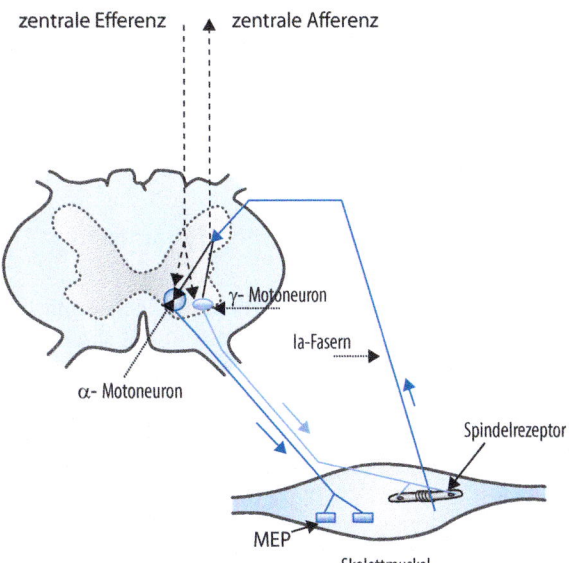

zentrale Efferenz   zentrale Afferenz

γ- Motoneuron

Ia-Fasern

α- Motoneuron

Spindelrezeptor

MEP

Skelettmuskel

▪ **Abb. 2.6** Gammaschleife

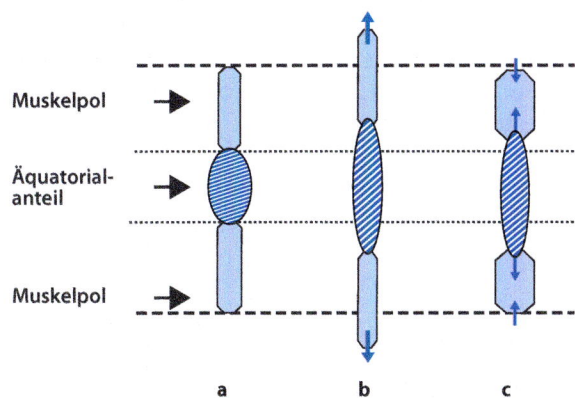

Muskelpol

Äquatorial-
anteil

Muskelpol

a   b   c

▪ **Abb. 2.7** Schematische Darstellung der Muskelspindel. **a** Ruhedehnung. **b** Passive Langsdehnung der Muskelspindel und des anulospiralen Rezeptors (Äquatorialanteil). **c** Langsdehnung des anulospiralen Rezeptors durch intrafusale Kontraktion der Muskelpole. Spindellange bleibt unverändert

werden. Über die Koppelung mit der Alphamotorik sind auf diese Weise komplexe und differenzierte motorische Leistungen möglich (▪ Abb. 2.7).

❯ Wichtig
Die Alpha-Gamma-Koppelung spielt in der Anwendung manualmedizinischer Behandlungstechniken eine äußerst wichtige Rolle.

In jedem Arbeitsmuskel finden sich zwei Formen von Muskelspindeln: Solche mit sackartiger Anhäufung von Zellkernen im anulospiralen Rezeptor, **Kernsackfasern** genannt, und solche, in denen die Kerne kettenartig hintereinander aufgereiht sind, die sog. **Kernkettenfasern**.

Kernsackfasern sind über schnelle leitende afferente Ia-Fasern mit großen α-Motoneuronen im Vorderhorn verbunden und induzieren **phasische** Muskelleistung. Von Kernkettenfasern ziehen langsam leitende II-Fasen zu kleineren α-Motoneuronen. Sie sind verantwortlich für **tonische** Muskelleistung.

Informationsverarbeitendes dynamisches System

Informationstheorie und Kybernetik fügen sich mit der **Systemtheorie** zu einem Gesamtdenkmodell zusammen, mit dem biologische Vorgänge erfassbar gemacht und beschrieben werden können. Nach Wiener (1948) ist jedes agierende und reagierende System auf die Elementarkategorien – Materie, Energie, Steuerung und Zeit – zurückzuführen. Übertragen auf das **Bewegungssystem** ergibt sich folgendes Bild:

1. **Materie:** Knochen, Knorpel, Kapseln, Bänder, Synovialflüssigkeit usw.
2. **Energie:** Muskulatur mit Muskelfasern und -spindeln, Faszien, Sehnen, energieliefernde Mikrostrukturen.
3. **Steuerung:** Summe der neurophysiologischen Verbundsysteme einschließlich der darin transportierten und verrechneten Informationen und der sich daraus ergebenden Leistungen.
4. **Zeit:** Zeit vom Beginn der Funktionsfähigkeit bis zu deren Erlöschen: Erfahrungen der Vergangenheit werden für die Zukunft nutzbar gemacht.

> **Fazit**
> Für das Bewegungssystem ergibt sich daraus, dass **Funktion** nicht nur in Gelenkmechanik und Muskelaktivität besteht, sondern »die intakte, gemeinsame und zielorientierte Leistung aller Systemteile in der Zeit« umfasst (Wolff 1996). In diesem Sinne ist das Bewegungssystem als **informationsverarbeitendes dynamisches System** zu verstehen (Wolff 1996).

2.2.2 Das Sensorsystem

Die Erkennung und Behandlung von Funktionsstörungen des Bewegungssystems mit Mitteln der Manuellen Medizin geschieht unter Ausnutzung der informationstheoretischen und kybernetischen Gesetzmäßigkeiten des zentralen Nervensystems. Ziel ist die Beseitigung von Störfaktoren, die in den sensomotorischen Regelkreis eingreifen und zu einer Beeinträchtigung der Haltungs- und Bewegungsqualität mit allen sich daraus ergebenden Konsequenzen führen. Aus anatomischen Gründen kann auf unblutigem therapeutischem Wege nur über ein einziges

Steuerungselement des Regelkreises auf dieses System zugegriffen werden: über den **Fühler** bzw. **Sensor.** Alle anderen Elemente, die afferenten und efferenten Leitungsbahnen, spinale und supraspinale Neurone usw. sind nicht unmittelbar erreichbar.

Das Sensorsystem ist daher für den Manualmediziner von außerordentlicher Bedeutung: Über die Sensoren registriert das Nervensystem die Vorgänge im Organismus und in der Umwelt ▶ Abschn. 2.1.3, Zentrale Datenverarbeitung). Die Sensoren, auch Rezeptoren genannt, verarbeiten **Wahrnehmungsinformationen** über

- die weitere Umgebung (Auge, Ohr → **Telerezeptoren**),
- die nähere Umwelt (Körperoberfläche, Haut → **Extero-** oder **Kutanozeptoren**),
- die Stellung und Lage des Körpers im Raum (Labyrinth, Muskel-, Sehnen-, Gelenksensoren → **Propriozeptoren**),
- Vorgänge in den inneren Organen → **Viszero-** oder **Enterozeptoren.**
- Die Propriozeptoren dienen ferner dem Kraftsinn (Abschätzen von Gewichten) und der Wahrnehmung der Bewegung des Körpers und einzelner Körperteile (Kinästhesie).

> **Tipp**
> Für den Manualmediziner **interessant** sind
> - die Exterozeptoren,
> - die Rezeptoren des Labyrinthorgans und
> - die Propriozeptoren.
>
> Eine besondere und sehr wichtige Rolle spielt eine Sonderform von Sensoren: die **Nozizeptoren**, die unter anderem für die Schmerzübertragung verantwortlich sind, aber auch die Funktion der Propriozeptoren behindern können.

▪▪ Muskelspindel

Auf die Muskelspindel als dem Rezeptor bzw. Regler des Skelettmuskels wurde bereits näher eingegangen. Es handelt sich um einen sehr schnell adaptierenden Rezeptor, der Länge und Längenänderung des Muskels misst und der Modulation durch die Gammaschleife unterliegt.

▪▪ Sehnenrezeptoren

Sehnenrezeptoren sind die Golgi-Sehnenorgane: Sie liegen am Übergang der Muskelfaser in die Sehne und zeichnen sich durch eine hohe Empfindlichkeit aus. Ein Sehnenorgan kann durch die Kontraktion einer einzelnen motorischen Einheit aktiviert werden (Illert 1995). Diese Rezeptoren messen die Spannung des Muskels und hemmen die Alphamotoneurone, wenn die Muskelspannung zu stark ist. Sie wirken insofern antagonistisch zu den Muskelspindeln. Auf diese Weise werden – ebenfalls über ein Rückkoppelungssystem – Gewebeläsionen vermieden.

▪▪ Gelenkrezeptoren

Gelenkrezeptoren, auch Mechanorezeptoren genannt, messen die Spannung der Gelenkkapsel, wirken hemmend auf Nozizeptoren, beeinflussen reflektorisch-tonisch die Motoneurone der Skelettmuskeln, der Augen und des Kauapparates. Es gibt verschiedene Typen von Mechanorezeptoren – auch im Fasziengewebe – mit unterschiedlicher Leitungsempfindlichkeit und unterschiedlicher Funktion, was bei bestimmten manualmedizinischen Techniken therapeutisch genutzt wird (▶ Abschn. 7.3, Myofasziale Lösetechniken).

▪▪ Nozizeptoren

Nozizeptoren nennt man solche Sensoren, die auf gewebeschädigende (thermische, chemische, mechanische) Reize reagieren und Schmerzempfindung vermitteln. Diese Nozizeptoren üben ferner einen Einfluss auf die Motoneurone der Augen, des Kauapparates und der Wirbelsäulenmuskulatur aus; zudem beeinflussen sie reflektorisch-tonisierend das Gammasystem und andere ZNS-Funktionen. Die Empfindlichkeitsschwelle dieser Nozizeptoren ist nicht konstant und unterliegt unterschiedlichen Einflüssen; eine Erkenntnis, die von praktischer therapeutischer Bedeutung ist. Nozizeptoren kommen in fast allen Körpergeweben vor, ausgenommen im Hirngewebe und im Leberparenchym.

Sensomotorische Steuerung

Die sensorischen Leistungen des Vestibularapparates, der Propriozeptoren und auch der Exterozeptoren sind Voraussetzung für das Zustandekommen von Motorik. Nach Janda (1993) hat die Sensorik als programmierendes Element den Hauptanteil an Haltungs- und Bewegungsleistungen, während die motorischen Rindenzentren und auch die peripheren motorischen Einheiten den Effektor darstellen.

> **Definition**
>
> Als **Sensorik** bezeichnen wir die Integration und Verarbeitung aller Sinnesinformationen aus dem Rezeptorsystem, unter **Motorik** verstehen wir die integrierte Haltungs- und Bewegungsleistung des menschlichen Körpers, eingeteilt in **Stütz-** und **Zielmotorik**.

▪▪ Stützmotorik

Die Stützmotorik sichert die Haltung des Körpers in Auseinandersetzung mit der Schwerkraft. Kennzeichnend ist

die dauernde, vorwiegend isometrische Kontraktion der **Haltemuskulatur**, auch **posturale Muskulatur** genannt. Diese Haltemuskeln spielen in der neuromotorischen Reifung des Kindes eine besondere Rolle, denn sie entwickeln sich zeitlich vor den anderen Muskelarten und »stehen in der Differenzierung der Skelettmuskulatur an erster Stelle« (David 1982). Die Alpha-Gamma-Koppelung des Muskeleigenreflexes (monosynaptischer Dehnreflex) ist ein entscheidendes funktionelles Element der Stützmotorik, da der Körper mithilfe dieses Antischwerkraftreflexes aufrecht gehalten wird. Die Stützmotorik wiederum ist Basisfunktion der differenzierten, variantenreichen Zielmotorik.

▪▪ Zielmotorik

Die Zielmotorik, früher Willkürmotorik genannt, ist gekennzeichnet durch willkürlich ausgelöste Bewegungen unterschiedlicher Geschwindigkeit, meist vom »angulären Muster«, d.h. mit Beugebewegung der Gelenke. Sie dient der bewussten Ausführung von Bewegungen, im Gegensatz zur Stützmotorik, die unbewusst funktioniert, gewissermaßen »automatisiert«. Die in der Zielmotorik eingesetzten Muskeln, auch **phasische Muskeln** genannt, sind wegen des geringen Myoglobingehalts blasser als die posturalen Muskeln und entwickeln sich ontogenetisch auch später als diese. Während posturale Muskeln unter bestimmten Umständen zur Verkürzung neigen, atrophieren phasische Muskeln bei unzureichender oder fehlender Aktivierung.

▪▪ Halte- und Stellreaktionen

Die Differenzierung der stützmotorischen Programme bestimmt das Bild der frühkindlichen Entwicklung und findet ihren Ausdruck in den Halte- und Stellreaktionen. Die Prüfung dieser Reaktionen erlaubt eine klinische Beurteilung des Entwicklungsstandes und die Aufdeckung von Störungen.

▪ Haltereaktionen

Haltereaktionen stabilisieren die einmal eingenommene Körperhaltung gegen den Einfluss der Schwerkraft und steuern die Tonusverteilung zwischen den verschiedenen Muskeln. Von besonderem Interesse aus manualmedizinischer Sicht sind die **tonischen Nackenreflexe**. Sie werden gelenkt aus den Propriozeptoren des Nackens und den Rezeptoren in den Bogengängen und dem Vestibulum des Labyrinths. Durch diese Reflexe wird die Körperhaltung entsprechend der Kopfstellung auf nachfolgende Körperbewegungen vorbereitet (Illert 1995).

Beispiel

Bei jungen Säuglingen lässt sich dies am **symmetrischen tonischen Nackenreflex (STNR)** beobachten: Die passive Extension des Kopfes führt zu einer Tonusminderung der Beine und Streckung der Arme, passive Flexion des Kopfes führt zum umgekehrten Effekt. Diese Reaktion ist normalerweise nur im frühen Säuglingsalter sichtbar. Unter pathologischen Bedingungen wie der infantilen Zerebralparese persistiert dieser tonische Reflex mit entsprechenden Nachteilen für das Haltungsmuster.

Treten an den rezeptortragenden Strukturen des Nackens funktionelle Störungen auf, sog. segmentale Dysfunktionen oder Blockierungen, so kann diese Tonusregulation beeinträchtigt werden mit störender Auswirkung auf die Körperkontrolle und die neuromotorische Entwicklung. Davon wird später noch die Rede sein.

▪ Stellrektionen

Stellreaktionen verteidigen die eingenommene Körperhaltung gegen Störgrößen und richten den Körper gegen die Schwerkraft auf. Die **Labyrinthstellreaktionen** besorgen die aufrechte Einstellung des Kopfes bei wechselnder Körperlage (Kippreaktion, schiefe Ebene, Vierfüßerstand). **Halsstellreaktionen** hingegen stellen den Körper nach einer vorgegebenen (Kopf-)Haltung ein, zu beobachten z.B., wenn sich der Säugling mit ca. 6 Monaten vom Rücken auf den Bauch dreht, wobei die Rumpfrotation der Kopfdrehung folgt.

▪ Statokinetische Reaktionen

Diagnostisch interessant ist eine weitere Gruppe von Reflexen, die statokinetischen Reaktionen. Sie sind Antwort auf einen Beschleunigungsreiz und führen aus einer Bewegung zu einer Bewegung, steuern z.B. die Gleichgewichtskontrolle beim Springen, Laufen, Radfahren usw. Beliebt bei Neurophysiologen ist das Beispiel der Katze, die sich im freien Fall so dreht, dass sie immer auf den Füßen landet. Der Säugling zeigt in Abhängigkeit vom sensomotorischen Entwicklungsstand typische Bewegungsantworten beim Prüfen statokinetischer Reaktionen. Dazu zählen die Abhangversuche nach Collis und Peiper-Isbert sowie die Vojtareaktion.

▪▪ Wirkungsweise der posturalen Reaktionen

Die Wirkungsweise der posturalen Reaktionen lässt sich experimentell demonstrieren (Schmidt et al. 1983): Führt man bei einem Versuchstier eine **Dezerebration** durch, d.h., entfernt man das Gehirn an der Grenze **zwischen Brücke** und **Mittelhirn**, so entsteht sofort eine maximale Streckung aller vier Extremitäten, die sog. Dezerebrationsstarre (▪ Abb. 2.8). Wird ein dezerebriertes Tier auf alle Viere hingestellt, so bleibt es stehen, da die Gelenke nicht

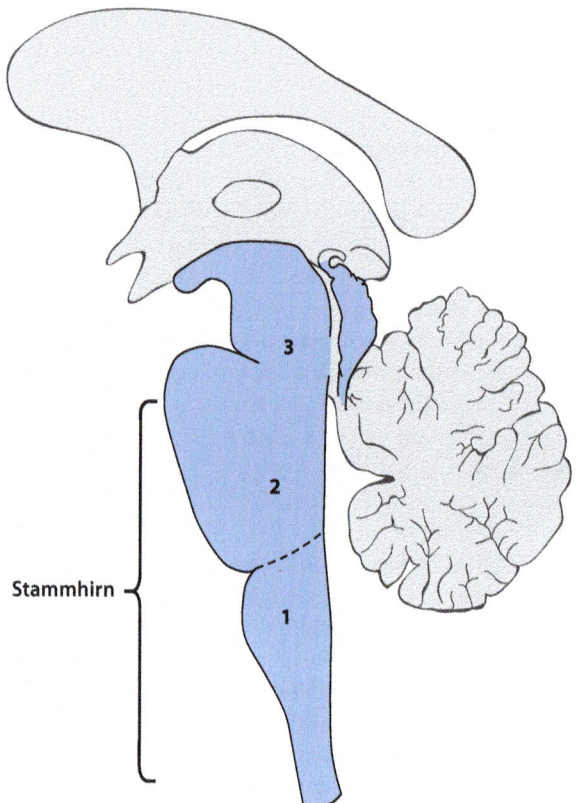

▪ **Abb. 2.8** Stammhirn. *1* Medulla. *2* Pons. *3* Mittelhirn (Mesenzephalon)

Stammhirn

einknicken. Das heißt: Medulla und Pons enthalten motorische Zentren, die über die Steuerung des Muskeltonus bewirken, dass die Extremitäten das Körpergewicht tragen. Wird das dezerebrierte Tier nun umgestoßen, so kann es sich nicht wieder aufrichten.

Entfernt man dagegen das Gehirn **oberhalb des Mittelhirns**, so dass Mesenzephalon, Pons und Medulla erhalten bleiben, verbessern sich schlagartig die motorischen Fähigkeiten: Die Streckstarre fällt weg und das Mittelhirntier kann sich wieder selbstständig in die normale Körperhaltung aufstellen.

> **Fazit**
>
> Die motorische Leistung des dezerebrierten Tieres entspricht den **Haltereaktionen**, die motorische Leistung des Mittelhirntieres entspricht den **Stellreaktionen**.

Die motorischen Zentren des Hirnstamms sind also an der Steuerung der Stützmotorik entscheidend beteiligt. Über absteigende (efferente) Bahnen hat der Hirnstamm ohne »Umweg« über Zwischenneurone einen direkten, also monosynaptischen Zugriff auf die Motoneurone der posturalen Rumpf- und Extremitätenmuskulatur. Ebenso projizieren propriozeptive Afferenzen aus den Nackenmuskeln direkt zum Vestibulariskerngebiet im Hirnstamm.

Haltereaktionen sind **tonische Reaktionen**, die nur im Säuglingsalter in bestimmten Entwicklungsphasen zu sichtbaren Bewegungen führen. Später werden sie differenzierten Bewegungsschablonen untergeordnet und sind unter physiologischen Bedingungen nicht mehr sichtbar. Sie lassen sich beim Erwachsenen nur noch im EMG als Änderung der Muskelspannung nachweisen.

Besser zu erkennen ist die Wirkung der Stellreaktionen auch bei **alltäglichen Bewegungen**, z.B. beim Aufrichten aus der liegenden in die aufrechte Körperhaltung. Diese Bewegung erfolgt immer in einer bestimmten Reihenfolge: Zuerst wird über die Meldung aus dem Labyrinth der Kopf in die Normalstellung gebracht (Labyrinthstellreflex). Die Aufrichtung des Kopfes z.B. aus der Rückenlage verändert die Stellung des Kopfes zum übrigen Körper, was durch die Rezeptoren der Nackenmuskeln angezeigt wird. Die Afferenzen aus den Nackenrezeptoren bewirken dann, dass der Rumpf dem Kopf in die Normalstellung folgt (Schmidt 1983).

> **Wichtig**
> Die Einleitung der Aufrichtungsbewegung erfolgt von kranial nach kaudal. Diese Gesetzmäßigkeit ist auch in den einzelnen Phasen der posturalen Entwicklung des Säuglings zu beobachten.

Die normale Entwicklung des Säuglings

Wilfrid Coenen

3.1   Körperkontrolle   – 18
3.1.1   Entwicklungsschritte in Bauch- und Rückenlage   – 19
3.1.2   Entwicklung der Handmotorik   – 23
3.1.3   Zeitliche Gliederung der Entwicklung im 1. Lebensjahr   – 24

3.2   Neuromotorische Untersuchung des Säuglings   – 26
3.2.1   Autonome Massenbewegungen   – 26
3.2.2   Frühkindliche Reaktionen   – 26

3.3   Der Tragling   – 29
3.3.1   Physiologische Frühgeburt   – 31

3.4   General Movements   – 31
3.4.1   Qualitative Beurteilung der autonomen frühkindlichen
         Massenbewegungen   – 31
3.4.2   Computergestütztes Analyseverfahren   – 32

3.5   Neurokinesiologische Untersuchung nach Vojta   – 33
3.5.1   Reaktionen   – 33
3.5.2   Fehlerquellen   – 40
3.5.3   Bewertung der Reaktionen   – 40
3.5.4   Beispiele für abnormale Reaktionen (modifiziert nach Vojta)   – 40
3.5.5   Wie sind abnormale Reaktionen zu deuten?   – 41

3.6   Kinderneurologische Untersuchung   – 42
3.6.1   Muskeleigenreflexe   – 42
3.6.2   Pyramidenzeichen   – 42
3.6.3   Phasische Streckreaktionen der Extremitäten   – 43
3.6.4   Tonische Streckreaktionen der unteren Extremitäten   – 44

3.7   Überblick über die sensomotorische Entwicklung des Kindes
         vom 15. Lebensmonat bis zum 6. Lebensjahr   – 44

3.8   Entwicklung von Mentalität und Psyche im Gestaltwandel   – 45

W. Coenen, *Manuelle Medizin bei Säuglingen und Kindern*,
DOI 10.1007/978-3-642-20734-1_3, © Springer-Verlag Berlin Heidelberg 2016

3.1   Körperkontrolle

Die Entfaltung der sensomotorischen, kognitiven und sprachlichen Fähigkeiten des Kindes sind eng miteinander verknüpft und gehen einher mit der seelisch-geistigen Entwicklung. Für die Beurteilung dieser Prozesse stehen standardisierte Entwicklungstests zur Verfügung. Am bekanntesten sind Entwicklungsskalen wie der Denver-Test (Flehmig et al. 1973) und die Münchener funktionelle Entwicklungsdiagnostik (Hellbrügge et al. 1978). Eine sehr anschauliche und ausführliche Darstellung bietet der Atlas der Entwicklungsdiagnostik (Baumann 2015).

Im Folgenden wird ausführlich auf die Entwicklung der Körperkontrolle und des Handgeschicks eingegangen, da sie für die manualmedizinische Behandlungsindikation und die Therapieplanung von besonderer Bedeutung sind.

In der frühkindlichen Entwicklung erfolgt die Ausbildung der Steuerungsprogramme für die Körperkontrolle nach einem genetisch festgelegten, artspezifischen Bauplan des zentralen Nervensystems. Mit dem Abschluss der Markreifung gegen Ende des 4. Lebensjahres endet die frühkindliche Phase. Die eindrucksvollsten Veränderungen sind jedoch in den ersten 12–15 Lebensmonaten zu beobachten, in denen das Kind mit der Fähigkeit zum aufrechten Gang den dreidimensionalen Raum erobert. Dieser wichtigste Schritt in der posturalen Entwicklung ist das Ergebnis einer permanenten Verarbeitung von Wahrnehmungsinformationen aus dem sensorischen Apparat des Bewegungssystems.

Knapp formuliert, lautet das **Ziel der sensomotorischen Entwicklung** des Säuglings für

die **Grobmotorik**: Aufrichten des Körpers aus der Horizontalen gegen die Schwerkraft zum zweibeinigen Stand und Fortbewegung in aufrechter Haltung,

das **Handgeschick**: Öffnen der gefausteten Hände und Entwicklung differenzierter feinmotorischer Manipulationen.

 Wichtig

Die Aufrichtung in den zweibeinigen Stand unter Einsatz der tonischen und phasischen Gleichgewichtsreaktionen (Halte- und Stellreaktionen) gehört zu den bestgesicherten Funktionen des zentralen Nervensystems.

Der Aufrichtevorgang währt etwa ein Jahr (Bobath und Bobath 1977, Zukunft-Huber 1990). Er verläuft nach Gesetzmäßigkeiten, deren Kenntnis auch für die therapeutische Vorgehensweise bedeutsam ist, wenn eine Störung der sensomotorischen Entwicklung vorliegt (▶ A.1, Anamnesebogen für Säuglinge und Kleinkinder sowie ▶ A.2, ▶ A.3, Befundbögen für die grob- und handmotorische Entwicklung vom 1. bis 12. Lebensmonat; diese Anamnese- und Befundbögen finden Sie auf http://extras.springer.com zum Download.). Grundsätzlich erfolgt die **Körperaufrichtung** in der gesetzmäßigen Reihenfolge von kranial nach kaudal (◘ Abb. 3.1).

 Wichtig

Bei der Aufrichtung gilt die Reihenfolge: Kopfkontrolle ▶ Rumpfkontrolle und Extremitätensteuerung!

Die Reihenfolge gilt jedoch nicht im Sinne einer zeitlichen Abfolge, sondern als **hierarchische Ordnung**: Die Kopfkontrolle führt die Aufrichtungsentwicklung an. Rumpf- und Extremitätenkontrolle entstehen zwar zeitgleich mit der Kopfkontrolle, können sich aber nicht unabhängig davon entwickeln. **Dieser Grundsatz wird bei der Behandlung bewegungsgestörter Kindern mitunter missachtet, was sich im therapeutischen Ergebnis niederschlägt.**

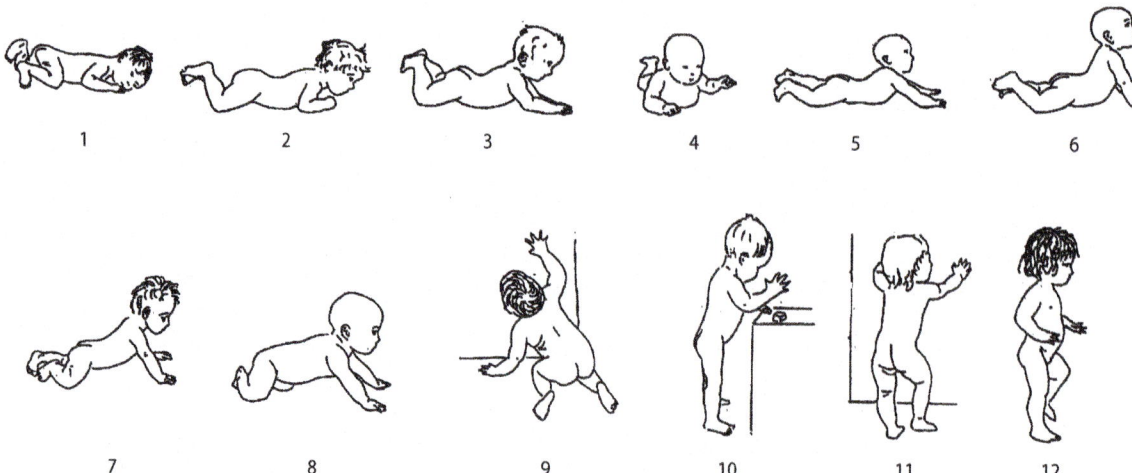

◘ **Abb. 3.1** Aufrichtungsentwicklung. **Obere Reihe** 1.–6. Lebensmonat. **Untere Reihe** 7.–12. Lebensmonat

3.1.1 Entwicklungsschritte in Bauch- und Rückenlage

■ **Neugeborenes (◙ Abb. 3.2)**

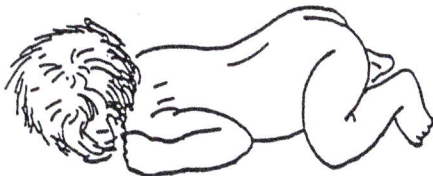

◙ **Abb. 3.2** Neugeborenes

Kann aus der Bauchlage den Kopf zu beiden Seiten drehen, um die Atemwege freizuhalten.

Die Hände sind gefaustet, kräftiger Greifreflex.

Ellenbogen, Hüft- und Kniegelenke sind gebeugt, die Füßchen in Hackenfußhaltung.

Ausgeprägtes Beugemuster.

■ **4. Lebenswoche (◙ Abb. 3.3)**

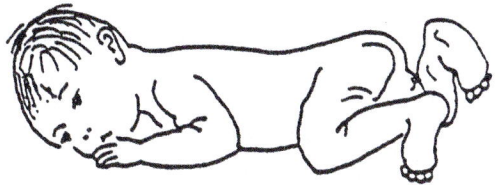

◙ **Abb. 3.3** In der 4. Lebenswoche

In Bauchlage noch sichtliches Beugemuster der oberen und unteren Extremitäten.

Der Kopf kann kurz angehoben werden.

Die Hände sind zur Faust geschlossen.

■ **8. Lebenswoche (◙ Abb. 3.4)**

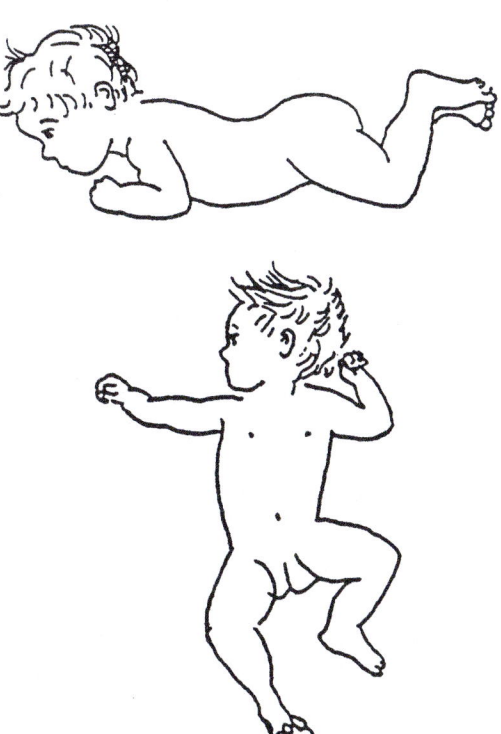

◙ **Abb. 3.4** In der 8. Lebenswoche

Bauchlage: Beugehaltung der Extremitäten gemindert, kurzes Stützen auf die seitlich abgelegten Unterarme.

Rückenlage: Lockere Fechterhaltung (Pseudo-ATNR) bei Drehung des Kopfes.

Autonome Bewegungen sind räkelnd bis zappelnd.

Keine Willkürmotorik.

Faustschluss der Hände geringer, Hand kann sich öffnen.

3

■ **12. Woche bzw. Ende des 3. Lebensmonats (◘ Abb. 3.5)**

■ **Ende des 4. Lebensmonats (◘ Abb. 3.6)**

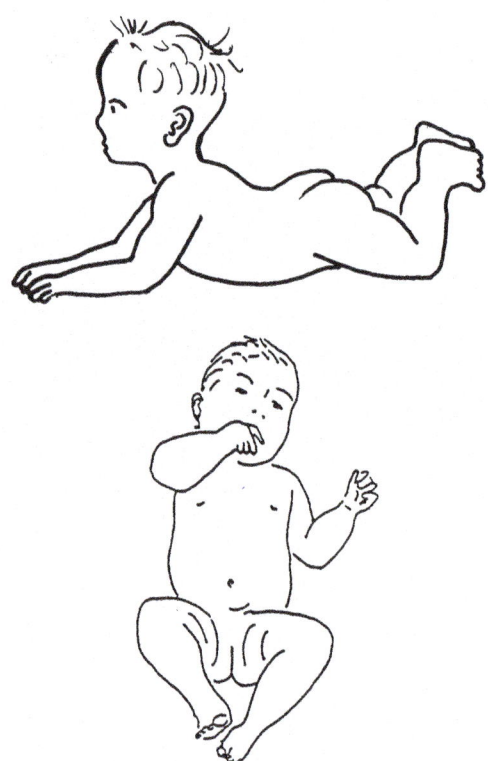

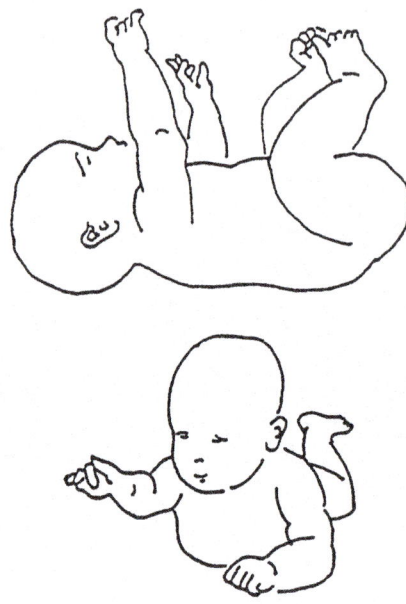

◘ **Abb. 3.6** Ende des 4. Lebensmonats

Bauchlage: Aus dem Unterarmstütz kann das Kind einen Arm anheben und sich mit dem anderen abstützen. Das Gleichgewicht kann zur Seite verlagert werden.

Rückenlage: Das Kind greift mit den Händen und supinierten Füßen vor dem Körper in der Traglingsposition und greift nach Spielzeug.

◘ **Abb. 3.5** Ende des 3. Lebensmonats

Bauchlage: Der Kopf kann aus dem Unterarmstütz angehoben und seitlich gedreht werden. Die Aufrichtebewegung erfolgt bis zum zervikothorakalen Übergang, der Kopf kann gegen die Schwerkraft stabilisiert werden.

Rückenlage: Die Hände können zur Körpermitte zusammengeführt werden; das Kind spielt mit den Händen vor dem Gesicht.

Der Kopf wird beim passiven Hochziehen (Traktionsversuch) gehalten.

Hüft- und Kniegelenke sind locker gebeugt, die Fußsohlen einander zugekehrt.

■ **Ende des 5. Lebensmonats (◘ Abb. 3.7)**

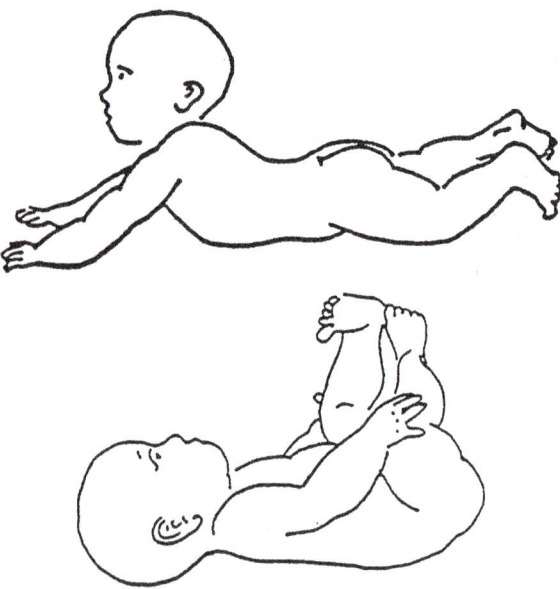

◘ **Abb. 3.7** Ende des 5. Lebensmonats

Bauchlage: Abstützen mit vor dem Körper gestreckten Armen. Becken und Oberschenkel liegen auf, die Unterschenkel sind locker gebeugt.

Rückenlage: Das Kind entdeckt seine Füße, betastet die Oberschenkel. Beginnt mit dem Wechselspiel der Hände und nimmt Spielzeug von der einen in die andere Hand.

■ **Ende des 6. Lebensmonats (◘ Abb. 3.8)**

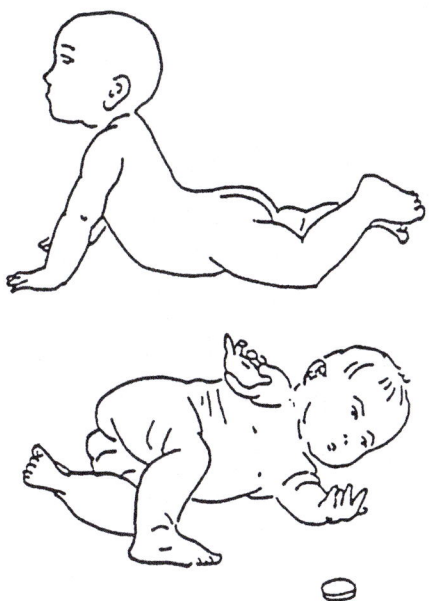

◘ **Abb. 3.8** Ende des 6. Lebensmonats

Bauchlage: Aufrichtung von Kopf und Rumpf aus dem Handstütz. Die Aufrichtung gelingt bis zum lumbosakralen Übergang. Die Hände sind geöffnet, die Ellenbogen gestreckt.

Rückenlage: Das Kind rollt sich vom **Rücken auf den Bauch** im typischen Muster; es bewegt dabei die Beine in Schrittstellung.

Das Kind greift nun mit einer Hand über die Körpermitte zur Gegenseite zu einem Spielzeug.

■ **Ende des 7. Lebensmonats (◘ Abb. 3.9)**

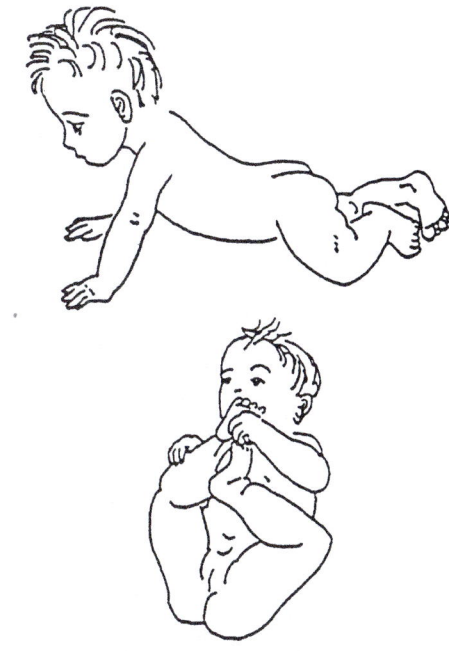

◘ **Abb. 3.9** Ende des 7. Lebensmonats

Bauchlage: Das Kind kann im Handstütz das Becken von der Unterlage abheben, so dass die Oberschenkel aufliegen.

Rückenlage: Es steckt die Füße in den Mund, übt Auge-Hand-Mund-Fuß-Zusammenspiel.

■ **Ende des 8. Lebensmonats (◘ Abb. 3.10)**

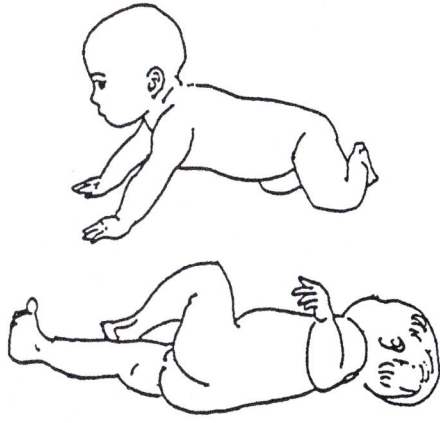

◘ **Abb. 3.10** Ende des 8. Lebensmonats

Bauchlage: Das Kind geht in den Hand-Knie-Stütz; die Arme sind vorgestreckt, Hüften und Knie deutlich flektiert. Es dreht sich nun vom **Bauch auf den Rücken**. Es spielt in Seitenlage mit Abstützen auf einem Ellenbogen (Gartenzwerghaltung).

■ **Ende des 9. Lebensmonats (◘ Abb. 3.11)**   ■ **Ende des 10. Lebensmonats ◘ Abb. 3.12)**

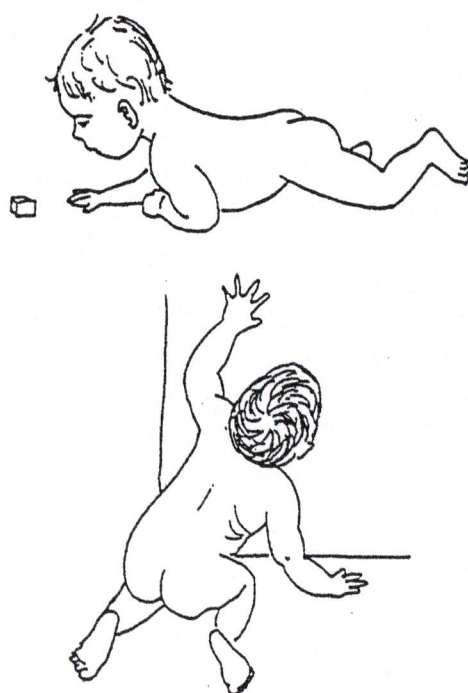

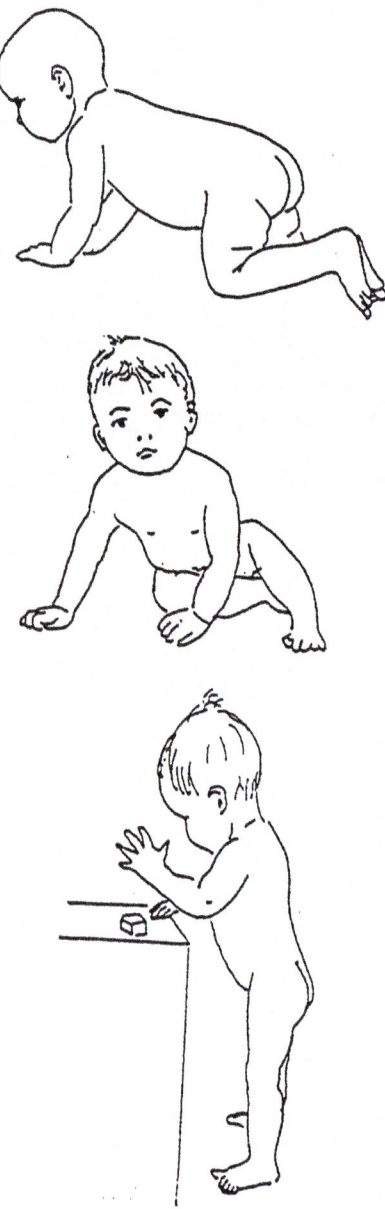

◘ **Abb. 3.11** Ende des 9. Lebensmonats

Bauchlage: Das Kind beginnt reziprok zu robben und richtet sich aus dem Kniestand an der Wand hoch.

Rückenlage: Wird vorwiegend zum Schlafen eingenommen. Das Kind spielt weniger in Rückenlage.

◘ **Abb. 3.12** Ende des 11. Lebensmonats

Bauchlage: Das Kind schaukelt im Vierfüßerstand auf der Stelle, erste Krabbelversuche.

Es zieht sich an Gegenständen hoch und kann mit Halt stehen.

Es setzt sich aus dem Vierfüßerstand in den Seitsitz.

Die Hände können jetzt bewusst geöffnet werden, um Gegenstände loszulassen, wegzuwerfen.

- **Ende des 11. Lebensmonats (▣ Abb. 3.13)**

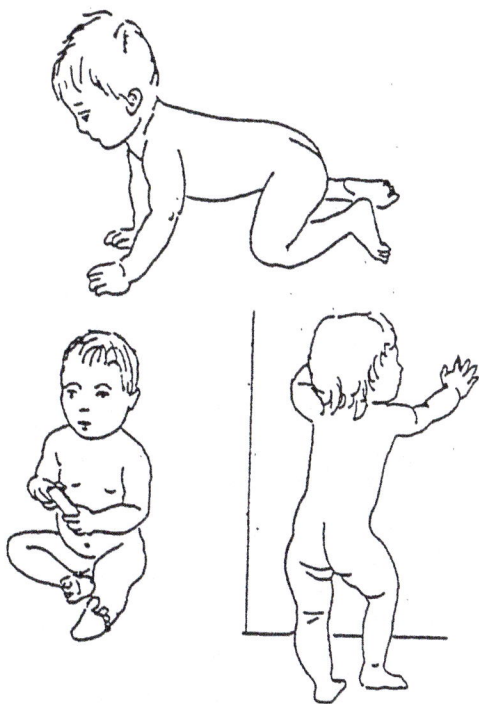

▣ **Abb. 3.13** Ende des 11. Lebensmonats

Reziprokes Vierfüßerkrabbeln.
Freies Sitzen.
Seitliches Laufen an der Wand (Reelingsläufer).

- **Ab Ende des 12. Lebensmonats (▣ Abb. 3.14)**

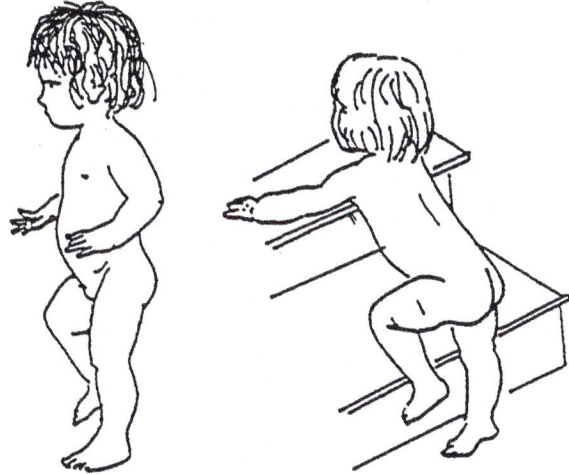

▣ **Abb. 3.14** Ab Ende des 12. Lebensmonats

Das Kind steht frei und versucht die ersten Schritte.
Es krabbelt Stufen hoch.

3.1.2 Entwicklung der Handmotorik

Der Prozess der explorativen Gestaltwahrnehmung von Umweltdingen (▸ Abschn. 2.1.1, Raumorientierung und Gestaltwahrnehmung) vollzieht sich in einer typischen **Hand-Mund-Koordination**: Das Greifen und Betasten von Gegenständen, die dann in den Mund gesteckt werden, vermittelt Kenntnisse über Form, Konsistenz, Material, Temperatur und Geschmack des Gegenstandes. Die Ausbildung der Hand- und Fingermotorik verläuft gleichzeitig mit Entwicklung der Grobmotorik, also der Körperaufrichtung. Die folgenden Abbildungen (▣ Abb. 3.15–3.18) zeigen eine zusammenfassende Darstellung der wichtigsten handmotorischen Entwicklungsschritte (s. auch ▸ Kap. 12, orientierende Befundbögen für die grob- und handmotorische Entwicklung vom 1. bis 12. Lebensmonat. Diese Befundbögen finden Sie auf http://extras.springer.com zum Download.).

- **Neugeborenes bis Ende des 1. Lebensmonats (▣ Abb. 3.15)**

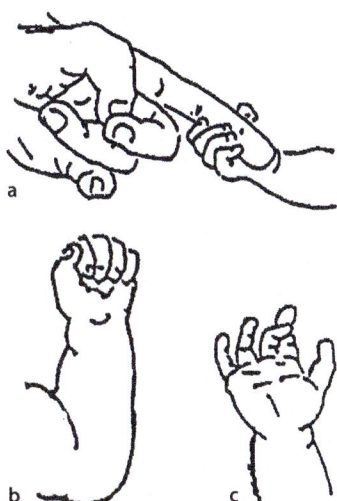

▣ **Abb. 3.15** Handmotorik **a** eines Neugeborenen, **b** am Ende des 1. Lebensmonats, **c** am Ende des 2. Lebensmonats

Die Hände des **Neugeborenen** (▣ Abb. 3.15) sind gefaustet, meist mit eingeschlagenem Daumen, dem sog. Schlupfdaumen. Bei Berühren der Handinnenfläche kommt es zu einem so kräftigen Greifreflex, dass sich das Kind damit hochziehen lässt. Dieses reflektorische Zugreifen wird nach und nach geringer und sollte im 3. Trimenon weitgehend überwunden sein.

Am Ende des **1. Lebensmonats** (▣ Abb. 3.15b) ist die Hand weiterhin gefaustet, öffnet sich aber gegen Ende des **2. Monats** (▣ Abb. 3.15c) für kurze Zeit.

▪ 3. bis 7. Lebensmonat (■ Abb. 3.16)

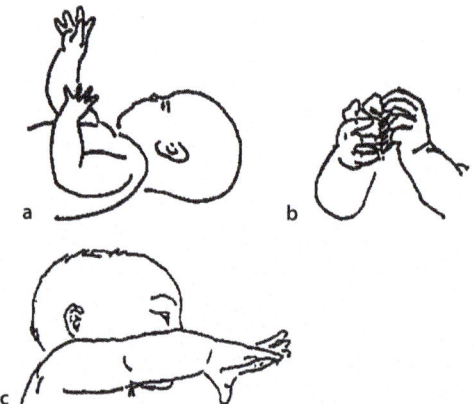

■ Abb. 3.16 Handmotorik **a** im 3./4. Lebensmonat, **b** am Ende des 5. Lebensmonats, **c** im 6./7. Lebensmonat

Mit **3–4 Monaten** (■ Abb. 3.16a) kann das Kind die Hände vor der Körpermitte zusammenbringen; es spielt mit den Händen vor dem Mund und greift nach Spielzeug.

Am Ende des **5. Monats** (■ Abb. 3.16) beginnt das Wechselspiel der Hände: Ein Gegenstand wird mit beiden Händen gefasst und von einer in die andere Hand gegeben.

Im **6.–7. Monat** (■ Abb. 3.16) kann das Kind über die Körpermitte hinweg seitlich nach Spielzeug greifen, zeitgleich mit der Drehung vom Rücken auf den Bauch.

▪ 8. bis 10. Lebensmonat (■ Abb. 3.17)

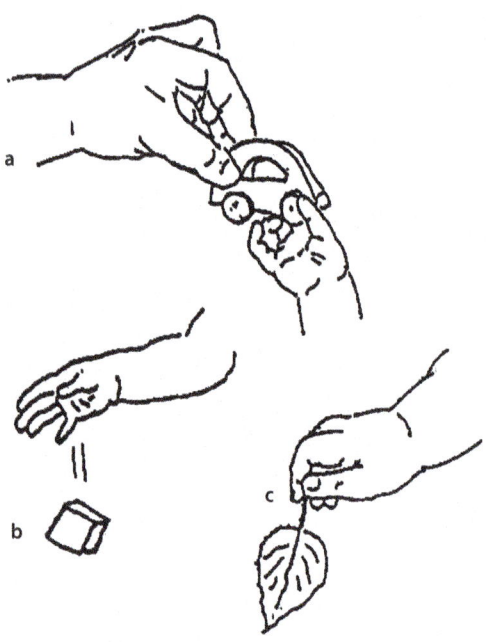

■ Abb. 3.17 Handmotorik **a** am Ende des 8. Lebensmonats, **b** am Ende des 9. Lebensmonats, **c** am Ende des 10. Lebensmonats

Das Greifen über den Kopf nach oben gelingt am Ende des **8. Monats** (■ Abb. 3.17a). Nach Vojta wird damit die feinmotorische Differenzierung eingeleitet. Das gezielte Öffnen der Hand und Wegwerfen von Gegenständen wird am Ende des **9. Monats** (■ Abb. 3.17) beharrlich geübt, was den Bezugspersonen mitunter viel Geduld abfordert. Am Ende des **10. Monats** (■ Abb. 3.17) können kleine oder flache Gegenstände im Schlüsselgriff gefasst werden, d.h. zwischen Daumenkuppe und Mittelglied des gebeugten Zeigefingers.

▪ Ende des 11./12. Monats (■ Abb. 3.18)

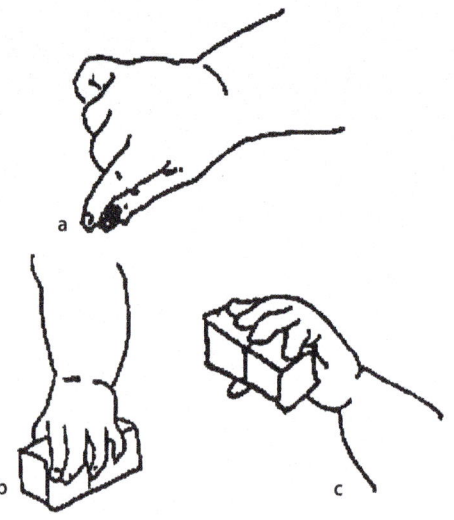

■ Abb. 3.18 Handmotorik **a** am Ende des 11. Lebensmonats: Pinzettengriff, **b, c** am Ende des 12. Lebensmonats

Der **Pinzettengriff**, auch **Spitzgriff** genannt (■ Abb. 3.18), gelingt am Ende des 11. Monats: Sehr kleine Gegenstände wie Krümel, kleine Körner usw. können mit den Spitzen von Daumen und Zeigefinger gefasst werden.

Eine weitere Steigerung des Handgeschicks ist am Ende des **12. Monats** (■ Abb. 3.18) zu beobachten: Zwei Gegenstände, z.B. Bauklötzchen, werden mit einer Hand gefasst und gehalten.

3.1.3 Zeitliche Gliederung der Entwicklung im 1. Lebensjahr

Die neuromotorische Entwicklung des Säuglings ist ein kontinuierlicher Prozess, der in der Entfaltung der posturalen und phasischen Motorik eine annähernd konstante Gliederung aufweist. Vereinfacht ausgedrückt: Im dreimonatigen Rhythmus erreicht der Säugling die jeweils nächsthöhere Stufe der Aufrichtung gegen die Schwerkraft und auch der Fortbewegung. Die Einteilung der Säuglings-

entwicklung in Trimena geschieht also nicht aus algebraischen Gründen; vielmehr entspricht sie einer variablen entwicklungsneurologischen Gesetzmäßigkeit und erlaubt mit ziemlicher Zuverlässigkeit eine Beurteilung der normalen <u>sensomotorischen Säuglingsentwicklung</u>.
▶ **Übersicht 3.1** <u>kann als</u> Orientierungshilfe für die tägliche Praxis dienen (◘ Abb. 3.19).

> **Übersicht 3.1 Sensomotorische Säuglings-entwicklung**
>
> 1. Am **Ende des 1. Trimenons**, also mit 3 Monaten, ist das Kind meist in der Lage, den Kopf aus dem Unterarmstütz anzuheben und geradeaus zu schauen. In Rückenlage werden die Hände zur Körpermitte zusammen geführt (medianisiert). **Merkworte:** Unterarmstütz, Medianisierung der Hände (◘ Abb. 3.19a).
> 2. Am **Ende des 2. Trimenons** (6 Monate) geht das Kind in den Handstütz und richtet Kopf und Rumpf auf mit Stützpunkt am Becken. Es dreht sich vom Rücken auf den Bauch, wobei der Rumpf der Kopfdrehung folgt. **Merkworte:** Handstütz, Drehen Rücken/Bauch (◘ Abb. 3.19b).
> 3. Am **Ende des 3. Trimenons** (9 Monate) kann sich das Kind vom Bauch auf den Rücken drehen (8. Monat!); es beginnt zu robben, kann sich gezielt fortbewegen. Aus der Bauchlage richtet es sich zum Kniestand auf. **Merkworte:** Robben, Kniestand, Drehen Bauch/Rücken (◘ Abb. 3.19c).
> 4. Am **Ende des 4. Trimenons** (12 Monate) kann das Kind (meist) frei stehen oder schon die ersten Schritte machen. Es beginnt, bäuchlings treppauf zu krabbeln. Das Vierfüßerkrabbeln beherrscht es meist schon seit einigen Wochen. **Merkworte:** Vierfüßerkrabbeln, Stehen, Gehen (◘ Abb. 3.19d).

> ❯ **Wichtig**
> **Eine 4- bis 6-wöchige zeitliche Streubreite im Erreichen der jeweiligen grob- und feinmotorischen Fähigkeiten kann als physiologisch angesehen werden. Größere Verzögerungen sind dann verdächtig, wenn andere Auffälligkeiten hinzukommen.**

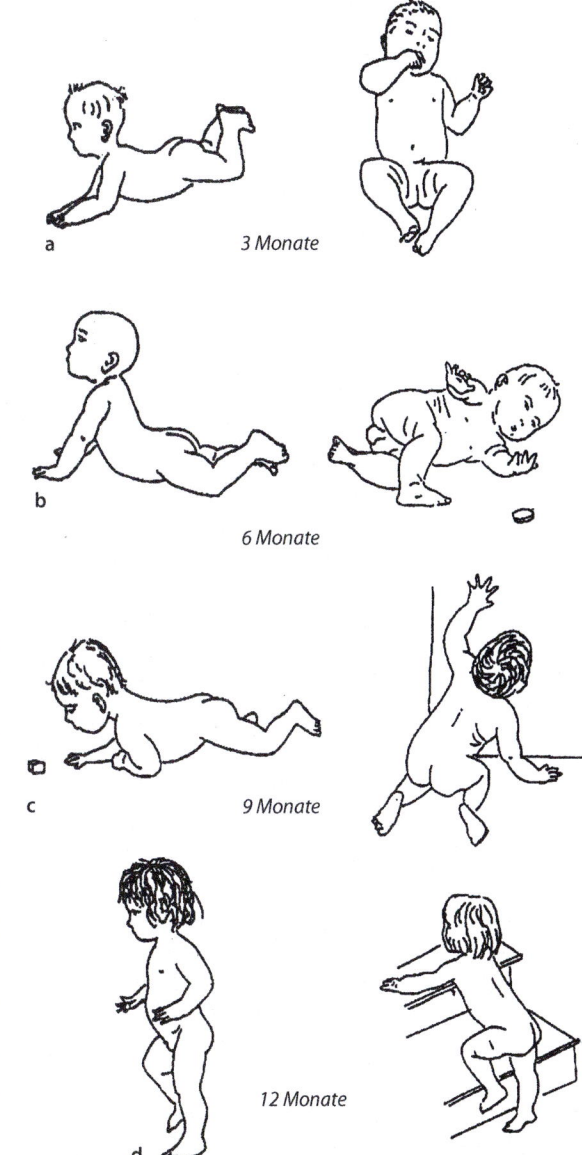

◘ **Abb. 3.19** Haltungs- und Bewegungsmuster des Säuglings vom 1.–4. Trimenon. **a** 3 Monate, **b** 6 Monate, **c** 9 Monate, **d** 12 Monate

3.2 Neuromotorische Untersuchung des Säuglings

Wie der Perserkönig sein Leben rettete

Im ersten Buch seines Geschichtswerkes berichtet Herodot vom Mederkönig Astyages, dem Traumdeuter vorausgesagt hatten, sein Enkel werde ihn dereinst vom Thron stoßen. Einige Zeit nach dieser Prophezeiung brachte seine Tochter einen Sohn zur Welt und Astyages befahl seinem Kanzler Harpagos, das Kind beiseite zu nehmen und zu töten. Der führte den Befehl aber nicht aus, sondern brachte den Knaben in Sicherheit, nach Herodot aus politischen Erwägungen. Viel netter aber ist die Darstellung in der Sage: Da heißt es, als man Harpagos das Kind übergab, habe es ihn angelächelt, und Harpagos brachte es nicht übers Herz, ihm etwas anzutun; es wurde heimlich einem Hirten gegeben, bei dem es aufwuchs. Das Kind war Kyros, der spätere Perserkönig.

Diese Erzählung beschreibt eine Universalie menschlichen Verhaltens, die unabhängig ist von Epoche und Kultur: Das Lächeln eines Säuglings und sein äußeres Erscheinungsbild, das **Kindchenschema** (Lorenz 1943), löst beim Betrachter stets eine aggressionsfreie, freundliche Zuwendung aus. In der Ethologie wird die emotionale Reaktion auf das Kindchenschema nicht als erlerntes, sondern als **angeborenes Verhalten** aufgefasst, das offenbar im Dienste der Arterhaltung steht.

> » Der Versuch, unsere starken emotionellen Reaktionen auf Kindchenmerkmale lerntheoretisch nach den üblichen Mechanismen der Andressur zu erklären, stößt auf Schwierigkeiten. Das Kind bezahlt nämlich für geleistete Dienste einzig und allein mit seiner Herzigkeit. Im Übrigen ist sein Verhalten eher belastend und störend. Es schreit, ist unsauber und macht unendlich viel Mühe. (Eibl-Eibesfeldt 1997)

3.2.1 Autonome Massenbewegungen

Das Kindchenschema beschränkt sich nicht auf die morphologischen Merkmale, sondern wird auch mitbestimmt durch die spontanen Bewegungsmuster des Kindes. Schon die autonomen, unwillkürlichen Räkel- und Zappelbewegungen im frühen Säuglingsalter wirken auf den Betrachter anziehend und niedlich, fügen sich also auch in das Kindchenschema ein mit entsprechender emotionaler Reaktion beim Betrachter.

Diese **primitiven Bewegungsschablonen** des gesunden Neugeborenen mit unkontrollierten Massenbewegungen werden aus stammesgeschichtlich alten Hirnteilen gesteuert (Stammhirn, Dienzephalon). Bald nach der Geburt übernehmen phylogenetisch jüngere Hirnareale (vor allem Großhirnzentren) das Regiment; die Primitivschablonen werden über die supraspinale Kontrolle allmählich abgebaut und zunehmend durch **selektive willkürliche Motorik** ersetzt. Dieser Prozess ist im Alter von etwa **4 Monaten** abgeschlossen.

Allerdings zeigt ein Säugling mit **neuromotorischer Störung** schon im frühen Lebensstadium eine Abweichung von diesem typischen Bewegungsmuster, das offenbar vom Betrachter intuitiv erfasst wird und bei der Bezugsperson nicht nur freundliche Zuwendung, sondern auch Befremden und Besorgnis auslöst. Mütter haben für solche Abweichungen oft ein feines Gespür.

> ❯ **Wichtig**
>
> **Die qualitative Beurteilung der Primitivbewegungen des jungen Säuglings ist daher ein wichtiger Bestandteil der klinischen Untersuchung. Dazu gehört neben der Prüfung der sog. frühkindlichen Reaktionen auch die Beurteilung der autonomen Massenbewegungen, der General Movements, sowie die Prüfung der Lage- und Stellreaktionen. Wegen ihrer Bedeutung für die Früherkennung einer sensomotorischen Störung sollen diese drei Untersuchungsverfahren im Einzelnen besprochen werden.**

3.2.2 Frühkindliche Reaktionen

Das gesunde Neugeborene und der junge Säugling reagieren auf Fremdberührungen und Änderungen der Körperlage während der ersten Lebenswochen in typischer Weise. Diese Reaktionen sind Ausdruck einer Unreife des Gehirns und zeigen unterschiedlich lange physiologische Waltezeiten: Die meisten Reaktionen sind **4–8 Wochen** auslösbar, einige bis zu 4 Monaten und der Hand- und Fußgreifreflex schließlich bis zu 6 bzw. 12 Monaten.

> ❯ **Wichtig**
>
> **Als abnormal zu werten sind**
> - **eine fehlende Reaktion,**
> - **eine deutliche Latenzzeit und vor allem**
> - **ein Persistieren frühkindlicher Reaktionen**
> - **weit über die normale Waltezeit hinaus, denn diese ist verdächtig auf eine zentrale Bewegungsstörung. So können z.B.**
> - **Elemente des ATNR,**
> - **Babkin- und Moro-Reaktion sowie**
> - **phasische und tonische Streckreaktionen usw.**
>
> **als Ausdruck einer kortikospinalen Störung mitunter über Jahre nachweisbar sein.**

▪▪ Prüfung der frühkindlichen Reaktionen

Die Prüfung der nachfolgend erläuterten frühkindlichen Reaktionen (🔲 Abb. 3.20–3.30) ist wenig zeitaufwendig und sollte bei keiner Säuglingsuntersuchung in den ersten 3 Monaten fehlen (Bernbeck und Sinios 1975, Prechtl 1977, Flehmig 1983, Frankenburg, Thornton und Cohrs 1996).

▪ Suchreflex (Rooting-Reaktion) (ohne Abb.)

Bei Berührung eines Mundwinkels wendet der Säugling den Kopf in Richtung des Reizes (ohne Abbildung).
Waltezeit: 0–3 Monate.

▪ Babkin-Reaktion (🔲 Abb. 3.20)

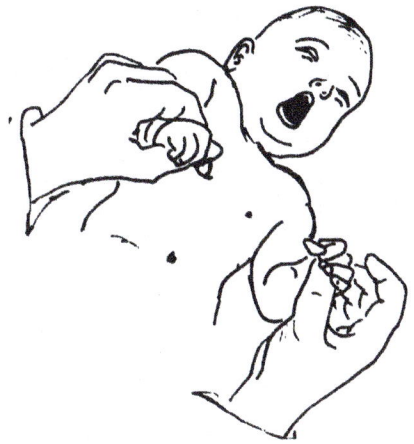

🔲 **Abb. 3.20** Babkin-Reaktion

Bei Druck mit der Daumenkuppe in die Hohlhand des Säuglings kommt es zu einer reflektorischen Mundöffnung (und natürlich zum Handgreifreflex).
Waltezeit: 0–4 Wochen.

▪ Magnetreflex (🔲 Abb. 3.21)

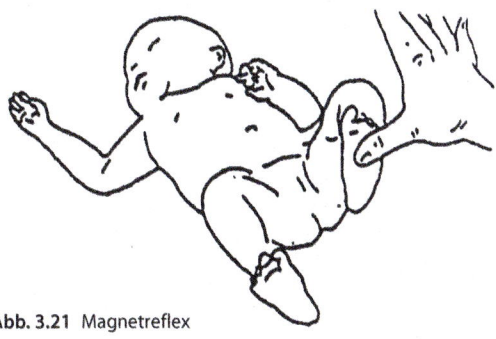

🔲 **Abb. 3.21** Magnetreflex

Rückenlage, Hüften und Knie sind gebeugt: Die Daumen des Untersuchers werden auf die Fußsohlen gedrückt und langsam zurückgezogen. Der Kontakt zwischen Finger und Fußsohle bleibt erhalten; Streckbewegung des Beins, als werde es von einem Magnet gezogen.
Waltezeit: 4–6 (8) Wochen.

▪ Schreitreaktion (🔲 Abb. 3.22)

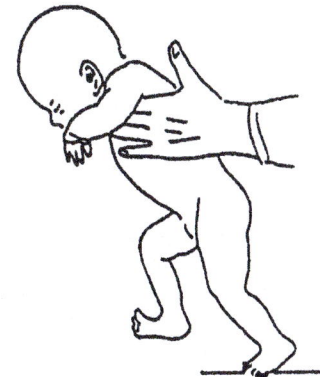

🔲 **Abb. 3.22** Schreitreaktion

Das Kind wird mit beiden Händen am Rumpf vertikal gehalten. Die Fußsohle eines Beins wird auf die Unterlage gedrückt: Bei Berührung der Unterlage beugt sich das Bein, das andere wird gleichzeitig gestreckt, berührt die Unterlage und wird gebeugt, das zuvor gebeugte andere Bein streckt sich usw. Es entsteht der Eindruck des Schreitens.
Waltezeit: 4–6 (8) Wochen.

▪ Placing-Reaktion (Steigreaktion) (🔲 Abb. 3.23)

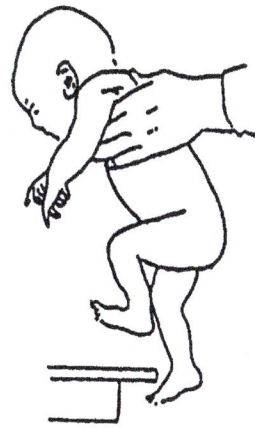

🔲 **Abb. 3.23** Steigreaktion

Das Kind wird am Rumpf gehalten, mit den Füßchen unterhalb der Tischkante. Langsames Anheben des Kindes; der Fußrücken berührt die Tischunterkante, der Fuß »steigt« über die Kante hinweg im Sinne einer Steigreaktion.
Waltezeit: 4–6 (8) Wochen.

■ **Galant-Reaktion (◼ Abb. 3.24)**

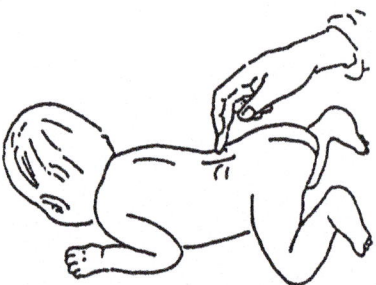

◼ **Abb. 3.24** Galantreaktion

Kind unter dem Bauch **horizontal** in der Schwebe halten. Mit dem Finger werden die paravertebralen Hautpartien vom unteren Schulterblattwinkel bis zum Kreuz-Lenden-Übergang bestrichen: Konkavbewegung der WS auf der stimulierten Seite, leichte gleichgerichtete Kopfdrehung, lockere Streckung der gleichseitigen Arme und Beine, Beugung der gegenseitigen Extremitäten. Der Po wird hochgezogen.

Wartezeit: 4 Monate.

■ **Moro-Reaktion (◼ Abb. 3.25)**

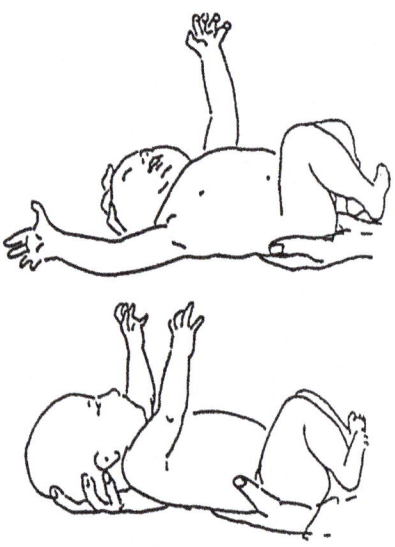

◼ **Abb. 3.25** Moro-Reaktion

Das Kind wird unter dem Rücken in der Schwebe gehalten; die Hand des Untersuchers stützt den Kopf. Eine leichte Abwärtsbewegung der unter dem Kopf liegenden Hand löst folgende Reaktion aus:

▬ **1. Phase:** Rasche Abduktion und Streckung der Arme, Öffnen der Hände, oft auch Öffnen des Mundes.

▬ **2. Phase:** Die Arme werden in Form einer Umklammerungsbewegung nach vorne geführt, der Mund schließt sich.

Wartezeit: In voller Ausprägung ca. 6 Wochen, dann allmählich Abschwächung.

❯ **Ab dem 4. Lebensmonat ist die Moro-Reaktion pathologisch!**

■ **Bauer-Reaktion (◼ Abb. 3.26)**

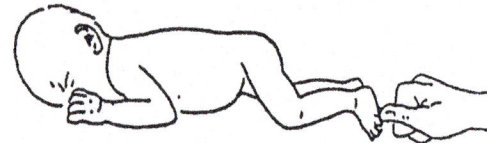

◼ **Abb. 3.26** Bauer-Reaktion

Kind liegt in Bauchlage. Der Untersucher drückt mit dem Daumen abwechselnd auf beide Fußsohlen. Kind führt alternierende Beugebewegungen der Beine aus, es scheint »zu kriechen«.

Wartezeit: Bis 3./4. Monat.

■ **Fechterhaltung (sog. ATNR) (◼ Abb. 3.27)**

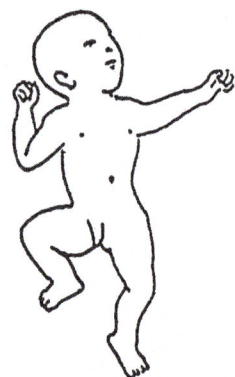

◼ **Abb. 3.27** Fechterhaltung

Kind liegt in Rückenlage. Der Untersucher dreht mit einer Hand den Kopf des Kindes passiv zur Seite, die andere Hand liegt haltend auf der Brust des Kindes: Die Extremitäten der Gesichtsseite strecken sich, die der Hinterkopfseite beugen sich.

Wartezeit:

▬ Als lockere Form bei aktiver Kopfdrehung des Kindes in Rückenlage 4–6 (8) Wochen.

▬ **Als tonisch fixierte Form ab Geburt pathologisch!**

- **Hand- und Fußgreifreflex (**◨ **Abb. 3.28)**

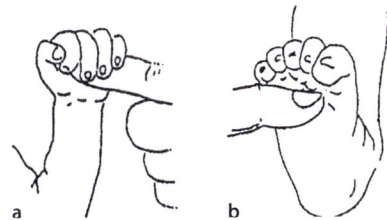

◨ **Abb. 3.28 a** Handgreifreflex, **b** Fußgreifreflex

Physiologisch ist
- der Handgreifreflex (◨ Abb. 3.28a) vom 3.–6. Monat,
- der Fußgreifreflex (◨ Abb. 3.28b) bis ca. 10./12. Monat (plantigrades Stehen).

Abnormale Antworten bei Hand- und Fußgreifreflex sind:
- Die Reaktion beginnt erst nach einer Latenzzeit.
- Wechselnde Intensität oder wechselnde Latenz.

- **Glabellareflex (**◨ **Abb. 3.29)**

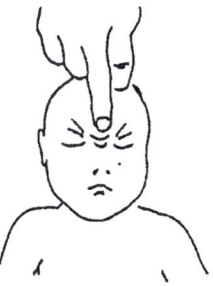

◨ **Abb. 3.29** Glabellareflex

Das Kind schließt die Augen bei Druck auf die Mitte der Stirn. **Nachweis von Fazialisparesen!**
Waltezeit: 4–6 (8) Wochen.

- **Halsstellreaktion (**◨ **Abb. 3.30)**

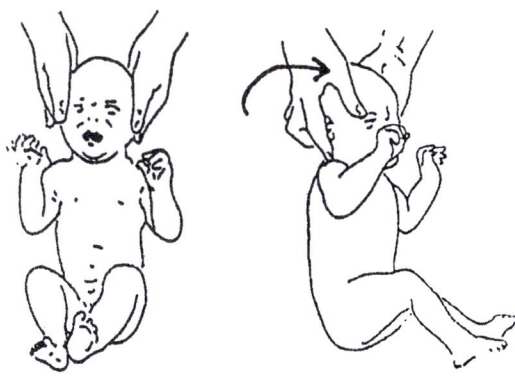

◨ **Abb. 3.30** Halsstellreaktion

Das Kind liegt in Rückenlage. Der Untersucher dreht den Kopf des Kindes langsam zur Seite: Der gesamte Körper dreht sich mit, das Kind dreht en bloc.
Waltezeit: 4–6 (8) Wochen.

3.3 Der Tragling

Lange Zeit herrschte die Ansicht, der menschliche Säugling sei ein **Nesthocker**, da er erst etwa ein Jahr nach der Geburt frei auf zwei Beinen gehen kann, lange Zeit nicht imstande ist, sich selbständig Nahrung zu beschaffen und zuzuführen und außerdem Jahre braucht, bis er sich ohne Fremdhilfe mit der Umwelt erfolgreich auseinandersetzen kann. Hassenstein (2001) weist allerdings darauf hin, dass dem menschlichen Neugeborenen die typischen Kennzeichen des Nesthockers fehlen: Die geschlossenen Augenlider und Gehörgänge (im Gegensatz zu neugeborenen Katzen und Hunden, die zu den Nesthockern zählen). Das **Nesthockerstadium**, so Hassenstein, absolviere der Säugling im Mutterleib: Vom 3.–5. Embryonalmonat sind die Augenlider geschlossen, um sich dann bereits zu öffnen. Ein **Nestflüchter** sei das Neugeborene natürlich auch nicht, einmal wegen des späten Gehbeginns, zum anderen, weil bei Nestflüchtern die Beine vor der Geburt verhältnismäßig schnell wachsen, beim Menschen hingegen recht langsam.

Nach Hassenstein (2001) ist das menschliche Neugeborene biologisch gesehen ein **Tragling**! Dafür spricht vor allem der Handgreifreflex, der dem Neugeborenen trotz noch unentwickelter Motorik erlaubt, sich sozusagen aus eigener Kraft einige Sekunden freischwebend festzuhalten. Eine solche Fähigkeit ist weder von Nesthockern noch -flüchtern bekannt, sondern typisch für Tierjunge, die sich an der Mutter festklammern (Affen, Menschenaffen, Fledermäuse, baumkletternde Beuteltiere).

3

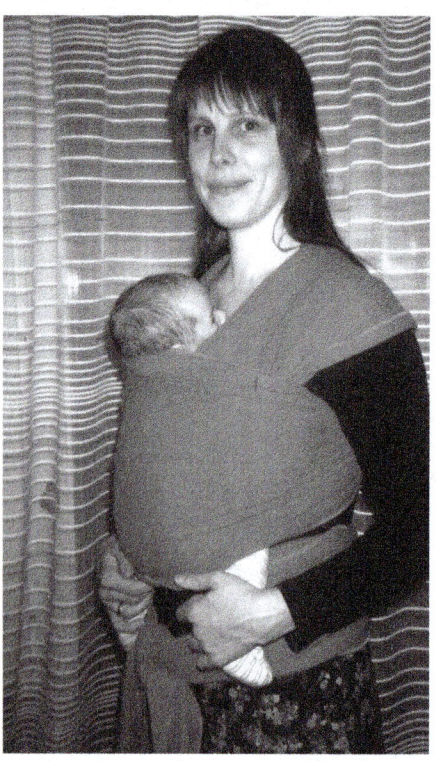

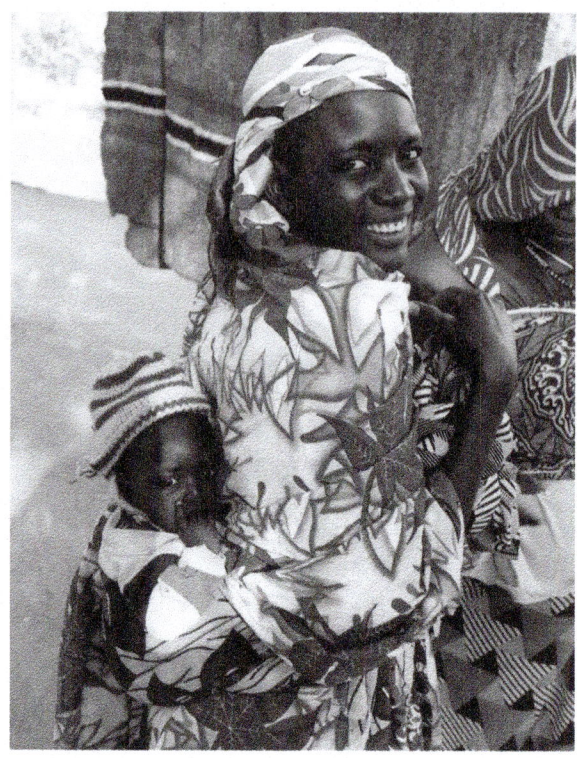

□ **Abb. 3.31** Säugling im Tragetuch, nach europäischer Art vorne getragen

□ **Abb. 3.32** Junge Afrikanerin mit Kind

Die **Traglingsnatur** des Säuglings bestätigen auch anatomische Hinweise: In Rückenlage sind Hüft- und Kniegelenke gebeugt, die Hüften locker abduziert, die Fußsohlen einander zugewendet, mitunter sich berührend. Der Säugling nimmt etwa ab dem 3. Lebensmonat die Haltung ein, die kennzeichnend ist für Traglingsjunge, die sich mit Händen und Füßen an der Mutter festklammern (□ Abb. 3.5, 3.6). Da sich der Säugling im Gegensatz zu Tierjungen jedoch nicht auf Dauer festhalten kann, ist der Greifreflex als ein Rudiment aus Urzeiten anzusehen. Die beschriebene Traglingshaltung weicht etwa ab dem 3. Trimenon einer zunehmenden Streckung der Extremitäten als Voraussetzung für die Aufrichtung zum Stand und freien Gehen.

> **Tipp**
>
> Die bei jungen Eltern beliebten **Tragetücher für Säuglinge** halten das Kind in dieser Traglingsposition sicher am Körper der Mutter oder des Vaters und finden ihre Vorbilder in vielen Naturvölkern. Der enge Körperkontakt und die Bewegungen des elterlichen Körpers stellen einen nicht zu unterschätzenden Reiz für die Ausbildung der extero- und propriozeptiven Sensorik und damit für die Entwicklung der räumlichen Wahrnehmung dar (□ Abb. 3.31, □ Abb. 3.32).

In seinem Buch »Verhaltensbiologie des Kindes« weist Hassenstein in diesem Zusammenhang auf einen weiteren bedeutsamen Aspekt hin:

>> Bewegtwerden heißt, nicht verlassen zu sein. Rhythmisches Bewegen des Säuglings kann Unruhe oder Weinen vermindern oder gar beschwichtigen. Dies hängt allem Anschein damit zusammen, dass das Bewegtwerden zur Normalsituation des Traglings gehört, der von seiner Mutter, während sie sich fortbewegt, mit sich getragen wird. … Bewegt werden ist ein Anwesenheitszeichen seitens des betreuenden Erwachsenen. … Hierzu passt auch eine Beobachtung an Säuglingen, die von ihren Müttern, während sie körperlich arbeiten, auf dem Rücken getragen werden: Sie weinen nicht, auch wenn sie durch die körperliche Arbeit ihrer Mutter heftigsten Bewegungen ausgesetzt sind, ja, sie wachen davon nicht einmal auf. (Hassenstein 2001)

Fazit

Die **Verwendung eines Tragetuchs** für Säuglinge ist aus verschiedenen Gründen eine vernünftige Maßnahme und sollte nicht als Modeerscheinung abgetan werden. Befürchtungen, diese Trageposition schade der kindlichen Wirbelsäule, haben sich als reine Spekulation erwiesen und halten der kritischen Überprüfung nicht stand.

3.3.1 Physiologische Frühgeburt

In den ersten 12 Lebenswochen zeigt der Säugling einige **Verhaltensbesonderheiten**, die ihn von seinen Traglingsgenossen aus dem Tierreich unterscheiden und deren Bedeutung noch nicht vollständig erfasst ist (Hassenstein 2001):

- Der Säugling kann den Kopf nicht heben und nicht auf allen Vieren krabbeln, wozu neugeborene Affen imstande sind.
- Der Säugling vollführt Schreitbewegungen (Schreitreflex, Steigreflex), verliert diese Fähigkeit jedoch nach wenigen Wochen, um sie erst nach vielen Monaten beim freien Gehen als Willkürleistung zurückzuerhalten.
- Die Moro-Reaktion, also das Ausbreiten der Arme, Spreizen der Finger, Strecken der Beine und die nachfolgende Umklammerungsbewegung der Arme verschwindet mit 12–14 Wochen. Erst viel später tauchen diese Bewegungen als Willkürleistung wieder auf.
- Das soziale Lächeln erscheint erst mit ca. 3 Monaten, obwohl es zu Lebensbeginn besonders wichtig wäre. (Der nachmalige Perserkönig Kyros dürfte also schon ein Vierteljahr alt gewesen sein, als ihm der Garaus gemacht werden sollte.)
- Im Gegensatz zu Tieren kann sich das menschliche Neugeborene bei Abkühlung nicht durch Kältezittern selbst Wärme zuführen. Diese Fähigkeit erscheint gewöhnlich erst mit 2–3 Monaten.

Prechtl (1984, 1987) deutet diese **Merkwürdigkeiten** so: Der ursprüngliche Geburtstermin des Urmenschen hat sich im Laufe der Entwicklungsgeschichte – infolge Bildung des Neokortex und Größenzunahme des Kopfes – um etwa 2–3 Monate vorverlagert, während das Verhalten den alten Zeitplan beibehielt. Schreitreflex und Moro-Reaktion wären demnach vorgeburtliches Verhalten, denn nach der Geburt haben sie keinen Sinn. So erlaubt der Schreitreflex dem Fötus eine aktive Lageänderung im Uterus (Prechtl), und mit der Moro-Reaktion kann er sich

bei schnellen Lageänderungen der Mutter im Uterus »festkeilen«, um sich gegen die Fruchtwasserbewegung zu stabilisieren (Langreder 1949).

Dies entspricht auch der Deutung von Portmann (1969), der den menschlichen Säugling als **physiologische Frühgeburt** bezeichnet, da er 2–3 Monate früher geboren werde als es dem Reifezustand seines sonstigen Verhaltens gemäß ist. Als Ursache nimmt Portmann dafür den schnell zunehmenden Kopfumfang des Säuglings an. Eine andere Hypothese weist auf das gegen Ende der Schwangerschaft einsetzende Hirnwachstum und auf die gleichzeitige reichliche Bildung subkutanen kindlichen Fettgewebes hin, das erforderlich ist für die Wärmeproduktion des Kindes nach evolutionsbedingtem Verlust der Körperbehaarung. Beides führe zu einer verstärkten Belastung des mütterlichen Metabolismus, was eine Vorverlagerung des Geburtstermins um 8–12 Wochen zur Folge habe.

3.4 General Movements

3.4.1 Qualitative Beurteilung der autonomen frühkindlichen Massenbewegungen

Wie die frühkindlichen Reaktionen sind auch die generalisierten autonomen Massenbewegungen des jungen Säuglings, die **General Movements**, Zeichen einer Unreife des Gehirns und dürfen offenbar auch als vorgeburtliches Verhalten gedeutet werden, da zielmotorische Elemente fehlen. Der Biologe und Ethologe Heinz F. R. Prechtl (1990) konnte nachweisen, dass auch diese General Movements eine bestimmte Gesetzmäßigkeit aufweisen. Er entwickelte ein Verfahren zur qualitativen Beurteilung frühkindlicher Bewegungsmuster, das auch schon bei Frühgeborenen eine Unterscheidung zwischen normalen und unphysiologischen Bewegungen ermöglicht und prognostische Schlüsse hinsichtlich der Entwicklung einer Bewegungsstörung erlaubt. Voraussetzung für die **Objektivität der Bewertung** ist neben entsprechender Erfahrung vor allem die konsequente Ausschaltung der emotionalen Reaktion auf das Kindchenschema.

Fötale Bewegungen sind bereits 7–8 Wochen nach der letzten Menstruation sichtbar. Es sind Komplexbewegungen, die einige Sekunden bis Minuten andauern. Sie ändern ihre Qualität im Laufe der Schwangerschaft bis zur Geburt.

■ ■ Phasen der General Movements

Die Beurteilung der General Movements (GM) ist in den ersten **3–4 Monaten** nach der Geburt möglich, bevor die Willkürmotorik diese autonomen Bewegungen ablöst. In dieser frühen Säuglingsphase zeigt das Kind andauernd wechselnde motorische Muster, wobei es auf ein ständig variierendes Repertoire komplexer Bewegungen zurückgreift. Typisches Merkmal ist die **Gleichzeitigkeit** von komplexen, variablen und flüssigen Bewegungen. Prechtl (1990) teilt die GM in drei Phasen ein, die in ▶ nachfolgender Übersicht zusammengefasst sind.

> **Übersicht: Phasen der General Movements**
> 1. **Frühgeborenenphase** (»preterm GM«):
>   36.–38. Woche p.m. (post menstruationem)
> 2. **Räkelphase** (»writhing age«): 38.–46./48. Woche p.m., also etwa von Geburt bis zur 8. Lebenswoche bzw. zum 2. Lebensmonat
> 3. **Zappelphase** (»fidgety age«): 46./48.–56./58. Woche, also etwa vom 3. bis 4½. Lebensmonat

▪▪ Bewertung der General Movements
Die **Bewertung** orientiert sich an folgenden Kriterien:
— Als **normal** in jeder dieser drei Phasen werden variable, komplexe und fließende Bewegungen angesehen.
— **Abnormal** sind stereotype, eintönige, spärliche, abrupte, starre, steife, verkrampfte und synchron ablaufende Bewegungen.

Aus diesen Beurteilungskriterien ergibt sich eine Qualitätsskala, die von »normal« über »suboptimal« bis zu »auffällig« und »eindeutig abnormal« reicht.

Anhand ausgedehnter Längs- und Querschnittsuntersuchungen konnten Hadders-Algra, Prechtl et al. (1992) zeigen, dass die Beurteilung der General Movements mit hoher Genauigkeit eine **Vorhersage der sensomotorischen Entwicklung** ermöglicht. Von besonderer prognostischer Bedeutung erwies sich dabei das **Zappelalter** (»fidgety age«):
— **Eindeutig abnormale** GM im Zappelalter bedeuten ein hohes Risiko hinsichtlich der Entwicklung einer infantilen Zerebralparese.
— **Auffällige** GM im Zappelalter zeigen eine verzögerte neuromotorische Entwicklung oder münden unbehandelt später in eine sog. **sensomotorische Dyskybernese** (▶ Kap. 8).

> **Tipp**
>
> Eigene Erfahrungen mit dieser Beurteilungsmethode bestätigen, dass es sich hier um ein **aussagefähiges Verfahren** handelt, das in der prognostischen Auskunft sehr zuverlässig ist. Leider ist die Methode wegen bestimmter Schwierigkeiten noch wenig verbreitet: Zum einen ist sie etwas zeitaufwändiger als die herkömmlichen neurologischen Säuglingsuntersuchungen,

zum anderen verlangt sie als rein qualitatives Verfahren ein hohes Maß an Erfahrung, die nur durch regelmäßige Anwendung der Methode zu erwerben ist.

3.4.2 Computergestütztes Analyseverfahren

Inzwischen werden auch bildgebende Analyseverfahren zur räumlichen Erfassung und computergestützten **Berechnung der General Movements** entwickelt, die eine erhöhte Objektivität versprechen, da sie unabhängig von der Erfahrung des Untersuchers arbeiten können. Ziel ist es, eine quantitative, graphisch darstellbare Aussage über die Qualität der ausgeführten Bewegungen zu erhalten.

Das am Helmholtz-Institut für angewandte Medizintechnik der RWTH Aachen entwickelte Verfahren verwendete anfangs kugelförmige, Infrarotlicht reflektierende Marker, die an Kopf, Rumpf und Extremitäten des Säuglings angebracht und deren Lichtbahnen bei den spontanen Bewegungen des Kindes von mehreren Kameras aufgenommen wurden (◘ Abb. 3.33). Im Computer wurden die Lichtbahnen in dreidimensionale Bewegungen umgerechnet und graphisch dargestellt.

In ◘ Abb. 3.34 sind z.B. die Bewegungsbahnen des rechten Fußes eines 3 Wochen alten gesunden Säuglings (◘ Abb. 3.34) und eines gleichaltrigen Säuglings mit eindeutig abnormalen autonomen Bewegungen als Hinweis auf eine infantile Zerebralparese (◘ Abb. 3.34) dargestellt. Das gesunde Kind nutzt den gesamten zur Verfügung stehenden Bewegungsraum aus, während die Bewegungsbahnen des betroffenen Kindes weitgehend in einer Ebene verlaufen.

In einer Pilotstudie konnten Meinecke et al. (2006) mit diesem Verfahren bei 73% der untersuchten Säuglinge eine Zuordnung in »gesund« oder »betroffen« erzielen, eine Quote, die für die klinische Anwendung allerdings noch nicht ausreicht. An Stelle dieses optischen Trackingsystems werden heute Beschleunigungssensoren verwendet (◘ Abb.

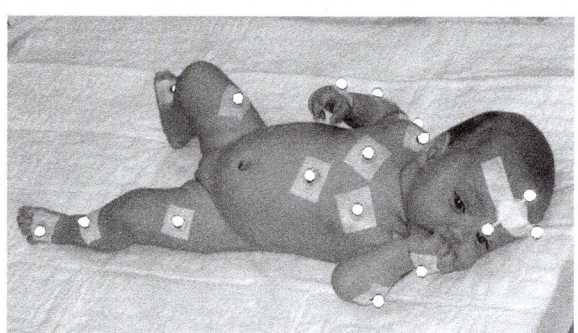

◘ **Abb. 3.33** Säugling mit aufgeklebten Lichtmarkern. (Quelle: Dipl.-Ing. F. Heinze)

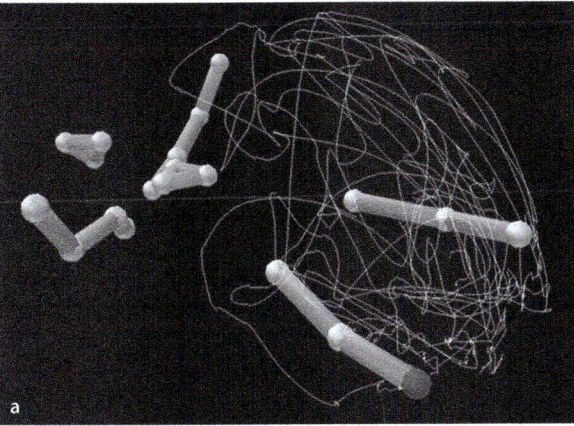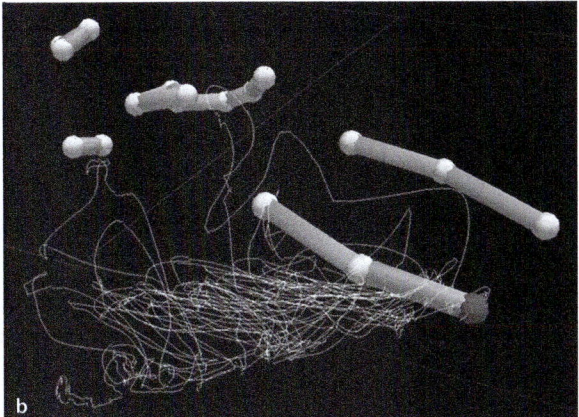

Abb. 3.34 Bewegungsmuster **a** eines gesunden Babys, **b** bei einem Baby mit IZP. (Quelle: Dipl.-Ing. F. Heinze)

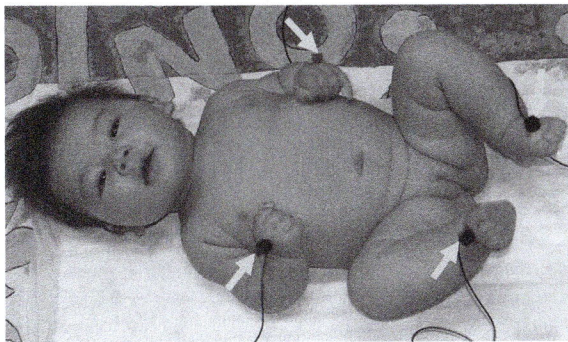

Abb. 3.35 Säugling mit aufgeklebten Beschleunigungssensoren (Quelle: Prof. Dr. Disselhorst-Klug)

3.35), die an Händen und Füßen des Säuglings angebracht werden, womit eine Erkenntnisrate von 90 % erreicht wird. (Heinze et. al. 2010, Disselhorst-Klug et. al. 2012).

Aber auch damit bleibt die Einteilung in »gesund« und »betroffen« noch deutlich hinter den Parametern der qualitativen visuellen Beurteilung der General Movements zurück, die derzeit noch eine deutlich differenziertere prognostische Aussage ermöglicht als das computergestützte Verfahren. Denn die Computermethode diagnostiziert offenbar vorwiegend infantile Zerebralparesen, während die qualitative visuelle Methode abgestufte Einschätzungen ermöglicht und auch andere, nicht-zerebral bedingte motorische Störungen erfasst mit entsprechenden prognostischen und therapeutischen Konsequenzen.

3.5   Neurokinesiologische Untersuchung nach Vojta

Für Körperkontrolle und Gleichgewichtssteuerung steht dem Organismus eine Vielzahl **unbewusst ablaufender Reaktionen** zur Verfügung. Die **Halte-** und **Stellreaktio-** nen (► Abschn. 2.2.2 Sensomotorische Steuerung«) lassen sich im Säuglingsalter als sichtbare Bewegungen auslösen, bis sie bei zunehmender ZNS-Reifung von differenzierten Mustern überlagert werden, ohne ihre stützmotorische Bedeutung einzubüßen. Gleiches gilt auch für die **statokinetischen Reaktionen**: Sie sind eine Bewegungsantwort auf plötzliche, rasche Lageänderungen des Körpers im Raum und steuern die Gleichgewichtskontrolle bei komplexen und dynamischen Körperbewegungen (z.B. Rennen, Springen, Herumbalgen, Turnen, Radfahren, Skifahren usw.). Zu diesen statokinetischen Reaktionen zählen auch die Reaktionen nach Vojta, Collis und Peiper-Isbert.

Die Prüfung der Stell- und statokinetischen Reaktionen erfolgt im Rahmen der **neurokinesiologischen Untersuchung nach Vojta**, dem wohl verbreitetsten Screeningverfahren im Säuglingsalter (Vojta 1988). Der große Verdienst des Neurologen und Neuropädiaters Václav Vojta ist die systematische entwicklungsneurologische Analyse dieser Reaktionen und die Standardisierung ihrer Bewertung. Vojta hat mit diesem Verfahren die entwicklungsneurologische Diagnostik entscheidend bereichert (► Abschn. 12.4, Befundbogen. Diesen Befundbogen finden Sie auch auf http://extras.springer.com zum Download.).

Alle diese Reaktionen zeigen die Gesetzmäßigkeiten der in den motorischen Zentren des Hirnstamms integrierten tonischen und phasischen Handlungsabläufe. Dabei weisen die Bewegungsantworten des Säuglings typische Muster auf, entsprechend dem jeweiligen Reifezustand des ZNS. Die **Bewegungsmuster** lassen sich auch hier nach Trimena einteilen (Abb. 3.19), zeigen jedoch stets gleitende, sich mitunter überlappende Übergangsmuster.

3.5.1   Reaktionen

Die neurokinesiologische Untersuchung des Säuglings umfasst die Prüfung der Lage- und Stellreaktionen so-

wie der statokinetischen Reaktionen, zusammengefasst in
▶ Übersicht 3.3.

> ### Übersicht 3.3 Neurokinesiologische Reaktions-prüfung
> Nach Vojta werden **sieben Reaktionen** geprüft:
> 1. Traktion
> 2. Axillarhang
> 3. Reaktionen nach Landau
> 4. Reaktionen nach Vojta
> 5. Collis vertikal
> 6. Collis horizontal
> 7. Reaktionen nach Peiper-Isbert (Vojta 1988, Ambühl-Stamm 1999)

▪▪ 1. Traktionsreaktion (Abb. 3.36, Abb. 3.37, Abb. 3.38, Abb. 3.39, Abb. 3.40)

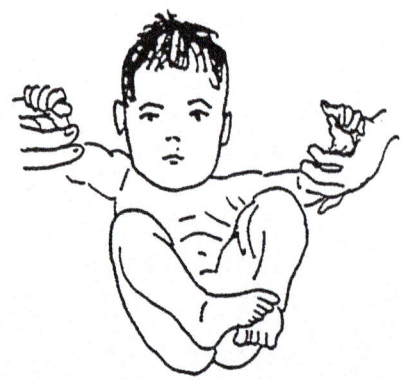

 Abb. 3.38 Traktionsversuch 7. Woche–3. Monat: Zunehmende Beugung des Kopfes. Etwa ab dem 3. Lebensmonat kann der Kopf gehalten werden, ohne nach hinten zu sinken. Beugung des Rumpfes und der Beine

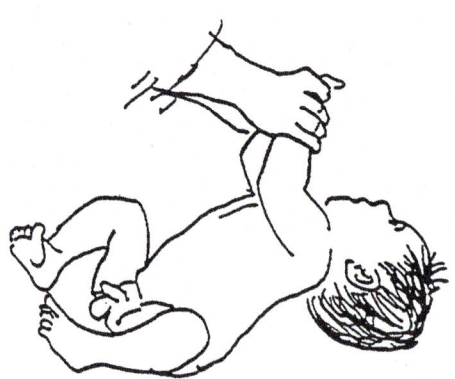

 Abb. 3.36 Traktionsversuch 1.–6. Woche: Der Kopf hängt schlaff nach hinten. Die Beine sind gebeugt und leicht abduziert

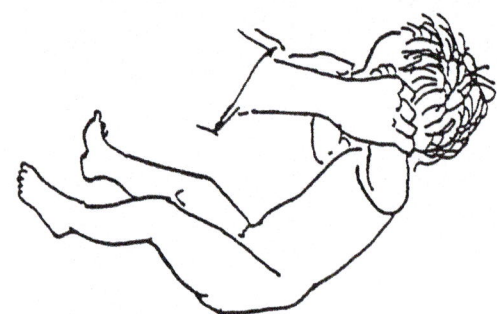

 Abb. 3.39 Traktionsversuch 7.–9. Monat: Die Beugebewegung von Kopf, Rumpf und Beinen lässt nach, die Knie sind halb gestreckt. Der Schwerpunkt liegt im Gesäß

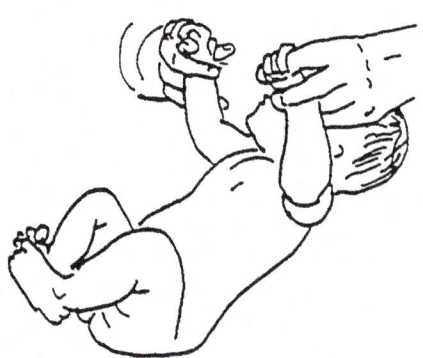

 Abb. 3.37 Traktionsversuch 1.–6. Woche: Der Kopf hängt schlaff nach hinten. Die Beine sind gebeugt und leicht abduziert

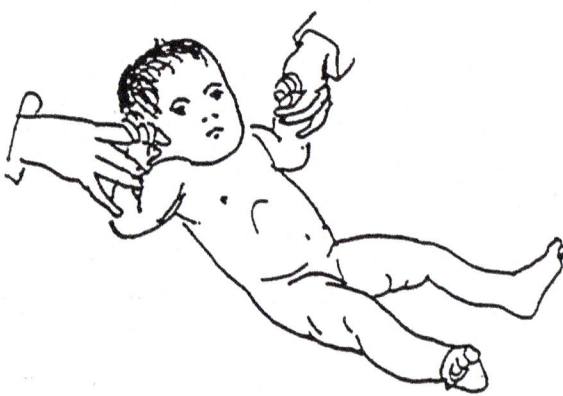

 Abb. 3.40 Traktionsversuch 9.–14. Monat: Das Kind zieht sich aktiv hoch, Kopf wird in der Körperlinie gehalten, Beine sind abduziert, die Knie locker gestreckt

■ **Durchführung**

Das Kind liegt in Rückenlage, Kopf in Mittelstellung, Blickkontakt. Der Zeigefinger des Untersuchers wird von ulnar in die Hand des Kindes gelegt, wodurch der Greifreflex ausgelöst wird; Daumen und Mittelfinger umfassen den distalen Unterarm. Das Kind wird nun langsam etwa 45° hochgezogen.

■ **Bewertung**

Beurteilt werden die Reaktionen von Kopf, Rumpf und Extremitäten. Entsprechend der jeweiligen Entwicklungsstufe werden mehrere Phasen unterschieden.

■■ **2. Axillarhängereaktion (▪ Abb. 3.41, ▪ Abb. 3.42, ▪ Abb. 3.43)**

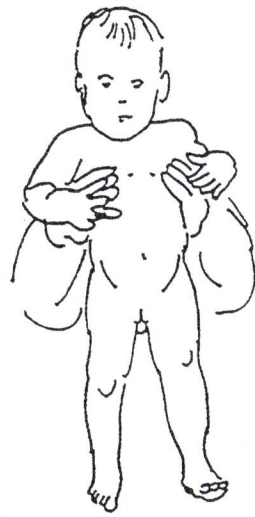

▪ **Abb. 3.43** Axillarhängereaktion ab 8. Monat: Nachlassen der Beugehaltung und Übergang in lockere Streckhaltung, Füße sind in Dorsalextension oder Neutralstellung (Stehbereitschaft)

■ **Durchführung**

Das Kind wird aus der Bauchlage hochgehoben und senkrecht mit dem Kopf nach oben am Rumpf gehalten, Rücken zum Untersucher.

■ **Bewertung**

Beurteilt wird vor allem die Haltung des Kopfes und der Beine. Es werden drei Phasen unterschieden.

■■ **3. Landaureaktion (▪ Abb. 3.44, ▪ Abb. 3.45, ▪ Abb. 3.46, ▪ Abb. 3.47)**

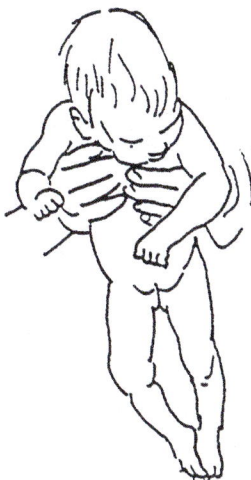

▪ **Abb. 3.41** Axillarhängereaktion 1. Woche–3. Monat: Kopf ist vorgeneigt, Beine sind in mittlerer (inerter) Beugehaltung

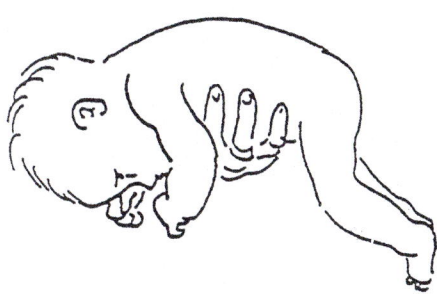

▪ **Abb. 3.44** Landaureaktion 1.–6. Woche: Kopf ist leicht gesenkt, Rumpf leicht gebeugt, Arme und Beine in lockerer Beugehaltung, Hände locker geöffnet

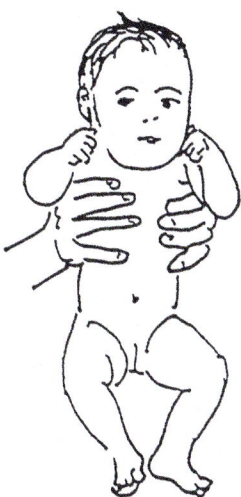

▪ **Abb. 3.42** Axillarhängereaktion 3.–7. Monat: Beine (und Arme) sind zum Körper herangezogen (Beugesynergie), Kopf ist aufrecht

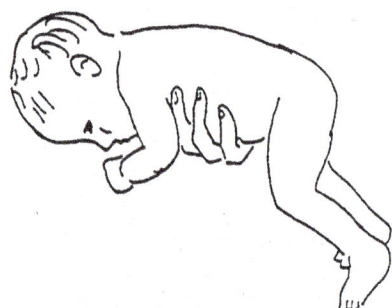

Abb. 3.45 Landaureaktion 7. Woche–3. Monat: Nacken ist bis zur Schulterlinie gestreckt, Rumpf, Arme und Beine sind locker gebeugt

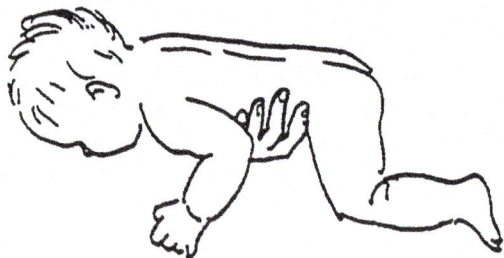

Abb. 3.46 Landaureaktion ab 6. Monat: Nacken und Rumpf sind symmetrisch gestreckt, Beine sind leicht abduziert, im Knie rechtwinklig gebeugt, lockere Armhaltung

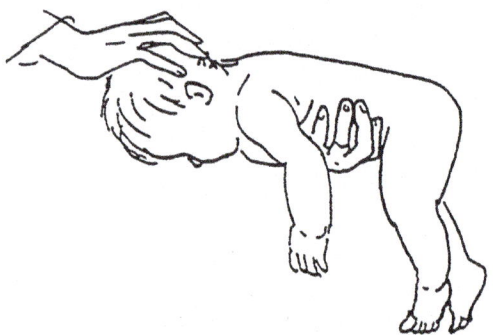

Abb. 3.47 Landaureaktion ab 8. Monat: Lockere Streckhaltung in Hüft- und Kniegelenken, die Rumpfstreckung ist vollzogen. Bei passiver Beugung des Kopfes Flexion der Hüften, Knie gestreckt

▪ Durchführung

Das Kind wird auf der flachen Hand des Untersuchers liegend unter dem Bauch in horizontaler Lage gehalten.

▪ Bewertung

Beurteilt wird die Haltung von Kopf, Rumpf und Extremitäten.

▪▪ 4. Vojtareaktion (◫ Abb. 3.48, ◫ Abb. 3.49, ◫ Abb. 3.50, ◫ Abb. 3.51, ◫ Abb. 3.52)

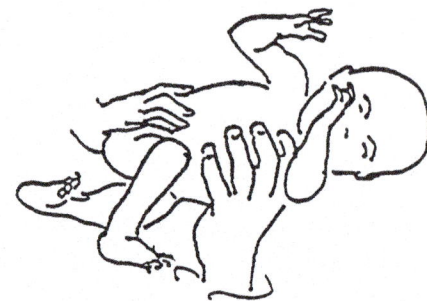

Abb. 3.48 Vojtareaktion 1.–10. Woche: Moro-artige Bewegung der Arme, oberes Bein in Hüft- und Kniegelenk gebeugt, Dorsalextension im oberen Sprunggelenk, Fuß proniert, Zehen gespreizt

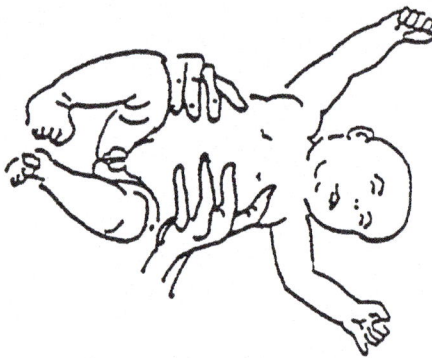

Abb. 3.49 Vojtareaktion 11.–20. Woche: Arme abduziert, Hände locker geöffnet, Beine locker gebeugt, Füße leicht supiniert, Zehen in Neutralstellung

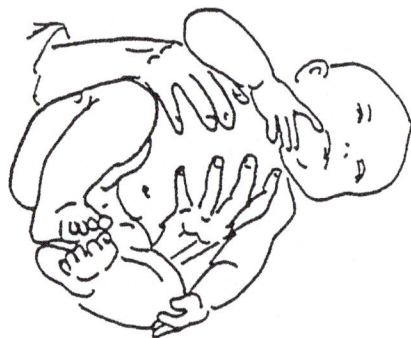

Abb. 3.50 Vojtareaktion 4½–7 Monate: Extremitäten locker gebeugt, Hände offen oder halb geschlossen, Füße meist supiniert und dorsalextendiert, Zehen in Neutralstellung oder in lockerer Beugung

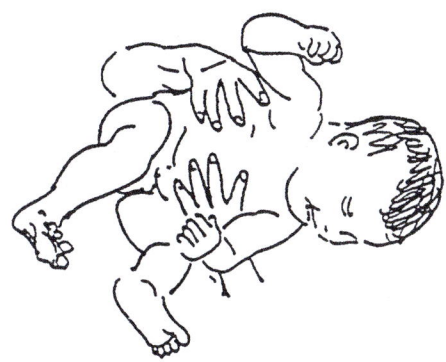

◨ Abb. 3.51 Vojtareaktion 7.–14. Monat: Arme locker gebeugt oder locker vor- und abgestreckt, Beine deutlich vorgestreckt, Füße in leichter Dorsalextension, Zehen in Mittelstellung

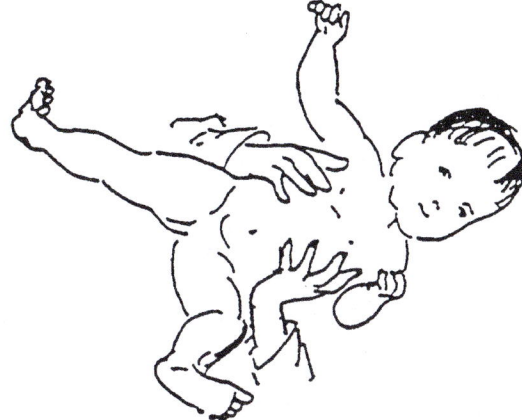

◨ Abb. 3.52 Vojtareaktion 9.–14. (17.) Monat: Abstrecken der oben liegenden Extremitäten, Füße dorsalflektiert, der unten liegende Fuß sucht Kontakt mit der Unterlage. Blick geradeaus, Kopf, Nacken und Rumpf bilden einen nach oben konkaven Bogen

■ **Durchführung**

Ausgangsposition ist die Bauchlage. Das Kind wird am Rumpf hochgehoben und in vertikale Haltung gebracht, Rücken zum Untersucher; dann erfolgt ein plötzliches Seit-kippen in die Horizontale. Die Hände sollen vor Ausführung der Reaktion geöffnet sein. Die Bewegungsantwort erfolgt je nach Entwicklungsstand in 5 Phasen.

■ ■ **5. Vertikale Kopfabhangreaktion nach Collis**
   (◨ Abb. 3.53, ◨ Abb. 3.54)

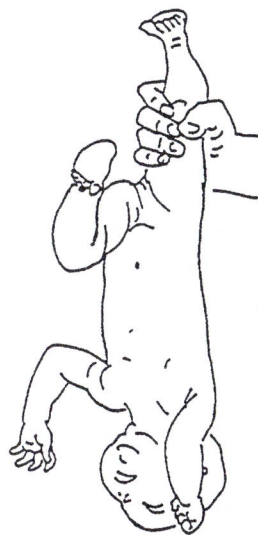

◨ Abb. 3.53 Collis-vertikal-Reaktion 1. Woche–6./7. Monat: Das freie Bein wird in Hüfte, Knie und Sprunggelenk gebeugt

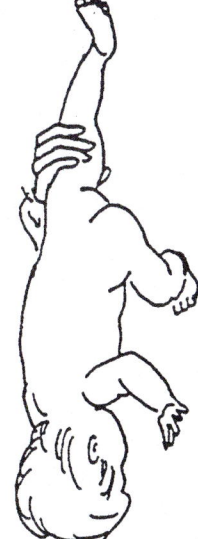

◨ Abb. 3.54 Collis-vertikal-Reaktion ab 7. Monat: Das freie Bein wird im Hüftgelenk gebeugt, im Kniegelenk locker gestreckt

■ **Durchführung**

Das auf dem Rücken liegende Kind wird an einem Ober-schenkel gefasst und mit einer raschen Bewegung kopf-unter in die Vertikale gehoben.

■ **Bewertung**

Beurteilt wird das freigelassene Bein. Unterschieden werden zwei Phasen.

▪▪ 6. Horizontale Abhangreaktion nach Collis (Abb. 3.55, Abb. 3.56, Abb. 3.57, Abb. 3.58, Abb. 3.59)

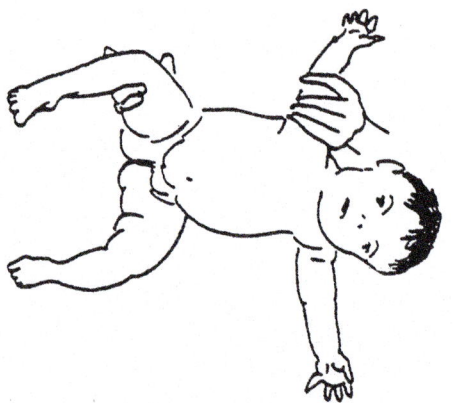

 Abb. 3.55 Collis-horizontal-Reaktion 1.–9. Woche: Moro-artiges Abstrecken des freien Arms, freies Bein gebeugt

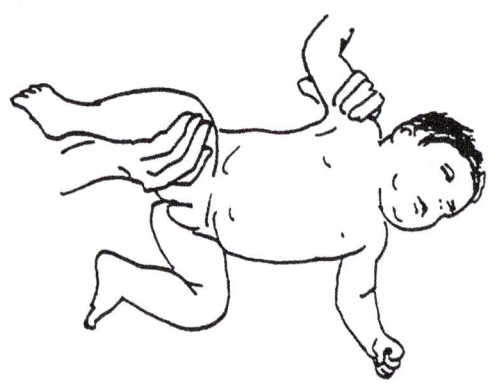

 Abb. 3.56 Collis-horizontal-Reaktion 7. Woche–3. Monat: Lockere Beugung des freien Arms, Flexion des freien Beins

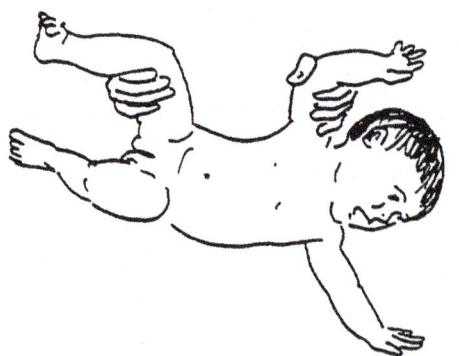

 Abb. 3.57 Collis-horizontal-Reaktion 4.–6. Monat: Das Kind kann sich mit dem freien Arm abstützen, freies Bein gebeugt

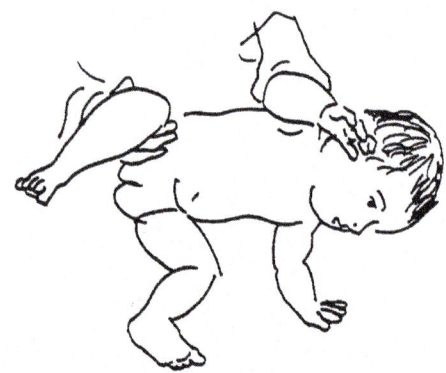

 Abb. 3.58 Collis-horizontal-Reaktion 8.–10. Monat: Abduktion des freien Beins im Hüftgelenk, Abstützen auf dem Fußaußenrand, ggf. auf dem ganzen Fuß

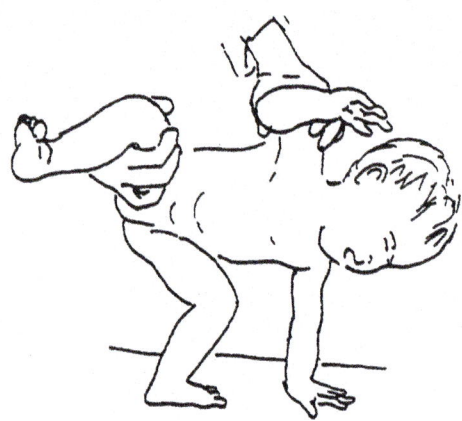

 Abb. 3.59 Collis-horizontal-Reaktion 9./10.–12. Monat: Abstützen des freien Beins mit der ganzen Fußsohle und des gestreckten freien Arms mit der flachen Hand. Phase der Stehbereitschaft

▪ Durchführung

Das Kind wird an Oberarm und gleichseitigem Oberschenkel gefasst und mit raschem Hochheben in der Seitenlage frei gehalten.

▪ Bewertung

Beurteilt werden im Augenblick des Hochhebens der freigelassene Arm und das freigelassene Bein. Fünf Phasen sind zu beobachten.

■■ **7. Kopfabhangversuch nach Peiper-Isbert**
    (■ Abb. 3.60, ■ Abb. 3.61, ■ Abb. 3.62, ■ Abb. 3.63)

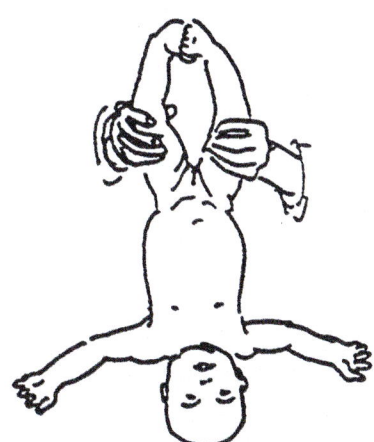

■ **Abb. 3.60** Peiper-Isbert-Reaktion 1. Woche bis 3. Monat: Ausfahrende Seitwärtsstreckung der Arme, Hände geöffnet, Nacken gestreckt, Becken-Bein-Übergang flektiert

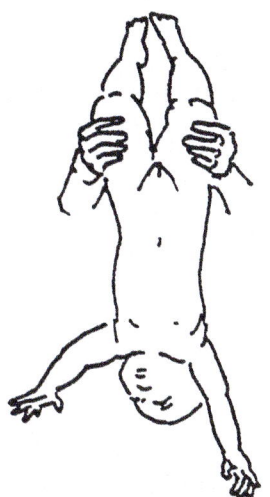

■ **Abb. 3.61** Peiper-Isbert-Reaktion 4.–6. Monat: Arme seitwärts halbhoch gestreckt, Hände geöffnet, Nacken und Rumpf bis zum dorsolumbalen Übergang gestreckt. Flexion im Becken-Bein-Übergang geringer

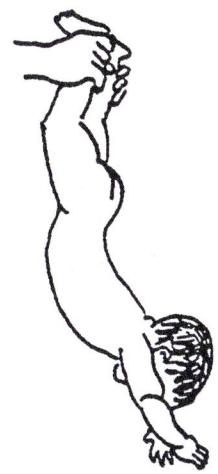

■ **Abb. 3.62** Peiper-Isbert-Reaktion 7./9.–12. Monat: Arme hochgestreckt, Nacken und Rumpf durchgehend gestreckt (Kopfsprunghaltung), Hände geöffnet

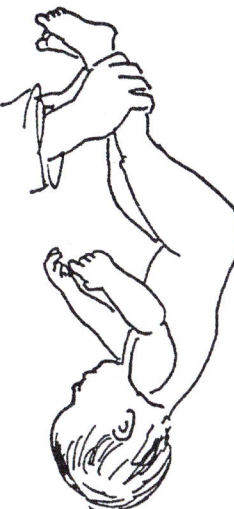

■ **Abb. 3.63** Peiper-Isbert-Reaktion ab 9. Monat: Das Kind versucht sich aktiv am Untersucher festzuhalten und hochzuziehen

■ **Durchführung**
In den ersten 4–6 Monaten wird die Reaktion aus der Rückenlage ausgeführt, um wegen der physiologischen ventralen Beckenkippung einen zu starken Dehnreiz auf die Hüftgelenke zu vermeiden. Etwa ab dem 6. Monat erfolgt die Reaktion aus der Bauchlage; Kopf in Mittelstellung, Hände geöffnet. Das Kind wird an beiden Oberschenkeln gefasst und mit einer raschen Bewegung kopfunter in die Vertikale gebracht.

■ **Bewertung**
Beurteilt wird die Haltung von Kopf, Rumpf, Armen und Händen. Vier Phasen werden beurteilt.

3.5.2 Fehlerquellen

Die neurokinesiologische Untersuchung nach Vojta lässt sich rasch durchführen, sie ist reproduzierbar und in hohem Maße informativ. Nach dem 18. Lebensmonat verliert sie jedoch ihre Aussagefähigkeit, laut Vojta (1997) wegen willkürmotorischer Begleitbewegungen des Kindes. Allerdings verlangt die Bewertung einige Übung und Erfahrung, da bei fehlerhafter Durchführung die Gefahr falsch-positiver oder falsch-negativer Befundauswertung besteht.

Die häufigsten Fehlerquellen werden kurz in ▶ nachfolgender Übersicht skizziert.

Übersicht: Fehlermöglichkeiten bei der Reaktionsprüfung

- Beim **Traktionsversuch** soll der Rumpf nur bis zu einem Winkel von 45° angehoben werden, nicht bis zum Sitzen; ebenso ist die Berührung des Handrückens zu vermeiden.
- Beim **Axillarhang** soll das Kind nicht in den Achselhöhlen hängen; die paravertebralen Rückenmuskeln dürfen nicht mit den Daumen berührt werden. Dies gilt auch für die Vojtareaktion.
- Bei der **Vojtareaktion** soll das Kind nicht über die Horizontale hinaus gekippt werden, und die Hände des Kindes müssen vor Durchführung der Untersuchung geöffnet werden.
- Dies gilt auch für die **Peiper-Isbert-Reaktion** und die unten liegende Hand bei der **horizontalen Abhangreaktion nach Collis.**

Für alle Reaktionen gilt, dass die Bewertung im Augenblick der Durchführung erfolgt und nicht erst nach einigen Sekunden.

3.5.3 Bewertung der Reaktionen

Die neurokinesiologische Diagnostik nach Vojta gibt in Verbindung mit der Beurteilung der posturalen Entwicklung aus Bauch- und Rückenlage (▶ Abschn. 3.1.1) Auskunft über den **sensomotorischen Entwicklungsstand** des Säuglings. Hinzu kommen bei jungen Säuglingen die Bewertung der frühkindlichen Reaktionen (▶ Abschn. 3.2.2) und ggf. der General Movements (▶ Abschn. 3.4).

Bei der Interpretation der neurokinesiologischen Reaktionen werden typische **qualitative Kriterien** beachtet:

- Zeigen alle sieben Reaktionen unter Berücksichtigung der Übergangsformen und einer physiologischen Streubreite von ca. 4–6 Wochen altersentsprechende Muster von Kopf, Rumpf und Extremitäten, geht man von einem **Normalbefund** aus.

- Als **auffällig** oder **abnormal** gelten:
  - Starre Streckung/Beugung der Extremitäten,
  - persistierendes stereotypes Fausten,
  - Schulterretraktion,
  - Opisthotonus,
  - Innenrotation und Spitzfußstellung eines Beins/ beider Beine,
  - asymmetrische Haltung von Kopf und Rumpf,
  - fehlende Kopfkontrolle,
  - Hypotonie des Rumpfes usw.

Tipp

Bei der Reaktionsbewertung ist auf **Seitendifferenz** zu achten – entweder im Sinne einer zeitlichen Entwicklungsdifferenz (z.B. rechte Seite: Normalreaktion des 4. Trimenons, linke Seite: Normalreaktion des 2. oder 3. Trimenons) oder als einseitig abnormale Reaktion bei normalem Muster der Gegenseite. Dasselbe gilt für einen unterschiedlichen Entwicklungsstand zwischen oberen und unteren Extremitäten oder Schulter- und Beckengürtel. Finden sich nach Abschluss des 4. Trimenon noch abnormale Reaktionen nach Vojta, Collis oder Peiper-Isbert ohne Hinweis auf zerebrale Schädigung, so besteht der Verdacht auf persistierende periphere segmentale Dysfunktionen, aus denen sich unbehandelt eine sensomotorische Integrationsstörung entwickeln kann (▶ Abschn. 8.1.4).

3.5.4 Beispiele für abnormale Reaktionen (modifiziert nach Vojta)

▪ Traktionsreaktion

Massive Abspreizung der Oberschenkel bei gebeugten Beinen, steifes Strecken eines oder beider Beine in Adduktion, Innenrotation und/oder Überkreuzen der Beine, Spitzfußhaltung, opisthotone Rumpfhaltung, überschießendes Anheben der gestreckten Beine.

▪ Axillarhängereaktion

Steife Streckung der Beine, parallel oder überkreuzend, Innenrotation, Spitzfüße, einseitige konstante Streckhaltung.

▪ Landaureaktion

Asymmetrische Haltung des Kopfes, Schulterretraktion, Rumpfkonvexität, Opisthotonus mit Retraktion der abduzierten Arme, starre Beistreckung, Rumpfhypotonie, fehlende Kopfkontrolle.

▪ Vojtareaktion

Steife Beugehaltung des oberen Armes mit Fäusten, steife Streckhaltung des oberen Armes mit Schulterretraktion, starre Streckung des oberen Beines in Innenrotation, verzögerte Beugung des oben liegenden Beines, Gesicht bodenwärts gedreht, Hypotonie des Rumpfes.

▪ Collis vertikal

Steife Streckung des freien Beines, Spitzfußhaltung. Initiale Streckung des freien Beines, kurz danach in Beugung übergehend.

▪ Collis horizontal

Starre Streckung und Spitzfuß des freien Beines, steife Streckung des freien Armes, Fäusten. Zähe Streck-Beuge-Bewegung des freien Beines, Zehenspreizung, kreisende Bewegung im oberen Sprunggelenk, Krallen der Zehen, steife Beugung im Ellenbogengelenk des freien Armes, Schulterretraktion.

▪ Peiper-Isbert-Reaktion

Starres Vor- oder Hochstrecken der Arme mit Fäusten, Opisthotonus, konstante Beugehaltung eines Arms bzw. beider Arme (Henkelhaltung), asymmetrische Kopf- oder Rumpfhaltung.

3.5.5 Wie sind abnormale Reaktionen zu deuten?

Die physiologischen Halte- und Stellreaktionen sind ebenso wie die statokinetischen Reaktionen die Antwort auf afferente Signale, die durch die Lageänderung des Körpers im Raum ausgelöst werden und wesentlich aus dem Labyrinth und den Somatosensoren stammen. Die labyrinthären Signale, zuständig für die räumliche Kopforientierung, werden in verschiedenen Stammhirnkernen ergänzt durch Informationen aus den Halspropriozeptoren, in denen die Haltung des Kopfes gegenüber dem Rumpf registriert wird. Hinzu kommen propriozeptive Signale aus der autochthonen Rückenmuskulatur und den Extremitätengelenken. Aus dieser Gesamtinformation berechnet das ZNS die **Gesamtkörperhaltung** und steuert so über motorische Zentren diejenigen **Bewegungsmuster**, die dem jeweiligen zentralnervösen Reifezustand des Säuglings entsprechen; letztlich mit dem Ziel, das Gleichgewicht zu sichern, die Bewegung zu kontrollieren und die bewusste Wahrnehmung der Körperhaltung zu ermöglichen (Illert 1995).

Störungen der typischen Bewegungsmuster können ihre Ursache sowohl im afferenten wie im efferenten System des sensomotorischen Regelkreises haben: **Abnormale Reaktionen** bei der neurokinesiologischen Diagnostik sind also keineswegs immer nur verdächtig auf eine zerebrale Läsion, wie oft angenommen wird, sondern treten ebenso bei **reversiblen Funktionsstörungen** sensorisch agierender Strukturen der Wirbelsäule und der Extremitäten auf. **Beispiele** sind

- die iliosakrale Dysfunktion (Segmentblockierung) mit Streckung von Hüft- und Kniegelenk der betroffenen Seite bei der Collis-vertikal-Reaktion,
- die Schulterretraktion und Ellenbogenstreckung bei segmentaler Funktionsstörung des zervikothorakalen Übergangs,
- die Rumpfskoliose bei der Peiper-Isbert-Reaktion und seitendifferente Bewegungsantworten bei den Reaktionen nach Vojta und Collis horizontal bei der sog. Kopfgelenksblockierung.

> **Fazit**
>
> Das bedeutet: Abnormale Reaktionen bei der neurokinesiologischen Diagnostik sind **unspezifischer Ausdruck** einer Störung der sensomotorischen Steuerung. Über die Ursache sagen sie nichts aus.

Vojta sprach bei abnormalen Lagereaktionen von einer **zentralen Koordinationsstörung (ZKS)**, die er in vier Gruppen einteilte:

1. 1–3 abnormale Lagereaktionen entsprechen dabei einer leichtesten ZKS.
2. 4–5 abnormale Lagereaktionen gelten als leichte ZKS.
3. 6–7 abnormale Lagereaktionen (!) als mittelschwere ZKS.
4. Eine schwere ZKS liegt demnach vor, wenn alle Lagereaktionen abnormal sind und zusätzlich ein pathologischer Muskeltonus besteht (hyperton oder hypoton).

Diese Einteilung von Vojta ist nicht unproblematisch. Als sog. **Arbeitsdiagnose** verleitet sie gerne dazu, bei mehreren abnormalen Lagereaktionen von **spastischer Bedrohung** zu sprechen. Das führt nicht selten zu dem Trugschluss, man könne mit entsprechender Behandlung eine solche spastische Bedrohung abwenden. Dies ist mit großer Wahrscheinlichkeit falsch: Die **Spastik bei infantiler Zerebralparese** ist Zeichen einer Läsion des ersten Motoneurons, einer Pyramidenbahnschädigung. Eine Spastik ist jedoch keine primäre Erkrankung, sondern »Folge der mangelhaften phylogenetisch-reflexhaften Bewegungsvoraussetzungen« (Feldkamp 1996) – oder anders ausgedrückt: Folgekomplikation der zerebralen Läsion mit Störung oder Versagen der supraspinalen Kontrolle. Untergegangene Motoneuronen können auch heute noch nicht ersetzt werden, trotz einiger Fortschritte in der Stammzellenforschung. Das bedeutet, wenn eine Schädigung kortikospinaler Strukturen vorliegt, wird sich nach einer entsprechenden Latenzzeit eine mehr oder weniger ausgeprägte Spastik entwickeln. Eine spastische Bedrohung kann also wohl kaum abgewendet werden. Wenn sich dennoch nach anfänglich abnormaler Lagereflexologie und auch deutlicher klinischer Symptomatik unter entsprechender Behandlung keine Spastik entwickelt und das Kind in seiner sensomotorischen Entwicklung die erhofften Fortschritte macht, lag von vorneherein keine zerebrale Läsion vor und somit auch keine spastische Bedrohung. Denn in solchen Fällen könnte es sich auch um das **peripher-dysfunktionelle Syndrom** handeln mit den oben erwähnten segmentalen Funktionsstörungen (Blockierungen) an den sensorischen Schlüsselregionen des Achsenorgans, dessen Symptome nicht selten mit den Frühsymptomen einer zerebralen Läsion verwechselt werden. Die Begriffe **spastische, athetotische** oder **ataktische Bedrohung** sind daher irreführend und sollten nicht verwendet werden, damit die Wirkung von Therapiekonzepten nicht überschätzt wird. Denn wenn auch aufgrund des großen Neuronenüberschusses beim jungen Säugling eine beachtliche Kompensationsfähigkeit zentralnervöser Störungen unterstellt werden darf, bleibt der Neuronentod aufgrund einer Hirnläsion letztlich irreversibel. Die mit der Bezeichnung »spastische Bedrohung« verbundenen falsch-positiven Befunde bei der neurokinesiologischen Diagnostik nach Vojta sind der Grund, warum diese Untersuchung von neuropädiatrischer Seite oft abgelehnt wird (Michaelis 1995, persönliche Mitteilungen). Der Fehler liegt aber nicht in der Untersuchungsmethode selbst, sondern in der einseitigen Bewertung unter dem ausschließlichen Aspekt einer zerebralen Läsion.

3.6   Kinderneurologische Untersuchung

Zu einer **entwicklungsneurologischen Untersuchung** gehört die Prüfung
- der Muskeleigenreflexe,
- der sog. Pyramidenzeichen sowie
- der phasischen und tonischen Streckreaktionen.

Der Zeitaufwand ist minimal, der Informationsgewinn erheblich.

3.6.1   Muskeleigenreflexe

Muskeleigenreflexe (MER) sind propriozeptive, segmental gebundene Reflexe und in der normalen Entwicklung stets vorhanden.

- **MER der oberen Extremität**
- Segment **C5–C6:**
  - Bizepssehnenreflex (BSR) und
  - Radiusperiostreflex (RPR).
- Segment **C6–C7:**
  - Trizepssehnenreflex (TSR); bei Neugeborenen wegen des physiologischen Beugemusters meist nicht auslösbar.

- **MER der unteren Extremität**
- Segment **L2–L4:**
  - Patellasehnenreflex (PSR).
- Segment **L5–S2:**
  - Achillessehnenreflex (ASR) und
  - Fußsohlenreflex (FSR).

- **Adduktoren-Reflex**

Ein Schlag auf den Adduktorenansatz (Condylus medialis femoris) füht zur Adduktion des Beins. Eine gekreuzte Antwort weist auf eine pathologische Steigerung der Eigenreflexe hin.

3.6.2   Pyramidenzeichen

- **Babinski-Reflex**

Auslösung: Bestreichen der lateralen Fußsohle von der Ferse in Richtung Kleinzehenballen.

Normale Antwort: Plantarflexion der Zehen und des Vorfußes

Pathologische Antwort: Dorsalextension der Großzehe bzw. Spreizen aller Zehen, Dorsalextension und Pronation des Fußes.

- **Roche-Reflex**

Auslösung: Bestreichen des Fußaußenrandes von der Ferse in Richtung Kleinzehe.

Antwort und Deutung wie bei Babinski-Reflex.

- **Chaddock-Reflex**

Auslösung: Bestreichen der Haut um den Außenknöchel von dorsal nach ventral.

Pathologische Antwort: Spreizen der Zehen oder nur Dorsalextension der Großzehe.

- **Oppenheim-Reflex**

Auslösung: Starkes Bestreichen des Schienbeins vom Knie nach distal.

Pathologische Antwort: Wie bei Babinski-Reflex.

■ **Gordon-Reflex**

Auslösung: Zusammenpressen der Wadenmuskeln.

Pathologische Antwort: Dorsalextension der Großzehe, Spreizen aller Zehen in Spitzfußstellung.

■ **Rossolimo-Reflex**

Auslösung: Kurzes, schnelles Beklopfen der Zehenkuppen der 2. bis 4. Zehe am frei hängenden Fuß ohne Berühren des Fußrückens.

Pathologische Antwort: Plantarflexion der Zehen nur im Grundgelenk, Streckung in den Mittel- und Endgelenken. (Im Gegensatz dazu kommt es beim plantaren Greifreflex zur Beugung in allen Zehengelenken!)

❯ Positive Pyramidenzeichen sind Hinweise auf eine Störung des kortikospinalen Systems!

3.6.3 Phasische Streckreaktionen der Extremitäten

■ **Handwurzelreflex (**■ **Abb. 3.64)**

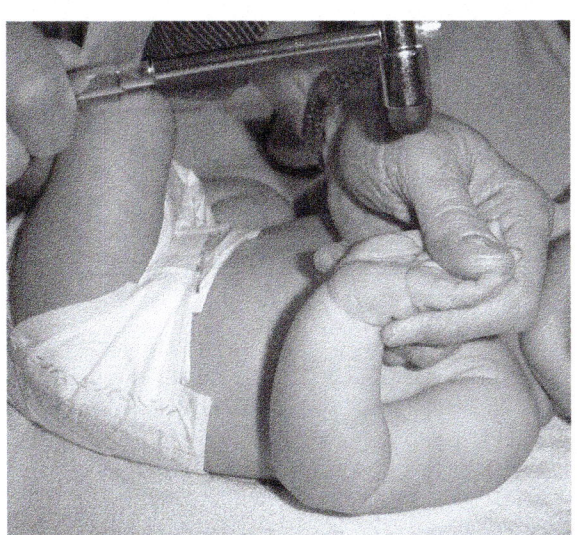

■ **Abb. 3.64** Handwurzelreflex

Auslösung: Beklopfen der Handwurzel in Richtung Ellenbogen bei maximal dorsalextendiertem Handgelenk, Ellenbogen gebeugt.

Pathologische Antwort: Phasische (schnellende) Streckung im Ellbogengelenk mit Fingerbeugung.

■ **Fersenreflex (**■ **Abb. 3.65)**

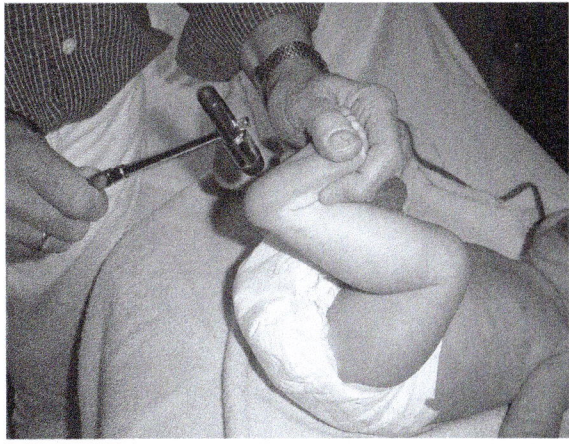

■ **Abb. 3.65** Fersenreflex

Auslösung: Beklopfen der Ferse bei maximaler Dorsalextension des Fußes und Beugung im Kniegelenk.

Pathologische Antwort: Phasische (schnellende) Streckung in Hüft- und Kniegelenk, ggf. Beugung der Zehen.

❯ **Wichtig**
Fersen- und Handwurzelreflex sind, sofern auslösbar, Zeichen einer Störung der kortikospinalen Regulation und ständige Begleiter der infantilen Spastik. In diesem Fall ist die phasische Reaktion kräftig, die Bewegung schnellend. Bei segmentalen Dysfunktionen (vor allem in der Beckenregion) können phasische Streckreaktionen beobachtet werden, die sich qualitativ von der Reaktion beim Spastiker unterscheiden: Sie sind schwächer, mehr zuckend als schnellend und verschwinden nach manualmedizinischer Beseitigung der segmentalen Störung.

3.6.4 Tonische Streckreaktionen der unteren Extremitäten

- **Suprapubischer Streckreflex (▫ Abb. 3.66)**

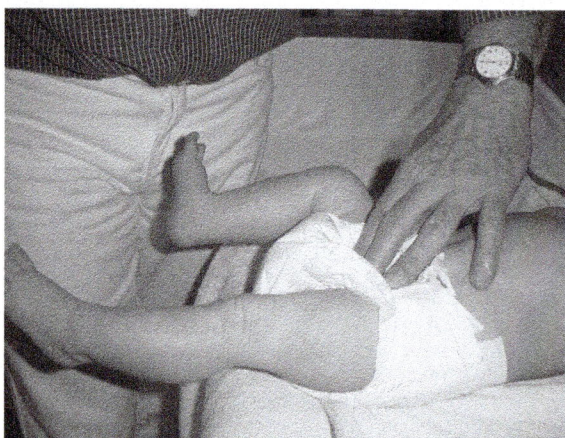

▫ **Abb. 3.66** Suprapubischer Streckreflex: einseitig abnormale Reaktion

Ausführung: Kopf in Mittelstellung, Fingerdruck auf die Mitte der Symphyse.

Pathologische Antwort: Stereotype Streckung eines Beins bzw. beider Beine (meist in Innenrotation und Adduktion, Spitzfußhaltung und Zehenspreizung).

- **Gekreuzter Streckreflex (▫ Abb. 3.67)**

Ausführung: Beugung des Knies und Druck des Hüftkopfes über den Oberschenkel in die Hüftpfanne bei leichter Adduktion des Oberschenkels. (Intakte Hüftgelenkverhältnisse vorausgesetzt!)

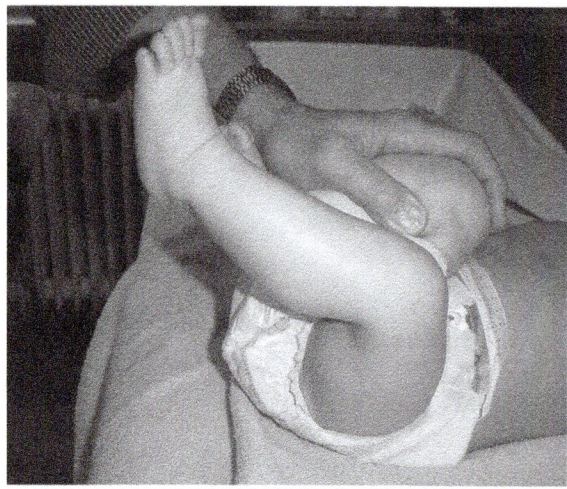

▫ **Abb. 3.67** Normale Reaktion bei Prüfen des gekreuzten Streckreflexes

Pathologische Antwort: Streckung des anderen Beins (meist in Innenrotation, Adduktion, Spitzfußhaltung und ggf. Zehenspreizung).

❯ **Wichtig**

Die beschriebenen tonischen Streckreaktionen sind in den ersten 4–6 Lebenswochen physiologisch, danach sollten sie verschwinden. Bei der Spastik sind sie regelmäßig vorhanden. Bei segmentalen Dysfunktionen der Iliosakralgelenke können einseitige tonische Streckreaktionen beobachtet werden, die nach Beseitigung der segmentalen Störung verschwinden.

- **Fußklonus**

Auslösung: Kind in Rückenlage, Knie leicht gebeugt. Der Fuß wird über kurze, rhythmische Bewegungen in die Dorsalextension gebracht.

Pathologische Antwort: Alternierende dorsoplantare Zitterbewegung (Klonus) des Fußes im oberen Sprunggelenk mit einer Frequenz von ca. 4–6 Bewegungen/Sekunde, Dauer mindestens 3 Sekunden.

❯ **Wichtig**

Ein auslösbarer Fußklonus ist ein sicheres Zeichen der infantilen Spastik oder einer sonstigen Störung des kortikospinalen Systems.

3.7 Überblick über die sensomotorische Entwicklung des Kindes vom 15. Lebensmonat bis zum 6. Lebensjahr

■■ **15 Monate**

Das Kind spielt mit dem Ball; es kann mit dem Fuß dagegen stoßen, sich bücken und aufrichten. Es beginnt rückwärts zu laufen. Mit Hilfe kann es aus der Tasse trinken, den Löffel halten, aber nicht alleine gebrauchen. Beim Ankleiden hilft es durch Hochhalten der Arme.

■■ **18 Monate**

Das Kind läuft sicher; es beginnt, Treppen hinaufzugehen. Es kann einen Turm mit 3 Würfeln nach Vormachen bauen. Es zeigt auf Aufforderung Haare, Augen und Nase; es kann Kleidungsstücke allein ausziehen. Den Löffel kann es jetzt fassen und Essen zum Mund führen, auch kann es eine Tasse hochheben und mit beiden Händen halten. Es läuft rückwärts, wirft einen Ball über Kopf.

Das Kind reagiert nun auf seinen Namen und blickt zu einer genannten Person, kennt Eltern und Geschwister. Es befolgt die Aufforderung »Komm her zu mir«. Es schaut Bilderbücher an und betrachtet sich selbst im Spiegel. In diesem Alter kann es auch 2 Worte und 2 Tierlaute nachahmen, einen Wunsch äußern und auch feste Nahrung kauen.

▪▪ 2 Jahre

Das Kind beginnt nun, Dreirad zu fahren, kann evtl. einen kurzen Moment auf einem Bein stehen, baut einen Turm mit 8 Klötzchen, zeichnet vertikale Linien und ahmt kreisförmiges Gekritzel nach. Der Löffel wird jetzt sicher gebraucht, es trinkt aus der Tasse ohne zu verschütten und kann die Tasse wieder zurückstellen. Schuhe und Mütze will es nun selber anziehen. Es verwendet 5 Worte, benennt 4 Dinge, zeigt benannte Körperteile.

Mit 2½ Jahren beherrschen viele Kinder den Beidbeinsprung am Boden. Treppabgehen gelingt nachgestellt und mit Festhalten am Geländer. Treppaufsteigen kann es meist schon ohne Halt, noch nachgestellt, gelegentlich aber auch mit Fußwechsel.

Die zu Beginn erläuterte natürliche **Erkenntnistheorie** (▶ Abschn. 2.1.1, Raumorientierung und Gestaltwahrnehmung) nennt die Exploration von Umweltdingen als Voraussetzung für die Abstraktion der Gestaltwahrnehmung, aus der sich wiederum Wortsprache und begriffliches Denken entwickeln. Die Darlegungen der handmotorischen Entwicklung zeigen die typischen Merkmale der manuellen Gestaltwahrnehmung (▶ Abschn. 3.1.2, Entwicklung der Handmotorik) und veranschaulichen die zunehmende Differenzierung der feinmotorischen Fähigkeiten des Kindes. Die enge zeitliche Koppelung von Sprachentwicklung und Werkzeuggebrauch wird besonders deutlich, wenn es im Alter von 2–4 Jahren zum Wachstumsschub der linken Hemisphäre kommt, »der eng mit dem Erwerb komplizierten Werkzeuggebrauchs und der Sprachentwicklung einhergeht« (Birbaumer u. Schmidt 1995).

▪▪ 3 Jahre

Alle Kinder sollten jetzt für einen Moment auf einem Bein stehen und Dreirad fahren können. Viele Kinder beherrschen den Schlusssprung über ca. 20 cm. Das Treppaufsteigen gelingt ohne Halt und mit Fußwechsel, abwärts wird häufig noch nachgestellt, vielfach aber auch ohne Festhalten (Stufenhöhe!). Das Kind baut Türme mit 9–10 Würfeln und Brücken aus 3–4 Würfeln nach Vormachen, mit 3½ Jahren auch nach Vorlage. Es kann einen Kreis nachahmen und kann sich ausziehen, wenn die Knöpfe geöffnet sind. Es geht aufs Töpfchen oder auf die Toilette. Es gesellt sich zu anderen Kindern zum Spiel, begreift, dass Spielzeug und Essen mit anderen zu teilen ist. Es kann mit Gabel und Löffel essen. Seinen Sprachschatz hat es um Drei-Wort-Sätze erweitert, es spricht mit der Puppe oder dem Teddy, befolgt einen Doppelauftrag und erkennt auch Orte wieder.

▪▪ 4 Jahre

Das Kind kann ohne Stolpern und Hinfallen über eine längere Strecke rennen, es kann einige Sprünge auf einem

Bein durchführen, ca. 3–5 Sekunden auf einem Bein stehen und im Zehen-Hacken-Gang vorwärts gehen. Treppabsteigen ohne Halt und mit Fußwechsel gelingt ohne Schwierigkeiten, das Kind geht balancesicher, kann punktuell beidbeinig hüpfen und schafft auch mehrere fortlaufende Schlusssprünge (Häschen-hüpf-Sprung). Freies Stehen auf einem Stuhl und beidbeiniges Abspringen aus dieser Höhe ist möglich, ebenso das balancesichere Fahren mit dem Laufrad.

Das Kind kann einen Ball auffangen und zurückwerfen, wobei es dabei den »Basketballwurf« in Pronation der Hände durchführt. Das Rückwerfen mit supinierten Händen von unten nach oben gelingt meist noch nicht. Es kann sich an- und auskleiden, aber noch nicht Schuhe binden oder am Rücken knöpfen. Die Sprache ist vollständig und verständlich, es kennt seinen Namen und oft auch die Adresse und kann 4 Grundfarben benennen. Es schneidet mit der Schere, wäscht und trocknet die Hände, und es zeichnet nach Vorlage ein Kreuz nach.

▪▪ 5 Jahre

Das Kind kann nun 5–10 Sekunden abwechslungsweise auf dem einem und dem anderen Bein stehen, es fängt einen aufgeprallten Ball und beherrscht den Zehen-Hacken-Gang rückwärts. Viele Kinder (ca. 40–50%) können den Hampelmannsprung nach Vormachen imitieren und schaffen auch einen Purzelbaum, einige schaffen auch den Hopserlauf. Das Einbeinhüpfen mit gleichzeitigem Hochwerfen und Auffangen eines Balles gelingt vielfach noch nicht.

Mit 5 Jahren können sich die Kinder ohne Hilfe ankleiden, Hände und Gesicht waschen und abtrocknen. Sie kennen Name, Adresse und häufig auch den Geburtstag. Die Sprache ist fließend. Das Bauen einer dreistufigen Treppe mit 6 Würfeln gelingt nach entsprechender Vorlage, desgleichen das Zählen der 5 Finger an einer Hand.

Mit 5 Jahren ist die Feinmotorik so weit entwickelt, dass das Kind mit der Schreibschrift (= gebundene Schrift) beginnen kann.

▪▪ 6 Jahre

Die grob- und feinmotorische Entwicklung ist voll ausdifferenziert, das Kind ist schulfähig.

3.8 Entwicklung von Mentalität und Psyche im Gestaltwandel

In der Entwicklung des Kindes geht die Differenzierung der sensomotorischen Programme für die Stütz- und Zielmotorik einher mit der Organreifung und einer Wandlung der körperlichen Proportionen sowie der Gesamtgestalt entsprechend den einzelnen Entwicklungsstufen. Gleichzeitig entfalten sich die emotionalen und seelischen Verhaltensweisen sowie die intellektuellen Fähigkeiten (▶ Abschn. 12.5, Anamnesebogen für Vorschul- und Schulkinder).

Während das Neugeborene und der junge Säugling ihre Unlust durch Schreien und die Zufriedenheit durch Schlafen mitteilen, erscheint mit dem sozialen Lächeln etwa im 3. Lebensmonat die erste differenzierte Gefühlsäußerung. Im Laufe der folgenden Monate lernt das Kind zunehmend Gefühle wie Vergnügtheit, Zufriedenheit, Schreck oder Furcht zu äußern und auch Zuneigung oder Abwendung deutlich zu machen. In diesem Alter sollen sich auch bedingte seelische Reflexe ausbilden, wobei emotionale Erlebnisse mit gleichzeitig auftretenden, vom Erlebnis unabhängigen Sinnesreizen verknüpft werden, was nach Ansicht von Kinderpsychologen viele unverständliche abnorme Reaktionen im späteren Leben erklären soll (Lutz 1972).

Greifen und optisches Fixieren sind die Mittel der explorativen Gestaltwahrnehmung (▶ Abschn. 2.1.1, Raumorientierung und Gestaltwahrnehmung) und Voraussetzung für die nächsthöhere Erkenntnisfunktion, dem Abstrahieren der Gestaltwahrnehmung durch Benennen. Es wurde bereits dargelegt, dass diese sprachliche Zuordnung der Umweltdinge die erste Stufe zur Entwicklung der Wortsprache und zum diskursiven Denken ist.

▪▪ Gestaltwandel und psychosoziale Entwicklung

Mit dem Begriff Gestaltwandel werden Veränderungen der körperlichen Proportionen und der psychischen Funktionen beschrieben, wie sie beim Übergang vom Kleinkind zum Schulkind und in der Pubertät zu beobachten sind (eine grobe Skizzierung der einzelnen Phasen des Gestaltwandels zeigt ◘ Tab. 3.1).

Die Gestaltmerkmale des Kleinkindes entsprechen dem Kindchenschema: relativ großer Kopf, hohe, gewölbte Stirn bei relativ kleinem Gesicht mit rundlichen Wangen und verhältnismäßig kleine, gut mit subkutanem Fettgewebe ausgestattete Extremitäten.

Der erste Gestaltwandel spielt sich zwischen dem 5. und 7. Lebensjahr ab: Rumpf und Extremitäten strecken sich, werden länger und schmaler infolge des Rückganges subkutanen Fettgewebes, ebenso ändert sich das Größenverhältnis von Kopf und Rumpf; die Gestalt des Kindes wird straffer und schlanker.

Die Feinmotorik ist meist so weit entwickelt, dass das Kind die gebundene Schrift ausführen kann. Angeblich kann auch ein hochbegabtes Wunderkind bis zum 5. Lebensjahr nur in Blockschrift schreiben.

Mit 6 Jahren wird die Phantasiewelt zunehmend der realen Welt angepasst. Die Fein- und Grobmotorik ausdifferenziert, das Kind ist schulreif. »Voraussetzung zum erfolgreichen Schulbesuch ist eine ausreichende Intelligenz, damit der Wissensstoff der Schule aufgenommen und verarbeitet werden kann. Neben der erforderlichen

◘ **Tab. 3.1** Gestaltwandel mit Wechsel zwischen Fülleperioden und Streckphasen

Lebensalter	Fülleperioden/Streckphasen
1.–4. Lebensjahr	1. Fülleperiode
5.–7. Lebensjahr	1. Streckphase
8.–10. Lebensjahr	2. Fülleperiode
11.–15. Lebensjahr	2. Streckphase
15.–20. Lebensjahr	3. Fülleperiode

Intelligenz muss sich das Kind, verbunden mit der Fähigkeit zur Aufmerksamkeit auf eine Aufgabe konzentrieren können. Das Kind muss gelernt haben, sich in die Gemeinschaft einzuordnen« (Ranke et al.). Durch die Entfaltung der intellektuellen Fähigkeiten ist das 6- bis 7-jährige Kind nun imstande, seine Konzentrationsfähigkeit auf 30 Minuten zu steigern. Neben der Schriftsymbolik, die dem gesprochenen Wort Dauer verleiht, lernt es in den darauffolgenden Jahren, mit Rechnen und Algebra auch eine Ordnung der quantiativen Verhältnisse zu gestalten. Mit etwa 10 Jahren tritt ein verstärktes soziales Empfinden hervor: Der Anschluss an eine Gruppe Gleichgesinnter wird gesucht, Gruppenspiele werden gegenüber Einzelspielen bevorzugt. In der Folgezeit entfaltet sich zunehmend die Fähigkeit zur Abstraktion: Fächer wie Naturkunde, Geographie und Geschichte ermöglichen dem Kind das Denken in Vorstellungen ohne gegenwärtig greifbare Wirklichkeit. Dieses Alter ist gekennzeichnet von einer zunehmenden Selbstständigkeit und dem Verzicht auf die primäre Hilfe durch die Eltern.

Mit etwa 11 bis 12 Jahren entwickelt sich ein ernsthaftes Interesse an der Welt und ihren Problemen (Zeit der sog. reflektiven Realität). Der zweite Gestaltwandel setzt ein, bei Mädchen gewöhnlich mit 12 Jahren, bei Jungen mit 13 Jahren entsprechend dem Beginn der Pubertät. Dies geht einher mit zunehmendem Längenwachstum und beschleunigtem Wachstum der Extremitäten; es kommt gleichzeitig mit der Ausprägung der primären und sekundären Geschlechtsmerkmale zu einer Proportionsverschiebung von Kopfgröße und Länge der Extremitäten im Verhältnis zur Körpergesamtlänge. Präpubertät und Pubertät sind wegen typischer orthopädischer Krankheitsbilder wie Adoleszentenkyphose, Skoliose usw. von klinischem Interesse. Der zweite Gestaltwandel fällt zusammen mit dem Ende der Kindheit. Die in diesem Abschnitt angeführten einzelnen Altersangaben zum kindlichen Gestaltwandel sind als grobe Orientierung aufzufassen. Denn in den letzten Jahrzehnten wurde deutlich, dass die Veränderungen der Körperproportionen offenbar zunehmend früher einsetzen als dies vormals der Fall war.

Wahrnehmung und Körperkontrolle

Wilfrid Coenen

4.1   Sensorik: Leitfunktion der Motorik   – 48

4.2   Propriozeption und autochthone Rückenmuskeln   – 48
4.2.1   Propriozeptoren   – 48
4.2.2   Autochthone Innervation der Rückenstrecker   – 49
4.2.3   Propriozeptive Signalanlage   – 52
4.2.4   Komplexes Verbundsystem   – 52

4.3   Die Kopfgelenke   – 53
4.3.1   Bewegungsmuster   – 54
4.3.2   Physiologische Form- und Stellungsasymmetrien   – 54
4.3.3   Embryologische Aspekte   – 56
4.3.4   Atlaskippung und Zwangsrotation des Axis   – 56
4.3.5   Muskeln für sensorische und motorische Aufgaben   – 57
4.3.6   Mathematik im Stammhirn   – 58
4.3.7   Halspropriozeptoren und Kopfkontrolle   – 59
4.3.8   Die Kopfkontrolle führt die posturale Entwicklung an   – 60

4.4   Die Iliosakralgelenke   – 61
4.4.1   Sonderkonstruktion ISG   – 62
4.4.2   ISG-Mobilität   – 62
4.4.3   Myofasziale Verknüpfung   – 63
4.4.4   ISG und Propriozeption   – 64
4.4.5   Die Vermittlerrolle des M. longissimus   – 64

4.5   Die übrigen Schlüsselregionen   – 65
4.5.1   Zervikothorakaler Übergang und mittlere BWS   – 65
4.5.2   Dorsolumbaler Übergang   – 65
4.5.3   »Bahnhöfe« und Vernetzungsorte   – 66

4.6   Zusammenfassung   – 66

W. Coenen, *Manuelle Medizin bei Säuglingen und Kindern*,
DOI 10.1007/978-3-642-20734-1_4, © Springer-Verlag Berlin Heidelberg 2016

4.1   Sensorik: Leitfunktion der Motorik

Haltung und Bewegung des Menschen sind das sichtbare Ergebnis eines komplexen zentralnervösen Steuerungsprozesses, an dessen Anfang die **Verarbeitung von Wahrnehmungsinformationen** steht.

In den Gleichgewichtssensoren des Labyrinthorgans sowie den propriozeptiven Sensoren von Muskeln, Sehnen und Gelenkkapseln werden die Stellung des Kopfes im Raum, seine Position zum Rumpf, die räumliche Stellung des Körpers und die Winkelstellung der Extremitäten registriert, unterstützt durch das Richtungssehen und Richtungshören (▶ Abschn. 2.2, Neurophysiologische Aspekte der Bewegungsentwicklung). Aus der Summe dieser Informationen ergibt sich die Planung und Ausführung der stütz- und zielmotorischen Leistung (◙ Abb. 4.1, ▶ Abschn. 2.2.2, Das Sensorsystem). Dieses stark vereinfachte Schema soll die zentrale Bedeutung der Sensorik für die Entstehung motorischer Leistung veranschaulichen: Sensorische Daten gelangen zu verschiedenen, untereinander verbundenen spinalen und supraspinalen Zentren. Dort findet eine komplexe Verrechnung der biologischen Daten statt, deren Ergebnis die Muskelleistung und damit eine neue sensorische Situation ist.

Die von den Sensoren aufgenommenen Sinnesreize werden in verschlüsselter Form (◙ Abb. 2.3) als Wahrnehmungsinformation über afferente Bahnen zentralwärts geleitet und erreichen zahlreiche Areale und Kerngebiete im Gehirn sowie spinale Interneurone und α- und γ-Motoneurone (◙ Abb. 4.1). Eine besondere Stellung nimmt der Motokortex ein: Er steht am Übergang von Programm und Ausführung und erreicht die motorischen

Zentren im Rückenmark sowohl über den Hirnstamm als auch ohne Umschaltung direkt über den Tractus corticospinalis (Schmidt 1983).

Dass Sinnesreize die Vorbedingung von Muskelarbeit sind, lässt sich schon an den **General Movements** des jungen Säuglings beobachten (▶ Abschn. 3.4, General Movements). Obwohl die Bewegungen unkontrolliert sind und keinerlei stütz- oder zielmotorische Funktion haben, treten sie nur beim wachen Säugling auf, nicht dagegen im Schlaf. Die Verarbeitung von Wahrnehmungsinformationen in motorische Leistung setzt also grundsätzlich auch Vigilanz voraus. (Das weiß jeder, der einmal bei einer langweiligen Vorlesung einschlief und vom Stuhl zu rutschen drohte, weil die stützmotorische Kontrolle versagte.)

> **Fazit**
> Aus diesen Gegebenheiten lässt sich Folgendes ableiten:
> ▬ Die Sensorik hat die **Leitfunktion** der Haltungs- und Bewegungsleistung. Sie entwirft das Programm und ist die Voraussetzung für Planung und Ausführung der Motorik.
> ▬ Die **Qualität der motorischen Leistung** korreliert mit der Präzision der Verschlüsselung von Sinnesreizen im Sensororgan. Eine Funktionseinbuße des Sensors hat demnach unmittelbaren Einfluss auf das motorische Resultat.
> ▬ Die **manuelle Behandlung einer motorischen Störung** gelingt über eine Beeinflussung der propriozeptiven Wahrnehmungsverarbeitung.

4.2   Propriozeption und autochthone Rückenmuskeln

4.2.1   Propriozeptoren

Propriozeptoren sind in unterschiedlicher Dichte über das ganze Bewegungssystem verteilt.

Sie können über die Sensoren tragenden Strukturen (Muskeln, Sehnen und Gelenkkapseln) unmittelbar erreicht und therapeutisch beeinflusst werden.

Bei der sensomotorischen Entwicklung des Säuglings (▶ Abschn. 3.1, Körperkontrolle) spielen die Propriozeptoren der **autochthon innervierten Rückenmuskulatur** von Beginn an eine entscheidende Rolle. Verlauf und räumliche Anordnung der einzelnen Muskelzüge in Verbindung mit den knöchernen und ligamentären Strukturen des Achsenorgans bilden die Grundlage für die Beobachtung, dass bestimmte Wirbelsäulenabschnitte offenbar eine besondere sensorische Bedeutung für die Aufrichteentwicklung des

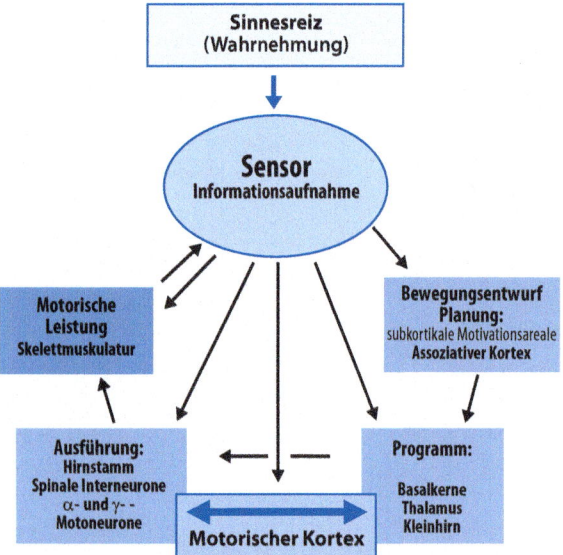

◙ **Abb. 4.1** Blockschema der sensomotorischen Steuerung (modifiziert nach R.F. Schmidt 1983)

Säuglings haben. Diese Wirbelsäulenabschnitte werden als **sensorische Schlüsselregionen** (Coenen 2001) bezeichnet und sind in ▶ **folgender Übersicht** zusammengefasst.

> **Übersicht: Sensorische Schlüsselregionen in der Reihenfolge ihrer neuromotorischen Bedeutung**
> — Zervikookzipitaler Übergang (Kopfgelenke)
> — Iliosakralgelenke
> — Zervikothorakaler Übergang und Segmente Th5/6
> — Dorsolumbaler Übergang

Diese Regionen entsprechen im Wesentlichen den Übergängen von einem beweglicheren zu einem festeren Wirbelsäulenabschnitt und gelten als besonders anfällig für statische und funktionelle Störungen (Bischoff 1994). Die Übergangszonen der Wirbelsäule wie auch Aufbau und Funktion der autochthonen Rückenmuskeln werden nachfolgend im Einzelnen erläutert.

4.2.2 Autochthone Innervation der Rückenstrecker

Der kräftige Muskelstrang zu beiden Seiten der Dornfortsatzreihe wird aufgrund seiner Funktion bekanntlich als **M. erector spinae** bezeichnet. Dieser tiefe Rückenstrecker besteht in Wirklichkeit aus zahlreichen kleinen Einzelmuskeln, die sich vor allem im lumbalen Anteil schwer voneinander abgrenzen lassen und deren Benennung nach Funktion und Verlauf der Muskelzüge erfolgt. Eine abgrenzbare Gliederung in einzelne Muskeln ist erst im Nacken möglich, was mit der differenzierten Bewegung von Kopf und Hals erklärt wird.

Der M. erector spinae hat sich »ortsständig« (autochthon) aus dorsalen Myotomen entwickelt und zeigt in seinen tiefen Schichten noch eine metamere Gliederung, wo man von Wirbel zu Wirbel ziehende Muskelzüge antrifft. Die gesamte autochthone Rückenmuskulatur wird entsprechend ihrer embryonalen Herkunft aus den **Rami dorsales** der Spinalnerven C1–S3 innerviert.

In den oberflächlichen Schichten sind die Muskelzüge länger und überspringen mehrere Wirbel und Wirbelgruppen. »Auf diese Weise werden größere Bereiche der Wirbelsäule von zusammenhängenden Muskelzügen überspannt und zu einer einheitlichen Funktion zusammengefasst« (Putz 1994).

Der **Erektor spinae** lässt sich in zwei Anteile gliedern,
— den oberflächlich gelegenen **lateralen Trakt** und
— den tiefer gelegenen **medialen Trakt**.

Die wesentlichen und für unser Thema bedeutsamen Merkmale der beiden Trakte seien hier kurz erläutert. Eine detaillierte Beschreibung ist der einschlägigen Fachliteratur zu entnehmen (z.B. Benninghoff, Anatomie Band 1, 1994).

■■ Lateraler Trakt (◨ Abb. 4.2)
Folgende Muskeln bilden das **laterale Bündel** des M. erector spinae:
— M. iliocostalis,
— M. longissimus,
— Mm. splenius cervicis und capitis,
— Mm. levatores costarum.

Der M. iliocostalis ist der am weitesten lateral gelegene Muskel. Er entspringt am Darmbeinkamm und Sakrum und zieht in einem lumbalen, thorakalen und zervikalen Abschnitt nach kranial. Er inseriert an allen Rippen und den Querfortsätzen des 6.–4. Halswirbelkörpers.

Der **M. longissimus** entspringt ebenfalls am Sakrum und zieht wie der Iliocostalis in drei Abschnitten nach kranial. Der thorakale Teil reicht bis zur 1. Rippe, der zervikale Teil inseriert an den Querfortsätzen des 2.–5. Halswirbels, und der M. longissimus capitis setzt am Proc. mastoideus des Os temporale an.

Der dritte Muskel des lateralen Traktes besteht aus **zwei Portionen**, dem
— **M. splenius cervicis,** der von den Dornfortsätzen der oberen 5–6 Brustwirbel entspringt und an den Querfortsätzen von Atlas und Axis inseriert,
— **M. splenius capitis** mit Ursprung an den Dornfortsätzen der oberen 3 Brustwirbel und unteren 4 Halswirbel und Ansatz am Proc. mastoideus.

> **Wichtig**
> — M. iliocostalis und M. longissimus verbinden Ilium und Sakrum mit der Halswirbelsäule und dem Schädel.
> — Der M. splenius verbindet die mittlere und obere BWS mit Atlas, Axis und Schädel.

Ebenfalls zum lateralen Trakt zählen die **Mm. levatores costarum.** Sie liegen unter den erwähnten langen Rückenmuskeln, entspringen von den Querfortsätzen des 7. Halswirbels und des 1.–11. Brustwirbels und ziehen zur nächstunteren Rippe (Angulus costae). Sie wirken mit beim Drehen der Wirbelsäule.

■■ Medialer Trakt ◨ Abb. 4.3
In der von Dornfortsatz und Wirbelbogen gebildeten Rinne liegt der mediale Trakt. Er lässt sich in ein Geradsystem und ein Schrägsystem unterteilen.
— Zum **Geradsystem** gehören die folgenden Muskeln:
— Mm. interspinales,
— Mm. intertransversarii und
— M. spinalis.

4

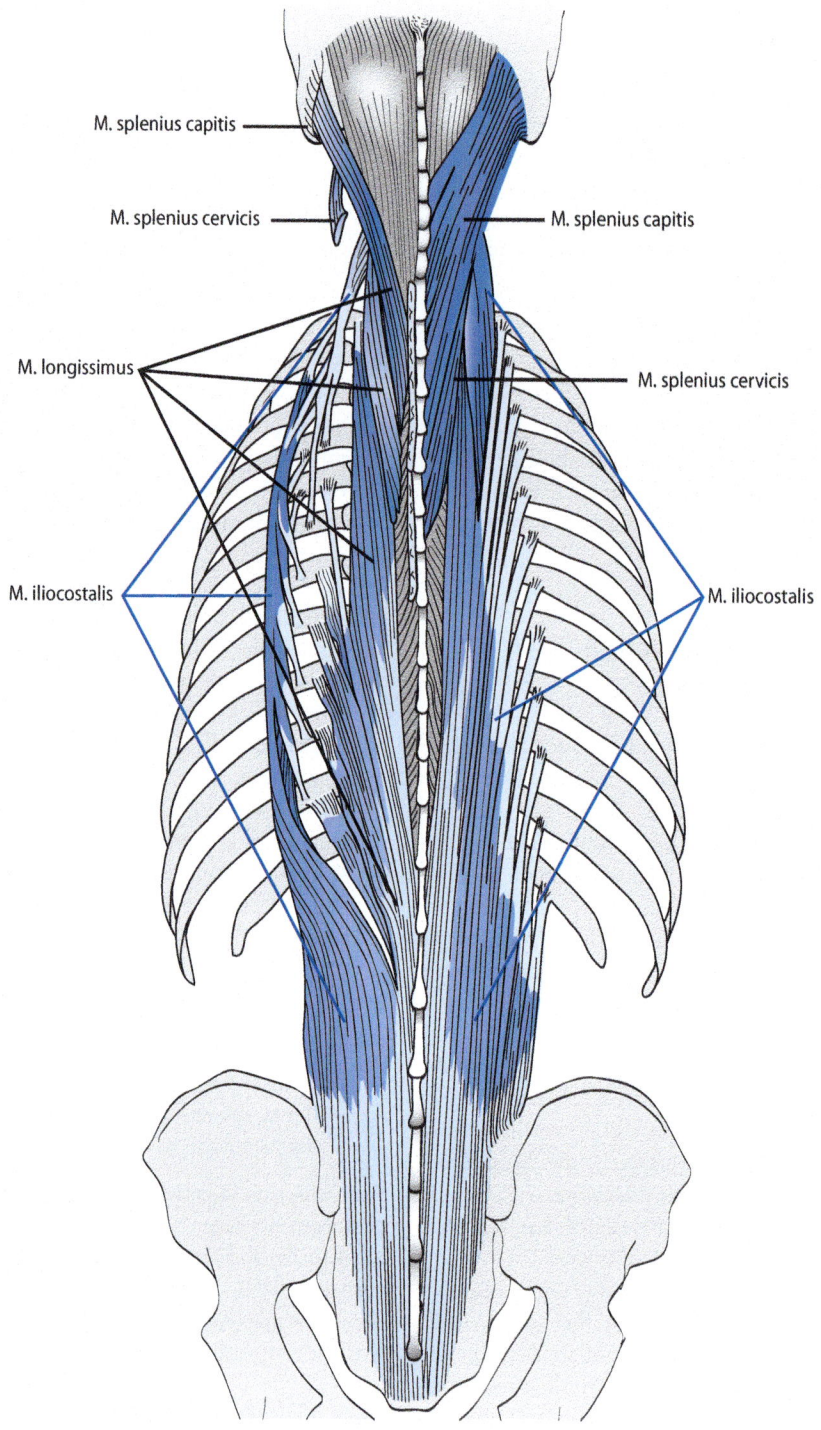

M. splenius capitis

M. splenius cervicis

M. longissimus

M. iliocostalis

M. splenius capitis

M. splenius cervicis

M. iliocostalis

▪ **Abb. 4.2** Autochthone Rückenmuskeln, lateraler Trakt

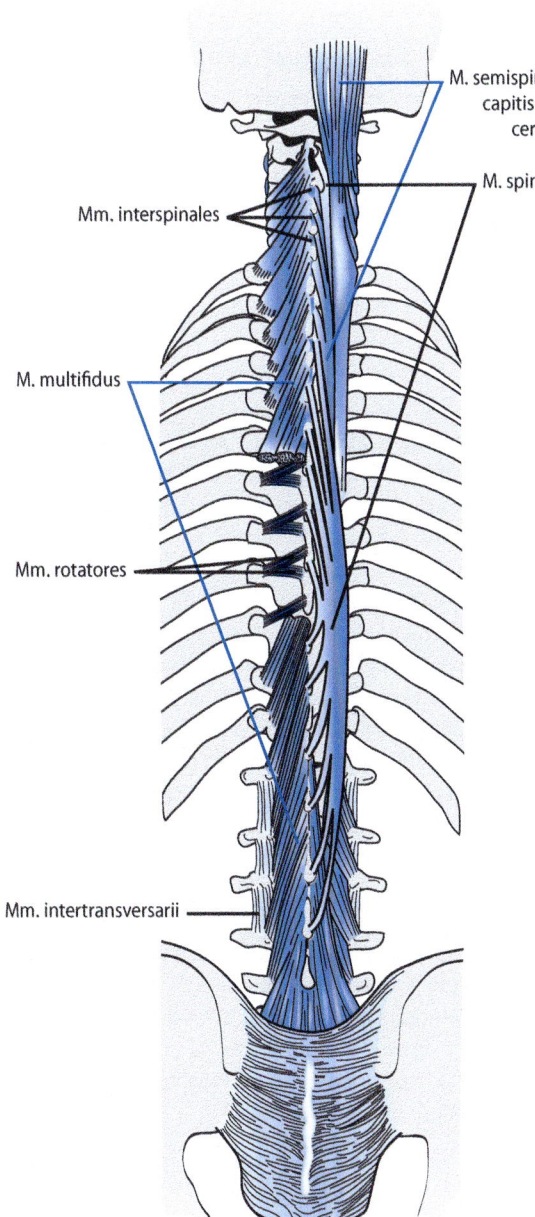

M. semispinalis capitis und cervicis

M. spinalis

Mm. interspinales

M. multifidus

Mm. rotatores

Mm. intertransversarii

◘ **Abb. 4.3** Autochthone Rückenmuskeln, medialer Trakt

Die **Mm. interspinales** und **intertransversarii** sind kleine Muskeln, die die Spitzen der Dornfortsätze und Querfortsätze an Halswirbelsäule und Lendenwirbelsäule verbinden. An der Brustwirbelsäule fehlen sie meistens. Der dritte Muskel des Geradsystems ist der **M. spinalis**. Er zieht seitlich von Dornfortsatz zu Dornfortsatz an Brust- und Halswirbelsäule.

- Das **Schrägsystem** besteht aus folgenden Muskeln:
- Mm. rotatores breves et longi,
- M. multifidus,

- M. semispinalis (gliedert sich in einen Brust-, Hals- und Kopfteil: M. semispinalis thoracis, cervicis und capitis).

Die **Mm. Rotatores** (◘ Abb. 4.3) sind vorwiegend an der Brustwirbelsäule zu finden. Sie entspringen von den Querfortsätzen und ziehen zum nächsthöheren und übernächsten Dornfortsatz.

Ein auffallender Muskel ist der **Multifidus** (◘ Abb. 4.2, ◘ Abb. 4.3). Er zieht in zahlreichen kleinen, schräg verlaufenden Muskelbündeln vom Sakrum bis zum Axis. Die Muskelbündel entspringen an Querfortsätzen und inserieren an höheren Dornfortsätzen, dabei 2–4 Wirbel überspringend.

Der letzte im Schrägsystemverbund ist der **M. semispinalis** (◘ Abb. 4.3). Brust- und Halsteil entspringen an den Querfortsätzen aller Brustwirbel und inserieren an den Dornfortsätzen der oberen 6 Brustwirbel und unteren 4 Halswirbel (thorakaler Teil) sowie an den Dornfortsätzen der oberen HWS bis zum Axis (zervikaler Teil). Der sehr kräftige Kopfteil (M. semispinalis capitis) schließlich entspringt von den Querfortsätzen der oberen 5 Brustwirbel und der unteren 5 Halswirbel und inseriert am Schädel an der Linea nuchae intermedia.

▪▪ Subokzipitale Muskeln (◘ Abb. 4.4)

Eine **Sonderstellung** nehmen die sog. subokzipitalen Muskeln ein,

- M. rectus capitis posterior maior,
- M. rectus capitis posterior minor,
- M. obliquus capitis superior und
- M. obliquus capitis inferior.

Sie bilden ein dreidimensionales Netz, das Okziput, Atlas und Axis miteinander verbindet und zu einer funktionellen Einheit zusammenfügt. Auch diese subokzipitalen Muskeln werden autochthon aus dem R. dorsalis des ersten Spinalnervs innerviert, dem **N. suboccipitalis**. Der N. suboccipitalis führt nur motorische Fasern, da der erste Spinalnerv selbst keine sensorischen Anteile besitzt, bis auf sehr kleine für die Dura mater am Foramen magnum. Das bedeutet, dass sensorische Afferenzen aus dem oberen Kopfgelenk über C2 verschaltet werden, über den N. occipitalis maior. Anders ausgedrückt: Propriozeptive Afferenzen aus dem oberen und unteren Kopfgelenk haben ihre Zellkerne im Ganglion spinale von C2. Dieser Umstand könnte als Erklärung für die Schmerzausdehnung bzw. Berührungsempfindlichkeit bei einer Kopfgelenksblockierung im Säuglingsalter herangezogen werden, die entsprechend dem Innervationsgebiet des N. occipitalis maior den dorsalen Kopfanteil bis zur Scheitelhöhe betreffen kann (► Abschn. 7.4, Manuelle Behandlung des Kopfes, ◘ Abb. 7.42).

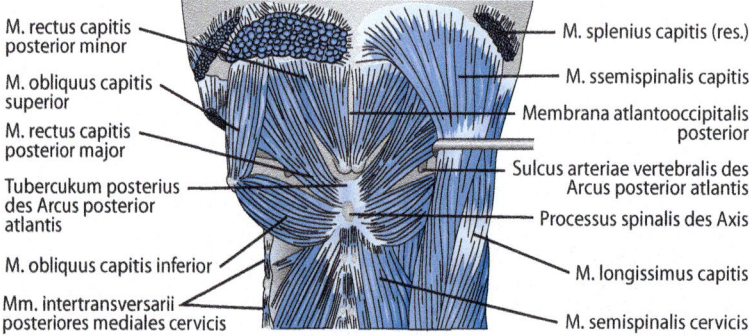

M. rectus capitis
posterior minor

M. obliquus capitis
superior

M. rectus capitis
posterior major

Tubercukum posterius
des Arcus posterior
atlantis

M. obliquus capitis inferior

Mm. intertransversarii
posteriores mediales cervicis

M. splenius capitis (res.)

M. ssemispinalis capitis

Membrana atlantooccipitalis
posterior

Sulcus arteriae vertebralis des
Arcus posterior atlantis

Processus spinalis des Axis

M. longissimus capitis

M. semispinalis cervicis

◨ **Abb. 4.4** Subokzipitale Muskeln

4.2.3 Propriozeptive Signalanlage

Die **motorische Aufgabe** der autochthonen Rückenmuskulatur erklärt sich aus Lage und Verlauf der Muskelzüge:
Sie wirken auf Wirbelsäule und Rumpf streckend, seitneigend und drehend, unterstützt von den oberflächlichen
Rückenmuskeln und im antagonistischen oder auch syner-
gistischen Zusammenspiel mit der ventralen Thorax- und
Bauchmuskulatur. Sie sind ferner entscheidend an der
freien Bewegung des Kopfes beteiligt, zusammen mit den
nicht autochthon innervierten seitlichen und ventralen
Halsmuskeln.

■■ **Besonderheiten der tiefen Rückenmuskulatur**
Allerdings weisen die tiefen Rückenmuskeln einige Besonderheiten auf, die sie von den übrigen Rumpfmuskeln
unterscheiden und die sowohl aus manualmedizinischer
als auch aus entwicklungsneurologischer Sicht **von Bedeutung** sind:
▬ Aufgrund der autochthonen Innervation durch die
    segmental angeordneten Rami dorsales der Spinal-
    nerven kann ein autochthoner Muskel **aus mehreren
    Segmenten** innerviert werden. Dies ist auch von
    klinischem Interesse: Nozireaktive Veränderungen
    bei segmentaler Dysfunktion (sog. Blockierung)
    finden sich stets auch in der autochthonen Muskula-
    tur, sei es an HWS, BWS oder LWS. Die segmentale
    Zuordnung der von Karl Sell (Bischoff 1994) be-
    schriebenen okzipitalen Irritationspunkte in den
    Ansatzgebieten der Mm. semispinalis capitis und
    splenius capitis konnte von Grim und Christ (1993)
    neuroanatomisch nachgewiesen werden.
▬ Die zu beiden Seiten der Dornfortsatzreihe angeord-
    neten dicken Muskelstränge des Erector spinae sind
    in ihrer Gesamtheit von einer derben Faszie umgeben,
    der **Fascia throracolumbalis**. Sie bildet mit den
    knöchernen Rinnen seitlich der Dornfortsätze auf bei-
    den Seiten einen osteofibrösen Kanal. Die in diesem
    Kanal verlaufenden autochthonen Muskelzüge weisen

im Gegensatz zu allen anderen Skelettmuskeln an
Brust- und Lendenwirbelsäule **keine trennenden
Faszien** auf. Sie sind daher in diesen Abschnitten ana-
tomisch nur schwer zu isolieren.
▬ Vor allem die Muskeln des medialen Traktes zeigen
    eine **hohe Dichte von Muskelspindeln**. Nach Zenker
    (1994) verfügen die Mm. rotatores und der M. multi-
    fidus über 10-mal mehr Spindelrezeptoren als die
    übrigen Rückenmuskeln. Aber auch der zum lateralen
    Trakt zählende M. longissimus capitis mit Ansatz am
    Mastoid verfügt nach Voss (1971) über 63,3 Muskel-
    spindeln pro Gramm/Muskeln, womit er die auch
    nicht schlecht ausgestatteten einzelnen Muskeln der
    Hand deutlich übertrifft. Die höchste Spindeldichte
    findet man allerdings in den subokzipitalen Muskeln
    mit bis zu 312 Muskelspindeln pro Gramm/Muskel
    (Christ 1993). Zweifellos haben auch die anderen
    kurzen metameren Muskeln, die sich zwischen Dorn-
    fortsätzen und Querfortsätzen schräg oder longi-
    tudinal spannen (Mm. rotatores, Mm. intertrans-
    versarii, Mm. interspinales), überwiegend sensorische
    und weniger motorische Funktion.

> **Fazit**
> Neben ihren motorischen Aufgaben wirkt die
> **autochthone Muskulatur** also vor allem auch als
> **propriozeptives Wahrnehmungsorgan**.

4.2.4 Komplexes Verbundsystem

Die besondere Wirkungsweise der autochthonen Rückenmuskulatur auf das Achsenskelett wird von Putz (1994)
anschaulich beschrieben. Er vergleicht die Wirbelsäule,
ihre Verankerung im Becken und die an ihr wirkenden
Muskeln mit einem Schiffsmast und dessen Verspannun-
gen. Diesen Mastbaum müsse man sich allerdings (ent-

sprechend dem Aufbau der Wirbelsäule aus Wirbeln und Zwischenwirbelscheiben) mehrgliedrig und in sich beweglich vorstellen.

» Die Muskeln stellen bei diesem Vergleich aktive Verspannungszüge dar, die an den Wirbelfortsätzen (Rahen des Schiffsmastes) angreifen. Wenn sich alle Seilzüge am Schiffsmast im Zustand der Ruhe befinden (= Ruhetonus der Muskulatur), so ist das System im Gleichgewicht. Wird aber ein Seilzug verkürzt (= Kontraktion eines Muskels oder eines Muskelzugs), so müssen zur Erhaltung des Gleichgewichtes alle anderen Seilzüge (= Muskeln) verstellt werden. Jede Änderung eines Gliedes innerhalb des Systems »Rückenmuskulatur-Becken-Wirbelsäule-Rippen« bedingt eine Neuregulierung aller übrigen Anteile. (Putz 1994)

Solche Überlegungen lassen sich nicht nur auf die physiologischen Leistungen der tiefen Rückenmuskulatur anwenden, sondern auch ohne Weiteres auf pathologische Situationen übertragen: Die **nozizeptive Tonusänderung** eines autochthon innervierten Muskels bei einer segmentalen Dysfunktion bzw. Blockierung wird sich sofort dem ganzen autochthonen System mitteilen und auch andere Regionen an der Störung beteiligen. Dass dies tatsächlich der Fall ist, weiß der Manualmediziner aus dem klinischen Alltag. Bei einer Funktionsstörung der Kopfgelenke oder der Iliosakralgelenke wird man stets auch segmentale Störungen an anderen Wirbelsäulenabschnitten finden, und zwar meist an solchen, die als **sensorische Schlüsselregionen** bezeichnet wurden (s.o.) und die weitgehend mit den Übergangszonen der Wirbelsäule übereinstimmen. Die jeweils dazwischen liegenden Abschnitte sind in ihrer muskulären Balance im Gesamten gestört, mit entsprechenden Folgen für die motorische Steuerung von Kopf und Rumpf.

> **Wichtig**
> In den ☐ Abb. 3.2–3.14 wird deutlich, dass den Übergangsregionen der Wirbelsäule bei der Entwicklung der Rumpfaufrichtung, der Bewegung des Rumpfes gegenüber dem Becken, dem Aufrichten des Körpers zum Stand und dem freien Gehen eine wesentliche funktionelle Bedeutung zukommt. **Segmentale Dysfunktionen** in diesen Wirbelsäulenabschnitten mit Einschränkung der segmentalen Beweglichkeit und nozizeptiver Tonusveränderung der Muskulatur sind stets eine Quelle veränderter Propriozeption und beeinträchtigen die posturalen Steuerungsvorgänge im Säuglingsalter. Die Beseitigung der Störung mit manualmedizinischen Behandlungstechniken führt in aller Regel zu einer eindrucksvollen Besserung der sensomotorischen Fähigkeiten.

Fazit
Die dichte Besiedelung der tiefen Rückenmuskeln mit **propriozeptiven Sensoren** und die subtile komplexe Reaktionsweise dieses Muskelverbundes auf Tonusänderungen einzelner Abschnitte (Putz 1994) begründet die **Sonderstellung** des M. erector spinae innerhalb der gesamten Rumpfmuskulatur.

4.3 Die Kopfgelenke

Zu den anatomischen Sonderkonstruktionen des Menschen, auf die in ▶ Kap. 2 hingewiesen wurde, zählen neben der doppelten S-Form der Wirbelsäule und der Spezialform des menschlichen Beckens vor allem die Strukturen des zervikookzipitalen Übergangs mit den Segmenten C0/C1/C2, im deutschen Sprachgebrauch kurz **Kopfgelenke** genannt (☐ Abb. 4.5). Über keine Wirbelsäulenregion wurde aus manualmedizinischer Sicht so viel geschrieben und diskutiert wie über die Kopfgelenke. Auf diesen zweifellos sehr interessanten Diskurs kann hier nicht näher eingegangen werden, da es den Rahmen dieses Kompendiums sprengen würde. Vielmehr sollen die für unser Thema wichtigsten Aspekte zusammengefasst werden.

Der **zervikookzipitale Übergang** nimmt sowohl entwicklungsgeschichtlich und embryologisch als auch neuroanatomisch und neurophysiologisch eine Sonderstellung gegenüber den anderen Wirbelsäulenabschnitten ein (Wolff 1988, Hülse, Neuhuber, Wolff 2005). Vor allem aber haben die Strukturen der Kopfgelenke einen entscheidenden Einfluss auf die **neuromotorische Entwicklung des Säuglings**: Sie sind zuständig für Körperkontrolle, Gleichgewichtsreaktionen und Raumorientierung.

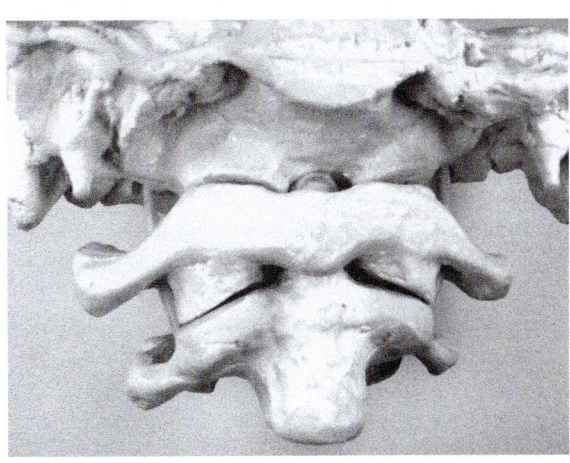

☐ **Abb. 4.5** Oberes und unteres Kopfgelenk, Ansicht von ventral

Es leuchtet daher ein, dass diese zervikookzipitale Übergangsregion in der Behandlung kindlicher Bewegungsstörungen eine zentrale Rolle spielt.

4.3.1 Bewegungsmuster

Die Morphologie der Gelenkverbindung von Okziput, Atlas und Axis beim Menschen ist das Ergebnis der phylogenetischen Anpassung an den aufrechten Gang und ermöglicht die artspezifische Bewegung des Kopfes gegenüber dem Rumpf.
- Die Bewegungsmuster zwischen
- Okziput und Atlas (oberes Kopfgelenk) sowie
- Atlas und Axis (unteres Kopfgelenk)
- unterscheiden sich in charakteristischer Weise.

Anordnung und Ausgestaltung der artikulierenden Gelenkflächen von Okziput und Atlas bedingen die **Hauptbewegungsrichtung im oberen Kopfgelenk**: Vor- und Rückneige, auch Nutation und Gegennutation genannt (lat. nutus, Kopfnicken) (◨ Abb. 4.6).

Die Angaben über das Ausmaß der einzelnen Bewegungsrichtungen in oberem und unterem Kopfgelenk stimmen bei den einzelnen Autoren allerdings nicht in allem überein.

Nach Kapandji (1970) gelingt die Nutation um 10°, die Gegennutation um 25°, das entspricht einer Gesamtbewegung von 35°. Dvořák gibt für Nutation und Gegennutation ein Gesamtbewegungsausmaß von 8–13° an. Rotation und Seitneige im oberen Kopfgelenk wird von beiden Autoren mit 4–5° angenommen.

Auch beim Atlantoaxialgelenk gehen die Angaben der Autoren auseinander. Im **unteren Kopfgelenk** besteht die **Hauptbewegung** in der Rotation, während Flexion, Extension und Seitneige nur wenige Grade betragen. Kapandji (1970) gibt für die Rotation 25° zu jeder Seite an. Dvořák hingegen konnte mittels funktioneller Computertomographie Rotationsausschläge von durchschnittlich 43° zu jeder Seite ermitteln, was auch der klinischen Erfahrung entspricht.

Neuhuber (2005) schreibt zu diesem Thema:

» Bewegungen in den Kopfgelenken können zwar in Einzelkomponenten zerlegt, diese jedoch vom Individuum praktisch nicht isoliert ausgeführt werden. Die Sagittalflexion wird im oberen und unteren Kopfgelenk zu etwa gleichen Teilen ausgeführt (je etwa 20–35°), während die Rotation fast ausschließlich im unteren Kopfgelenk erfolgt (nach jeder Seite etwa 45°). Eine Lateralflexion ist sowohl im oberen als auch im unteren Kopfgelenk möglich, insgesamt etwa 10–15°, wobei eine Zwangsrotation des Atlas um einige Grade erfolgt.

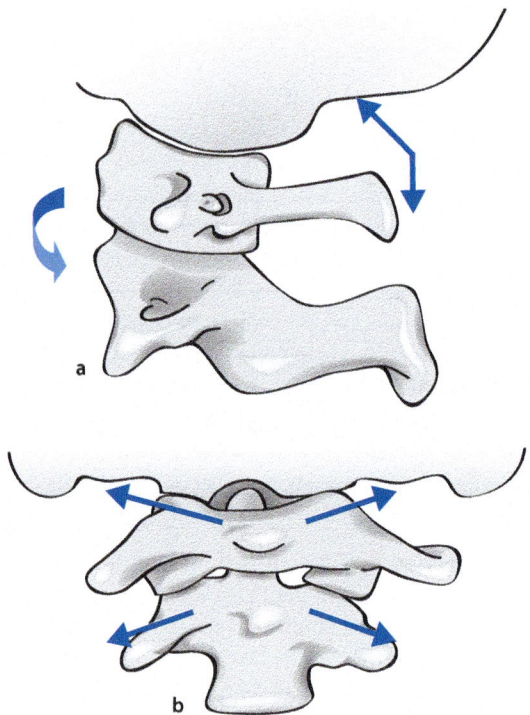

◨ **Abb. 4.6** Bewegungsrichtungen in den Kopfgelenken. **a** Sagittalflexion im oberen und Rotation im unteren Kopfgelenk. **b** Lateralflexion im oberen und unteren Kopfgelenk

Diese bei Lateralflexion einsetzende geringe Atlas-Zwangsrotation ist ebenso wie die deutlich größere Zwangsrotation des Axis palpatorisch feststellbar (◨ Abb. 4.6).

Die überwiegend sagittale Bewegung im oberen Kopfgelenk ergibt sich aus der Gestaltung der artikulierenden Gelenkflächen zwischen Okziputkondylus (konvex) und Massa lateralis atlantis (konkav). Im unteren Kopfgelenk hingegen sind die Gelenkflächen von Atlas und Axis konvex, weswegen hier die Rotation die Hauptbewegung darstellt (◨ Abb. 4.7).

Es muss betont werden, dass alle diese Bewegungsuntersuchungen an Erwachsenen durchgeführt wurden. Aufgrund anatomischer Merkmale und klinischer Beobachtungen darf davon ausgegangen werden, dass die Hauptbewegungsrichtungen der Kopfgelenke beim Säugling und Kleinkind mit denen des Erwachsenen übereinstimmen.

4.3.2 Physiologische Form- und Stellungsasymmetrien

Atlas und Axis unterscheiden sich durch ihre äußere Form deutlich von den übrigen Wirbelkörpern. Der **Atlas** hat im Laufe der Phylogenese einen Teil seines Wirbelkörpers nach kaudal an den Axis abgegeben; dieser Teil verschmolz mit dem Axis und wurde zum Dens axis. Die äußere Form

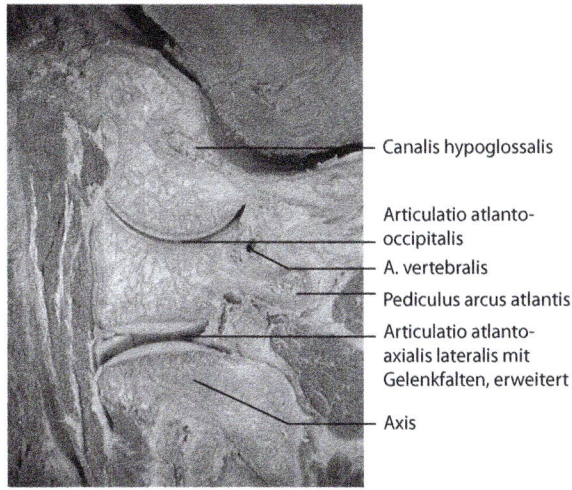

Canalis hypoglossalis

Articulatio atlanto-
occipitalis

A. vertebralis

Pediculus arcus atlantis

Articulatio atlanto-
axialis lateralis mit
Gelenkfalten, erweitert

Axis

▪ **Abb. 4.7** Paramedianer Sagittalschnitt durch die Kopfgelenke.
Konvex-konkave Gelenkflächen im oberen Kopfgelenk, konvex-
konvexe Gelenkflächen im unteren Kopfgelenk

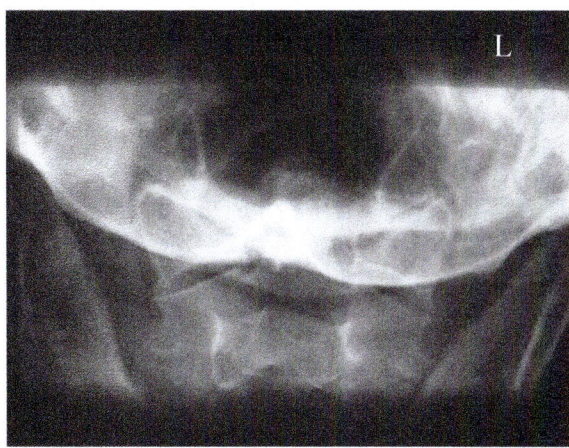

▪ **Abb. 4.8** Linkslateralposition des Atlas im a.-p.-Bild als physiologische Stellungsvariante

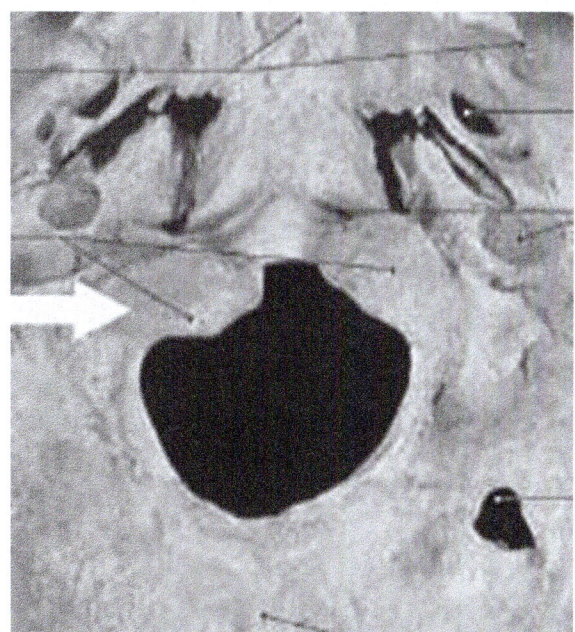

▪ **Abb. 4.9** Anomalie des rechten Condylus occipitalis: Asymmetrische Ausformung mit Einengung des Foramen magnum

des ringförmigen Atlas ist geprägt von den beiden Massae
laterales mit ihren nach medial abfallenden oberen und
ansteigenden unteren Gelenkflächen. Der **Dens axis** arti-
kuliert ventral mit dem vorderen Atlasbogen, also dem
»Rest« des ehemaligen Atlaskörpers aus entwicklungsgeschichtlicher Vorzeit, während die Gelenkflächen der
nach lateral abfallenden »Axisschultern« mit den unteren
Gelenkflächen der Massae laterales atlantis artikulieren.
Oberes und unteres Kopfgelenk sind bandgesichert durch
das Lig. transversum atlantis und dessen longitudinale
Verstärkungszüge, das Lig. apicis dentis, ferner durch die
Ligg. alaria, das Lig. flavum, das Lig. nuchae sowie durch
die vordere und hintere Membrana occipitalis. (An dieser
Stelle sei auf die hervorragenden Monographien von J. Lang
verwiesen: Klinische Anatomie der Halswirbelsäule [1991]
und Klinische Anatomie des Kopfes [1981].)

Von Bedeutung für die **klinische Beurteilung** und vor
allem für die therapeutische Schlussfolgerung ist der Umstand, dass an den knöchernen und gelenkigen Strukturen der Kopfgelenke eine Vielzahl von **morphologischen
Varianten** beobachtet werden kann. Dazu gehören seitendifferente Ausformungen der Atlasquerfortsätze, der
Massae laterales, der Okziputkondylen, der Axisschultern
usw. mit entsprechender Stellungsasymmetrie der Gelenkpartner. Diese **Rechts-Links-Asymmetrien** sind von Missbildungen und Segmentationsstörungen zu unterscheiden
und lassen sich bei allen Vertebraten beobachten (Capdevilla et al. 2000), ohne dass ihnen ein pathologischer
Wert beizumessen ist. Sie sind schon in sehr frühen Sta-
dien der Embryonalentwicklung nachweisbar (Christ
2001). Unter diesem Aspekt sind auch die häufigen Stellungsasymmetrien zwischen Okziputkondylen, Atlas und
Axis zu betrachten, die sich röntgenmorphologisch von

echten traumatischen oder entzündlichen Subluxationen
und Luxationen unterscheiden (▪ Abb. 4.8).

Die von manchen Manualmedizinern immer noch ver-
fochtene Ansicht, dass es sich bei solchen Asymmetrien
stets um einen pathologischen Zustand handelt, zum Beispiel um eine Verschiebung des Atlas, ist nach heutiger
Kenntnis nicht haltbar (▪ Abb. 4.8).

Eine anlagebedingte **asymmetrische Ausformung** der
Okziputkondylen (▪ Abb. 4.9) erlaubt schlechthin keine
symmetrische, auf die mediane Längsachse bezogene Stellung des Atlas. Solche anatomischen Varianten, die mitunter hereditär gehäuft beobachtet werden, haben keine

primäre pathologische Bedeutung. Zu diskutieren ist allenfalls, ob Stellungsasymmetrien dieser Art das Auftreten von Funktionsstörungen begünstigen. Valide Daten dazu fehlen jedoch.

4.3.3 Embryologische Aspekte

In der embryologischen Entwicklung stellen die Kopfgelenke den ältesten Teil des Achsenskeletts dar. Die Wirbelsäule entwickelt sich embryonal aus dem Mesoderm. Gekennzeichnet ist die Frühentwicklung des Rückens durch das Auftreten segmentaler Bauelemente, der sog. **Somiten**, die sich in der 4. Embryonalwoche aus der Segmentplatte des Mesoderms abgliedern. Dabei entstehen die ersten Somiten im Hinterhauptsgebiet, die letzten in der Steißbeinregion. Der Rumpf wächst also appositionell **von kranial nach kaudal**. Bemerkenswert ist, dass dieses Wachstum im **zervikookzipitalen Übergang** seinen Ausgang nimmt; anders ausgedrückt: Die Entwicklung des Körpers beginnt im kraniozervikalen Übergangsgebiet (Christ 1990, 1993, Christ und Wilting 1992): Vom kraniozervikalen Übergang aus werden zuerst fünf okzipitale Somiten gebildet, dann acht zervikale, zwölf thorakale, fünf lumbale, fünf sakrale und acht bis zehn kokzygeale Somiten. Die ersten fünf Somiten verschmelzen zu einem segmentübergreifenden Blastem, dem **Basiokzipitale**. Sie werden also in den Kopf miteinbezogen. Sechster bis achter Somit bilden Atlas und Axis. Der zervikookzipitale Übergang liegt somit zwischen dem 5. und 6. Somiten (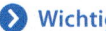 Abb. 4.10).

In der **frühen Wirbelkörperentwicklung** sind zwei Anlagen vorhanden, die durch Verschmelzung den ganzen Wirbelkörper bilden. Die größere, ventral gelegene Anlage ist das **Hypozentrum**, die kaudal gelegene das **Pleuro-**

zentrum. In der Entwicklung von Atlas und Axis passiert nun Folgendes: Das Pleurozentrum von C1 verwächst nicht mit dem Hypozentrum von C1, sondern mit dem Pleurozentrum von C2. Der Dens axis entsteht also nicht, wie früher angenommen, aus dem ganzen Wirbelkörper des Atlas, sondern nur aus dessen Pleurozentrum. Aus dem Hypozentrum von C1, der sog. hypochordalen Spange, entwickelt sich der vordere Atlasbogen (■ Abb. 4.10).

> ❯ **Wichtig**
> **In der Embryologie gilt der zervikookzipitale Übergang als vitales Zentrum: Hier sind die ersten intraembryonalen Gefäßsprossungen nachweisbar, und hier sind die lebenswichtigen Zentren für Atmung und Kreislauf lokalisiert (Christ 1990).**

Aus den **okzipitalen Somiten** bildet sich auch die
- subokzipitale Muskulatur,
- Zungenmuskulatur,
- Kehlkopfmuskulatur und
- infrahyale Muskulatur.

Das **Anlagematerial des zervikookzipitalen** Übergangs ist zudem beteiligt an der
- Septierung der Ausflussbahnen des Herzens,
- Bildung der Bursa submembranacea,
- Bildung des intramuralen Nervenplexus des Magen-Darm-Traktes,
- Bildung des Urogenitalsystems.

Christ (1993) kommt zu der Feststellung, »dass der sich selbst in kranio-kaudale Richtung entwickelnde Hals aufgrund der zeitlich und räumlich fassbaren Entwicklungsereignisse die Basis für die sich weiter kaudal anschließenden Körpersegmente darstellt«.

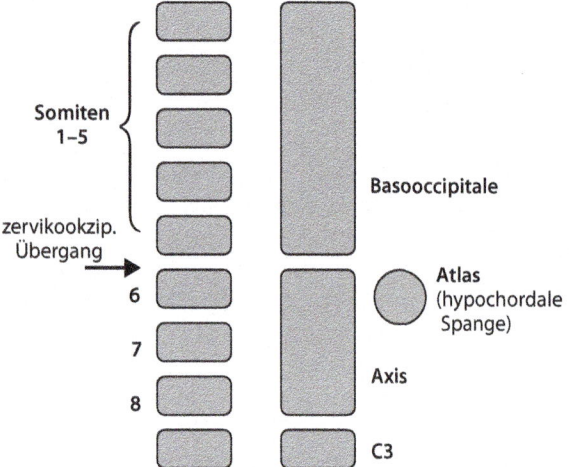

■ **Abb. 4.10** Schematische Gegenüberstellung der Somiten und endgültigen Skelettanteile (modifiziert nach Christ 1990)

4.3.4 Atlaskippung und Zwangsrotation des Axis

Atlas und Axis weisen bei ihren Vorzugsbewegungen folgende Eigentümlichkeiten auf: Die seitliche Röntgenaufnahme der Halswirbelsäule in **Nutation** (Nickbewegung) zeigt eine Annäherung des hinteren Atlasbogens an das Okziput, obwohl man bei dieser Bewegung eher das Gegenteil erwarten würde (■ Abb. 4.11). Diese Kippung des Atlas wird nach Lewit (1997) durch Schwerpunktverlagerung des Kopfes nach ventral und die damit verbundene Druckzunahme der Okziputkondylen auf die vorderen Anteile der Atlasgelenkflächen bewirkt. Dies ist eine gelenkmechanische Deutung, die allerdings nicht das häufige Fehlen der Atlaskippung z.B. bei einer funktionellen Pathologie der Kopfgelenke erklärt. Zu diskutieren wäre daher auch eine Beteiligung der subokzipitalen Muskeln an dieser **physio-**

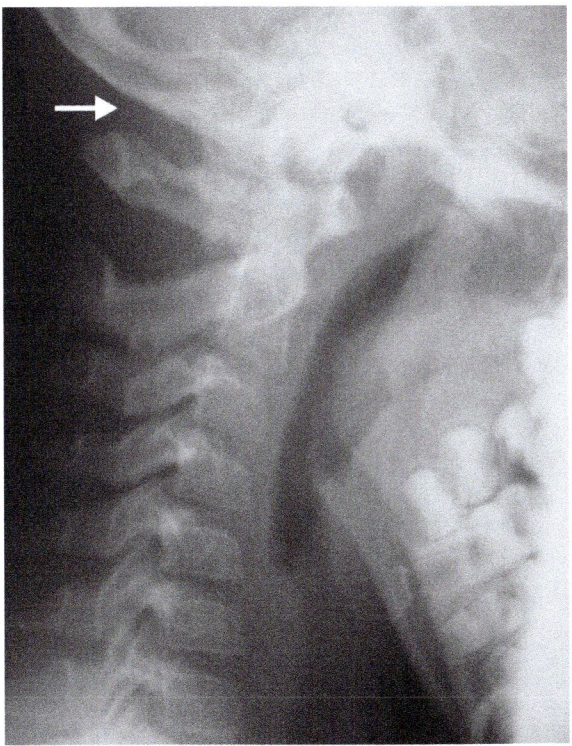

■ **Abb. 4.11** Ventrale Kippbewegung des Atlas bei Nickbewegung des Kopfes. Vermehrte Anteflexion des Atlas

logischen Atlaskippung, die als **Schutzmechanismus** für das obere Halsmark gedeutet werden könnte.

■ ■ Kopfdrehung um die vertikale Achse

Bei **Drehen des Kopfes** um die vertikale Achse (■ Abb. 4.12) kommt es zunächst zu einer Rotation von Kopf und Atlas

um den Zahn des Axis ohne Mitdrehung des Axis selbst. An der Rotation beteiligt sich dieser erst ab ca. 20° Drehung, gemeinsam mit der Kette der nachfolgenden Halswirbel.

■ ■ Seitneigung des Kopfes

Wird der Kopf jedoch aus der Mittelstellung ohne Drehung **zur Seite geneigt** (■ Abb. 4.12), kommt es sofort zur Mitrotation des Axis zur Neigeseite. Diese Zwangsrotation des Axis entsteht nach Werne (1957) durch die Anordnung der Ligg. alaria: Die Flügelbänder begrenzen die Rotation der oberen Halswirbelsäule bei Drehung um die vertikale Achse. Bei reiner Seitneige kommt es sofort zur Anspannung des kontralateralen Flügelbandes, wodurch nach Werne (1957) die Drehung des Axis bewirkt wird. Lewit (1997) hingegen hält die gelenkige Verbindung von C2 und C3 für die Ursache der Axisrotation. Wie dem auch sei: Ein Fehlen dieser Zwangsrotation des 2. Halswirbelkörpers bei Seitneigen des Kopfes ist Hinweis auf eine funktionelle oder strukturelle Störung im Segment C1/2 oder C2/3. Da der 2. Halswirbelkörper über einen prominenten Dornfortsatz verfügt, lässt sich die Zwangsrotation palpatorisch gut bestimmen.

4.3.5 Muskeln für sensorische und motorische Aufgaben

Die Kopfgelenke und die nachfolgenden Halswirbel tragen den Kopf und ermöglichen ihm, sich ohne Mitbewegung des Rumpfes in allen Raumrichtungen beliebig einzustellen. An diesem großen Bewegungsumfang ist eine Vielzahl von Muskeln beteiligt, deren Hauptanteil im Nacken liegt. Verschiedene dieser Muskeln erfüllen sensorische Aufgaben und stehen im Dienst der Gleichgewichtssteuerung.

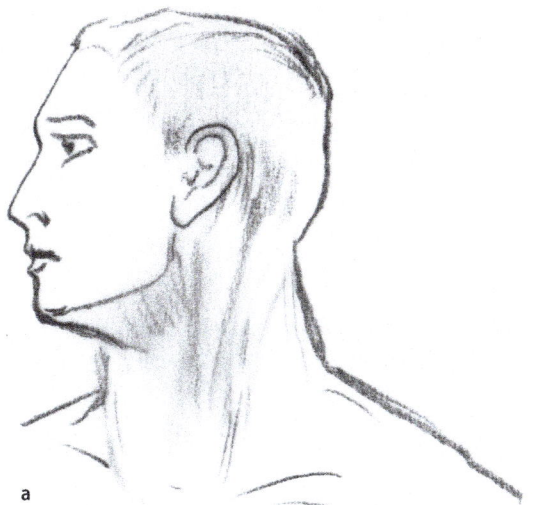

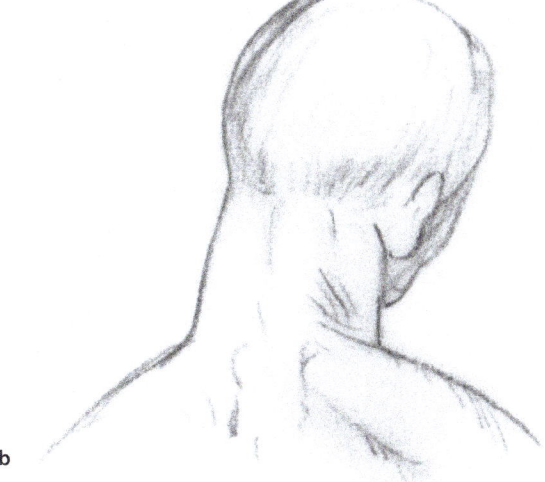

a   b

■ **Abb. 4.12 a** Kopfdrehung um die vertikale Achse. **b** Kopfseitneige nach rechts. Der Axis rotiert nach rechts, sein Dornfortsatz somit zur Gegenseite

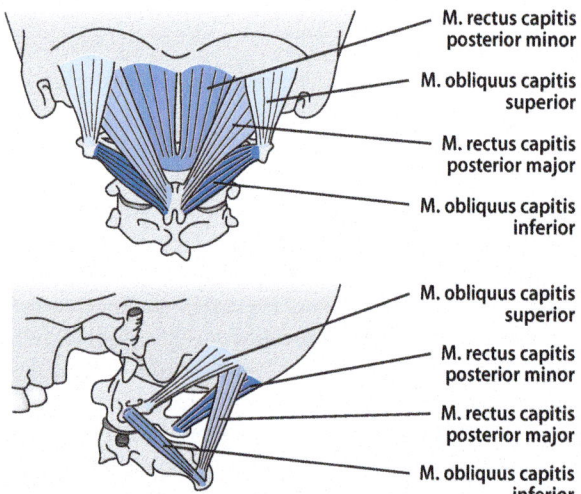

4

M. rectus capitis
posterior minor

M. obliquus capitis
superior

M. rectus capitis
posterior major

M. obliquus capitis
inferior

M. obliquus capitis
superior

M. rectus capitis
posterior minor

M. rectus capitis
posterior major

M. obliquus capitis
inferior

◨ **Abb. 4.13** Halbschematische Darstellung der subokzipitalen Muskeln, dorsale und seitliche Ansicht (Coenen 1999)

An **Okziput** und **Mastoid**, **Atlas** und **Axis** inserieren nicht weniger als **22 Muskeln** unterschiedlicher Länge und Stärke, von denen allein 18 Muskeln autochthon innerviert sind. Sie erhalten also die motorische und sensible Innervation über den **R. dorsalis** des Spinalnervs der einzelnen Segmente. **Ausnahmen** sind

- der absteigende Trapeziusast,
- der M. sternocleidomastoideus,
- der M. levator scapulae und
- der M. scalenus medius.

Zenker (1988) geht davon aus, dass die »grobe Arbeit« bei Positionsänderungen des Kopfes überwiegend von den kräftigen, oberflächlichen Hals- und Nackenmuskeln geleistet wird, während die tiefen, kurzen Muskeln wegen ihres Reichtums an Rezeptoren vorwiegend als Messfühler zur genauen Bestimmung der Kopfposition agieren, also rein sensorische Aufgaben erfüllen. Gemeint sind hier die **subokzipitalen Muskeln**, die von allen Muskeln des Bewegungssystems die **höchste Spindeldichte** aufweisen. Die räumliche Anordnung der Muskeln zwischen Okziput, Atlas und Axis (◨ Abb. 4.13) ermöglicht die Registrierung feinster Stellungsänderungen zwischen Kopf und oberer Halswirbelsäule. Die propriozeptive Bedeutung dieser Muskeln ist evident.

An **Atlas** und **Axis** inserieren neben den vier subokzipitalen Muskeln noch weitere **fünf autochthone Muskeln:**

- M. longissimus cervicis,
- M. splenius cervicis,
- M. spinalis cervicis,
- M. semispinalis cervicis und
- M. multifidus (cervicis).

In Muskeln, Bändern und Gelenkverbindungen der zervikalen Übergangsregion finden sich auch Lamellenkörperchen und andere Mechanosensoren, deren Beteiligung an der Propriozeption noch nicht geklärt ist (Neuhuber, Bankoul 1992).

Die **Nackenrezeptoren** spielen eine entscheidende Rolle bei der Stellungskontrolle von Kopf, Körper, Extremitäten und Augen. Man geht heute davon aus, dass die für die **Raumorientierung bedeutsamen Wahrnehmungsinformationen** über die Stellung des Kopfes relativ zum Rumpf aus muskulären Rezeptoren stammen und nicht aus den Gelenkkapseln, wie früher angenommen. Nach heutiger Ansicht sind es die Muskelspindeln, die über die Stellung der Gelenke informieren und vor allem bei langsamen Bewegungen dem Vestibularapparat überlegen sind, was die Feinregistrierung der Kopfbewegung und -stellung betrifft (Taylor 1992). Gelenksensoren sprechen eher auf endgradige, möglicherweise schmerzhafte Bewegungen an (Proske et al. 1988).

4.3.6 Mathematik im Stammhirn

Nach Hassenstein (1977, 1988) führt das Gehirn bei der Steuerung des Gleichgewichts eine **mathematische Operation** durch: Aus den oberen Halssegmenten (C2–C4) ziehen propriozeptive Afferenzen direkt (monosynaptisch) zum Vestibulariskerngebiet im Stammhirn. Dort kommt es zur kombinierten Verrechnung mit Informationen zur Stellung des Kopfes im Raum aus dem Labyrinth, ergänzt durch visuelle und akustische Daten, die das labyrinthäre Messergebnis bestätigen. **Die Informationen der Nackenrezeptoren bestätigen diese Messung jedoch nicht!** Denn da die posturalen Gleichgewichtsreaktionen der Wirbelsäule und Extremitäten dazu dienen, den **Rumpf** im Raum zu stabilisieren und **nicht den Kopf**, der sich frei bewegen will, muss das von den Nackenproprioceptoren gelieferte Messergebnis über die Winkelstellung »Kopf zu Rumpf« vom okulolabyrinthären Ergebnis **subtrahiert** werden. Hassenstein (1988) fasst diesen Vorgang der Information über die Raumlage des Körpers in nachfolgende Formel.

❯ **Wichtig**

   W (Körper) = W (Kopf) – W (Winkel Kopf/Rumpf)
   - W (Körper) steht für die Wahrnehmung der Raumlage des Körpers,
   - W (Kopf) für die Wahrnehmung aus Labyrinth, Augen und Ohren,
   - W (Winkel Kopf/Rumpf) für die Information aus den Nackenrezeptoren.

Beispiel

Dazu ein einfaches Beispiel: Die Aufgabe lautet, den Kopf 30° aus der Lotrechten zur Seite abweichen zu lassen. Wird die geforderte Seitabweichung durch einfaches Seitneigen des Kopfes durchgeführt, bleibt der Rumpf stabil. Erfolgt diese Seitabweichung jedoch ohne Winkeländerung zwischen Kopf und Rumpf, indem sich der ganze Körper zur Seite neigt, wird noch vor Erreichen der 30°-Abweichung eine abstützende Schrittbewegung zur Neigeseite durchgeführt, um einen Sturz zu vermeiden.

4.3.7 Halspropriozeptoren und Kopfkontrolle

Das unreife Gehirn des Neugeborenen ist nicht in der Lage, diese mathematische Operation zur Steuerung der Körperaufrichtung und des Gleichgewichts durchzuführen. Mit zunehmender Reifung des ZNS steigt auch die Fähigkeit, periphere Wahrnehmungsreize zentral zu verarbeiten und in zunehmend differenzierte stütz- und zielmotorische Leistung umzuwandeln. Das Anheben des Kopfes aus dem Unterarmstütz gegen Ende des 3./spätestens des 4. Monats ist der erste sichtbare Schritt im Aufrichtungsprozess: Gestützt auf seine Unterarme, kann das Kind den Kopf im Nacken so reklinieren, dass die Augen geradeaus schauen (◘ Abb. 4.14). Der Kopf ist lotrecht zur Schwerkraft eingestellt. Es ist kein Zufall, dass diese Leistung mit dem Ende der »phsyiologischen Frühgeburtlichkeit« im 3. Lebensmonat zusammenfällt.

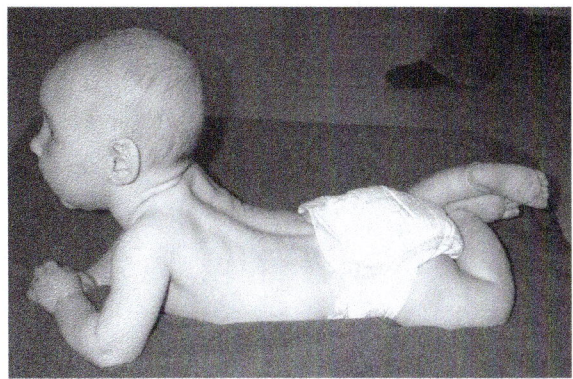

◘ **Abb. 4.14** Kopfhaltung im Unterarmstütz. Gut zu sehen ist das Relief der autochthon innervierten langen Rückenstrecker

Dass am Aufrichtungsprozess die Kopfgelenke und Nackenrezeptoren in entscheidendem Maße beteiligt sind, zeigt die Bewegungsantwort bei Prüfen der **Labyrinthstellreaktion** (LSR) am Ende des 1. Trimenons: Der Säugling ist jetzt imstande, bei **langsamer** Seitkippung des am Becken gefassten Körpers den Kopf orthograd einzustellen, so dass Mund und Augen in der Horizontalen bleiben und der Rumpf sich in einer harmonischen Seitausbiegung zur Kippseite stabilisiert. Die Bewegungsantwort muss zu beiden Seiten gleich ausfallen (◘ Abb. 4.15). Bei dieser Reaktion wird die Stellung des Rumpfes zum Kopf verändert, der sich dank labyrinthärer Informationen senkrecht zur Schwerkraft einstellt und zu einer prompten Tonusänderung der Rumpfmuskulatur führt.

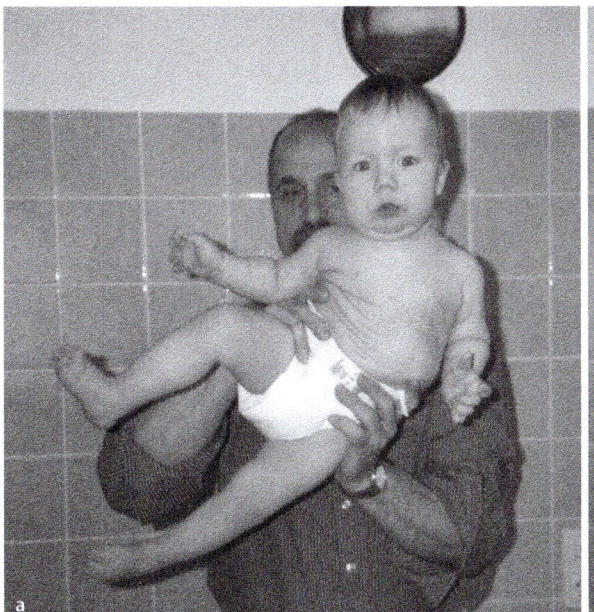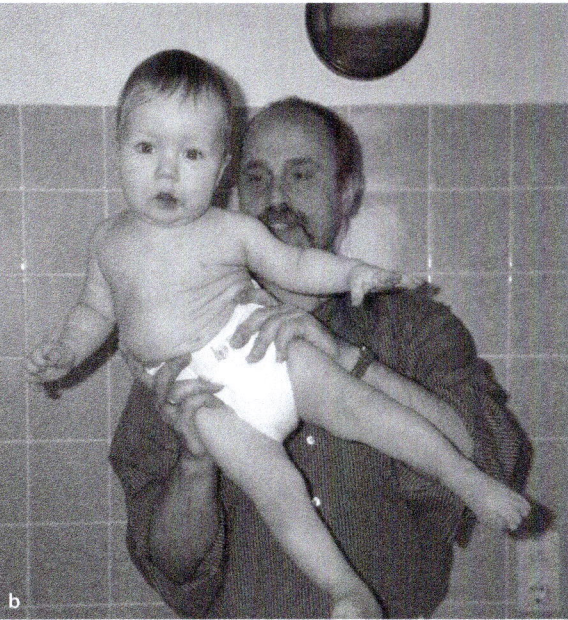

◘ **Abb. 4.15a, b** Seitengleiche Kippreaktion (= frontale LSR)

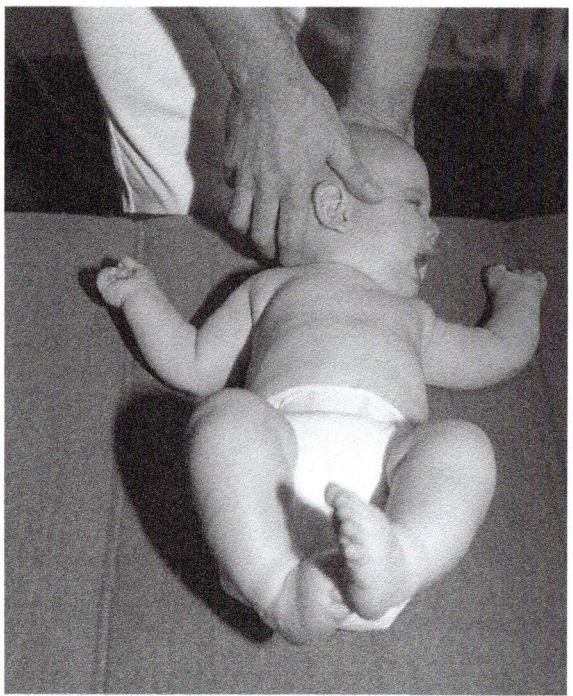

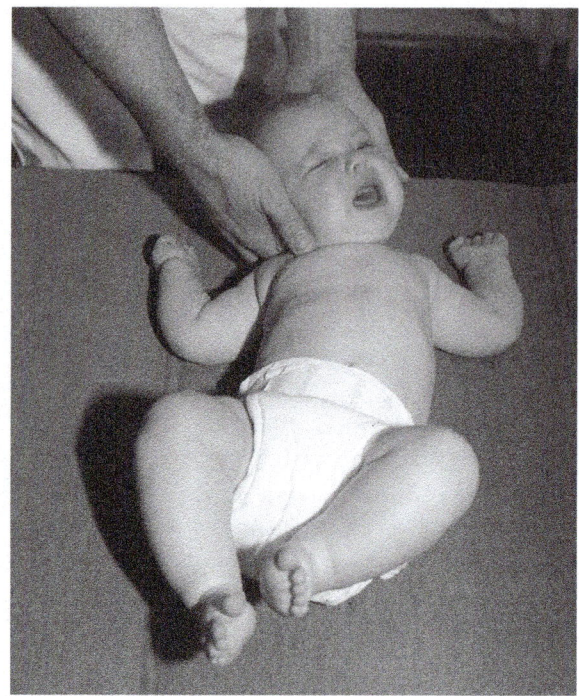

◻ **Abb. 4.16** Kopfdrehung mit lockerer Konvexität des Rumpfes zur Gesichtsseite

◻ **Abb. 4.17** Kopfseitneige mit Konkavität des Rumpfes zur Neigeseite

Bereits 1924 schreibt Magnus, dass es möglich sei, durch Stellungsänderungen des Kopfes die Tonusverteilung in der gesamten Körpermuskulatur zu ändern. Er bezeichnet diese Wirkung als das »Ergebnis kombinierter Reflexe, die von den Labyrinthen und Halsrezeptoren ihren Ausgang nehmen« (Magnus 1924). Beim gesunden Säugling im 2. Trimenon lässt sich dies bei spontanen oder passiv induzierten **Stellungsänderungen des Kopfes** beobachten: Die Kopfdrehung zur Seite (◻ Abb. 4.16) bewirkt allenfalls eine lockere Konvexität des Rumpfes zur Gesichtsseite; bei Seitneige des Kopfes kommt es zu einer Konkavität des Rumpfes zur Neigeseite (◻ Abb. 4.17).

❯ **Wichtig**
Segmentale Dysfunktionen an der oberen Halswirbelsäule führen beim Säugling zu einer anhaltenden Tonusasymmetrie, die Kopf, Rumpf und Extremitäten erfasst: Es entsteht das Bild des »schiefen Säuglings«, das unter dem Begriff Tonusasymmetrie-Syndrom (TAS) noch eingehend besprochen wird. Es sei an dieser Stelle jedoch bereits darauf hingewiesen, dass nicht nur segmentale Dysfunktionen der oberen Halswirbelsäule Einfluss auf den Muskeltonus nehmen können, sondern auch Störungen an anderen Wirbelsäulenabschnitten, allen voran die Iliosakralgelenke.

4.3.8 Die Kopfkontrolle führt die posturale Entwicklung an

In der normalen Entwicklung des Säuglings werden die einzelnen **Stufen der Körperaufrichtung** stets über die Kopfkontrolle bzw. die Nackenrezeptoren eingeleitet, wobei diese Stufen ungefähr im **Dreimonatsrhythmus** erreicht werden (▶ Abschn. 3.1.3, Zeitliche Gliederung der Entwicklung im 1. Lebensjahr, ◻ Abb. 3.19):

— Erste Stufe ist das Anheben des Kopfes aus dem Unterarmstütz am Ende des 3. Monats.
— Mit etwa **6 Monaten** können Kopf und Rumpf bereits bis zum lumbosakralen Übergang aus dem Handstütz aufgerichtet werden. Gleichzeitig beginnt das Kind, sich vom Rücken auf den Bauch zu rollen. Die Bewegung wird über die Kopfrotation eingeleitet und läuft in einem typischen, stereotypen Muster ab: Kopfdrehung, Beugung des hinterhauptseitigen Hüft- und Kniegelenks und Rotation des Beckens zur Gesichtsseite; erst danach folgt der Schultergürtel und vollendet die Drehung auf den Bauch (◻ Abb. 4.18).

❯ Eine Funktionsblockierung der oberen Halswirbelsäule lässt dieses Muster nicht zu!

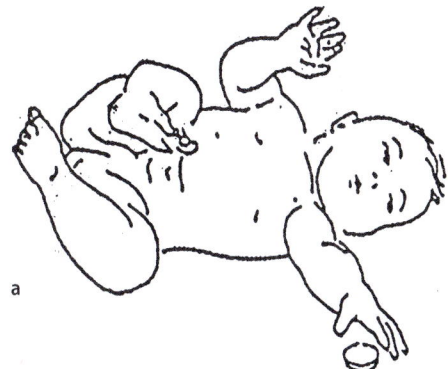

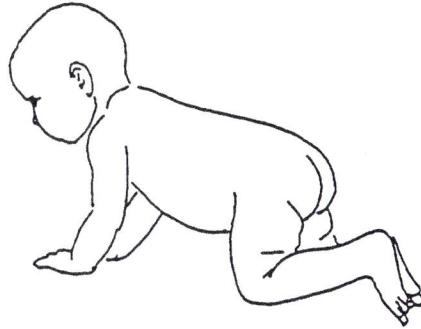

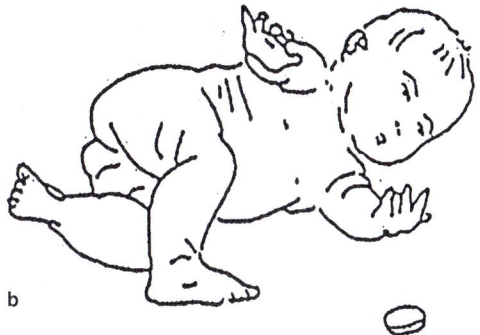

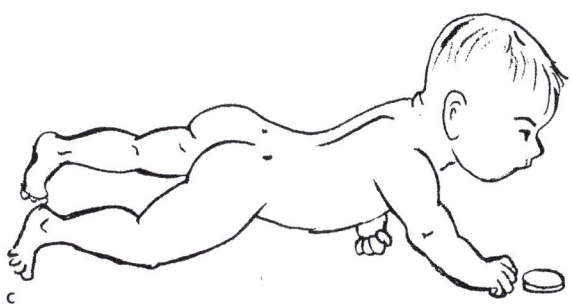

Abb. 4.18a–c Physiologisches Bewegungsmuster beim Drehen vom Rücken auf den Bauch. **a** Kopfrotation in Bewegungsrichtung. Beugung im hinterhauptseitigen Hüftgelenk, beginnende Beckendrehung. **b** Der Schultergürtel folgt der Drehung von Kopf und Becken. **c** Drehung ist vollendet

Abb. 4.19 Vierfüßerkrabbeln

— Drei Monate später, mit etwa **9 Monaten**, kann das Kind Kopf und Rumpf aus dem Kniestand an Gegenständen aufrichten; außerdem bewegt es sich durch Robben vorwärts (Abb. 4.19).

— Das Vierfüßerkrabbeln mit ca. **11 Monaten** ist ein weiterer wichtiger Schritt in der Entwicklung der Tonussteuerung, an der die Nackenrezeptoren wieder entscheidenden Anteil haben: Lassen sich beim Unterarm- (3 Monate) und Handstütz (6 Monate) noch Muster des symmetrischen tonischen Nackenreflexes (STNR) erkennen, so kann dieser Reflex beim Vierfüßerkrabbeln die Tonusregulation nicht mehr beherrschen, da eine reziproke Krabbelbewegung der Arme und Beine mit aufgerichtetem Kopf sonst nicht möglich wäre (Abb. 4.19).

Wegen ihres Einflusses auf die Entwicklung der Stütz- und Zielmotorik ist die **obere Halswirbelsäule mitsamt den Kopfgelenken therapeutisch von eminenter Bedeutung**, gefolgt von den muskulären und artikulären Strukturen der übrigen Wirbelsäule, die neben ihren motorischen Aufgaben ebenfalls wichtige Daten zur Körperkontrolle liefern.

4.4 Die Iliosakralgelenke

Die gelenkigen Verbindungen zwischen Sakrum und den beiden Ossa iliaca werden im deutschsprachigen Raum als Iliosakralgelenke (ISG) bezeichnet, in der internationalen Nomenklatur als Sakroiliakalgelenke (SIG).

Trotz ihrer großen funktionellen Bedeutung wird den ISG in der Fachliteratur nicht die gleiche Aufmerksamkeit gewidmet wie den Kopfgelenken. Ein Grund dürfte die höhere Vulnerabilität der oberen Halswirbelsäule bzw. der Kopfgelenke sein mit all den bekannten neurologischen, juristischen und versicherungsrechtlichen Konsequenzen. Der Anteil von Beckenringaffektionen an der Chronifizierung unterschiedlicher Schmerzzustände des Bewegungs-

Tipp

Die Reihenfolge **Kopf – Becken – Schultergürtel** ist nicht umkehrbar. ▶ Physiotherapeutische Bemühungen, beim Säugling eine ausbleibende oder verzögerte Drehung vom Rücken auf den Bauch durch passive Rotationsbewegungen des Beckens oder Schultergürtels zu beheben, werden bei gleichzeitiger Störung der Kopfgelenksfunktion nicht von Erfolg gekrönt sein.

systems ist jedoch deutlich größer als allgemein angenommen wird. Bischoff (1994) weist auf die Rolle der ISG für die Gesamtstatik der Wirbelsäule hin und geht ausführlich aus schmerztherapeutischer Sicht auf die klinische Bedeutung funktioneller Störungen des Beckenringes ein. Auch die Manuelle Medizin bei Kindern kennt diesen **schmerztherapeutischen Aspekt:** Plötzliches Hinken bei Kleinkindern, Hüftschmerzen im Vorschul- und Schulalter mit negativem sonographischem und radiologischem Hüftgelenkbefund und auch mancher sog. Wachstumsschmerz haben ihre Ursache sehr häufig in einer ISG-Blockierung.

Beim **Säugling** steht allerdings der **entwicklungsneurologische Gesichtspunkt** im Vordergrund: Ebenso wie die Kopfgelenkstrukturen sind auch die arthromuskulären Strukturen des Beckenringes, kurz ISG genannt, an der Steuerung des Tonus der Rückenmuskulatur beteiligt. Beim neuromotorisch unausgereiften Säugling lässt sich dies an einer Änderung der Stellreaktionen nach Behandlung einer segmentalen ISG-Dysfunktion demonstrieren.

4.4.1 Sonderkonstruktion ISG

Das menschliche Becken, bestehend aus dem Sakrum und den beiden Hüftbeinen, stellt ebenso wie die Kopfgelenke eine artspezifische Sonderkonstruktion dar. Form und Stellung des Beckenringes sind die phylogenetische Antwort auf den aufrechten, zweibeinigen Gang und bestätigen die enge Beziehung zwischen Form und Funktion: Um den Rumpf auf den unteren Extremitäten beim zweibeinigen Gang zu stabilisieren, musste das Becken im Laufe der Entwicklungsgeschichte kürzer und breiter werden als dies z.B. bei den Primaten der Fall ist. Die aufrechte Körperhaltung bedingt zudem eine Schwerpunktverlagerung des Rumpfes nach dorsal in Richtung Sakrum. Die dadurch entstehende vermehrte Axialbelastung wird durch die doppelte S-Form der Wirbelsäule ausgeglichen, unterstützt durch eine »gewisse Nachgiebigkeit« des Beckens (Putz 1994).

Das **ISG des Säuglings** stimmt in seiner artikulären Anordnung noch weitgehend mit dem ISG vierfüßiger Tiere überein, da die iliosakralen Gelenkflächen noch in derselben Ebene liegen wie die Facettengelenke der Wirbelsäule (Winkel 1992). Mit der Aufrichtung zum Stand und der zweibeinigen Fortbewegung tritt eine Änderung ein: Das Sakrum wird breiter, und die Gelenkflächen von Sakrum und Ilium formen sich in ihre endgültige Gestalt aus. Diese Veränderungen entstehen nach Solonen (1957) durch die mit dem aufrechten Gang verbundenen mechanischen Faktoren wie Körpergewicht, Druckeinwirkung auf die Oberschenkelknochen und Zugbelastung auf die Symphyse. Die zwischen Ilium und Sakrum auftretende

Torsion beim Gehen übt ferner einen direkten Einfluss auf die Gestalt des ISG aus.

4.4.2 ISG-Mobilität

Die **Biomechanik des Beckens** wird nicht nur durch die Beweglichkeit der ISG bestimmt, sondern durch die Funktionsgemeinschaft aus dem 5. Lendenwirbelkörper, dem Kreuzbein und den beiden Hüftbeinen. Der 5. Lendenwirbelkörper ist über eine Bandscheibe und die intervertebralen Gelenkstrukturen mit dem Sakrum verbunden, über das Lig. iliolumbale mit den Ossa iliaca. ISG und Symphyse bilden die amphiarthrotische Verbindung des Beckenringes. Dieses Funktionsgefüge führt passive Bewegungen über verschiedene Achsen aus, die allerdings in der Literatur nicht einheitlich dargestellt werden (Sutter 1977, Lavignole 1983, Frisch 1996).

> **Wichtig**
> In der klinischen Anwendung arbeitet man aus didaktischen Gründen mit virtuellen Achsen (Neumann 2003):
> - Nutation und Gegennutation des Sakrums geschehen über eine transversale Achse.
> - Die Rotation des Sakrums bewegt sich um je eine rechte und linke diagonale Achse.
> - Die gegenläufige Ante- und Retroflexion der Ossa iliaca über eine transversale Achse.
>
> Hinzu kommt die Vorstellung von einer longitudinalen Gleitbewegung zwischen Sakrum und Ilium (Upslip, Downslip) sowie Auffaltung bzw. Zufaltung der Ossa iliaca (Outflare, Inflare) (◘ Abb. 4.20).

Neumann (2003) beschreibt das **Bewegungsmuster** der knöchernen Elemente des Beckenringes **beim Gehen:** Dabei rotieren – kurz gefasst – die Ossa iliaca gegenläufig um eine transversale Achse, während das Sakrum in Abhängigkeit von der Standbeinseite um eine rechte oder linke diagonale Achse rotiert. Wahrscheinlich kommt es beim Gehen zusätzlich auch zu feinen Auf- und Zufaltbewegungen der Ossa iliaca und möglicherweise auch zu minimalen longitudinalen Gleitbewegungen in den ISG.

Insgesamt sind allerdings die **Bewegungsausschläge** in den ISG recht gering: Für Nutation und Gegennutation des Sakrums gegenüber den Ossa iliaca um eine transversale Achse werden Werte zwischen 0,4–4,3° angegeben; die Durchschnittswerte liegen bei 2° (Egund et al. 1978, Winkel 1992, Kissling und Michel 1997). In den ISG findet also – im Gegensatz zur Ansicht mancher Chirurgen – durchaus eine Bewegung statt, wenn auch beim Erwachsenen nur in geringem Umfang. Beim Säugling ist die ISG-Mobilität im Vergleich zum Erwachsenen etwa 15% höher

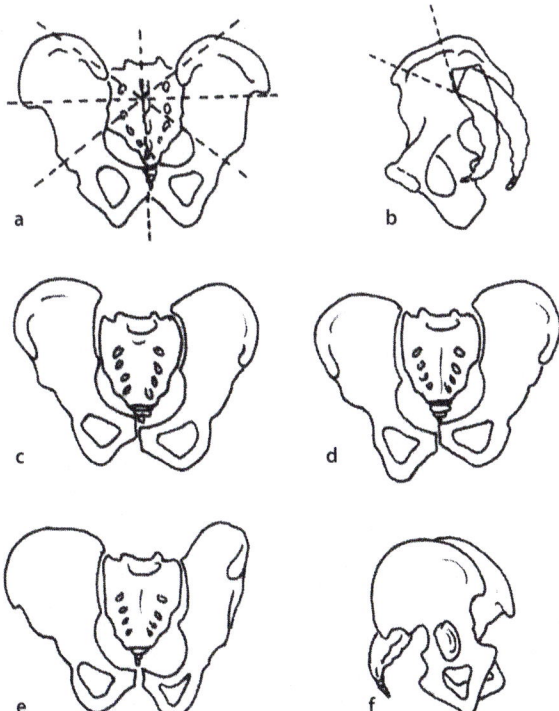

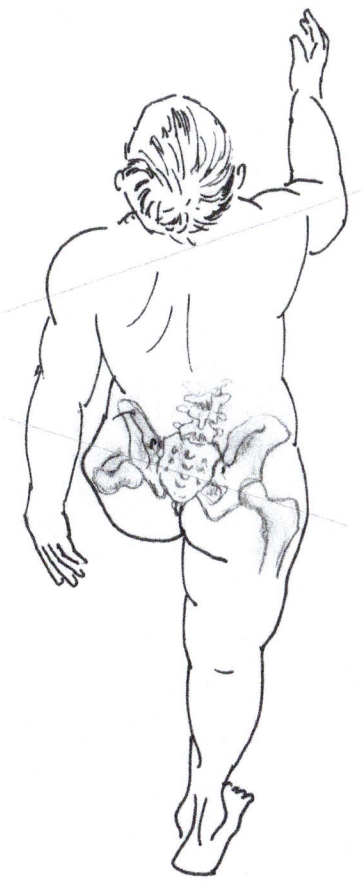

◘ **Abb. 4.20a-f** Bewegungsmuster von Sakrum und Ilium. **a** Bewegungsachsen des Sakrums. **b** Nutationsbewegung des Sakrums. **c** Upslip: Kranialstauchung des (rechten) Iliums. **d** Downslip: Kaudalstauchnung des (rechten) Iliums. **e** Outflare und Inflare: Auffaltung des rechten Iliums und Zufaltung des linken Iliums. **f** Beckenverwringung: Rechtes Ilium in Dorsalposition (posterior) gegenüber dem linken Ilium (anterior). An der Beckenverwringung ist stets das Sakrum mit einer Rotation über die rechte oder linke diagonale Achse beteiligt (a)

◘ **Abb. 4.21** Geh-Akt. Gegenläufige Rotationsbewegung von Schulter- und Beckengürtel. Schrittabhängige Torsionsbewegung des Beckenringes

(Brooke 1924). Sie sinkt dann kontinuierlich ab, um mit der Pubertät die Beweglichkeit des adulten ISG zu erreichen.

Die komplexe Bewegung des Beckenringes beim Gehen und die mitunter auffälligen Stellungsasymmetrien der einzelnen Beckenteile bei Dysfunktionen können allerdings nicht alleine auf das Bewegungsspiel in ISG und Symphyse zurückgeführt werden. Offenbar spielt auch die **Eigenelastizität** der knöchernen Anteile für die Gesamtmobilität eine Rolle. Dos Winkel (1992) fand bei adulten Becken eine Verbiegung des Os sacrum (Basis gegenüber Spitze) von 5–10 mm und Frigerio et al. (1974) eine Verformung des Iliums um mehrere Millimeter. Berücksichtigt man die Hebel- und Zugkräfte der zahlreichen am Becken angehefteten abdominalen, lumbalen, pelvinen und kruralen Muskelgruppen und die mit ihnen verwobenen Bandstrukturen und Faszienzüge, dann ist eine physiologische Eigenelastizität und »Nachgiebigkeit« des Beckenringes unverzichtbar für Haltungs- und Bewegungsleistung (◘ Abb. 4.21).

4.4.3 Myofasziale Verknüpfung

Aufgrund der klinischen Erfahrungen ist davon auszugehen, dass die gelenkmechanische Komponente bei sogenannten ISG-Blockierungen hinter der pathologichen Bedeutung der muskulären und faszialen Funktionsstörung zurücksteht. Die enge anatomische Verknüpfung des M. erector spinae mit der Glutealmuskulatur über Verbindungen zwischen Fascia thoracolumbalis und Fascia glutea wurde von Winkel (1992) beschrieben. Unter anderem fand er Verbindungen des M. gluteus maximus mit den tiefen Anteilen der Ligg. sacroiliaca, ferner zweiseitige Verbindungen des M. piriformis und auch des M. biceps femoris mit dem Lig. sacrotuberale.

> **Tipp**
>
> Die **Behandlung des Lig. sacrotuberale** hat sich bei therapieresistenten Schmerzzuständen und Blockierungsrezidiven als sehr wirksam erwiesen.

Asymmetrien der Beckenbeweglichkeit sind ein typisches Merkmal der ISG-Dysfunktion. Vleeming et al. (1998) stellen fest, dass solche Asymmetrien weitgehend auf das Konto der Beckenmuskulatur gehen; so könne schon nur eine einseitige Verspannung des M. piriformis bereits eine klinisch und radiologisch sichtbare schiefe Verziehung des Beckenringes, eine Verwringung, erzeugen (Beck-Föhn 1999).

> **Wichtig**
> **Bemerkenswert ist, dass das ISG-Blockierungsmuster beim Säugling sehr oft den Phasen des Gehzyklus entspricht: Beckentorsion mit gegenläufiger Iliumstellung und Rotation des Sakrums um eine diagonale Achse. Dies bekräftigt die Vermutung, dass nicht eine mechanische, sondern eine muskulärreflektorische und damit sensorisch relevante Komponente den wesentlichen Anteil an einer ISG-Dysfunktion im Säuglingsalter hat.**

4.4.4   ISG und Propriozeption

Die Innervation der dorsalen ISG-Anteile erfolgt aus dem R. dorsalis von S1 (Kissling und Michel 1997). Die Rami dorsales aus S2 und S4 führen Äste zum dorsalen Bandapparat und zu den Ligg. sacrotuberalia und sacrospinalia. Hervorzuheben ist das Vorhandensein zahlreicher dicker, markhaltiger Axone, die auf die **spezialisierte Propriozeption** im Bandapparat und in den autochthonen Muskeln hinweisen, die an Sakrum und Ilium entspringen.

Die Bedeutung dieser Propriozeption für Gleichgewicht und Körperkontrolle wird vor allem dann deutlich, wenn sie aufgrund einer sog. **ISG-Blockierung** gestört ist: Die bekannten Folgen sind bei älteren Kindern und Erwachsenen z.B. Haltungs- und Bewegungsasymmetrie des Rumpfes, Gangstörung, auch Unsicherheit beim Einbeinstand usw. Beim Säugling äußert sich die gestörte Propriozeption hingegen in passiver und aktiver Bewegungseinschränkung des Hüftgelenks der blockierten Seite, in Stellungsasymmetrie des Beckens, Haltungsasymmetrie des Rumpfes, in einer Beeinträchtigung der Rumpfaufrichtung aus der Bauchlage und der Drehung des Beckens gegenüber dem Rumpf. Vor allem aber kommt es zu einer mehr oder weniger ausgeprägten Tonusasymmetrie der autochthonen Rückenmuskulatur. Dass nicht die gestörte Gelenkmechanik des ISG, sondern die gestörte Propriozeption den Hauptanteil an der Pathologie einer ISG-Blockierung im Säuglingsalter hat, zeigt sich an der reproduzierbaren Besserung der posturalen und statomotorischen Reaktionen nach erfolgreicher manueller Behandlung. Dieser Effekt lässt sich rein gelenkmechanisch nicht erklären.

4.4.5   Die Vermittlerrolle des M. longissimus

Der Einfluss einer ISG-Behandlung auf die neuromotorische Steuerung ist in der Funktion der autochthonen Rückenmuskulatur begründet. Aus neuroanatomischer Sicht stellen Kiefergelenke (▶ auch Kap. 10), Kopfgelenke, Wirbelgelenke und ISG eine geschlossene kinematische Kette dar. Das dynamische Bindeglied zwischen kraniozervikalem Übergang und Becken ist das System der autochthonen Rückenmuskeln (Neuhuber 2005). Der einzige Muskel, der die gesamte Länge der Wirbelsäule vom Becken bis zum Hinterhaupt überzieht, ist der M. longissimus. Diesem Muskel weist Neuhuber eine Schlüsselrolle in physiologischer und pathophysiologischer Hinsicht bei der Vermittlung zwischen kraniozervikalem Übergang und Beckenregion zu. Der M. longissimus entspringt am dorsalen Bandapparat des ISG, sowohl am sakralen als auch am iliakalen Anteil mit ligamentären Verbindungen zur Fascia thoracolumbalis und zum Ligamentaum sacrotuberale. Er zieht mit »überlappend gestaffelten Ursprüngen und Ansätzen« (Neuhuber 2005b) von beiden ISG-Gelenkpartnern bis zum Processus mastoideus. Dank der Propriozeptorendichte im dorsalen Bandapparat der ISG und im M. longissimus ist der Longissimus »als ein das ISG überbrückender Muskel« in der Lage, Bewegungen in diesem Gelenk zu registrieren. Obwohl die Beweglichkeit im ISG sehr gering ist (▶ Abschn. 4.4.2), werden nach Neuhuber aufgrund der »enormen Empfindlichkeit der primären Muskelspindelafferenzen« auch geringe Bewegungen des ISG ans Zentralnervensystem gemeldet und führen dort zu »reflektorischen Effekten auf spinalem und supraspinalem Niveau«. Die neuronalen Zusammenhänge ergeben sich aus der autochthonen Innervation des M. longissimus über die Rami dorsales aus Motoneuronen im ventromedialen Anteil des spinalen Vorderhorns, die im Zielgebiet medial absteigender Bahnen liegen wie z. B. dem Tractus vestibulospinalis und reticulospinalis, über die auch kaudale Anteile des M. longissimus beeinflusst werden. Zudem »finden die Propriozeptoren der Halsmuskeln und vermutlich auch der Kaumuskulatur über die Projektion zu den Vestibulariskernen und zu propriospinalen Neuronen des zervikalen Vorderhorns Zugang zur Steuerung des M. longissimus und somit zu einer Beeinflussung der ISG« (Neuhuber 2005b). Dieses wissenschaftlich belegte Erklärungsmodell bestätigt den therapeutischen Effekt der ISG-Manipulation bei bewegungsgestörten Säuglingen mit neuromotorischen Auffälligkeiten wie oben beschrieben.

4.5 Die übrigen Schlüsselregionen

4.5.1 Zervikothorakaler Übergang und mittlere BWS

Kopfgelenke und ISG bilden gewissermaßen den oberen und unteren Pol des Sensororgans »Wirbelsäule«. Die dazwischen liegenden Schlüsselregionen erhalten ihre **sensorische Bedeutung** aus bestimmten anatomischen und biomechanischen Merkmalen: Während die Gelenkfortsätze der HWS in der Transversalebene nach ventral geneigt sind, ändern sie in der BWS die Richtung und sind mehr frontal gestellt und leicht konvex gekrümmt. Im zervikothorakalen Übergang findet also ein **Wechsel in Ausmaß und Richtung der Bewegung** statt. Ebenso ist hier der Scheitelpunkt der Wendezone gegenläufiger Rotationsbewegungen von Kopf- und Schultergürtel angesiedelt. In Verbindung mit der HWS-Extension ermöglicht dieses Rotationsmuster dem Säugling am Ende des 1. Trimenons die Aufrichtung des Kopfes und die Blickwendebewegung aus dem Unterarmstütz. Am zervikothorakalen Übergang liegen ferner der Ansatz des M. longissimus thoracis und der Ursprung von M. spinalis cervicis und M. splenius capitis; diese Muskeln gehören alle zum Verbundsystem des autochthon innervierten M. erector spinae.

Gleiches gilt für die zervikalen und kranialen Züge des M. splenius und des M. longissimus sowie für den M. semispinalis capitis, die ihr Ursprungsgebiet jeweils über den zervikothorakalen Übergang hinaus ausdehnen. Sie reichen von den Dorn- und Querfortsätzen des 5. und 6. Brustwirbelkörpers bis zum Proc. mastoideus, dem Querfortsatz des Axis und dem Okziput. Alle diese Muskeln wirken bei **beidseitiger Innervation** streckend auf Kopf, Halswirbelsäule und obere Brustwirbelsäule, bei **einseitiger Innervation** seitbeugend und drehend. Sie sind die Hauptakteure bei der Aufrichtung des Kopfes aus dem Unterarmstütz am Ende des 1. Trimenons, während die kurzen Muskeln des medialen Traktes den entscheidenden **sensorischen Anteil** an dieser Leistung haben: allen voran die subokzipitalen Muskeln, gefolgt von den Mm. rotatores, Teilen des M. multifidus und den Mm. interspinales und intertransversarii. Der M. longissimus capitis mit seinem hohen Anteil an Muskelspindeln ist dabei ebenfalls zu nennen.

4.5.2 Dorsolumbaler Übergang

Auch der dorsolumbale Übergang spielt als Schlüsselregion bei der **sensomotorischen Entwicklung** des Säuglings eine bedeutende Rolle. Die frontal ausgerichteten und konvex ausgeformten Gelenkfortsätze der Brustwirbelsäule weichen einer mehr sagittalen Stellung der leicht konkav geformten Gelenkfortsätze der Lendenwirbelsäule. Der dorsolumbale Übergang gehört zur Wendezone der gegenläufigen Bewegung von Rumpf und Beckengürtel. Da die Rotationsbewegung im Segment Th12/L1 gering ist, erstreckt sich die Wendezone über mehrere dorsale und lumbale Segmente, begünstigt durch die größere Drehbeweglichkeit im (funktionell schon zum Becken gehörenden) Lumbosakralgelenk (Putz 2003). Die **Drehung** des Säuglings **vom Rücken auf den Bauch** ist ein Beispiel für dieses Bewegungsmuster, das die physiologische Rumpfrotation mit diagonaler Arm-Bein-Bewegung beim Gehvorgang bahnt (◘ Abb. 4.22) und eigentlich die frühkindliche Voraussetzung für das freie Gehen darstellt.

Vier autochthone Muskeln haben ihr Ursprungsgebiet im dorsolumbalen Übergang:

- M. spinalis thoracis,
- M. semispinalis thoracis,
- M. semispinalis cervicis und
- M. iliocostalis thoracis.

Sie verbinden im Einzelnen den dorsolumbalen Übergang mit der oberen Brustwirbelsäule, den oberen Rippen und der unteren Halswirbelsäule. Sie wirken ebenfalls streckend auf HWS und BWS sowie seitneigend und drehend. Für die Aufrichtung des Rumpfes in den Handstütz am Ende des 2. Trimenons sind sie ebenso unentbehrlich wie für die zur gleichen Zeit erfolgende Drehung vom Rücken auf den Bauch, gemeinsam mit den vom Sakrum entspringenden Mm. iliocostales, longissimi und multifidi. Die drei letztgenannten Muskelzüge verbinden das Sakrum mit dem zervikookzipitalen Übergang, dem Os temporale (Proc. mastoideus) und dem Axis.

Exkurs: Autochthone Muskulatur

Für die **Interaktion dieser autochthonen Muskeln** bietet sich folgende Erklärung an: Dickkalibrige (propriozeptive) zervikale Afferenzen steigen kranialwärts bis zur kaudalen Brücke auf und nach kaudal weit bis in thorakale Rückenmark hinab, wo sie mit thorakalen Afferenzen zusammenlaufen. Kranial kommt es zur Konvergenz zervikaler Afferenzen mit primären Hirnnervenafferenzen, vor allem denjenigen des Trigeminus und Vagus (Neuhuber 1998). Daraus ließe sich eine plausible neuroanatomische Erklärung für die funktionelle Koppelung von Kopfgelenken, zervikothorakalem Übergang und den Segmenten Th5/6 beim Transport sensorischer Informationen ableiten.

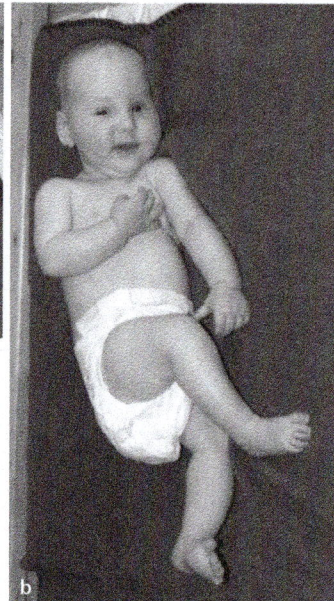

◻ Abb. 4.22 a Bewegungsmuster beim Überrollen. **b** Im 90°
gedrehten Bild scheint das Kind zu springen bzw. mit dem rechten
Bein zu kicken. Gegenläufige Rotation von Schultern und Becken
entsprechend dem reziproken Muster beim Gehen

> **Wichtig**
> **Es muss betont werden, dass keiner der hier ge-
> nannten Muskeln für sich allein aktiv werden kann,
> sondern nur im Verbund mit der gesamten autoch-
> thonen Muskulatur, die stets im antagonistischen
> oder synergistischen Zusammenspiel mit der übrigen
> Rumpfmuskulatur steht. Die autochthone Muskula-
> tur spielt jedoch wegen ihres Aufbaus und vor allem
> wegen ihrer exklusiven Innervation eine besondere
> Rolle, zum einen in allen Phasen der posturalen Ent-
> wicklung, zum anderen als sensomotorisch bedeut-
> samer Tatort von segmentalen Dysfunktionen, den
> sog. Blockierungen (s.u.).**

4.5.3 »Bahnhöfe« und Vernetzungsorte

Segmentale Dysfunktionen an den sensorischen Schlüsselregionen treten kaum isoliert auf. Bei einer **Kopfgelenksblockierung** wird man regelmäßig, wie bereits dargelegt,
eine Dysfunktion an den ISG finden, meist aber auch an
den anderen genannten Abschnitten. Sensorische Schlüsselregionen sind sie deshalb, weil Blockierungen in diesen
Segmenten beim Säugling die Aufrichteentwicklung aus
der Bauchlage verhindern, weniger aus mechanischen
Gründen, sondern weil die nozizeptiv besetzten Propriozeptoren des Achsenorgans die Programmierung dieser
motorischen Leistung beeinträchtigen. Diese Feststellung
wird durch die motorische Antwort nach manualmedizinischer Beseitigung der segmentalen Dysfunktion an
den Schlüsselregionen bestätigt.

Schon Karl Sell, Gründer des Ärzteseminars Neu-
trauchburg und Urvater der MWE, kannte die Bedeutung
dieser Wirbelsäulenabschnitte und bezeichnete sie als
»Bahnhöfe, weil dort alles ankommt«. Plato und Kopp
(1996) weisen darauf hin, dass es sich bei diesen Regionen
um **quer zur Körperachse liegende Strukturen** handelt:
Schädelbasis mit Kopfgelenken, obere Thoraxapertur, Diaphragma abdominalis, Beckenring und Beckenboden. Die
Autoren postulieren aus schmerztherapeutischer Sicht
eine Vernetzung mit anderen somatischen und nicht-
somatischen Ebenen: Bewegungs- und Gefäßsystem, viszerale Ebene sowie Psyche und Umfeld. Sie kommen ebenfalls zu der Feststellung, dass sich therapeutisches Handeln
in diesen Abschnitten als besonders wirksam erwiesen hat.

4.6   Zusammenfassung

— Die Entwicklung der Körperkontrolle und des Handgeschicks ist das **Ergebnis von Datenverarbeitung**
aus unterschiedlichen Wahrnehmungsmodalitäten,
von denen die
— **Propriozeption** wohl die wichtigste Rolle spielt.
— Eine **störungsfreie Funktion** der Wirbelsäule und
der autochthonen Rückenmuskulatur ist für die
sensomotorische Entwicklung des Kindes unverzichtbare Voraussetzung:
— **Segmentale Dysfunktionen** (Blockierungen) an
den Strukturen des Achsenorgans, vor allem an den
sensorischen Schlüsselregionen, können über eine
fehlerhafte Wahrnehmungsverarbeitung die Ausbil-

dung der Fähigkeit zur raum-zeitlichen Bewegung und den darauf aufbauenden Erkenntnisfunktionen nachhaltig beeinträchtigen (▶ Abschn. 2.1.1, Raumorientierung und Gestaltwahrnehmung). Dies gilt für Kinder mit intakter Hirnfunktion ebenso wie für Kinder mit infantiler Zerebralparese, bei denen »banale« Wirbelsäulenblockierungen die Entfaltung der verbliebenen motorischen Restfunktionen behindern und somit den gesamten Verlauf nachteilig beeinflussen.

Fazit

Die Verbesserung der Wahrnehmungsverarbeitung durch Beseitigung peripherer segmentaler Dysfunktionen hat unmittelbaren Einfluss auf die Qualität der Haltungs- und Bewegungsleistung.

Die Blockierung: pathophysiologische Aspekte

Wilfrid Coenen

5.1   Neurophysiologisches Denkmodell   – 70

5.1.1   Nozizeptorenaktivität   – 70

5.1.2   Dysfunktion der metameren Strukturen   – 72

5.1.3   Pathologie des Spindelrezeptors   – 72

5.1.4   Manualmedizinische Diagnostik   – 73

W. Coenen, *Manuelle Medizin bei Säuglingen und Kindern*,
DOI 10.1007/978-3-642-20734-1_5, © Springer-Verlag Berlin Heidelberg 2016

5.1   Neurophysiologisches Denkmodell

An jeder gelenkigen Verbindung des Körpers, jedem Bewegungselement können **funktionelle Störungen** auftreten, die gewöhnlich zunächst reversibel sind. Typische **Symptome** sind Bewegungseinschränkung und Schmerzen, auch Kraftverlust und Störung der Körperkontrolle. Besonders die segmentalen Dysfunktionen der Wirbelsäule sind von Bedeutung: nicht nur, weil sie die klassische Indikation für eine manualmedizinische Intervention darstellen, sondern vor allem wegen der entwicklungsneurologischen Konsequenzen und wegen ihres Einflusses auf die sensomotorische Steuerung.

Die **Pathophysiologie einer segmentalen Wirbelsäulendysfunktion** ist sehr komplex und noch nicht in allen Einzelheiten geklärt. Sicher ist, dass es sich dabei **nicht** um die Subluxation eines Wirbelgelenks handelt, wie früher angenommen. Es handelt sich auch nicht um einen eingeklemmten Nerv und schon gar nicht um einen ausgerenkten oder, schlimmer noch, einen »herausgesprungenen« Wirbel, wie dies von medizinischen Laien gerne formuliert wird – eine Diktion, der sich ein Manualmediziner unbedingt verweigern muss, wenn er ernst genommen werden will.

Im internationalen Sprachgebrauch wird die reversible Funktionsstörung an einem Wirbelsäulengelenk als **segmentale peripher-artikuläre Dysfunktion** bezeichnet (Neumann 2003), eine sicherlich korrekte, aber etwas umständliche Bezeichnung. Wesentlich anschaulicher ist der im Deutschen übliche Begriff Blockierung, sofern er nicht wie früher rein mechanisch verstanden wird, sondern die Steuerung des gesamten Regelsystems auf der segmental-spinalen Reflexebene einschließlich der vertikalen zentralnervösen Verschaltungen miteinbezieht. In seinem didaktischen Denkmodell zur Manuellen Medizin bietet Neumann (2003) eine sehr anschauliche Darstellung der Doppelfunktion des Wirbelbogengelenks als Teil des Bewegungssystems und als Teil eines nervös-reflektorischen Regelkreises.

■ ■ Symptombild einer Blockierung

Im Vordergrund des therapeutischen Interesses stehen die **reversiblen hypomobilen** Funktionsstörungen.

Zwei **grundsätzliche Aspekte** bestimmen das Bild der Blockierung,
- der mechanische Aspekt und
- der neurophysiologische Aspekt.

Die **mechanische Komponente** äußert sich in einem gestörten Bewegungsspiel des Gelenks (»joint play«), das dann klinische Bedeutung erlangt, wenn »es von neurophysiologischen Reaktionen begleitet wird« (Wolff 1996).

Zu **neurophysiologischen Reaktionen** zählen:
- Spontanschmerzen und/oder haltungs- und bewegungsabhängige Schmerzen,
- erniedrigte nozizeptive Reizschwelle der segmental zugeordneten Strukturen,
- veränderter segmentaler Muskeltonus und veränderte myofasziale Viskoelastizität,
- Störung vegetativer Reaktionen auf segmentaler Ebene,
- Störung zentraler Steuerungsvorgänge.

Diese **Symptome** treten in unterschiedlicher Intensität und wechselnder Zusammensetzung auf. **Vegetative Zeichen** werden nicht immer sichtbar, auch die Schmerzintensität variiert mitunter beträchtlich. Obligatorisch ist die erniedrigte nozizeptive Reizschwelle im Segment und der pathologisch veränderte segmentale Muskeltonus, der vor allem bei Kindern ein zuverlässiges diagnostisches Kriterium ist, wenn das gestörte Gelenkspiel infolge mangelnder Kooperationsfähigkeit nicht sicher erfasst werden kann.

In Abgrenzung zum neuralgischen Schmerz als Folge einer Affektion der afferenten sensiblen Leitungsbahnen (z.B. bei Wurzelkompression) wird der bei einer Blockierung auftretende Schmerz als **Rezeptorenschmerz** bezeichnet, hervorgerufen durch die adäquate Reizung eines sensiblen Rezeptors, eben des Nozizeptors. Dieser Rezeptorenschmerz wird gewöhnlich am Ort des Nozizeptorenreizes empfunden, kann aber als **fortgeleiteter Schmerz** (»referred pain«) auch in nicht unmittelbar betroffenen Strukturen gespürt werden. Hierfür wird auch das Fasziensytem verantwortlich gemacht, das alle Elemente des Bewegungsapparates ohne Unterbrechung miteinander verbindet und auch die Beziehungen zu den inneren Organen herstellt.

5.1.1   Nozizeptorenaktivität

In den heute vertretenen Arbeitshypothesen zur Entstehung einer Blockierung geht man von einer **Störung der nervös-reflektorischen Steuerung** des Wirbelgelenks und seiner Begleitstrukturen aus (Wolff 1996, Dvořák et. al. 1997, Neumann 2003). Dabei wird die Nozizeptorenaktivität im betroffenen Segment als wesentlicher pathogenetischer Faktor angesehen (Wolff 1983, 1996, Coenen 2001, Locher 2003):

Werden zum Beispiel die Nozizeptoren eines Wirbelgelenks durch eine Noxe aktiviert (Trauma, mechanische Ursachen, Degeneration, anhaltende muskuläre Dysbalance bei Fehl- oder Schonhaltung usw.), gelangen die nozizeptiven Signale von dem »Nozigenerator« Wirbelgelenk über langsam leitende, dünnkalibrige nozizafferente

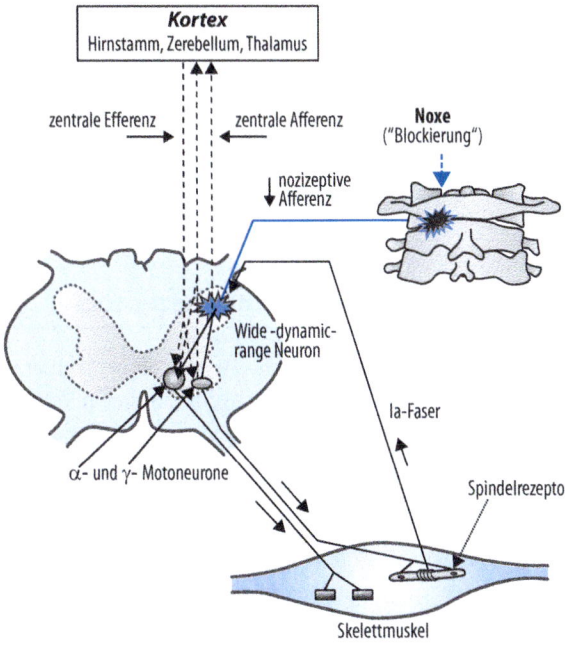

Abb. 5.1 Verknüpfung des nozizeptiven Systems mit der
γ-Schleife: Aktivierung der Nozizeptoren des Wirbelgelenks C1/C2.
Nozizeptive Signale gelangen über dünnkalibrige, langsam leitende
afferente Nervenfasern zum Wide-dynamic-range-neuron im Rü-
ckenmarkshinterhorn. Von hier aus werden Aktionspotenziale zentralwärts geleitet (bewusste Schmerzwahrnehmung) und gelangen
gleichzeitig zu den α- und γ-Motoneuronen im Rückenmarksvorderhorn. Bei überschwelligem Reiz kommt es dort zur Entladung von
AP, die fortgeleitet über efferente α- und γ-Motoaxone sowohl eine
Kontraktion des autochthonen segmentalen Muskels als auch eine
intrafusalen Kontraktion der dazugehörigen Muskelspindeln bewirken. Über die γ-Schleife wird die Tonuserhöhung des Muskels auf-
rechterhalten, solange der nozizeptive Einstrom andauert

Nervenfasern zu einer spezifischen Hinterhornzelle, dem
Wide-Dynamic-Range-Neuron (WDR-Neuron). Bei Erregung des WDR-Neurons durch überschwellige nozizeptive Reizanflutung werden Aktionspotenziale sowohl
zentralwärts in Richtung Großhirn (Schmerzwahrnehmung) geleitet als auch über axonale Kollateralen auf die
α- und γ-Motoneurone im Rückenmarksvorderhorn. Von
dort gelangen sie über efferente α- und γ-Motoaxone sowohl an die motorische Endplatte der autochthonen segmentalen Muskulatur als auch an die Endpole der darin
enthaltenen Muskelspindel, wo es zur intrafusalen Kontraktion kommt. Auf diese Weise entsteht eine **reflektorische Tonuserhöhung** des segmental zugeordneten
Muskels, die so lange bestehen bleibt, wie der nozizeptive
Einstrom andauert (**□** Abb. 5.1).

■■ Reflektorische Tonuserhöhung
Diese Nozireaktion im Rahmen einer **Segmentblockierung** ist als umschriebene **Muskelhärte** tastbar und entspricht dem **Irritationspunkt** (Bischoff 1983). Das Gelenk-

spiel des betroffenen Wirbels ist in einer bestimmten Bewegungsrichtung eingeschränkt, meist in einer Kombination von Rotation, Sagittal- und Seitflexion, während
die Bewegung in die jeweilige Gegenrichtung frei ist.
Dieses **Prinzip** von gesperrter und freier Richtung ist charakteristisch für eine Blockierung, ebenso die Minderung
der segmentalen Muskelhärte bei Bewegung in die freie
Richtung und Zunahme bei Annäherung an die Bewe-
gungsbarriere. Der pathologisch **erhöhte Muskeltonus**
geht stets auch mit einer Absenkung der lokalen Schmerz-
schwelle einher, weswegen man am betroffenen Muskel
gewöhnlich eine deutliche **Druckschmerzhaftigkeit** findet
und häufig auch einen **Spontanschmerz** bei Bewegung
oder Belastung.

Den Einfluss pathologischer Vorgänge im Organismus
auf die γ-Motoneurone beschreibt Wolff (1983) am Beispiel der **Bauchdeckenabwehrspannung** bei der **Appen-
dizitis**: Nozizeptive Afferenzen aus dem entzündeten
Appendix wirken depolarisierend auf die γ-Motoneurone
der segmentalen spinalen Ebene. Es kommt zu einer anhaltenden intrafusalen Kontraktion des Spindelrezeptors
und aufgrund der Aktivierung v.a. der sekundären II-Affe-
renzen zu einem erhöhten Ruhetonus der Bauchmuskulatur.

> ❯ **Wichtig**
> **Unabhängig von diesen spinalen reflektorischen
> Vorgängen wird die Basisaktivität der γ-Moto-
> neurone von zerebralen Zentren gesteuert. Von hier
> aus erfolgt die Anpassung und Modulation des
> Grundtonus der Muskulatur gemäß den Erforder-
> nissen des Organismus in Auseinandersetzung mit
> der Umwelt.**

Dabei haben neben Schwerkraftbewältigung und Bewegungssteuerung auch die **affektive Gesamtgestaltung** der
Person sowie emotionale und milieubedingte Faktoren
Einfluss auf das Gammasystem. Sensible, seelisch labile
und ängstliche Menschen oder Menschen mit hoher be-
ruflicher Belastung weisen oft einen **erhöhten Grundtonus der Skelettmuskulatur** auf, wodurch sich die Symptome einer Blockierung verstärken können oder auch
therapieresistent bleiben. Bei solchen Patienten kann die
Basisaktivität der γ-Motoneurone auch im Schlaf erhöht
sein. Dies wird dem limbischen System angelastet, in welchem das affektive Verhalten und die Verarbeitung psychischer Einflüsse mit der somatomotorischen Steuerung
gekoppelt werden. Der Erholungswert des Schlafes wird
hierdurch beeinträchtigt mit der Folge morgendlicher
Muskelverspannung und Tagesmüdigkeit.

Andererseits kann die Empfindlichkeit des Gamma-
systems aus diagnostischen Gründen **künstlich** verändert
werden, wie die erhöhte Aktivität der Muskeleigenreflexe
beim Jendrassik-Handgriff zeigt.

5.1.2 Dysfunktion der metameren Strukturen

Neben der zentralnervösen Steuerung der Muskelanspannung wird der Tonus der Muskulatur auch von physikalischen Eigenschaften des Bindegewebes mitgestaltet, der **Viskoelastizität** der Faszie. Dieser **viskoelastische Tonus** entsteht durch den osmotischen Druck des Gewebes und durch die Eigenelastizität des dreidimensional scherengitterartig angeordneten Bindegewebes. Hinzu kommt die Vorspannung der Faszie, offenbar aktiv gesteuert über glatte Muskelzellen, die zwischen den kollagenen Fibrillenbündeln zu finden sind (Staubesand, Li 1996).

Die enge anatomische und funktionelle Verknüpfung von Faszie und Muskel hat zur Folge, dass sowohl bei einer segmentalen Blockierung als auch bei anderen pathologischen Zuständen des Bewegungssystems die Viskoelastizität des Faszjengewebes verändert ist. Der Nachweis gelingt hier ebenfalls über manuelle Untersuchungstechniken.

Die **vegetative Begleitsymptomatik** einer Blockierung wird durch die sympathische Systemaktivierung erklärt (Locher 2003): Vom WDR-Neuron ziehen kollaterale Axone zu den sympathischen Ursprungsneuronen im Seitenhornkomplex des Rückenmarks, wo der nozizeptive Zustrom die Dysregulation im sympathischen System bewirkt. Auch die muskulären, gelenkigen, ligamentären und kutanen Strukturen des kraniozervikalen Übergangs, der in der Manuellen Medizin bei Kindern von großer klinischer Bedeutung ist, werden vom sympathischen Nervensystem aus den Halsganglien des Grenzstrangs versorgt (Neuhuber 2005). Zielorgane der postganglionären Neurone sind die Blutgefäße (vor allem der Skelettmuskulatur), Schweißdrüsen und auch die Mm. arrectores pilorum. Möglicherweise nehmen sympathische Neurone auch trophischen Einfluss auf Bindegewebestrukturen (▶ Abschn. 7.3, Myofasziale Lösetechniken).

Fazit
Diese Darstellungen zeigen, dass bei einer segmentalen Dysfunktion der Wirbelsäule, einer **Blockierung, die metameren Strukturen** des betroffenen Segments an der Pathologie beteiligt sind:
— Haut,
— Unterhautbindegewebe,
— Faszie,
— Muskel,
— Gelenkkapsel,
— Nervenleitung und
— Gefäßfunktion.

In der Sprache der Systemtheorie (▶ Abschn. 2.2, Neurophysiologische Aspekte der Bewegungsentwicklung) bedeutet dies: Die Elementarkategorien – Materie, Energie und Steuerung – sind in ihrem zeitlichen Ablauf gestört oder – wenn man so will – blockiert!

5.1.3 Pathologie des Spindelrezeptors

Der entwicklungsneurologische Aspekt einer Segmentblockierung der Wirbelsäule soll hypothetisch am Verhalten der Muskelspindel unter pathologischen Bedingungen kurz erläutert werden.

In dem hier skizzierten Blockierungsschema (◘ Abb. 5.1) ist der **nozizeptive Zustand des Spindelrezeptors** wegen seiner Bedeutung für die Propriozeption und die sensomotorische Steuerung von besonderem klinischen Interesse. Der Aufbau der Muskelspindel und ihre Koppelung an die α- und γ-Motorik weisen die Besonderheit dieses Rezeptors aus, der Fühler und Regler in einem ist.

Der bei einer Blockierung tastbare und meist druckschmerzhafte umschriebene Hartspann in der betroffenen Muskulatur geht immer auch mit einer **tonischen Anspannung der Muskelspindel** einher (s. Erläuterung in (◘ Abb. 5.1). In diesem Zustand sind die intrafusalen Muskelfasern nozizeptiv besetzt und nicht in der Lage, adäquate propriozeptive Daten zu liefern, da die Fähigkeit des Rezeptors zur stufenlosen Längenanpassung beeinträchtigt bzw. aufgehoben ist. Die fortgeleiteten sensorischen Signale sind fehlerhaft. Verfälschte propriozeptive Daten beeinträchtigen die zentrale Wahrnehmungsverarbeitung mit entsprechenden Folgen für das stütz- und zielmotorische Ergebnis.

Die mitunter vertretene Ansicht, es gäbe in den Nackenmuskeln bzw. an den Kopfgelenken kein γ-System, »lässt sich auf die Schwierigkeiten zurückführen, Eigenreflexe der Nackenmuskeln isoliert darzustellen. Natürlich gibt es ein γ-System in den Nackenmuskeln«(Neuhuber 2008). **Spindelreflexe aus Nackenmuskeln** werden vor allem in »zerviko-kollische und vestibulo-kollische Reflexe eingespeist«. Die direkte, homolateral verlaufende Projektion zum Verstibulariskernkomplex ist besonders ausgeprägt bei (propriozeptiven) Afferenzen aus den Segmenten C2 und C3, was für das Verständnis der klinischen Symptomatik einer zervikookzipitalen Dysfunktion im Säuglingsalter von Wichtigkeit ist.

Aus didaktischen Gründen wird hier die gestörte Wahrnehmungsverarbeitung am Beispiel der **Propriozeption** dargestellt. Tatsächlich beeinträchtigt eine segmentale Dysfunktion gewöhnlich auch die Exterozeption, die Sensorik der zugeordneten Hautareale und je nach Lokalisation der Blockierung mitunter auch die Funktion innerer Organe.

Die gestörte Propriozeption ist jedoch der entscheidende entwicklungsneurologische Aspekt. Zur **Pathologie der informationsverarbeitenden dynamischen Systeme** schreibt Wolff:

> » Falsche oder verfälschte Informationen können falsche Verrechnungsergebnisse und damit falsche Efferenzen zur Folge haben. – Im Gegensatz zur linearen Proportionalität von Ursache und Wirkung in der Physik spielen hier Schwellen und Schwingungsbreiten, d.h. stochastische Verhaltensweisen eine charakteristische Rolle ... Im klinischen Klartext heißt das: Wenn die Möglichkeiten der Kompensation erschöpft sind, beginnt die Pathologie. (Wolff 1996)

Grob vereinfacht zeigt das **klinische Bild einer Blockierung** im Kindesalter somit zwei **typische Merkmale**:
1. Schmerz und Bewegungseinschränkung.
2. Störung der sensomotorischen Steuerung aufgrund veränderter Propriozeption, ggf. Störung vegetativer Funktionen.

Welche der beiden Komponenten im Vordergrund steht, hängt entscheidend vom **Alter des Kindes** und vom Zeitpunkt des Eintretens der Störung ab:
- In der **frühkindlichen Phase**, das heißt, von der Schwangerschaft bis zum Abschluss der Markreifung am Ende des 4. Lebensjahres, wird eine Störung der propriozeptiven Wahrnehmungsverarbeitung andere Folgen haben als jenseits des 4./5. Lebensjahres. Das bedeutet, je jünger das Kind bei Eintritt der Störung ist, desto nachteiliger ist der Einfluss auf die neuromotorische Entwicklung. Denn neben der Markreifung und Organdifferenzierung seines Zentralnervensystems ist der Säugling zur Entfaltung der stütz- und zielmotorischen Programme auch auf eine einwandfreie, unverfälschte Wahrnehmungsverarbeitung angewiesen. Es wurde bereits dargelegt, dass eine unvollständige Ausbildung stützmotorischer Reaktionen aufgrund gestörter Propriozeption die Entwicklung des normalen Bewegungsrepertoires erheblich beeinträchtigt.
- Ab dem **5.–6. Lebensjahr**, also nach Abschluss der grob- und feinmotorischen Entwicklung, äußern sich Blockierungen an Wirbelsäule und Extremitäten meist als schmerzhafte Bewegungseinschränkung, sofern die sensomotorische Entwicklung bis dahin ungestört verlaufen ist. Die Gefahr einer nachhaltigen Beeinträchtigung der Programmierung basaler motorischer Muster durch reversible segmentale Dysfunktionen besteht in diesem Alter kaum noch.

Bei diesen Feststellungen wird grundsätzlich davon ausgegangen, dass die Organstrukturen des ZNS intakt sind. Kinder mit infantiler Zerebralparese erfordern eine andere Betrachtungsweise. Im vorausgegangenen Kapitel wurde allerdings bereits angedeutet, dass periphere Blockierungen auch bei diesem neurologischen Krankheitsbild die Symptomatik mit beeinflussen und einen wichtigen therapeutischen Ansatz bieten.

5.1.4 Manualmedizinische Diagnostik

Für die Durchführung der segmentalen Untersuchung im Kindesalter gelten zunächst die gleichen Grundsätze und Vorgehensweisen wie bei Erwachsenen. Es sei hier auf die einschlägige Literatur verwiesen (Bischoff 1994, Bischoff und Moll 2007, Dvořák 1997, Frisch 1998, Lewit 1997, Neumann 1983, 2003, Sachse u. Schildt-Rudloff 1992). Abweichungen von den bekannten Untersuchungstechniken gelten vor allem für Säuglinge, worauf in ▶ Abschn. 6.2 ausführlich eingegangen wird.

Die Erfahrung hat gezeigt, dass die **Irritationspunktdiagnostik** vor allem bei Kleinkindern und Säuglingen die genaueren Informationen über eine segmentale Dysfunktion liefern, da die typische Beweglichkeitsprüfung eines Wirbelkörpers bzw. Wirbelsäulenabschnitts aufgrund fehlender Kooperation des Kindes oder wegen Widerstand gegen die Untersuchung unzuverlässig oder gar nicht möglich ist. Solche Schwierigkeiten fallen bei der Irritationspunktdiagnostik deutlich weniger ins Gewicht.

> ❯ **Wichtig**
> Als Grundsatz der manualmedizinischen Diagnostik bei Kindern gilt: Unabhängig vom Alter des Kindes und von der Lokalisation der primären segmentalen Störung müssen stets auch die Übergangszonen der Wirbelsäule, die sensorischen Schlüsselregionen, untersucht und ggf. behandelt werden.

Denn jede anfänglich segmental begrenzte Blockierung wirkt sich auf das gesamte System der autochthonen Muskulatur aus (▶ Abschn. 4.2.3, Propriozeptive Signalanlage) und beteiligt diese Wirbelsäulenzonen, die »Bahnhöfe und Vernetzungsorte«, am pathologischen Geschehen (▶ Abschn. 4.5.3, »Bahnhöfe« und Vernetzungsorte).

Die Missachtung dieser Regel ist oft Ursache unzureichender Therapieergebnisse und therapieresistenter Blockierungen!

Das Tonusasymmetrie-Syndrom (TAS)

Wilfrid Coenen

6.1 Der »schiefe Säugling« – 76

6.1.1 Klinische Zeichen des Tonusasymmetrie-Syndroms (TAS) – 76

6.1.2 Physiologische Haltungsasymmetrie – 78

6.1.3 Differenzialdiagnosen der Symmetriestörungen – 80

6.1.4 Spastische Bedrohung? – 80

6.1.5 Dysfunktion der Kopfgelenke – 81

6.1.6 Reflektorische Tonussteuerung – 84

6.1.7 Verrechnungsfehler und Labyrinthstellreaktion – 84

6.1.8 Segmentale Dysfunktion der Wirbelsäule: Entwicklungsneurologischer Störfaktor – 85

6.1.9 Schädelasymmetrie – 87

6.1.10 Pathogenetische Überlegungen – 87

6.1.11 Problemlösung Sectio? – 89

6.2 Manualmedizinische und neurologische Standarddiagnostik – 89

6.2.1 Beurteilung der Kopf- und Körperhaltung in Rücken- und Bauchlage – 90

6.2.2 Orthopädischer Status – 90

6.2.3 Frühkindliche Reaktionen und General Movements – 91

6.2.4 Labyrinthstellreaktion, Halsstellreaktion und Seitneigetest – 92

6.2.5 Manualmedizinische Exploration der sensorischen Schlüsselregionen – 93

6.2.6 Myofasziale Diagnostik – 98

6.2.7 Neurologische Untersuchung – 98

6.2.8 Neurokinesiologische Untersuchung nach Vojta – 99

6.2.9 Bestimmung des Entwicklungsalters im Vergleich zum chronologischen Alter – 100

6.2.10 Der »3-Zeichen-Test« – 100

6.2.11 Röntgenuntersuchung – 100

6.3 Abgrenzung des TAS von infantiler Zerebralparese – 102

W. Coenen, *Manuelle Medizin bei Säuglingen und Kindern*,
DOI 10.1007/978-3-642-20734-1_6, © Springer-Verlag Berlin Heidelberg 2016

Schmerztherapie, Traumatologie und Rehabilitation sind die klassischen Indikationsgebiete der Manuellen Medizin. Dies gilt traditionell für erwachsene Patienten, hat seine Gültigkeit aber auch im Kindesalter.

> **Wichtig**
> **Die entwicklungsneurologische Indikation hingegen steht nicht in der manualmedizinischen Tradition, sondern stellt eine Neuentwicklung im Gesamtkonzept der Manuellen Medizin dar und eröffnet den Zugang zur Behandlung von Kindern mit sensomotorischen Störungen verschiedener Ursache.**

Als entwicklungsneurologische Indikation zur Anwendung der Manuellen Medizin gelten die **sensomotorische Dyskybernese (SMD)** des Vorschul- und Schulkindes (▶ Kap. 8), die **infantile Zerebralparese** (▶ Kap. 9) und das mit **TAS** abgekürzte dysfunktionelle **Tonusasymmetrie-Syndrom,** volkstümlich auch **KISS** genannt, das in diesem Kapitel eingehend besprochen wird.

6.1   Der »schiefe Säugling«

Ob nun Siebener-Syndrom, Schräglagedeformität oder sog. Säuglingsskoliose: Die Symptome ähneln einander in einer Weise, die vermuten lässt, dass es sich um verschiedene Betrachtungsweisen desselben Erscheinungsbildes handelt, wobei von den meisten Autoren vor allem die orthopädischen Symptome betont werden.

Der frühere Verdacht, dass die sog. Säuglingsskoliose **Vorstufe einer idiopathischen Skoliose** sei, wurde schon vor längerer Zeit entkräftet (James 1951, Scott und Morgan 1955, Lloyd-Roberts und Pilcher 1965). Mau (1982, 1986) weist auf die hohe Spontanheilungsrate der sog. Säuglingsskoliose bzw. Schräglageskoliose hin. Die Abgrenzung gegen die relativ seltene und prognostisch ungünstige infantile progrediente Skoliose ist nach Mau schon frühzeitig mit der Bestimmung des Rippen-Wirbelkörper-Winkels nach Metha (1972) möglich. Dies bestätigt auch Hefti (1997), der als Ursache der Säuglingsskoliose eine Persistenz des asymmetrischen tonischen Nackenreflexes (ATNR) annimmt, ohne allerdings darauf einzugehen, warum dieser Reflex persistieren solle. Er hält die **Prognose** der Säuglingsskoliose ebenfalls für gut und führt aus, dass fast alle diese Verkrümmungen im Laufe des 1. Lebensjahres wieder verschwinden. Diese Feststellung kann aufgrund eigener Erfahrungen zwar in vielen Fällen bestätigt werden, aber es fragt sich, ob die Säuglingsskoliose überhaupt ein eigenständiges Krankheitsbild ist, (Mau spricht nicht ohne Grund stets von der sog. Säuglingsskoliose), oder ob sie nicht als vorübergehendes Begleitsymptom einer anders gearteten Pathologie gedeutet werden muss.

Gutmann (1968, 1987) ging von einer »traumatischen Störung im Okzipitozervikalbereich« als Auslösefaktor der Symptomatik des Schräglagesyndroms aus, gekennzeichnet durch Kopfschiefhaltung, Kopfhalteschwäche, Rumpfskoliose, motorische Unruhe und Störung des Allgemeinbefindens. Er legte dar, dass die Symptome durch eine manualmedizinische Behandlung rasch behoben werden konnten.

Auch andere Autoren berichteten über vergleichbare Beobachtungen bei der Behandlung des »schiefen Säuglings« (Buchmann 1988, Biedermann 1991, Schick 1991, Coenen 1992); alle beschreiben einen pathologischen Befund an der oberen Halswirbelsäule bzw. der Okzipitozervikalregion. Biedermann (1991) bezeichnet den Symptomenkomplex im Hinblick auf die Stellungsasymmetrie des Atlas gegenüber den Okziputkondylen im a.-p.-Röntgenbild als **kopfgelenksinduzierte Symmetriestörung,** abgekürzt KISS. Für Coenen stehen die neuromotorischen und entwicklungsneurologischen Aspekte des Symptomenbildes im Vordergrund, das daher aufgrund der typischen klinischen Zeichen als **Tonusasymmetrie-Syndrom** bezeichnet wird. Den Begriff »Tonusasymmetrie« hatte Buchmann 1983 im Zusammenhang mit Atlasblockierungen bei Säuglingen verwendet (▶ Exkurs: Die Anfänge des TAS).

6.1.1   Klinische Zeichen des Tonus-asymmetrie-Syndroms (TAS)

Das TAS des Säuglings ist eine frühkindliche Bewegungsstörung ohne zerebrale Beteiligung. Pathogenetisch ist das TAS als **dysfunktionelles Syndrom** zu verstehen aufgrund reversibler segmentaler Funktionsstörungen an den sensorischen Schlüsselregionen des Achsenorgans.

Das TAS zeigt je nach Schwere und Dauer der pathologischen Veränderungen unterschiedlich ausgeprägte **vegetative** und **klinische Symptome.** Die häufigsten sind in ▶ **nachfolgender Übersicht** aufgeführt (Coenen 1992, 1996), wobei im Einzelfall keineswegs alle dieser Zeichen vorhanden sein müssen:

> **Übersicht: Vegetative und klinische Symptome des TAS**
> 1. Verhaltensauffälligkeiten (anamnestische Angaben)
> − Unruhe, Störung des Schlaf-Wach-Rhythmus
> − Störung der Nahrungsaufnahme (häufiges Erbrechen, Saug- und Trinkschwäche)
> − Stillen nur an einer Seite möglich
> − Schreckhaftigkeit, Lärmempfindlichkeit
> − Abneigung gegen Bauchlage (seltener gegen Rückenlage)

Exkurs: Die Anfänge des TAS

Im Jahr 1744 erschien im Verlag Johann Andreas Rüdiger zu Berlin die deutsche Fassung eines Buches von Niclas Andry unter dem feierlichen Titel »Orthopädie oder die Kunst, bey den Kindern die Ungestalt des Leibes zu verhüten und zu verbessern, alles durch solche Mittel, welche in der Väter und Mütter und aller der Personen Vermögen sind, welche Kinder zu erziehen haben«. In diesem umfangreichen und mit zahlreichen Kupferstichen illustrierten Werk ist auch ein schief auf dem Rücken liegender Säugling dargestellt, zu dessen Behandlung Andry empfiehlt, man möge »zu ausgestopften Schnürleibern Zuflucht nehmen«, ein Gedanke, dem Lübbe (1977) rund zweihundert Jahre später mit seinem Lagerungsleibchen eine humanere Form verlieh. Das Erscheinungsbild des schiefen Säuglings ist also in der Medizin schon seit langer

Zeit bekannt, wie auch Votivfiguren und Skulpturen aus unterschiedlichen Kulturkreisen mit Darstellung von Schiefhals oder Rumpfskoliose bezeugen. Verschiedene Vorschläge zur Prophylaxe und Behandlung der **Schräglagedeformität** (Gladel 1963, Beckmann 1963), des **Schräglagesyndroms** (Gladel 1970) oder der sog. **Säuglingsskoliose** (Mau 1982, 1986) sind in der Monographie »Die sog. Säuglingsskoliose und ihre krankengymnastische Behandlung« von Mau und Gabe (1986) zusammengefasst. Mau führt darin auch das von ihm erstmals 1962 beschriebene **Siebener-Syndrom** an, das im Zusammenhang mit der sog. Säuglingsskoliose zu beobachten sei, mit folgenden **Symptomen:**

- Dorsalskoliose,
- Hackenfüße,
- Beckenasymmetrie,

- Hinterhauptsabflachung,
- Kopfschiefhaltung,
- Hüftabspreizhemmung mit Pfannendysplasie,
- lumbodorsale Kyphose.

Mau hält die Symptomatik für die Folge einer einseitigen Gewohnheitshaltung und empfiehlt zur Vorbeugung die Bauchlage, die damals noch nicht mit dem **plötzlichen Kindstod** in Verbindung gebracht wurde. Gladel (1963) weist auf die parallele oväläre Verformung des Schädels hin, mit gleichseitiger Abflachung von Hinterhaupt und dorsalem Thorax, ferner auf einen Tiefstand der Glutealfalte auf der Auflageseite, während Beckmann (1963) einen Hochstand des Beckens samt Glutealfalte beschreibt.

- In Rückenlage Überstreckung von Kopf/Rumpf (opisthotone Haltung)
- Seitendifferente Bewegungsmuster der Extremitäten
- Schreikind
- »Unhandliches«, unschmiegsames Kind
- Teilnahmslosigkeit
2. Orthopädische Symptome
- Kopfschiefhaltung
- Schädelasymmetrie/Gesichtsskoliose
- Rumpfskoliose
- Ggf. dorsale Thoraxasymmetrie
- Beckenasymmetrie (Schräglagebecken)
- (Einseitige) Einschränkung der Hüftgelenkbeweglichkeit (auch ohne Hüftdysplasie)
- Fußfehlhaltungen (z. B. Hackenfüße, »windschiefe Fußhaltung« mit Vorfußadduktion der einen Seite und Abduktion der Gegenseite, hypermobiler Knickfuß u.Ä.)
3. Neuromotorische Zeichen
- Asymmetrische muskuläre Tonussteuerung
- Haltungsstereotypien der Extremitäten (Schlupfdaumen, Hyperpronation/-supination der Unterarme, Fausten, Haltungsasymmetrie der Beine etc.)
- Einseitige Bewegungspräferenz
- Seitendifferente Labyrinth- und Halsstellreaktionen
- Persistierende Primitivreflexe (TLR, STNR, ATNR-Äquivalente)
- Abnormale, meist seitendifferente neurokinesiologische Reaktionen nach Vojta

- Intermittierende, lageabhängige opisthotone Kopfhaltung
4. Manualmedizinische Zeichen
- Segmentale Dysfunktion (Blockierung) an den sensorischen Schlüsselregionen der Wirbelsäule (Kopfgelenke oder obere HWS und ISG fast immer betroffen)
- Dysfunktion der Extremitätengelenkbewegungen (Ellenbogen, Hüfte, Knie mit Patella, Tibiofibular- und Talonavikulargelenk)
- Störung der myofaszialen Viskoelastizität an Kopf, Rumpf und Extremitäten

> **Wichtig**
> Viele der hier angeführten Zeichen sind unspezifisch: Eine Störung des Schlaf-Wach-Rhythmus oder der Nahrungsaufnahme kann selbstverständlich verschiedene andere Gründe haben; dasselbe gilt für die übrigen angeführten Verhaltensauffälligkeiten und natürlich auch für die sog. Schreikinder. Erst aus dem Gesamtbild der anamnestischen Angaben und der klinischen Symptome lässt sich erkennen, ob es sich hier um die typischen Zeichen eines TAS aufgrund funktioneller Störungen bestimmter Wirbelsäulenabschnitte handelt.

▪▪ **Verhaltensauffälligkeiten**

Etwa zwei Drittel der Mütter, die ihr Baby wegen einer Haltungs- und Bewegungsasymmetrie vorstellen, berichten über **Verhaltensauffälligkeiten** ihres Kindes wie Saug-schwäche mit ausgedehnten Stillzeiten, häufiges Erbre-chen, nächtliche Unruhe, kurze Schlafphasen und heftiges Schreien beim Hinlegen ins Bettchen, das die Mutter oft nur beruhigen kann, wenn sie mit dem Kind im Arm um-hergeht. Auch lassen sich viele dieser Kinder immer nur an derselben Brust stillen und wehren sich gegen das An-legen auf der anderen Seite. Manche Mütter müssen eine bestimmte Haltung einnehmen, damit das Stillen über-haupt möglich ist. Die Kinder werden häufig als un-schmiegsam, schreckhaft oder auch aggressiv beschrieben, ebenso oft wird von einer starken Berührungsempfind-lichkeit an Kopf und Nacken berichtet: Beim An- und Aus-ziehen schreien die Kinder, wehren sich gegen anliegende Kopfbedeckung und machen auch der Physiotherapeutin, die in der Kopf-Nacken-Region behandeln will, das Leben schwer. Auch sträuben sich die meisten TAS-Kinder gegen die Bauchlage und tun ihr Unbehagen durch eindring-liches Schreien kund. Solche Verhaltensauffälligkeiten sind als **Schmerzsignale** und als **Hinweis auf eine Funktions-störung der Kopfgelenke** mit Beteiligung der übrigen Schlüsselregionen zu deuten. In einigen Fällen können die Schmerzen so heftig sein, dass die Kinder stundenlang ununterbrochen schreien und durch nichts zu beruhigen sind. Diese **Schreikinder** lassen ihre hilflosen Eltern mit-unter verzweifeln und jeder Therapeut, der Säuglinge be-handelt, kennt ähnlich bewegende Beispiele, wie sie Kem-lein (2002) beschrieben hat. Es ist daher zu fordern, dass bei jedem Schreikind nach Ausschluss organischer Ur-sachen und somatischer Störungen auch eine manualme-dizinische Diagnostik erfolgt, bevor eine Psychotherapie zur Behandlung einer unterstellten Störung der Mutter-Kind-Beziehung eingeleitet wird. Sollte als Ursache der Schreiattacken eine zervikookzipitale Dysfunktion ermit-telt werden können, besteht gute Aussicht auf rasche Befundbesserung durch Einsatz einer risikolosen manual-medizinischen Behandlungstechnik.

Andererseits wäre es völlig verfehlt, bei jedem **Schrei-kind** ursächlich eine Kopfgelenksblockierung anzuneh-men, wie dies in populärwissenschaftlichen Beiträgen ger-ne behauptet wird. Eine gründliche manualmedizinische Untersuchung (▸ Abschn. 6.2, Standarddiagnostik) trägt dazu bei, solche Fehleinschätzungen zu vermeiden.

6.1.2 Physiologische Haltungsasymmetrie

Frühkindliche **Haltungsasymmetrien** sind als **physiolo-gische Varianten** sehr häufig, wenn nicht sogar die Regel und dürfen daher nicht in jedem Fall als pathologisch angesehen werden. So fanden Ginsburg et al. (1980) bei Neugeborenen eine deutliche Präferenz der Kopfwende-richtung, wobei etwa zwei Drittel der Kinder den Kopf

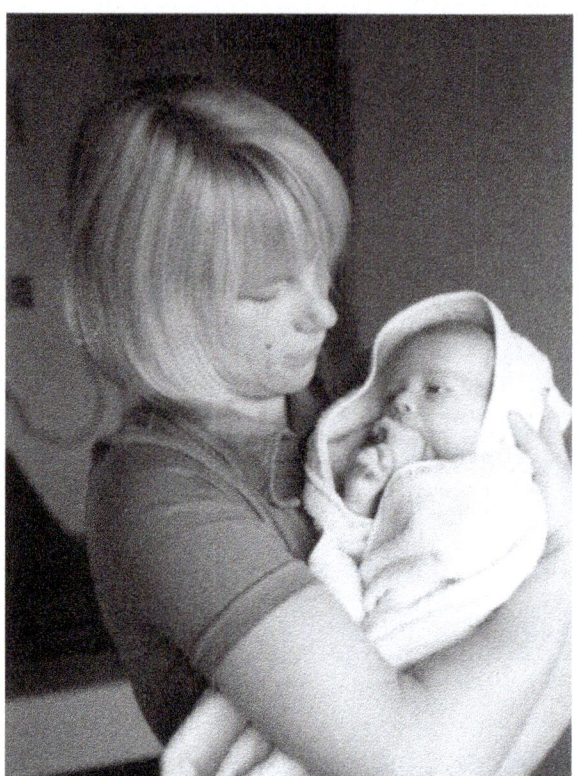

Abb. 6.1 Rund 80 % der Mütter in allen Kulturkreisen tragen das Kind auf der linken Seite

nach rechts drehen. Daher tragen Mütter von Rechts-drehern das Kind stets auf der linken Seite (▸ Abb. 6.1), während Linksdreher rechts getragen werden. Dass etwa 80 % der Mütter in allen Kulturkreisen das Kind auf der linken Seite tragen, hatte Salk bereits 1973 festgestellt und dies als Ausdruck einer intrauterinen Prägung auf den mütterlichen Herzschlag gedeutet. Das Überwiegen der Rechtshändigkeit in allen Kulturen wird ebenfalls als Grund für diese Tragegewohnheit angeführt. Salk (1973) wies jedoch nach, dass auch Linkshänderinnen ihr Kind links tragen. Eibl-Eibesfeldt (1997), der die Herzschlag-hypothese von Salk für etwas weit hergeholt hält, nimmt an, dass es sich bei dieser Tragegewohnheit um eine Uni-versalie handelt, und dass die Kopfwendepräferenz des Säuglings darüber entscheidet, auf welcher Seite die Mutter das Kind trägt. Er weist in diesem Zusammenhang auch auf die von Grüsser (1983) durchgeführte Untersuchung von Kunstwerken und Photographien hin. (Die zahlrei-chen abendländischen Darstellungen der Madonna mit Kind bestätigen diese Beobachtungen ebenfalls, wobei es auch einige Ausnahmen gibt. Eine der berühmtesten ist Raphaels Sixtinische Madonna, die das Kind auf der rech-ten Seite trägt).

Buchmann und Bülow (1989) fanden **bei Neugebo-renen** eine häufige Haltungsasymmetrie des Kopfes. Sie deuten dies als altersspezifischen Ausdruck menschlicher Lateralität und halten es gleichzeitig für den funktionellen Hintergrund der Kopfvorzugshaltung nach rechts. Eine geburtstraumatische Ursache schließen sie aus. Allerdings berichten sie auch von funktionellen Kopfgelenksstörungen bei Neugeborenen im Sinne einer einseitigen Einschränkung der Seitnickbewegung, die vielfach spontan verschwinden, bei Persistenz aber die »allgemeine motorische Entwicklung des Säuglings und Kleinkindes … in erheblichem Maße« stören können (Buchmann und Bülow 1983).

Asymmetrische Haltungspräferenzen von Kopf und Rumpf können in den ersten **8–10 Lebenswochen** noch als **physiologisch** angesehen werden und verschwinden meist spontan; ebenso auch eine einseitig **positive Halsstellreaktion** mit en-bloc-Rotation des Rumpfes bei passiver Kopfrotation (▸ Abschn. 3.2, Neuromotorische Untersuchung des Säuglings).

Erst bei **eindeutigem segmentalem Befund** z. B. an den Kopfgelenken, kombiniert mit

- Verhaltensauffälligkeiten,
- ggf. Schädelasymmetrien,
- lage- bzw. bewegungsabhängiger Schmerzprovokation,
- auffälligen frühkindlichen Reaktionen,
- suboptimalen oder auffälligen General Movements usw.

kann in diesem Alter von einer **pathologischen Ursache des Asymmetrieverhaltens** ausgegangen und eine Behandlung erforderlich werden (Coenen 1992, 1996b, 1998c, 2001a, 2001c, 2003, 2004).

Ähnlich sehen es Buchmann et al. (1992), die eine Bewegungsasymmetrie der Kopfgelenke in Kombination mit weiteren Zeichen als behandlungsbedürftig betrachten.

> **Fazit**
> Persistiert die Kopf-Rumpf-Asymmetrie über den **3./4. Monat** hinaus, oder tritt sie erst nach einer freien Latenzzeit von **8–12 Wochen** auf und ist zudem mit neuromotorischen Auffälligkeiten verbunden, so besteht der Verdacht auf ein TAS, das mit klinischer Diagnostik gesichert werden muss ▸ Abschn. 6.2, Standarddiagnostik). Hierbei ist das prognostisch günstigere **TAS** unbedingt von einer **zerebralen Störung** abzugrenzen.

TAS und Hüftdysplasie

Typisch für ein TAS sind diejenigen orthopädischen Symptome, die mit den Merkmalen der prognostisch günstigen sog. Säuglingsskoliose weitgehend übereinstimmen. Allerdings tritt die von Gladel, Lübbe, Beckmann, Mau und anderen Autoren beschriebene Hüftgelenksdysplasie beim TAS nicht häufiger auf als bei Kindern ohne TAS (oder KISS). Der **klinische Befund** mit

- Hüftabspreizhemmung,
- Asymmetrie der Glutealfalte,
- Oberschenkelverkürzung usw.

war früher vor der Sonographie-Ära hochverdächtig auf eine Hüftdysplasie. Derselbe Befund findet sich aber auch bei TAS-Kindern mit sonographisch einwandfreien Hüftgelenken und entspricht den typischen Symptomen einer ISG-Blockierung im Säuglingsalter (s.u.).

Schiefhals

Die **Kopfschiefhaltung beim TAS** zeigt in den meisten Fällen folgendes Muster:

- Neigung des Kopfes zur einen Seite und Rotation des Kopfes zur Gegenseite, oft kombiniert mit mehr oder weniger ausgeprägter
- Gesichtsskoliose und Schädelasymmetrie.

Dasselbe Muster findet man auch beim sog. angeborenen muskulären Schiefhals mit **isolierter Verkürzung des M. sternocleidomastoideus**, mitunter auch bei kongenitalen ossären Fehlbildungen oder neurogenen Erkrankungen (s.u.). Die Kopfschiefhaltung bei Kopfgelenksblockierung im Rahmen eines TAS hat ihre Ursache allerdings in einer komplexen nozizeptiv entstandenen Dysbalance der segmentalen Muskulatur im Sinne einer (schmerzbedingten?) Schonhaltung, wobei vor allem die subokzipitalen Muskeln betroffen sind. Man findet konkavseitig gelegentlich eine Verkürzung der seitlichen Halsmuskulatur, besonders der Mm. scaleni, während der M. sternocleidomastoideus beim TAS wenig oder gar nicht betroffen ist und seine physiologische Konsistenz bewahrt. Im Unterschied dazu besteht beim **kongenitalen muskulären Schiefhals** immer eine isolierte Verkürzung des M. sternocleidomastoideus mit eindeutiger pathologischer Strukturveränderung, während die übrige seitliche Halsmuskulatur erst viel später bei Persistenz des Schiefhalses sekundär kontrakt wird.

> **Tipp**
>
> Natürlich kann ein angeborener muskulärer Schiefhals auch mit einer segmentalen Kopfgelenksdysfunktion verbunden sein, die selbstverständlich zu behandeln ist! Die **neuromotorischen Zeichen** eines TAS sind jedoch nicht typisch für den sog. kongenitalen muskulären Schiefhals.

Als **Ursache des kongenitalen muskulären Schiefhalses** wird allgemein immer noch ein Geburtstrauma angenommen, da der Muskel anfänglich eine umschriebene Verdickung aufweist, die gerne als traumatisch bedingtes Hämatom gedeutet wird. Allerdings folgt diesem Hämatom nie eine Hämatomverfärbung; auch fand man histologisch in resiziertem Muskelgewebe nie Hämosiderinablagerungen, wie dies nach einer Einblutung ins Muskelgewebe stets der Fall ist (Tachdijan 1990). Zudem führt ein intramurales Hämatom gewöhnlich nicht zu einer anhaltenden Muskelverkürzung mit fibrösem Umbau des Gewebes. Muss ein muskulärer Schiefhals aufgrund persistierender Verkürzung des Sternokleidomastoideus später operativ behandelt werden, so erweist sich das Muskelgewebe intraoperativ als ausgeprägt narbig verändert. Als Ursache wird daher ein intrauterines Kompartmentsyndrom angenommen. Ein solchermaßen veränderter Muskel unterscheidet sich in seiner Struktur eindeutig von einem spastisch verkürzten Muskel, der auch bei hochgradiger Verkürzung intraoperativ als vitales, normales Muskelgewebe imponiert (Martin 2008).

▪▪ Manualmedizinische Indikation?

Ätiologie und **Pathogenese** des kongenitalen muskulären Schiefhalses mit pathologischer Veränderung des M. sternocleidomastoideus sind nach wie vor unklar, desgleichen auch die Herkunft der initialen, als Hämatom fehlgedeuteten Verdickung des Muskels. Ebenso unklar ist, warum ein Großteil der bei Geburt nachweisbaren Verkürzungen des M. sternocleidomastoideus im Laufe der folgenden 6–8 Monate restlos verschwindet, unabhängig davon, ob mit Salbeneinreibung, Krankengymnastik, Manualtherapie oder überhaupt nicht behandelt wurde. Ein kleiner Teil trotzt allerdings allen Behandlungsversuchen und muss im 2. oder 3. Lebensjahr operiert werden, um eine Progredienz der Gesichtsskoliose, Schädelasymmetrie und der HWS-Funktionseinschränkung zu verhindern. Ein ebenfalls kleiner Teil scheint sich unter der Behandlung zu bessern oder ist von vornherein gar nicht auffällig, um dann im Alter von 4–5 Jahren oder auch später einen muskulären Schiefhals zu entwickeln, der sich konservativer Therapie widersetzt. In solchen Fällen handelt es sich fast ausnahmslos um eine isolierte Verkürzung des klavikulären Anteils des M. sternocleidomastoideus, der im Säuglingsalter unauffällig blieb, da ein verkürzter klavikulärer Anteil durch die Schulterstellung kompensiert bzw. kaschiert werden kann (Martin 2008).

Mit diesen Feststellungen soll klargemacht werden, dass die Verkürzung und fibröse Degeneration des M. sternocleidomastoideus beim muskulären Schiefhals für sich genommen **keine** manualmedizinische Indikation darstellt. Angesichts der Tatsache, dass sich eine große Zahl dieser kongenitalen muskulären Schiefhälse innerhalb des 1. Lebensjahres zurückbildet, sollte man mit optimistischen Erfolgsmeldungen nach Manualtherapie oder Physiotherapie zurückhaltend sein (Morrison et al. 1982, Canale et al. 1982).

6.1.3 Differenzialdiagnosen der Symmetriestörungen

Beispiele für Symmetriestörungen im Säuglingsalter, die **keine primäre manualmedizinische Indikation** darstellen, sind in ▶ **nachfolgender Übersicht** zusammengefasst.

> **Übersicht: Differenzialdiagnosen bei Symmetriestörungen**
> - Kongenitale Skoliose (z. B. bei Wirbelmissbildung)
> - Andere ossäre Fehlbildungen der Wirbelsäule (Segmentationsstörungen, Klippel-Feil-Syndrom, Missbildungsskoliose usw.)
> - Kongenitaler muskulärer Schiefhals
> - Lähmungsskoliose
> - Wirbelsäulendeformitäten bei Systemerkrankungen (Neurofibromatose, Marfan-Syndrom usw.)
> - Kraniosynostose
> - Tumoren (hintere Schädelgrube, HWS, Thorax, Abdomen)
> - Unspezifische oder spezifische Entzündungen der HWS (z. B. Grisel-Syndrom, Tuberkulose usw.)
> - Entzündliche Erkrankungen des Brust- und Bauchraumes
> - Alternierende Hemiplegie/hemiplegische Migräne
> - Extrapyramidalmotorische Störungen
> - Physiologische, genetisch bedingte Stellungsvarianten des kraniozervikalen Übergangs

Jedes der hier aufgeführten Krankheitsbilder kann mit segmentalen Dysfunktionen der Wirbelsäule verbunden sein, die zur Verbesserung der klinischen Symptomatik manualmedizinisch behandelt werden müssen, sofern keine Kontraindikation besteht, ohne freilich ursächlichen Einfluss nehmen zu können.

6.1.4 Spastische Bedrohung?

Die als neuromotorische Zeichen beschriebenen Symptome wie
- opisthotone Haltung,
- abnormale Lagereaktionen nach Vojta,
- persistierende Primitivreflexe usw.

lassen an eine zerebrale Störung denken, an eine sog. spastische Bedrohung.

Tipp

Diese Zeichen sind jedoch **nicht spezifisch** für zentrale Störungen, sondern unabhängig von der Ursache zunächst nur Ausdruck einer unvollkommenen oder gestörten sensomotorischen Steuerung.

Beim unausgereiften ZNS des Säuglings können **segmentale Dysfunktionen an bestimmten Wirbelsäulenabschnitten** aufgrund inadäquater propriozeptiver Wahrnehmungsinformationen das motorische Muster in der Weise beeinflussen, dass beispielsweise Primitivreflexe über ihre Waltezeit hinaus sichtbar werden, wenn der nozizeptive Einstrom aus dem blockierten Segment aktiviert wird. Das kann durch Änderung der Körperlage geschehen oder durch Bewegung des dysfunktionellen Segments in die gesperrte, die nozizeptive Richtung.

> **Wichtig**
>
> Beim TAS wird es – im Gegensatz zur zerebralen Störung – immer eine Körperhaltung und eine segmentale Bewegungsrichtung geben, in der die pathologische neuromotorische Reaktion ausbleibt: Die freie Richtung, die der Gewohnheitshaltung entspricht, und die offensichtlich eine Schonhaltung zur Vermeidung des Rezeptorenschmerzes ist (▶ Abschn 5.1, Neurophysiologisches Denkmodell).

Die Summe der neuromotorischen Auffälligkeiten beim TAS ist mitunter beeindruckend und kann schon dazu verführen, von einer »spastischen Bedrohung« zu sprechen. Entsprechend groß ist dann die Freude, wenn durch eine Therapie die vermutete Spastik abgewendet werden konnte. Was davon zu halten ist, wurde in ▶ Abschn. 3.5.5 erläutert.

Die Prüfung und Beurteilung der angeführten neuromotorischen Zeichen reicht alleine nicht aus, um ein dysfunktionelles TAS von einer zerebralen Störung zu unterscheiden. Dazu ist neben der qualitativen Beurteilung die Prüfung weiterer klinischer Kriterien erforderlich. Darauf wird bei Beschreibung der einzelnen Untersuchungsschritte ausführlich eingegangen.

6.1.5 Dysfunktion der Kopfgelenke

Der Einfluss segmentaler Dysfunktionen auf die sensomotorische Entwicklung lässt sich am Beispiel der **Kopfgelenksblockierung des Säuglings** gut beobachten (◼ Abb. 6.2).

▪▪ Schonhaltung in Rückenlage

In Rückenlage hält der Säugling den Kopf in einer Schonhaltung, um unangenehmem Empfinden oder offenkun-

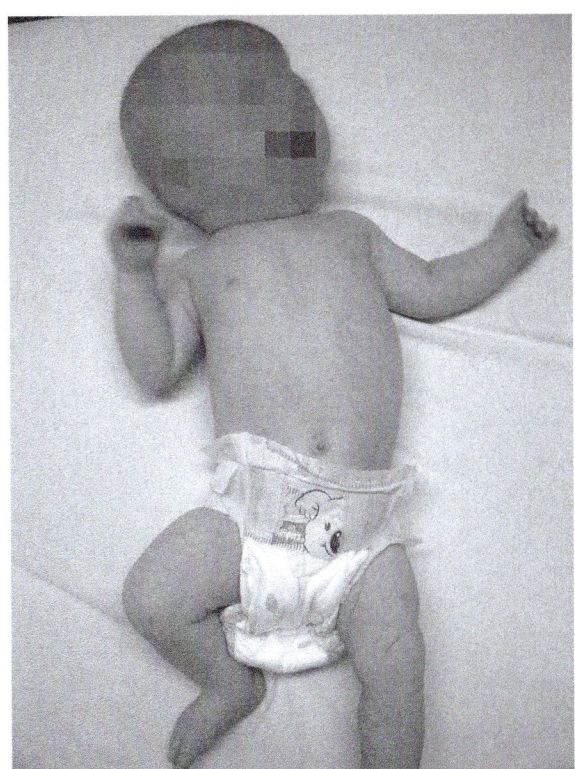

◼ **Abb. 6.2** 5-monatiger Säugling. Tonusasymmetrie-Syndrom (TAS) bei Kopfgelenks- und ISG-Blockierung: Kopf nach rechts geneigt, nach links rotiert, linkskonvexe Rumpfhaltung

digem Schmerz im blockierten Segment auszuweichen. Häufigstes **Muster** ist, wie schon erwähnt,

- die Kopfneigung zur einen Seite und
- Kopfdrehung zur Gegenseite,

wobei diese Komponenten unterschiedlich ausgeprägt sein können. Bei diesen Kindern lässt sich eine einseitige segmentale muskuläre Tonuserhöhung, eine **Nozireaktion** in Höhe der Segmente C_0/C_1, C_1/C_2 oder C_2/C_3 tasten; oft ist auch mehr als ein Segment betroffen. Der Rumpf ist konvex in Richtung der Kopfdrehung gebogen (wird gerne als persistierender ATNR bezeichnet, obwohl beim TAS nie eine tonische Fixierung vorliegt).

▪▪ Passive Rotation des Kopfes

Bei passiver Rotation des Kopfes in die **blockierte** Richtung kommt es bei Erreichen der Blockierungsbarriere zur Mitdrehung des Rumpfes.

> ❶ Diese Halsstellreaktion ist spätestens ab dem 3. Monat pathologisch!

Ältere Säuglinge mit Kopfgelenksblockierung drehen oft nicht **en bloc,** sondern zeigen als Ausgleichsbewegung eine Reklination des Kopfes mit Schulterretraktion sowie Streckung und Innenrotation der Beine.

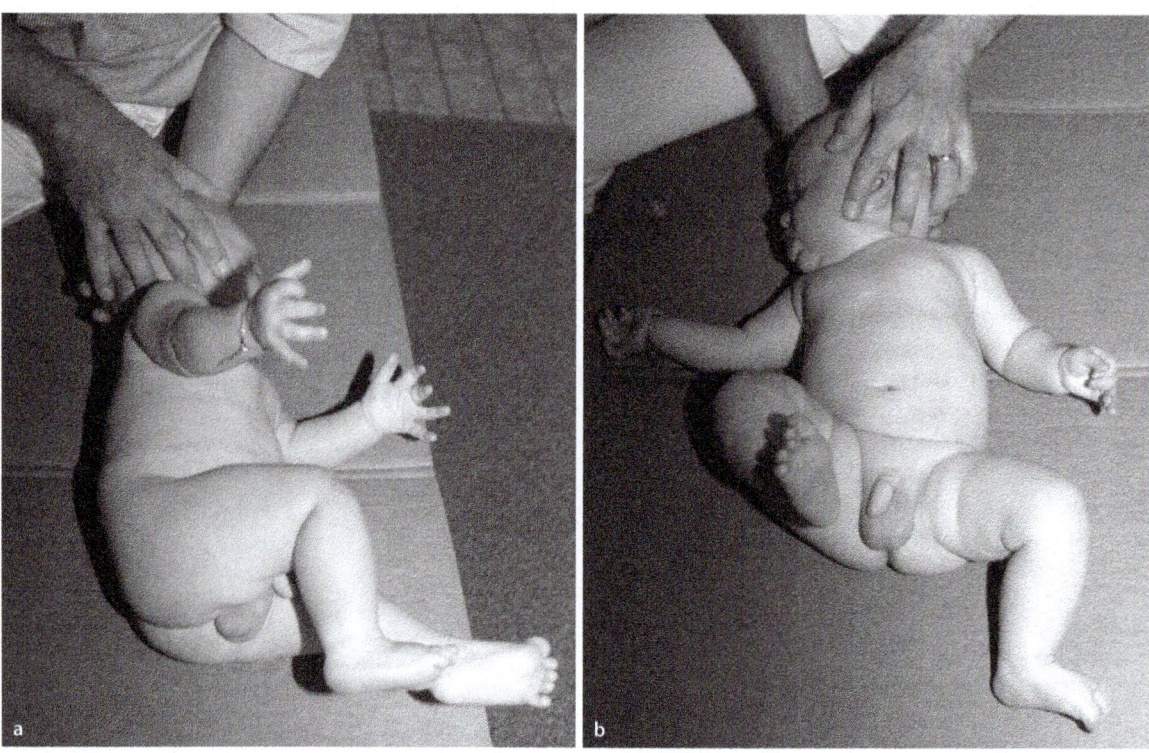

Abb. 6.3 HSR bei 4 Monate altem Jungen. **a** Bei passiver Rotation des Kopfes in die blockierte Richtung nach links kommt es zur Rotation des Rumpfes en bloc. **b** Bei Kopfdrehung in die freie Richtung uneingeschränkte Beweglichkeit von Kopf und HWS ohne Mitbewegung des Rumpfes

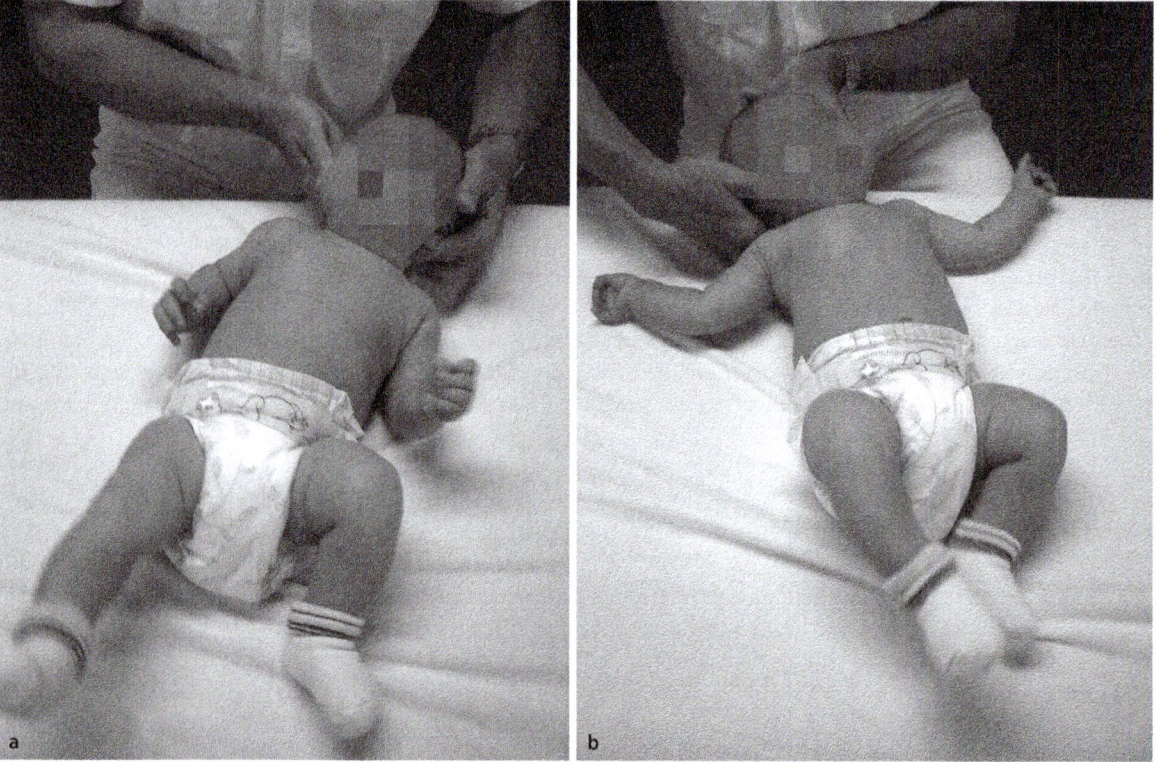

Abb. 6.4 Seitneigetest bei 4 Monate altem Säugling. **a** Die passive Seitneigebewegung nach links ist eingeschränkt, der Rumpf dreht sich im Ganzen um eine sagittale Achse mit. **b** Bei passiver Seitneige nach rechts freie Beweglichkeit ohne Mitbewegung des Rumpfes

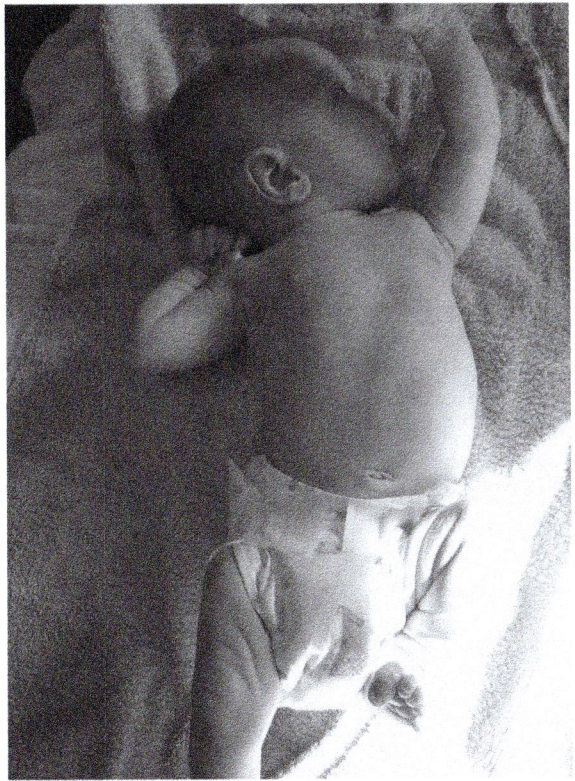

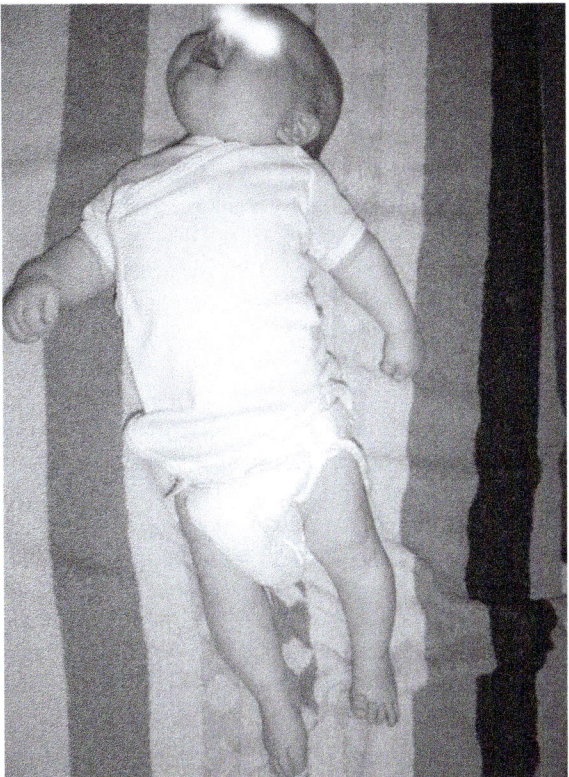

Abb. 6.5 3½ Monate alter Säugling mit TAS bei oberer und unterer Kopfgelenksblockierung. Überstreckung von Kopf und Rumpf, nicht fixierte Fechterhaltung der Arme, reziproke Bewegungen der Beine. Keine Pyramidenzeichen, keine tonischen oder phasischen Streckreaktionen. Im weiteren Verlauf unter manualmedizinischer Behandlung Normalisierung des Befundes

Abb. 6.6 7 Monate alter Säugling. Opisthotonus bei schwerer frühkindlicher Hirnschädigung mit Reklination und Rechtsrotation des Kopfes. Strecktonus der unteren Extremitäten, positive Pyramidenzeichen, positive tonische und phasische Streckreaktionen. Im Gegensatz zum TAS ist hier die Überstreckung weitgehend tonisch fixiert

> **Wichtig**
>
> Typisch für das TAS ist, dass diese beschriebenen Reaktionen bei passiver Kopfdrehung in die freie Richtung erwartungsgemäß ausbleiben (**Abb. 6.3**).

■■ Passive Kopfseitneige

Ähnlich verhält es sich bei der passiven Seitneige des Köpfchens in die **blockierte** Richtung. Die Seitneigebewegung ist eingeschränkt; bei Erreichen der Barriere dreht sich der Körper im Ganzen um eine sagittale Achse mit Drehpunkt oberhalb des Nabels. Nach Lewit (1977, 1997) weist eine Einschränkung der Seitnickbewegung auf eine Blockierung im unteren Kopfgelenk hin, also Atlas gegen Axis (**Abb. 6.4**).

Tipp

Im Untersuchungsprogramm des TAS wird der Rotationstest als **Halsstellreaktion (HSR)** bezeichnet, der Seitneigetest mit **SNT** abgekürzt.

■■ Überstreckung

Ein ebenfalls typisches, wenn auch weniger häufiges Muster ist die Überstreckung, bestehend aus Retroflexion des Kopfes bei gleichzeitiger stereotyper Rotation und Hyperextension des Rumpfes mit Konvexität zur Seite der Kopfdrehung (**Abb. 6.5**), von Biedermann als **KISS II** bezeichnet. Die segmentale Untersuchung ergibt bei diesem Bild häufig eine obere Kopfgelenksblockierung $C_0/1$ mit eingeschränkter oder aufgehobener passiver Nutationsbewegung im Atlantookzipitalgelenk. Ob die meist vorhandene stereotype Kopfrotation auf eine Beteiligung des unteren Kopfgelenks $C_1/2$ hinweist, lässt sich klinisch nicht immer sicher erfassen. Eine eingeschränkte passive Seitneige des Kopfes spräche dafür. Das Bild der Überstreckung erinnert an den Opisthotonus bei schwerer **Zerebralparese** (**Abb. 6.6**), die mittels entsprechender klinischer Untersuchungen auf jeden Fall auszuschließen ist. Abzugrenzen ist dieses Bild auch von einer kongenitalen oder entzündlich bedingten **Tracheomalazie,** bei der das Kind zur Erleichterung der Respiration den Kopf rekliniert. Ebenso ist an eine **Pierre-Robin-Sequenz** mit Glossoptose zu denken.

6.1.6 Reflektorische Tonussteuerung

Die **Rumpfkonvexität**, die das auf dem Rücken liegende TAS-Kind bei der Schonhaltung des Köpfchens zeigt, ist keine »echte« Skoliose, sondern Ausdruck der von Magnus (1924) beschriebenen, durch Stellungsänderung des Kopfes bewirkten **Tonusverteilung der Körpermuskulatur** (◘ Abb. 4.16, ◘ Abb. 4.17). Diese von der Kopfstellung abhängige muskuläre Tonusverteilung ist grundsätzlich physiologisch und stellt eine wichtige Funktion der Körperkontrolle dar. Beim Säugling im 1. und 2. Trimenon führt diese **Körperstellreaktion,** deren Rezeptoren in den Halsmuskeln liegen, bei Drehen des Kopfes noch zu einer sichtbaren Stellungsänderung des Rumpfes im Sinne einer C-förmigen Ausbiegung. Im weiteren Verlauf der sensomotorischen Entwicklung wird diese Reaktion in übergeordnete zielmotorische Muster integriert und dadurch zunehmend unsichtbar, ohne allerdings zu verschwinden.

Anschauliches Beispiel für den **Fortbestand der Reaktion** ist die Kopfbewegung zur Einleitung des Drehens vom Rücken auf den Bauch im Alter von ca. 6 Monaten (◘ Abb. 4.18). Tatsächlich bleibt die Reaktion, wie die anderen Stellreaktionen auch, als nicht sichtbare basale Funktion der Körperkontrolle lebenslang erhalten, wie sich im Erwachsenenalter z. B. mittels Einbeinstand bei gleichzeitiger Kopfrotation oder mit dem isometrischen Beinabduktionstest demonstrieren lässt (▸ Abschn. 10.1.4, Kopfschmerzen).

> **Wichtig**
> Aufgrund dieser Gesetzmäßigkeit hat die blockierungsbedingte stereotype Kopfhaltung beim TAS eine einseitige muskuläre Tonusverteilung mit skoliotischer Rumpfausbiegung zur Folge.

Dieses Bild der Säuglingsskoliose, das beim Säugling mit TAS in den ersten beiden Trimena mitunter recht eindrucksvoll ist, kann sich aus den genannten Gründen im Laufe der folgenden Monate – auch ohne Behandlung – abmildern oder scheinbar verschwinden, womit die Vorstellung von der guten Prognose und der spontanen Heilungstendenz der Säuglingsskoliose betätigt wäre. Jedoch wird die Prüfung **statokinetischer Reaktionen** und die Beurteilung des Entwicklungsstandes von **Körperkontrolle** und **Handgeschick** zeigen, dass die segmentalen Blockierungen weiterhin die propriozeptive Informationsverarbeitung beeinträchtigen, erkennbar an seitendifferenten, abnormalen Bewegungsantworten bei plötzlicher räumlicher Lageänderung des Körpers, an unphysiologischen spontanen Bewegungsmustern und am Rückstand in der neuromotorischen Entwicklung.

6.1.7 Verrechnungsfehler und Labyrinthstellreaktion

Im Erklärungsmodell der Blockierung (◘ Abb. 5.1) gelangen aus den nozizeptiv besetzten Spindelrezeptoren des betroffenen Segments inadäquate propriozeptive Signale nach zentral. Die im Gehirn ablaufende »mathematische Operation« (Hassenstein 1977) zur **Steuerung der Körperkontrolle** stützt sich sozusagen auf falsche Daten, mit der Folge eines abnormalen motorischen Ergebnisses.

■ ■ **Test: Frontale Labyrinthstellreaktion**

Mit einem einfachen **Test** lässt sich dies überprüfen: Wird das exakt am Becken gehaltene Kind (mit dem Rücken zum Untersucher!) in einer **langsamen Bewegung** zur Seite gekippt, so bringt es ab dem 3. bis 4. Lebensmonat durch eine kompensatorische Biegung des Rumpfes den Kopf in die orthograde, vertikale Position, so dass Mund und Augenachsen horizontal stehen (◘ Abb. 4.15).

Dieser Test wird **Seitkippreaktion** oder **frontale Labyrinthstellreaktion (LSR)** genannt und ist ein Beispiel für die gemeinsame Datenverrechnung aus Labyrinth und Nackenrezeptoren zur Steuerung der räumlichen Körperkontrolle (Coenen 1992, 1996, 2004).

> **Wichtig**
> Bei segmentaler Dysfunktion der Kopfgelenke kippen Kopf und Rumpf bei Prüfen der LSR zu einer Seite ab, in der Regel zur Gegenseite der Dysfunktion: Kopfgelenksblockierung rechts, Abkippung nach links und umgekehrt (◘ Abb. 6.7).

Dieser Test wird häufig mit der Vojta-Reaktion verwechselt oder als modifizierter Vojta-Reflex bezeichnet. Beides ist falsch und hätte den energischen Widerspruch von Vojta hervorgerufen. Die LSR ist, wie der Name schon sagt, eine Stellreaktion. Sie hat die Stellung des Kopfes im Raum und die sich daraus ergebende Rumpfstellung zum Inhalt. Um die Korrespondenz zwischen Nackenrezeptoren und Labyrinth sichtbar zu machen, muss die Seitkippbewegung entsprechend **langsam** durchgeführt werden. Auch darf das Kind nicht am Rumpf, sondern muss streng am **Becken** gehalten werden.

Die Vojta-Reaktion hingegen ist als **statokinetische Reaktion** zu werten (Schmitt 1983, 1985, 1995) (▸ Abschn. 2.2, Neurophysiologische Aspekte der Bewegungsentwicklung), bei der eine **rasche** räumliche Lageänderung des am **Rumpf** gehaltenen Kindes durchgeführt wird und zu einer typischen, vom sensomotorischen Entwicklungszustand abhängigen Bewegungsantwort von Kopf, Rumpf und Extremitäten führt.

> ❶ LSR und Vojta-Reaktion sind in Ausführung und Aussage grundverschieden (Coenen 2004)!

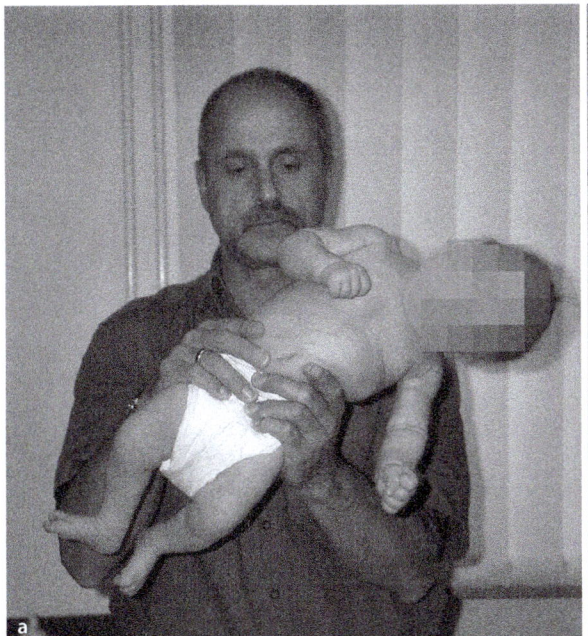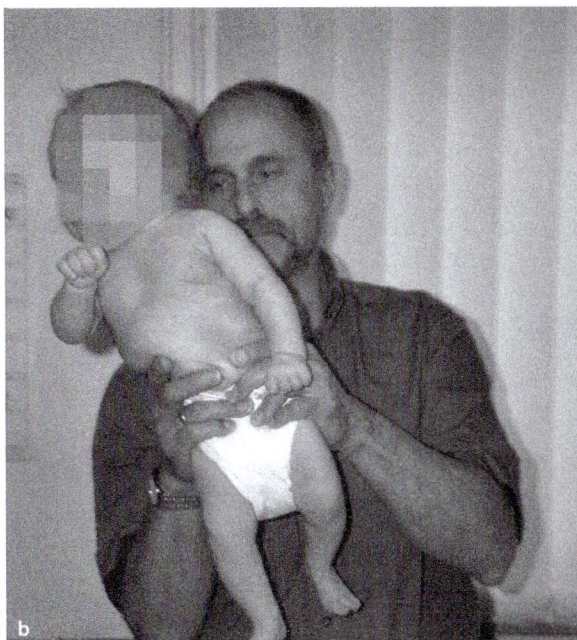

⬛ Abb. 6.7 3 Monate altes Mädchen. **a** Abnormale LSR nach links mit seitlichem Wegkippen von Kopf und Rumpf. **b** Bei der LSR nach rechts kein Abkippen des Rumpfes, Aufrichtung jedoch unvollständig, Schulterkulisse nicht horizontal

Die LSR ist **nicht spezifisch** für die Kopfgelenke oder die Halswirbelsäule, sondern kann auch bei primären Funktionsstörungen an anderen Wirbelsäulensegmenten bis hin zum ISG pathologisch ausfallen (Coenen 1996, 2004). Zwar gibt es keinen direkt geschalteten Reflexbogen vom ISG nach zentral, doch lässt sich dieses Phänomen, nämlich die Normalisierung einer zuvor asymmetrischen LSR durch ISG-Manipulation, gut durch die sensorische Aktivität der autochthonen Rückenmuskeln erklären (▶ Abschn. 4.4.4, ISG und Propriozeption). Zusammen mit dem in der Lumbalregion besonders ausgeprägt entwickelten M. multifidus und dem M. iliocostalis ist es vor allem der M. longissimus (▶ Abschn. 4.4.5), der »in Zusammenarbeit mit den Gelenk-, Bänder- und Sehnenrezeptoren ein dichtes Rezeptorenmuster bietet, über das gebündelte Informationen schnell zum Zerebellum und zum Großhirn gelangen können« (Flöel 1998, Neuhuber 2005). Von dort werden die bekannten Reflexschaltungen zum Hirnstamm und Rückenmark genutzt. Auf das Vorkommen dicker, markhaltiger und vorwiegend propriozeptiv agierender Axone im ISG-Bandapparat wurde in ▶ Abschn. 4.4 hingewiesen.

Die ⬛ Abb. 6.8, ⬛ Abb. 6.9 und ⬛ Abb. 6.10 zeigen ein Fallbeispiel für die Normalisierung einer pathologischen Labyrinthstellreaktion (LSR) durch einmalige ISG-Manipulation: ein 8-monatiger Junge wird seit dem 2. Lebensmonat wegen einer sog. kopfgelenksinduzierten Symmetriestörung (abgekürzt KISS) regelmäßig und erfolglos nach Bobath behandelt. Bei Prüfen der LSR nach rechts erfolgt die Rumpfaufrichtung regelrecht, nach links kippt

der Rumpf ab (⬛ Abb. 6.8). Die Untersuchung der Kopfgelenke ergibt eine endgradig positive Halsstellreaktion (HSR) und eine endgradige Einschränkung der Kopfseitneige nach rechts bei schwachem okzipitalen Palpationsbefund. Dagegen besteht eine deutliche ISG-Dysfunktion links mit Beckentorsion, Abduktions- und Innenrotationshemmung im linken Hüftgelenk und nozireaktivem Irritationspunkt im M. piriformis und M. gluteus medius links. Nach gezielter Manipulation des linken ISG (⬛ Abb. 6.9) erfolgt bei Prüfen der LSR die prompte Aufrichtung des Rumpfes zu beiden Seiten (⬛ Abb. 6.10).

6.1.8 Segmentale Dysfunktion der Wirbelsäule: Entwicklungsneurologischer Störfaktor

Es wurde darauf hingewiesen, dass die meisten Säuglinge mit TAS die **Rückenlage** bevorzugen und die Bauchlage ablehnen. Offensichtlich ist die blockierungsbedingte Schonhaltung für das Kind in Rückenlage angenehmer als in Bauchlage. Ein gesunder Säugling kann etwa ab dem 3. Lebensmonat aus der Bauchlage in den Unterarmstütz gehen und den Kopf orthograd anheben, wozu er die autochthone Rückenmuskulatur, namentlich die Nackenextensoren bis zur mittleren BWS aktiviert.

Wird hingegen ein Säugling mit TAS auf den Bauch gelegt, kommt es über die reflektorische Tonussteigerung der autochthonen Rückenmuskulatur zur einer **nozizepti-**

6

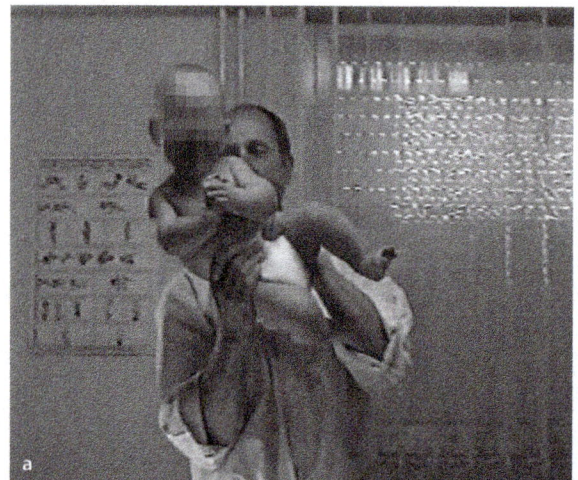

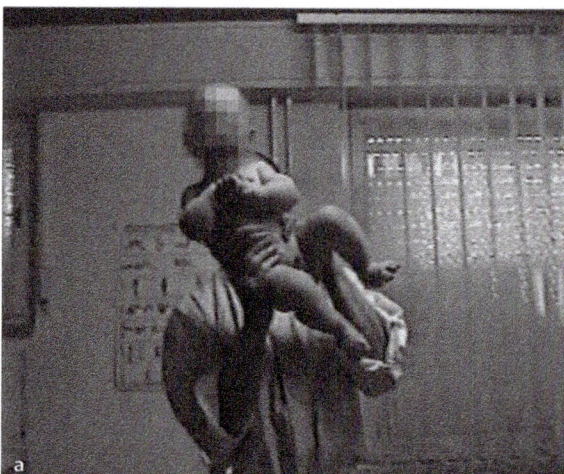

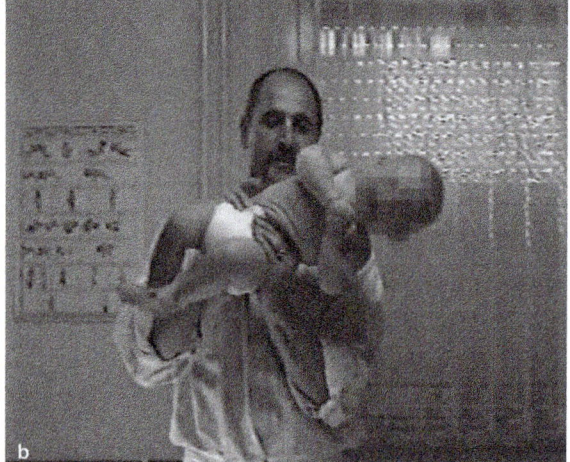

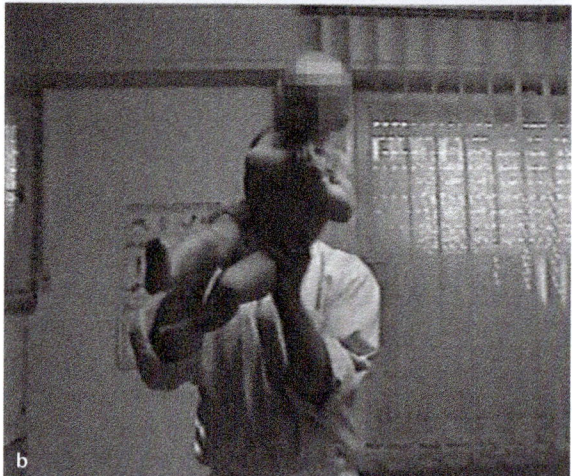

◾ **Abb. 6.8** Acht Monate alter Junge: bei Prüfen der Labyrinthstellreaktion (LSR) gute Aufrichtung des Rumpfes nach rechts (**a**),
nach links abnormale Reaktion mit Abkippen des Rumpfes (**b**)
(Video-Standbilder)

◾ **Abb. 6.10** Unmittelbar nach der ISG-Manipulation beiderseitige
Aufrichtung des Rumpfes bei der LSR-Prüfung; **a** rechtsseitige Aufrichtung, **b** linksseitige Aufrichtung. (Video-Standbild)

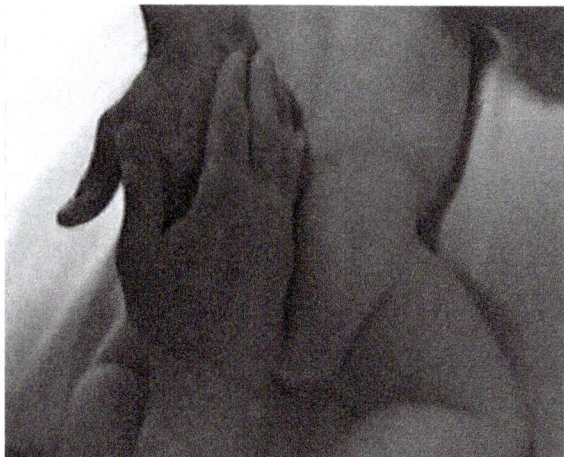

◾ **Abb. 6.9** Manipulation des linken ISG (Video-Standbild)

ven Reizanflutung aus den dysfunktionellen Segmenten
mit entsprechender Beeinträchtigung der Propriozeption,
vermutlich verbunden mit Schmerzen. Unterarmstütz und
Anheben des Kopfes sind nicht möglich, das Kind versucht
sich in ein Schonmuster zu begeben und gibt durch Schrei-
en zu verstehen, dass es in eine andere Lage gebracht werden möchte (◾ Abb. 6.11, ◾ Abb. 6.12).

> **Wichtig**
> In der Bauchlage offenbart sich die periphere seg-
> mentale Dysfunktion der Wirbelsäule als entwick-
> lungsneurologischer Störfaktor, ohne dass zerebrale
> Strukturen geschädigt sind.

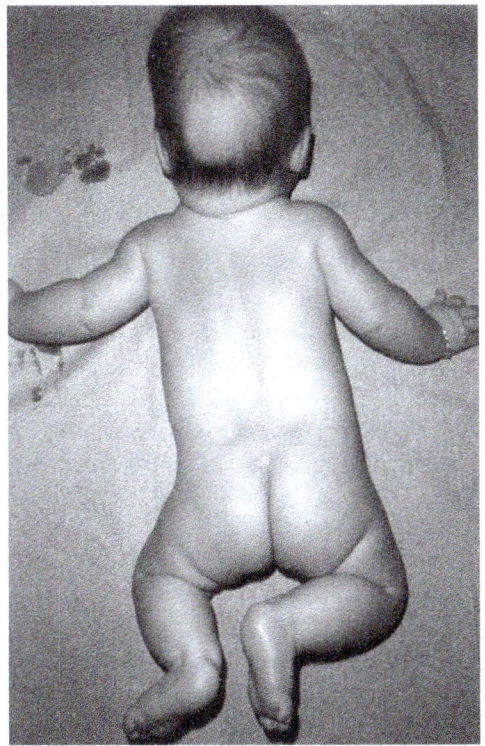

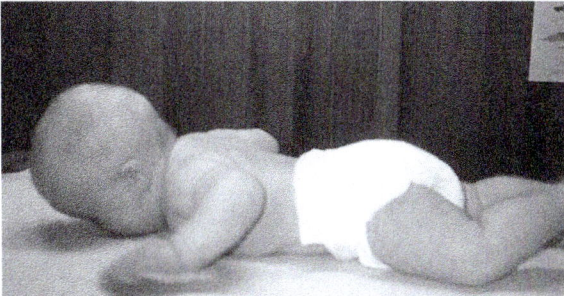

Abb. 6.12 6-monatiger Junge mit TAS. Fehlende Kopfkontrolle und fehlender Unterarmstütz in Bauchlage. Dies entspricht in dieser Körperposition einem Entwicklungsrückstand von mehr als 3 Monaten

6.1.10 Pathogenetische Überlegungen

Die Entstehungsweise des TAS ist noch nicht eindeutig geklärt; verschiedene **Hypothesen** stehen zur Diskussion:
- Zwangshaltung im Uterus,
- geburtstraumatische Schäden,
- sog. Lagerungsfehler und
- evtl. genetische Disposition.

Routinemäßige Sonographien während der Schwangerschaft lassen mitunter erkennen, dass der Fetus gegen Ende der Tragezeit, mitunter auch schon früher, in unveränderter Position verharrt und das Köpfchen »im Becken eingeklemmt ist«, wie es die Mütter oft formulieren. Diese Fälle sind aber nicht häufig genug, um als regelhafte Ursache des TAS verdächtigt zu werden (Abb. 6.14).

Abb. 6.11 4½-monatiger Säugling mit TAS. In Bauchlage keine Kopfaufrichtung, kein Unterarmstütz. Okzipitaler Haarabrieb, Schädelasymmetrie

6.1.9 Schädelasymmetrie

Ein kennzeichnendes Merkmal des TAS ist die **rautenförmige Schädelasymmetrie,** die in unterschiedlicher Ausprägung auftreten kann: Typisch ist die Abflachung des Okziputs und der mehr oder weniger deutliche Vorschub des gleichseitigen Stirnbeins auf der Seite, zu der das Kind den Kopf dreht (Abb. 6.13). Entsprechend der häufigen TAS-typischen Kopfhaltung (Rotation zur einen Seite, Seitneige zur Gegenseite) besteht gleichzeitig eine mehr oder weniger ausgeprägte Gesichtsskoliose mit Konvexität zur Rotationsseite, die sich in der Konvexität des Rumpfes fortsetzt. Das Muster dieser Schädelasymmetrie lässt sich aus der Einwirkung der Schwerkraft auf die plastisch noch sehr verformbaren Schädelstrukturen des Säuglings mit den weit offenen Schädelnähten und den papierdünnen Knochenanlagen ableiten; die ungleiche Tonusverteilung der an oberer Halswirbelsäule und Kopf ansetzenden autochthonen Muskulatur könnte dabei aber ebenfalls eine Rolle spielen. Dieses Bild des **Schädel-Parallelogramms** ist so charakteristisch für das TAS, dass jede Abweichung von diesem Muster auf eine andere Ursache verdächtig ist. Vor allem ist an eine Kraniosynostose zu denken, die prognostisch anders einzuschätzen ist und auch andere therapeutische Konsequenzen hat.

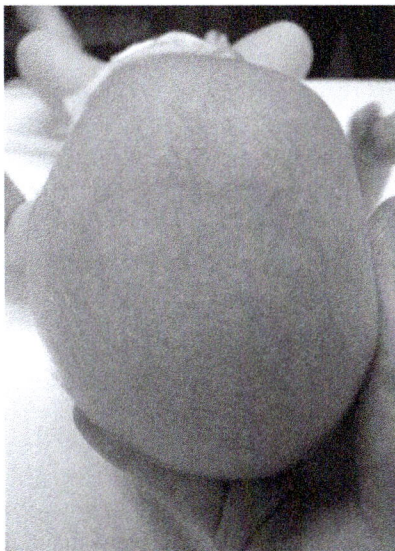

Abb. 6.13 Schädeldeformität bei TAS: Abflachung der linksseitigen Okziputkontur, Vorwölbung des linken Os temporale und leichter frontaler Vorschub links

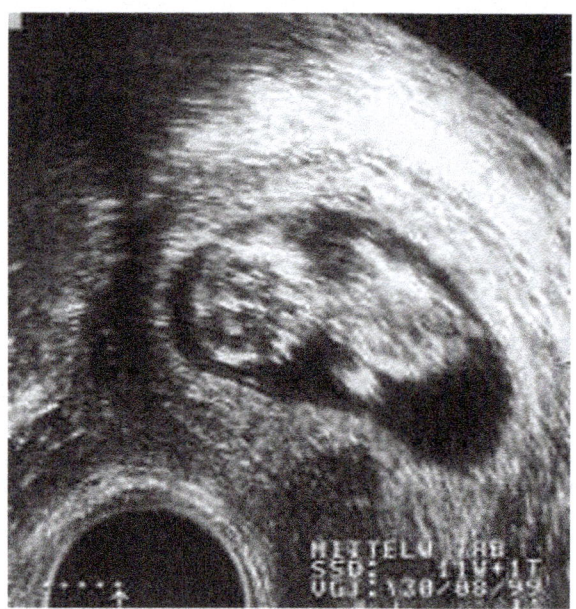

Abb. 6.14 Sonogramm eines 5 Monate alten Fetus. Das Kind zeigte bei Geburt eine rautenförmige Schädeldeformität und entwickelte eine TAS-Symptomatik. Nach Aussage der Mutter verharrte das Kind seit dem 5. Schwangerschaftsmonat in der dargestellten Position

■■ Hypothesen für die Entstehung eines TAS

Großen Zuspruch findet bei Ärzten und Physiotherapeuten hingegen die **geburtstraumatische Hypothese,** nicht zuletzt aufgrund der Publikationen von Viola Frymann, die vom »Trauma der Geburt« spricht. Frymann (1976) untersuchte 1200 Neugeborene auf krankhafte Veränderungen des Schädels und stellte bei 88 % der Kinder ein **Cranial fault** fest, was im osteopathischen Sprachgebrauch bedeutet, das sich die Schädelknochen nicht »in ihrer normalen Position« befinden. Sie beschreibt ferner ähnliche Symptome, wie sie oben unter Verhaltensauffälligkeiten aufgeführt sind und berichtet über gute Erfolge nach osteopathischer Behandlung. Es ist allerdings schwer vorstellbar, dass 88 % der Neugeborenen auch tatsächlich behandlungsbedürftig sind. Die Angaben Frymanns über die Häufigkeit der Cranial faults liegen in der gleichen Größenordnung wie die von Ginsburg et al. (1984) über die Kopfwendepräferenz und die von Buchmann und Bülow (1983) beschriebenen physiologischen Haltungsasymmetrien (s.o.). Vermutlich handelt es sich bei diesen Befunden um einen Zustand, der bei Neugeborenen zunächst als normal angesehen werden kann, primär keinen pathologischen Wert besitzt und in aller Regel von alleine verschwindet dank der Selbstheilungskräfte, die im Laufe der Evolution erworben wurden und dazu beitragen, das Überleben der Spezies »Mensch« zu sichern. Die Quote der tatsächlich behandlungsbedürftigen Neugeborenen, bei denen aufgrund des klinischen Bildes mit eindeutigem manualmedizinischen und neuromotorischen Befund sowie vegetativen Symptomen eine spontane Besserung nicht zu erwarten ist, dürfte erheblich niedriger liegen.

Ganz anders sieht das Kurrek (1987). Er hält den **Geburtsvorgang** sogar für eine »evolutionsbedingte Pathologie«. Jedes intrauterin gesunde, ausgetragene Kind, so Kurrek, sei durch den normalen Geburtsvorgang dem Risiko eines »gedeckten Schädel-Hirn-Traumas« ausgesetzt. Viel zu wenig werde die Ausbildung des sog. Geburtsknies berücksichtigt, wenn der Kopf auf dem Beckenboden angelangt ist, um dann unter enormen Presswehen herausgedrückt zu werden. Hierbei werde der Atlas »bis zur Luxation gegen die Schädelbasis bei gleichzeitiger Abschnürung der A. vertebralis verdreht«. Die Druckbelastung des kindlichen Köpfchens durch jede Wehe betrage 5–10 kg, potenziert durch den Kristeller-Handgriff. Das Resultat seien Quetschungen ganzer Nervenzellgruppen, irreversible Durchblutungsstörungen und ausgedehnte subdurale und intraventrikuläre Hämatome. Daraus ergebe sich ein Kausalzusammenhang mit einem »ganzen Spektrum nervaler Symptomenkomplexe«, zu dem unter anderem auch der **plötzliche Kindstod** (SIDS) und die **frühkindlichen Hirnschäden** gezählt werden.

Auch Ratner (1990) geht davon aus, dass der Geburtsvorgang aus mechanischen Gründen eine große Belastung für das Kind darstellt, und dass Schäden schon bei physiologischen Geburten drohen. Hierbei sei das Nervensystem besonders häufig betroffen, sowohl aufgrund zerebraler Hämorrhagien als auch durch **Geburtsverletzungen** der Halswirbelsäule. Dabei kommt es nach Ratner infolge ischämischer Veränderungen zu **sekundären Spätfolgen,** zu denen neben der Amyotrophie des Schultergürtels, vaskulären Kopfschmerzen, einem myatonischen Syndrom und transitorischen Störungen des Hirnblutkreislaufes auch noch die neurogene Kurzsichtigkeit, die Hüftluxation und skoliotische Deformitäten der Wirbelsäule gezählt werden. Ratner ist der Ansicht, dass die meisten geburtstraumatischen Schädigungen auf der zervikalen Ebene kaum beachtet werden und der Pathologe die Nervenschädigungen deswegen nicht findet, weil er nicht danach sucht, wenn das Kind »an einer anderen Ursache« verstorben ist.

Auch Iliaeva, Weiers und Graf-Baumann (2002) weisen auf die Bedeutung pathogenetischer Faktoren während der Geburt hin, wie **Kompression** des Kopfes und der Halswirbelsäule sowie gewaltsame longitudinale **Traktion** der Wirbelsäule. Mit bildgebenden Verfahren ließen sich bei Komplikationen in der Neugeborenenperiode oft Rückenmarksläsionen, meningeale und ligamentäre Verletzungen mit Symptomen nachweisen, die dem Bild der infantilen Zerebralparese gleichkamen.

6.1.11 Problemlösung Sectio?

Dass Schwangerschaft und Geburt mit einem Risiko für Mutter und Kind verbunden sind, ist unbestritten. Nicht nur die hohe Mütter- und Säuglingssterblichkeit früherer Zeiten, als man von Sterilität und Asepsis noch nichts wusste, legt davon Zeugnis ab. Auch heute ist eine Geburt durch eine Vielzahl möglicher Komplikationen immer noch risikobehaftet. Fraglich ist allerdings, ob schon die normale Geburt bei kunstgerecht durchgeführter Geburtshilfe immer und in jedem Fall als pathologischer Vorgang und als Schadensereignis für das Kind betrachtet werden muss. Die Menschheitsgeschichte und die drohende Übervölkerung der Erde sprechen eher dagegen.

Um die »Gefahrenzone des natürlichen Geburtsmechanismus« zu umgehen, empfiehlt Kurrek (1987) die **geplante Schnittentbindung.** Damit könne unfassbares Leid verhindert und die neonatale Sterblichkeit gesenkt werden. Nach allgemeiner Ansicht ist die Sectio für Mutter und Kind schonender als die normale Geburt. Offenbar wird aber die Entstehung eines TAS durch die Schnittentbindung nicht verhindert. Vielmehr beträgt nach eigenen Erhebungen der Anteil der TAS-Kinder, die durch Sectio entbunden wurden, annähernd 40 %, und es scheint, als sei die Tendenz in den letzten Jahren steigend.

Drei Viertel der TAS-Kinder weisen **Auffälligkeiten in der prä-** und **perinatalen Anamnese** auf. Dazu zählen:

- Schwangerschaftsdiabetes,
- Gestose,
- Pyelonephritis,
- vorzeitige Wehen,
- Blutungen,
- Plazentainsuffizienz,
- Wehenschwäche,
- prolongierter Geburtsverlauf,
- Nabelschnurumschlingung,
- passagere Asphyxie usw.

Eine Sectioanamnese ist mit 40 % häufiger als die Vakuumextraktion mit 24 %; Zangengeburten rangieren mit 5 % weit hinten. Auch Gesichts- und Stirnlagen (»Sterngucker«) kommen nicht so oft vor, wie man bei der Annahme einer stets mechanisch bedingten Ursache des TAS vermuten sollte. Auffallend ist allerdings, dass bei über 70 % der Kinder eine abnormale **APGAR-Benotung** dokumentiert ist, mit leichten bis mittelschweren Abweichungen von der Norm. Die Angaben über Schwangerschafts- und Geburtskomplikationen sind annähernd gleich häufig, so dass die geburtstraumatische Hypothese als alleinige ursächliche Erklärung zu überdenken ist.

Als **postnatale Ursache** des TAS wird oft ein sog. **Lagerungsfehler** angenommen. Möglicherweise wird aber die Ursache mit der Wirkung verwechselt, denn keine

Mutter wird einen gesunden Säugling von sich aus nur auf eine Seite legen. Vielmehr wird eine Wirbelsäulenblockierung den Säugling veranlassen, sich die ihm genehme Lage zu suchen, und sich gegen eine erzwungene Änderung so lautstark zu wehren, dass kaum eine Mutter widerstehen wird.

Die Vermutung einer genetischen Disposition als Mitverursacher des TAS stützt sich auf die Beobachtung, dass anatomische Varianten des zervikookzipitalen Übergangs familiär gehäuft auftreten und die Entstehung segmentaler Dysfunktionen begünstigen können. Das scheint weitaus häufiger der Fall zu sein als bisher angenommen wurde. Valide Daten dazu fehlen jedoch.

> **Fazit**
> Eine **einheitliche Ursache** des TAS konnte bisher nicht überzeugend ermittelt werden. Vieles spricht dafür, dass pränatale Erkrankungen und geburtstraumatische Ereignisse ursächlich bedeutsam sind, in verschiedenen Fällen aber auch genetische Faktoren eine Rolle spielen.

6.2 Manualmedizinische und neurologische Standarddiagnostik

Die Mehrdeutigkeit der klinischen Zeichen eines TAS erfordert ein standardisiertes diagnostisches Vorgehen. Ein aus 10 einzelnen Untersuchungsschritten bestehendes Konzept wird seit Langem in den von der Ärztegesellschaft für Manuelle Kinderbehandlung und Atlastherapie (ÄMKA e.V.) veranstalteten Fortbildungskursen für Manuelle Medizin bei Kindern gelehrt und hat sich in der vorliegenden didaktischen Gliederung bewährt (Coenen 1992, 1996b). Dieses nach seinem Entstehungsort **Villinger Schema** genannte Untersuchungsprogramm (Coenen 2004), dargestellt in ▸ **nachfolgender Übersicht**, ermöglicht eine Klassifikation und prognostische Einschätzung des Krankheitsbildes und erlaubt die unmittelbare Umsetzung in therapeutisches Handeln.

> **Übersicht: Untersuchungsprogramm bei Säuglingen: Villinger Schema**
> 1. Beurteilung der Kopf- und Körperhaltung in Rücken- und Bauchlage
> 2. Orthopädischer Status
> 3. Frühkindliche Reaktionen (1.–8. Woche), ggf. Beurteilung der General Movements bis zur 56./58. Woche

4. Labyrinthstellreaktion (LSR), Halsstellreaktion (HSR), Seitneigetest (SNT)
5. Manualmedizinische Exploration der sensorischen Schlüsselregionen
6. Myofasziale (ostheopatische) Diagnostik von Kopf, Rumpf und Extremitäten
7. Neurologische Untersuchung
8. Neurokinesiologische Untersuchung nach Vojta
9. Bestimmung des Entwicklungsalters im Vergleich zum chronologischen Alter (Körperkontrolle, Handmotorik)
10. Drei-Zeichen-Test zur Bestimmung der atlas-therapeutischen Impulsrichtung (▶ Abschn. 7.1.6) (bei suspektem klinischen Befund ggf. Röntgen-untersuchung)

Die einzelnen Untersuchungsschritte werden im Folgenden eingehend erläutert. Dabei wird der Begriff **Blockie-rung** im Sinne einer Steuerungsstörung des Regelsystems auf der segmental-spinalen Reflexebene einschließlich der vertikalen zentralnervösen Verschaltungen verstanden (▶ Abschn. 5.1, Neurophysiologisches Denkmodell).

6.2.1 Beurteilung der Kopf- und Körper-haltung in Rücken- und Bauchlage

In **Bauch-** wie in **Rückenlage** werden beurteilt:
- Kopf- und Rumpfhaltung,
- Gesichts- und Schädelform,
- Haltung und Stellung der Extremitäten,
- Blickwenderichtung,
- Atembewegung des Abdomens,
- Augenstellung (Strabismus),
- Mundstellung (Fazialis) usw.

Als **pathologische Befunde** können z. B. dokumentiert werden:
- Einseitige Rotation und Neigehaltung des Kopfes,
- fehlende oder unzureichende Kopfaufrichtung und Stützreaktion aus der Bauchlage,
- Rumpfskoliose,
- eingeschlagener Daumen,
- vermehrtes Fausten,
- Asymmetrie der Hüftkonturen,
- asymmetrische Haltung der Beine und Füße,
- Hinweise auf persistierende Primitivreflexe,
- symmetrische oder asymmetrische Störung des Muskeltonus.

Bei der Beurteilung müssen physiologische Varianten von pathologischen Befunden unterschieden werden: Junge Säuglinge weisen bei **passiver oder aktiver Rotation des Kopfes** häufig die sog. **Fechterhaltung** auf, mit Streckung der gesichtsseitigen und Beugung der hinterhauptseitigen Extremitäten. Es handelt sich hierbei nicht, wie allgemein angenommen, um den sog. **asymmetrischen tonischen Nackenreflex** (ATNR), weil die Fechterhaltung nicht to-nisch fixiert ist, im Gegensatz zu Kindern mit ausgeprägten zerebralen Bewegungsstörungen, die in einem tonischen Muster verharren.

> **Wichtig**
> Die physiologische Fechterhaltung verliert sich gegen Ende der 8.–10. Woche, kann aber auch unter normalen Bedingungen als sporadisches Hinter-grundsmuster noch bis zum 4./5. Monat beobachtet werden. Persistiert die Fechterhaltung als kopf-wendeabhängiges Muster über längere Zeit, ist dies ein Hinweis auf sensomotorische Reifungsverzöge-rung ohne Beweis für eine zerebrale Ursache.

6.2.2 Orthopädischer Status

Gefahndet wird nach Achsenfehlstellungen der Wirbel-säule oder Fehlbildungen an Kopf, Rumpf und Extremi-täten. Die Mobilität der einzelnen Wirbelsäulenabschnitte und der Extremitäten wird untersucht, der Muskeltonus geprüft. Gesucht wird nach muskulären Kontrakturen (Sternokleidomastoideus, Hüftadduktoren, Knieflexoren usw.), Formfehlern des Skelettsystems und krankhaften Veränderungen an den Gelenken:
- **Schädel:** Form, Asymmetrie evt. einseitig, rauten-förmig, V.a. Kraniosynostose.
- **Gesichtsdeformität:** Dysmorphie, Gesichtsskoliose.
- **Kongenitaler muskulärer Schiefhals.**
- **Schulterkulisse:** Symmetrisch, asymmetrisch, V.a. Fehlbildung.
- **Obere Extremitäten:** Seitengleich ausgebildet, Gelenkbeweglichkeit, Fehl- oder Missbildungen, Be-wegungs-/Haltungsasymmetrien, Paresen, Fausten.
- **Wirbelsäule:** Passive Beweglichkeit, Rippenbuckel, Thoraxdeformität, V.a. Fehlbildung.
- **Becken:** Form und Stellung: Schräglagebecken, Asymmetrie.
- **Hüftgelenke:** Passive und spontane Beweglichkeit, Sonographiebefund!
- **Untere Extremitäten:** Gelenkbeweglichkeit, Beinlän-gendifferenz, Fehl-/Missbildungen, Fußfehlhaltungen wie Hackenfüße, »windschiefe Fußhaltung« mit Vorfußadduktion auf der einen und Vorfußabduktion auf der anderen Seite, hypermobiler Knickfuß u.Ä.

Tipp

Bei Säuglingen mit TAS findet man nicht selten eine **Gleitstörung der Patella** sowie ein **Bewegungsdefizit im Ellenbogen-** oder **Kniegelenk**, überwiegend auf der Konkavseite der Rumpfskoliose.

6.2.3 Frühkindliche Reaktionen und General Movements

In ▶ Abschn. 3.2 wurde das motorische Verhalten junger Säuglinge auf Fremdberührung und Änderung der Körperlage eingehend erläutert. Diese frühkindlichen Reaktionen sind beim gesunden Säugling in den ersten Lebenswochen auslösbar, wobei die physiologische Waltezeit je nach Reaktion zwischen vier, sechs und acht Wochen liegt.

> **Wichtig**
>
> Ein Persistieren der frühkindlichen Reaktionen weit über den 3. Lebensmonat hinaus ist ebenso auffällig wie das Fehlen der Reaktionen oder ein Auslösen mit verlängerter Latenzzeit.

▪▪ Phasen der General Movements

Die autonomen Massenbewegungen des Säuglings (General Movements) sind höchstens bis zu 4½ Monaten nach der Geburt diagnostisch zu verwerten. Danach werden diese Primitivbewegungen zunehmend von selektiven und zielmotorischen Mustern abgelöst und sind nicht mehr beurteilbar. Die einzelnen **Phasen** und **die Beurteilungskriterien** der General Movements sind in ▶ Kapitel 3.4 beschrieben. Sie seien hier kurz wiederholt:

- **Frühgeborenenphase** (»preterm general movements«): 36.–38. Woche post menstruationem.
- **Räkelphase** (»writhing age«): etwa ab Geburt bis 8. Lebenswoche (2. Monat).
- **Zappelphase** (»fidgety age«): etwa 3.–4½. Lebensmonat.

Die **Beurteilungsskala** für die General Movements umfasst vier Kategorien:
- normal,
- suboptimal,
- auffällig,
- eindeutig abnormal.

Für die Einschätzung der sensomotorischen Situation sind die Bewegungsmuster des **Zappelalters** im 3.–4½. Lebensmonat besonders aussagefähig. Ein Kind, dessen generalisierte Motorik in diesem Alter **eindeutig abnormal** ist,

entwickelt mit sehr hoher Wahrscheinlichkeit eine zerebrale Bewegungsstörung.

> **Wichtig**
>
> TAS-Kinder zeigen nach eigenen Untersuchungen am häufigsten ein auffälliges Bewegungsmuster, selten ein suboptimales und nie ein normales oder eindeutig abnormales Muster.

▪▪ Untersuchung der General Movements

Bei der **Videodokumentation der GM** sind bestimmte **Untersuchungsbedingungen** zu beachten, um einen verwertbaren Befund zu erhalten:

- Das Kind liegt auf dem **Rücken** auf einer weichen Decke, nur mit Windel oder Body bekleidet.
- Es muss **ruhig und wach** sein! Ein schlafendes Kind zeigt keine autonomen generalisierten Bewegungen, und Schreien macht die Beurteilung der GM unmöglich. Eine günstige Zeit ist 2–3 Stunden nach der Mahlzeit.
- Auf ausgeglichene **Temperatur** ist zu achten, das Kind muss sich wohlfühlen.
- Die Kamera (Stativ) wird am Fußende des Kindes positioniert. **Totalaufnahme:** Köpfchen oben, Füßchen unten. Keine seitliche Aufnahme. Alle Bewegungen müssen erfasst werden. Dauer der Filmaufnahme mindestens 10 Minuten!
- Ablenkendes **Spielzeug** ist zu entfernen, mit dem Kind soll während der Aufnahme nicht gesprochen oder geschäkert werden. Anwesende **Personen** sollen sich im Hintergrund aufhalten.

Die Videodokumentation der GM unter Praxisbedingungen kann aus zeitlichen, räumlichen und personellen Gründen auf Schwierigkeiten stoßen. Um auf diese sehr wertvolle und aussagekräftige Untersuchung nicht verzichten zu müssen, hat es sich bewährt, die Videoaufnahme mit entsprechender Anleitung für die Untersuchung an die Eltern zur häuslichen Durchführung zu delegieren. Die Beurteilung kann dann durch den Arzt außerhalb des Praxisbetriebs erfolgen.

Allerdings ist die **Bewertung** der General Movements etwas anspruchsvoller als die Videodokumentation. Es bedarf einer entsprechenden Ausbildung und intensiven Übungsphase, um zu einer sicheren Diagnose zu kommen. Ohne Zweifel stellt diese Methode aber einen wichtigen Fortschritt bei der Früherkennung zerebraler Bewegungsstörungen dar.

6.2.4 Labyrinthstellreaktion, Halsstellreaktion und Seitneigetest

Diese drei Reaktionen (▶ Abschn. 6.1.5, Dysfunktion der Kopfgelenke, und ▶ Abschn. 6.1.7, Verrechnungsfehler und Labyrinthstellreaktion) sind bei jeder Säuglingsuntersuchung obligatorisch.

▪▪ Labyrinthstellreaktion (LSR) (□ Abb. 6.15)

Der senkrecht, exakt am Becken gehaltene Säugling wird in einer **langsamen Bewegung** zur rechten und anschließend zur linken Seite gekippt. Der Rücken des Kindes ist dem Untersucher zugewandt. Beurteilt wird ab dem 3. Lebensmonat die Aufrichtung des Rumpfes und die Einstellung des Kopfes im Raum:

- **Normal** ist eine lotrechte Einstellung des Kopfes mit horizontaler Mundstellung und harmonischer Ausgleichskonvexität des Rumpfes zur jeweiligen Kippseite.
- **Abnormal** ist das einseitige oder doppelseitige Abkippen des Rumpfes spätestens ab dem 4. Lebensmonat.
- Es wurde bereits darauf hingewiesen, dass diese Reaktion nicht spezifisch ist für die Kopfgelenke oder die Halswirbelsäule, sondern auch bei primären Funktionsstörungen an anderen Wirbelsäulensegmenten bis hin zum ISG pathologisch ausfallen kann.

> **Wichtig**
> Eine abnormale LSR jenseits des 3./spätestens 4. Monats ist immer ein Hinweis auf eine markante Pathologie im sensorischen Apparat der autochthonen Muskulatur.

Bei älteren, **vorbehandelten Säuglingen** mit TAS kann es vorkommen, dass die LSR normal erscheint, weil der Rumpf nicht zur Seite abkippt. Man findet aber in diesen Fällen eine **Seitendifferenz** in der Kopf-Rumpf-Stabilisierung bei der Seitkippbewegung als Hinweis auf eine noch bestehende dysfunktionelle Situation.

Tipp		

Es sei daran erinnert, dass es sich bei der LSR um eine **eigenständige Reaktion** handelt, die sich in Durchführung und Beurteilung eindeutig von der Vojta-Reaktion unterscheidet.

▪▪ Halsstellreaktion (HSR) (□ Abb. 6.16)

Der Kopf des auf dem Rücken liegenden Säuglings wird langsam **passiv** zur einen, dann zur anderen Seite rotiert:

- Bei jungen Säuglingen in den ersten **4–6 Wochen** kann es zu einer **en-bloc-Rotation** des ganzen Körpers bei passiver Drehung des Kopfes kommen, die

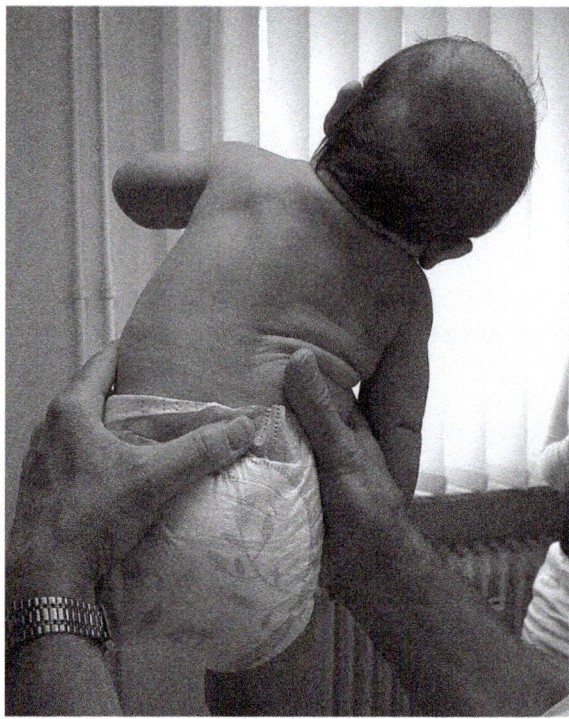

□ **Abb. 6.15** Korrekte Durchführung der Labyrinthstellreaktion. Das Kind wird mit dem Rücken zum Untersucher am Becken gefasst und in einer langsamen Bewegung zur rechten und linken Seite gekippt. Das Bild zeigt eine abnormale LSR nach rechts

auch seitendifferent sein kann, als singuläres Zeichen jedoch nicht pathologisch zu werten ist.
- Ab dem **3. Lebensmonat** sollte die passive Rotation des Kopfes zu beiden Seiten ohne Mitbewegen des Körpers **normalerweise** möglich sein; gestattet ist eine leichte Rumpfkonvexität zur Gesichtseite.
- **Abnormal** ist eine einseitige oder auch doppelseitige Mitrotation des Rumpfes.
- Bei älteren Säuglingen besteht die **abnormale Antwort** bei Rotation in Richtung der Blockierungsbarriere vielfach in einer Extension des Rumpfes mit Schulterretraktion, Abduktion der Arme sowie Streckung, Adduktion und Innenrotation der Beine, oft mit Spitzfußhaltung.

Dieser **Kopfrotationstest** wird zuerst in Mittelstellung der Halswirbelsäule, dann in maximaler Flexion und Reklination der HWS durchgeführt. Dadurch ist die annähernde **Höhenbestimmung** einer segmentalen Dysfunktion möglich:

- In **Flexion** werden die Segmente C_0–C_3 geprüft,
- in **Neutralstellung** die gesamte HWS und
- in **Reklination,** bei verriegelten Kopfgelenken, die Segmente der unteren HWS und des zervikodorsalen Übergangs.

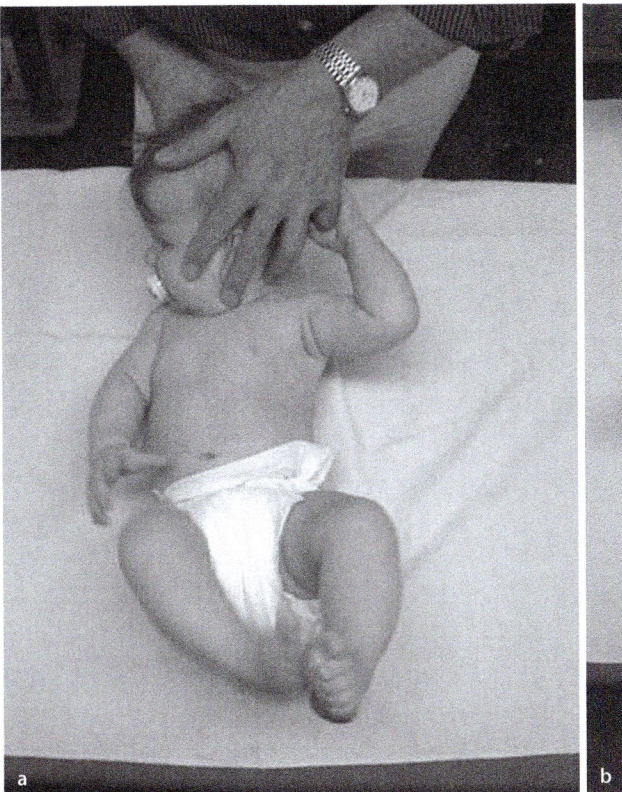
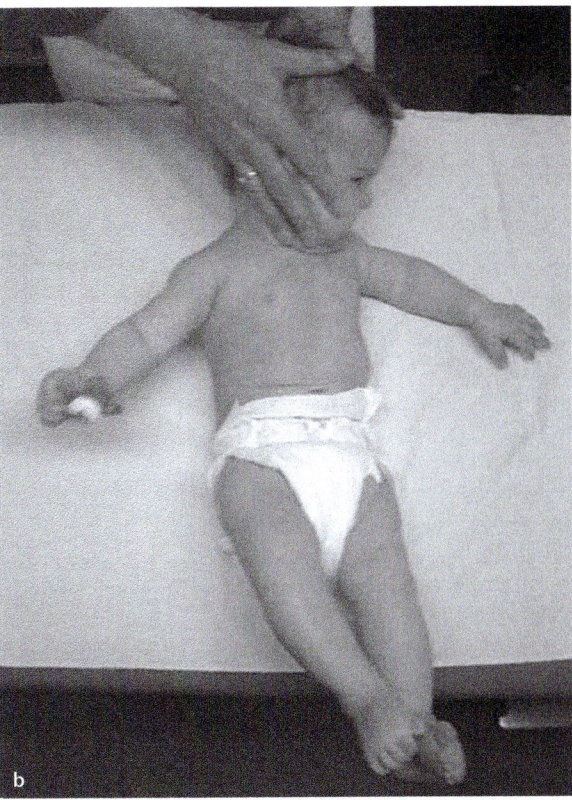

Abb. 6.16 Prüfen des HSR in Flexion des Kopfes bei 6-monatigem Säugling. **a** Regelrechte Reaktion bei Kopfdrehung nach rechts. **b** Abnormale Reaktion bei Kopfdrehung nach links mit Abduktion der Arme, Streckung und Adduktion der Beine. Eine Rumpfextension wird hier durch die Kopfflexion verhindert

Diese Untersuchung dient also sowohl der Beweglichkeitsprüfung der Halswirbelsäule als auch der Beurteilung der von den Nackenrezeptoren induzierten Bewegungsantwort des Körpers.

> **Wichtig**
> Eine einseitig abnormale Halsstellreaktion spricht für eine segmentale Dysfunktion, eine doppelseitig positive Reaktion verbunden mit einschießender Erhöhung des Muskeltonus deutet eher auf eine zentrale Störung hin.

Seitneigetest (SNT)

Wie bei der vorigen Reaktion wird beim **Seitneigetest** des Kopfes sowohl die Beweglichkeit der Halswirbelsäule als auch die Bewegungsantwort von Rumpf und Extremitäten beurteilt (Abb. 6.4):

- **Physiologisch** ist bei passiver Seitneige des Kopfes eine leichte Rumpfkonvexität zur Gegenseite bei lockerer Extremitätenhaltung.
- **Abnormal** ist neben der eingeschränkten Seitneigebewegung ein ausweichendes Mitdrehen des Rumpfes um die sagittale (supraumbilikale) Achse.

> **Wichtig**
> Die Einschränkung des passiven Seitnickens weist auf eine Blockierung von Atlas gegen Axis hin.

> **Tipp**
>
> Die folgenden **drei Tests** bieten als orientierende Untersuchung ein hohes Maß an Information bei geringstem Zeitaufwand:
> - die Labyrinthstellreaktion (LSR),
> - die Halsstellreaktion (HSR) und
> - der Seitneigetest (SNT).

6.2.5 Manualmedizinische Exploration der sensorischen Schlüsselregionen

Die anatomischen und neurophysiologischen Merkmale der sensorischen Schlüsselregionen wurden in den ▶ Kapiteln 4.3–4.5 beschrieben. Die Untersuchung dieser Zonen im Säuglingsalter orientiert sich an den Grundsätzen und Techniken der Chirodiagnostik, weicht aber in der **Vor-**

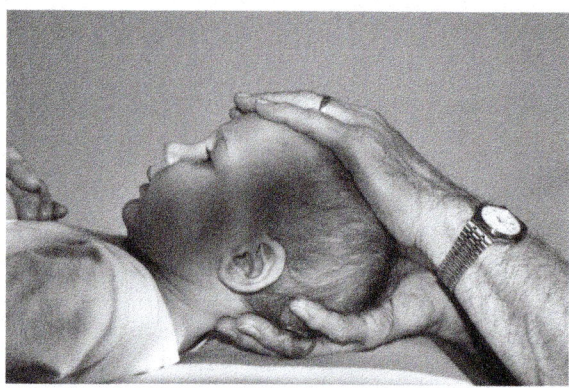

Abb. 6.17 Prüfen der Nutation im oberen Kopfgelenk

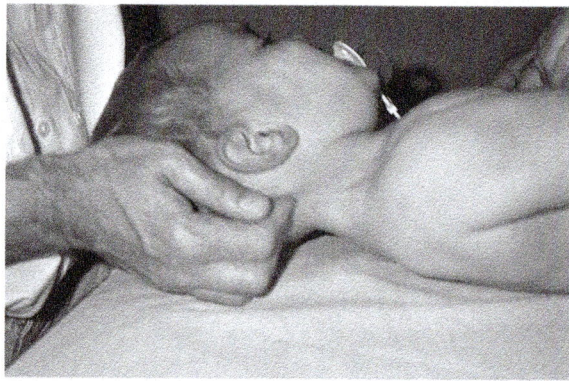

Abb. 6.18 Palpatorische Untersuchung der Zervikookzipitalregion

gehensweise in einigen Punkten von der herkömmlichen manuellen Untersuchungsmethode ab, da die körperliche Beschaffenheit eines Säuglings nicht mit der eines älteren Kindes oder Erwachsenen vergleichbar ist. Hinzu kommt, dass viele Säuglinge ihre Abneigung gegen die manual-medizinische Diagnostik unverhohlen zum Ausdruck bringen und es an der wünschenswerten Kooperation fehlen lassen. Die exakte Beweglichkeitsprüfung eines Wirbelsäulensegments ist daher nicht immer einfach und oft gar nicht möglich. Aus diesem Grunde empfiehlt sich beim Säugling die Untersuchung nozireaktiver Gewebeveränderungen im Sinne einer **Irritationspunktdiagnostik**, der sich auch ein widerspenstiger Säugling nur schwer entziehen kann.

■ ■ Kopfgelenke (◘ Abb. 6.17, ◘ Abb. 6.18)
■ Beweglichkeitsprüfung

Zur Untersuchung des **oberen Kopfgelenks** liegt das Kind auf dem Rücken, den Hinterkopf in eine Hand des Untersuchers gebettet (◘ Abb. 6.17). Die andere Hand des Untersuchers liegt auf Scheitel- und Stirnbein und führt eine sachte Nutationsbewegung des Köpfchens aus:
- **Normal** ist ein weiches Federn.
- Bei **Blockierung** ist die Federung aufgehoben, oder das Kind geht (aus Abwehr oder schmerzbedingt) in die Reklination.

Von einer Prüfung der **Schlussrotation** des Atlas ist beim Säugling abzuraten, da dies vom Kind sehr oft als unangenehm empfunden und mit heftiger Abwehr beantwortet wird. Auch ist der Informationsgewinn nicht größer als bei Palpation der Atlasquerfortsätze in Neutralstellung des Kopfes. Dabei lässt sich die Federung des Atlas mit leichten passiven Seitnickbewegungen meist gut bestimmen.

Die Beweglichkeit des **unteren Kopfgelenks** wird, wie beim HSR beschrieben, mittels Rotation in maximaler HWS-Flexion und durch passive Seitneigebewegung geprüft. Eine **Kopfgelenksblockierung** führt zu **nozizeptiven Gewebereaktionen** im betroffenen Segment:

- Das Weichteilgewebe über dem blockierungsseitigen Atlasquerfortsatz ist induriert, verquollen und gewöhnlich stark berührungsempfindlich. Die Federung ist aufgehoben, der Querfortsatz erscheint prominent im Vergleich zur Gegenseite.
- Der okzipitale Ansatz des M. semispinalis capitis ist auf der Blockierungsseite induriert, wobei sich die klassischen Sell-Irritationspunkte mit segmentaler Höhenbestimmung beim Säugling noch nicht abgrenzen lassen: Dies gelingt meist erst nach der Aufrichtung des Köpers zum zweibeinigen Stand.

■ Palpation

Genauer ist die Palpation der **paravertebralen Irritationspunkte** in der Rinne zwischen M. semispinalis capitis und M. splenius capitis (◘ Abb. 6.18). Zur Bestimmung der Segmenthöhe wird der Dornfortsatz des Axis aufgesucht, der beim Säugling allerdings noch nicht die komfortable Größe hat wie beim Klein- oder Schulkind. Vom Dornfortsatz gleitet der palpierende Finger seitwärts bis zur Rinne zwischen Semispinalis capitis und Splenius capitis und sucht nach nozireaktiver Gewebeveränderung, die in der tiefen autochthonen Muskulatur gefunden wird. In Höhe von C$_2$ wird es sich dabei um den M. obliquus capitis inferior handeln, dessen Nozireaktion bei passiver Seitneige in die freie Richtung abnimmt und sich bei Neigen zur Blockierungsseite verstärkt. Der M. obliquus capitis inferior ist als Angehöriger der subokzipitalen Muskelgruppe besonders dicht mit Spindelrezeptoren besetzt und spielt eine wichtige Rolle bei der Steuerung der muskulären Tonus und der posturalen Reaktionen.

Die **paravertebrale Palpation der übrigen HWS-Segmente** erfolgt in der gleichen Weise. In Rückenlage des Kindes lassen sich die seitlichen Halsmuskeln gut tasten und auf ihre Gewebebeschaffenheit untersuchen. Bei **länger bestehendem TAS** können die Mm. scaleni verkürzt sein, mitunter auch der M. splenius capitis. Der palpatorische Gewebebefund entspricht dem einer myofaszialen

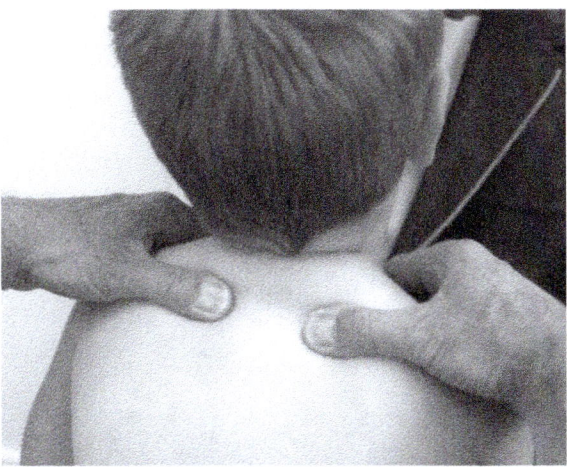

◘ **Abb. 6.19** Orientierende palpatorische Untersuchung des zervikothorakalen Übergangs auf segmentale Induration

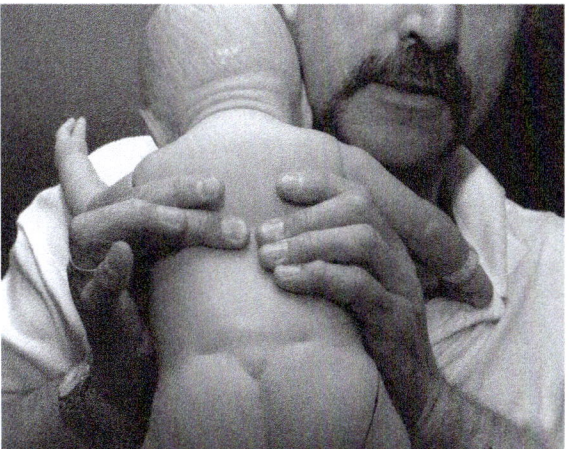

◘ **Abb. 6.20** Irritationspunktdiagnostik an der BWS

»Strammung«. Der M. sternocleidomastoideus ist dabei
meist unauffällig. Im Gegensatz dazu ist beim **kongenitalen muskulären Schiefhals** der Sternokleidomastoideus
nach dem 1. Trimenon fast immer fibrös verändert, stran-
gartig verkürzt und lässt die palpatorischen Gewebeeigenschaften vermissen, die ein reflektorisch oder haltungs-
bedingt verkürzter Muskel aufweist. Diese palpatorischen
Gewebeunterschiede sind differenzialdiagnostisch von
Bedeutung (▶ Abschn. 6.1.2, Schiefhals).

> **Wichtig**
> Beim TAS spielen sich die HWS-Blockierungen über-
> wiegend in den Segmenten C_0–C_3 ab.

■■ **Zervikodorsaler Übergang (◘ Abb. 6.19)**
■ **Beweglichkeitsprüfung**
Das Kind liegt in Rückenlage. Zur **Rotationsprüfung** der
unteren HWS und des zervikodorsalen Übergangs bis Th3
wird der Kopf maximal rekliniert. In dieser Position sind
die Kopfgelenke durch Anspannen der Ligg. alaria ver-
riegelt und von der Rotation weitgehend abgekoppelt:
– Eine **seitendifferente Rotation** deutet auf eine
  Blockierung hin.
– Bei **hartem Bewegungsanschlag** ist auch an eine
  strukturelle Störung oder Fehlbildung zu denken.

■ **Palpation**
Bei **segmentaler Blockierung** zeigt die paravertebrale
Palpation den typischen Irritationspunkt, dessen nozi-
reaktives Verhalten durch Seitneigebewegung des Kopfes
ermittelt wird. Freie und blockierte Richtung lassen sich
auf diese Weise gut bestimmen.

> **Wichtig**
> In HWS und zervikodorsalem Übergang rotieren
> die Wirbelkörper in Richtung der Seitneige, die Dorn-
> fortsätze gleiten dementsprechend zur Gegenseite,
> was bei der Manipulation des zervikothorakalen
> Übergangs genutzt werden kann (s. u.).

■■ **1. Rippe**
■ **Beweglichkeitsprüfung**
Prüfen des Vorlaufphänomens: Das Kind ist im gehalte-
nen Sitz oder sitzt rittlings auf einem Bein des Untersuchers.
Der Untersucher legt seine Daumenkuppen ca. 2–3 cm zu
beiden Seiten des 1. BWK auf, und eine Hilfsperson hebt die
Arme des Säuglings vor dem Körper (nicht seitlich!) hoch:
– **Normalerweise** bleiben beide Daumen in gleicher
  Höhe.
– **Tiefergleiten** eines Daumens deutet auf eine Blockie-
  rung der 1. Rippe hin.

■ **Palpation**
Die Palpation der 1. Rippe am Vorderrand des absteigenden Trapeziusastes muss vorsichtig und zart erfolgen. Eine
Blockierung äußert sich meist in einer ausgeprägten und
sehr druckdolenten Induration des Gewebes über dem
1. Kostotransversalgelenk. Durch passive Seitneige des
Kopfes im Seitenvergleich lässt sich das Verhalten der nozireaktiven Gewebsveränderung prüfen.

■■ **Brustwirbelsäule (◘ Abb. 6.20)**
■ **Prüfen der Kiblerfalten**
Das Kind liegt auf dem Bauch in leichter BWS-Kyphosie-
rung (weiches Kissen, passive Inklination des Kopfes durch
Hilfsperson). Als orientierender Test werden die Haut-
Unterhaut-Dermatome durch sanftes, vorsichtiges **Abrol-
len der Kiblerfalten** von kaudal nach kranial geprüft. Seg-

mentale Dysfunktionen äußern sich auch in diesem Alter bereits als metamere Haut-Unterhaut-Strammung.

■ Palpation

Es folgt die **paravertebrale Palpation** der blockierungsverdächtigen Segmente. Das Verhalten nozireaktiver **Gewebeindurationen** wird über den Querfortsatz der Gegenseite und den Dornfortsatz geprüft:

- **Ventralisierung** des Querfortsatzes auf der Gegenseite der Nozireaktion (Irritationspunkt) bewirkt eine Rotation des Wirbels zur Seite der Nozireaktion,
- **Querschub** des Dornfortsatzes zur Seite des Irritationspunktes bewirkt eine Rotation zur Gegenseite der Nozireaktion.

Auf diese Weise lässt sich eine Rotationseinschränkung und damit der therapeutische Querfortsatz leicht ermitteln. Eine Prüfung der Nozireaktion in Flexion und Extension ist beim Säugling meist nicht exakt durchführbar und für die Ermittlung der therapeutischen Richtung entbehrlich.

> **Tipp**
>
> Säuglinge, die eine Untersuchung in dieser Lage nicht zulassen, kann der Untersucher an eine **Schulter lehnen** (Kyphosierung) und das Untersuchungsmanöver mit den Mittelfingern durchführen (■ Abb. 6.20).

■■ Dorsolumbaler Übergang (■ Abb. 6.21)

■ Beweglichkeitsprüfung

Das Kind liegt in Rückenlage. Die **Rotationsbewegung** im dorsolumbalen Übergang wird durch Drehen des Beckens um die Längsachse gegenüber dem fixierten Rumpf (vorsichtig!) geprüft. Bei **Blockierung** im Gebiet des dorsolumbalen Übergangs ist eine seitendifferente Rotationsbewegung des Beckens gegenüber dem Rumpf zu erwarten. Freie und blockierte Richtung werden bestimmt.

■ Palpation

In Bauchlage erfolgen die Prüfung der **Kiblerfalten** und der paravertebralen **Irritationspunkte** sowie die Ermittlung des therapeutischen Querfortsatzes (wie bei der BWS beschrieben).

■■ Iliosakralgelenke (■ Abb. 6.22, ■ Abb. 6.23)

Die **Inspektion** der Beckenkonturen in Rücken- und Bauchlage erfolgte bereits unter Punkt 1 des Untersuchungsprogramms (▶ Abschn. 6.2.1).

■ Beweglichkeitsprüfung

Die **manuelle Untersuchung der ISG** beginnt mit der Palpation und dem Höhenvergleich der ventralen oberen

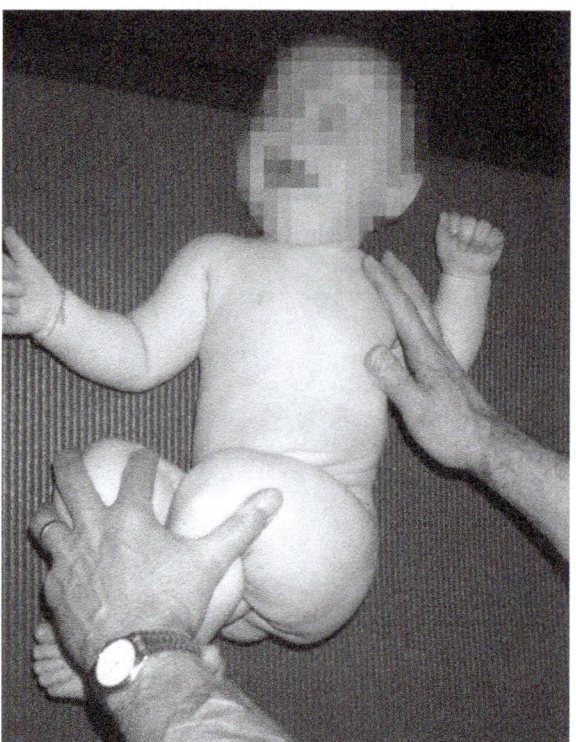

■ **Abb. 6.21** Prüfen der Beweglichkeit im dorsolumbalen Übergang durch Rotation des Beckens gegenüber dem Rumpf im Seitenvergleich. Bei segmentaler Dysfunktion seitendifferente Beweglichkeit

Darmbeinstacheln zum Ausschluss einer Beckenverwringung. Dazu muss das auf dem Rücken liegende Kind gerade ausgerichtet werden.

> ❯ **Wichtig**
>
> Stehen die ventralen Darmbeinstacheln unterschiedlich hoch, und findet man dorsalseitig das umgekehrte Muster, so liegt eine Beckenverwringung vor, die beim Säugling regelmäßig mit einer ISG-Blockierung einhergeht.

Es folgt die vergleichende **Beweglichkeitsprüfung der Hüftgelenke** in Rückenlage des Kindes: Abduktion, Adduktion, Beuge-Adduktion des Beins zur Gegenschulter, Innen- und Außenrotation, Extension und Flexion jeweils im Seitenvergleich. Bewegungseinschränkungen in einem Hüftgelenk bei sonographisch intakter Hüfte deuten auf eine **iliosakrale Dysfunktion** hin. Ein häufiges **Muster** ist

- die eingeschränkte Beuge-Adduktion zur Gegenschulter (Lig. sacrotuberale?),
- eine Abspreizhemmung und
- die Einschränkung einer Rotationsbewegung (Innen- oder Außendrehung),

aber auch andere Kombinationen sind möglich (■ Abb. 6.22).

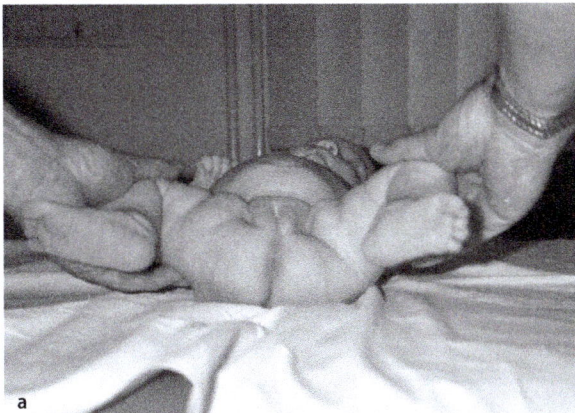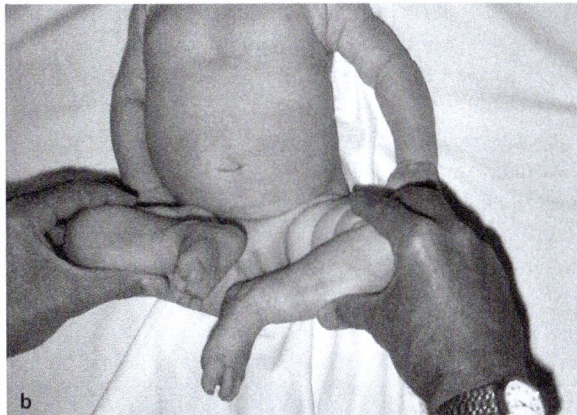

Abb. 6.22 Linksseitige ISG-Blockierung bei 5-monatigem Säugling mit Einschränkung der Abduktion (**a**) und Außenrotation (**b**) im linken Hüftgelenk

In Bauchlage des Kindes wird die **Beweglichkeit des Iliums** gegenüber dem Sakrum mit dem **Federungstest** über die gekreuzten Daumen geprüft. Es sei daran erinnert, dass die iliosakralen Gelenkflächen des Säuglings noch in derselben Ebene liegen wie die weitgehend sagittal ausgerichteten Facettengelenke der LWS (► Abschn. 4.4, Iliosakralgelenke). Dies und die weitgehend knorpelige Anlage der artikulierenden Flächen erklärt die physiologische Hypermobilität des Säuglings-ISG. Eine **iliosakrale Funktionsstörung** verrät sich im Seitenvergleich durch ein einseitig vermindertes Federn. Auf der blockierten Seite kann eine Konturabflachung der Glutealmuskulatur beobachtet werden.

> **Tipp**
>
> Die Prüfung der Hüftgelenkbeweglichkeit und der Federungstest dienen der **Seitenbestimmung der ISG-Blockierung**. Für eine gezielte Therapie ist allerdings die segmentale Funktionsdiagnostik mithilfe der Irritationspunkte erforderlich.

■ **Palpation**

Die **Untersuchung der Irritationspunkte** erfordert beim Säugling wegen der kleinen anatomischen Verhältnisse und des Abwehrverhaltens des Kindes einige Übung. Der Vorgang wird erleichtert, wenn das Kind mit dem Becken auf der Kante eines festen Schaumstoffkissens gelagert wird, so dass die Hüften gebeugt sind und das Köpfchen von einer Hilfsperson in Mittelstellung und leichter Inklination gehalten wird.

Palpiert wird die **Glutealmuskulatur**, gesucht wird nach nozireaktiven Gewebeveränderungen:
— Blockierungen in Höhe **S1** zeigen beim Säugling einen fingerkuppengroßen, eher flächigen Irritations-

punkt am dorsalen Rand des M. gluteus medius etwa 1–1½ Daumenbreite lateral des ISG-Spalts und distal der Crista iliaca.
— Der Irritationspunkt für **S3** liegt weiter medial und etwa 3–4 Querfinger distal der Spina dorsalis und ist als umschriebene, spindelförmige Verhärtung leichter zu tasten als der S1-Punkt (■ Abb. 6.23). (Die Distanzangaben sind nur ungefähr und hängen sowohl von der Größe des Kindes als natürlich auch von der Daumen- und Fingerbreite des Untersuchers ab.)

■ **Technik**

Hat man einen Irritationspunkt gefunden, bleibt der palpierende Finger mit gleichbleibendem sanftem Druck auf diesem Punkt und prüft dessen Verhalten (Verstärkung oder Abschwächung), indem das Kleinfingergrundglied (oder der Hypothenar) der anderen Hand einen tangential kranialisierenden und dann kaudalisierenden Schub über

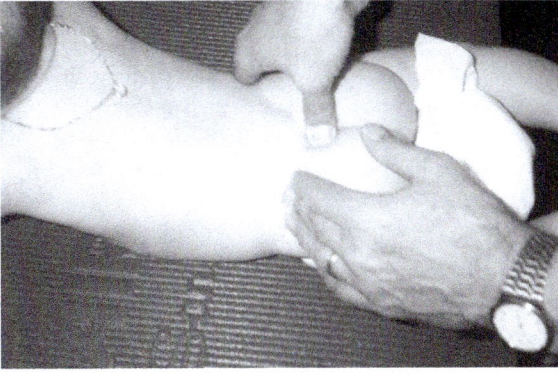

Abb. 6.23 ISG-Irritationspunkdiagnostik. Der linke Mittelfinger palpiert eine Nozireaktion am Hinterrand des M. gluteus medius links; gleichzeitig übt der rechte Daumen einen ventralisierenden Druck auf den oberen Sakrumpol in Höhe S1 aus. Der palpierende Mittelfinger prüft dabei das Verhalten der Nozireaktion

die blockierungsseitige Sakrumhälfte ausübt und dies als Gegenprobe auf der anderen Seite wiederholt. Anschließend wird an beiden Sakrumhälften mit Daumen oder Mittefinger in Höhe von S1 und S3 ein ventralisierender Druck ausgeübt und die Reaktion des Irritationspunktes beurteilt. Auf diese Weise lässt sich mit der Bestimmung des Blockierungsmusters gleichzeitig das therapeutische Vorgehen festlegen, nämlich die Manipulation in die freie Richtung.

6.2.6 Myofasziale Diagnostik

Ein Tonusasymmetrie-Syndrom aufgrund segmentaler peripherer Funktionsstörungen zeigt ebenso eine **gestörte myofasziale Viskoelastizität** wie ein Kind mit zerebraler Bewegungsstörung. **Untersucht** werden daher

- die epikraniellen fibromuskulären Strukturen des Schädels auf Strammung und Lockerung (Abb. 6.24),
- der Zustand der Schädelnähte und Fontikuli,
- die Form und Stellung der Knochenplatten des Gehirnschädels,
- die myofaszialen Strukturen der Übergangsregionen des Achsenorgans und des abdominalem Diaphragmas in Verbindung mit der Fascia thoracolumbalis.

Aufschlussreich kann auch bei Säuglingen mit Gedeihstörungen die **Untersuchung des Abdomens** sein, wobei sich umschriebene Indurationen in Höhe des Pylorus, der Cardia, der iliozökalen Klappe usw. finden lassen, ebenso auch an den ligamentären Verbindungen des Beckens (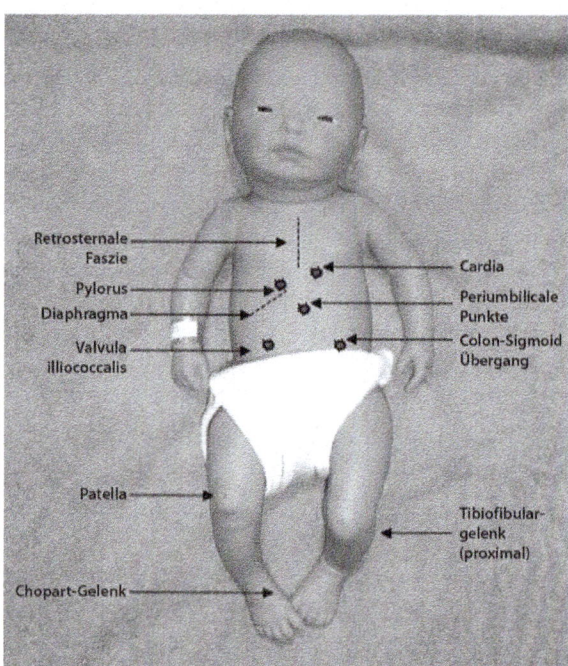 Abb. 6.25). Ein dysfunktionelles Tonusasymmetrie-Syndrom (TAS), das bereits längere Zeit besteht, zeigt regelmäßig auch myofasziale und funktionelle Befunde am femuropatellaren Gleitlager, dem proximalen Tibiofibulargelenk sowie den Talonavikulargelenken.

Tipp
Kenntnisse in osteopathischer Untersuchungstechnik und die Fähigkeit zur palpatorischen Unterscheidung der verschiedenen Gewebearten sowie der subtilen Untersuchung der Gewebereaktionen werden vorausgesetzt.

6.2.7 Neurologische Untersuchung

Muskeleigenreflexe, Pyramidenzeichen sowie phasische und tonische Streckreaktionen wurden in ▶ Kapitel 3.6 eingehend erläutert. Während die Muskeleigenreflexe bei Anspannen oder Abwehr des Kindes nicht immer zuverlässig

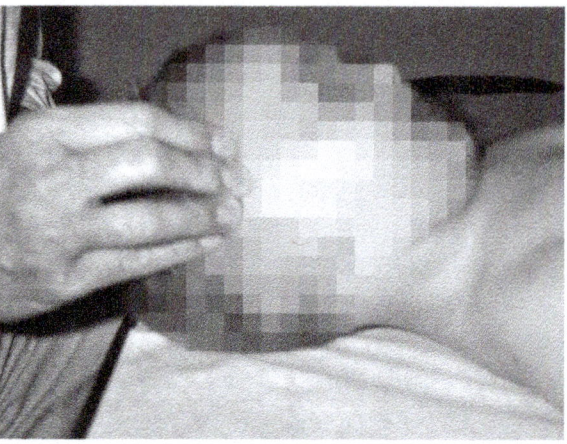

Abb. 6.24 Palpatorische Untersuchung der epikraniellen Weichteilstrukturen und Schädelnähte

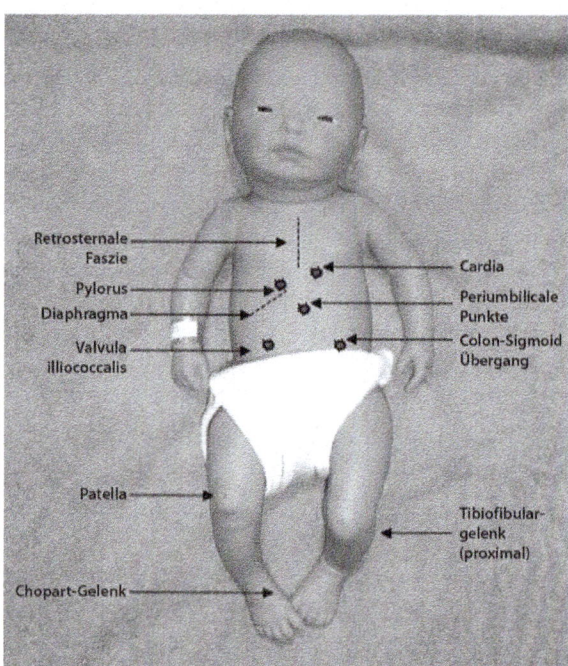

Abb. 6.25 Palpatorische Untersuchung der epikraniellen Weichteilstrukturen und Schädelnähte

ausgelöst werden können, macht die Prüfung der phasischen und tonischen Streckreaktionen gewöhnlich keine Schwierigkeiten. Ihre **Aussagekraft** ist nicht hoch genug einzuschätzen, und sie sollen daher bei keiner Untersuchung fehlen. In ▶ **nachfolgender Übersicht** werden die Hinweise auf eine kortikospinale Störung nochmals verdeutlicht. Die Durchführung ist einfach, der Zeitaufwand ist denkbar gering.

Übersicht Hinweise auf eine kortikospinale Störung

- Beim **Handwurzel-** und **Fersenreflex** ist auf die Qualität der phasischen Reaktion zu achten:
- Eine stoßende, schnellende Bewegung ist typisch für eine zerebrale Bewegungsstörung und bleibt ein ständiger Begleiter.
- Ein kurzes Zucken kann im Rahmen einer Blockierung im zervikodorsalen Übergang oder ISG auftreten und darf nicht als Zeichen einer spastischen Bedrohung angesehen werden, denn es verschwindet bald nach Beseitigung der segmentalen Funktionsstörung.
- Eindeutig **positive Pyramidenzeichen** sind ein Hinweis auf eine kortikospinale Störung.
- Beim Säugling ist der **Rossolimo-Reflex** laut Vojta besonders aussagefähig, da er im Falle einer zerebralen Störung immer positiv ist und sich zuverlässig auslösen lässt. Zur richtigen Durchführung und vor allem zur richtigen Interpretation sei auf ▶ Kapitel 3.6 verwiesen
- Ein weiteres sicheres Zeichen der infantilen Spastik bzw. einer kortikospinalen Störung ist der **Fußklonus**, der über eine kurze, rhythmische Bewegung des Fußes in Dorsalextension bei leichter Kniebeugung durchgeführt wird. Der Klonus zeigt sich als serielle, rasch ablaufende Plantarflexionsbewegung des Fußes über mindestens drei Sekunden. Mitunter tritt er auch bei Auslösen des Achillessehnen- oder Fußsohlenreflexes auf.
- Ebenfalls hinweisend auf eine zentrale Störung ist ein **Handgreifreflex**, der weit über das 2. Trimenon hinaus persistiert, desgleichen der **Babkin-Reflex**: Bei Fingerdruck in die palmare Handfläche kommt es zu Öffnen des Mundes. Diese Reaktion ist in den ersten 4–8 Lebenswochen noch physiologisch, bei älteren Säuglingen jenseits des 3. Lebensmonats jedoch als Hinweis auf eine kortikospinale Störung anzusehen (▶ Abschn. 3.2, Neuromotorische Untersuchung des Säuglings).

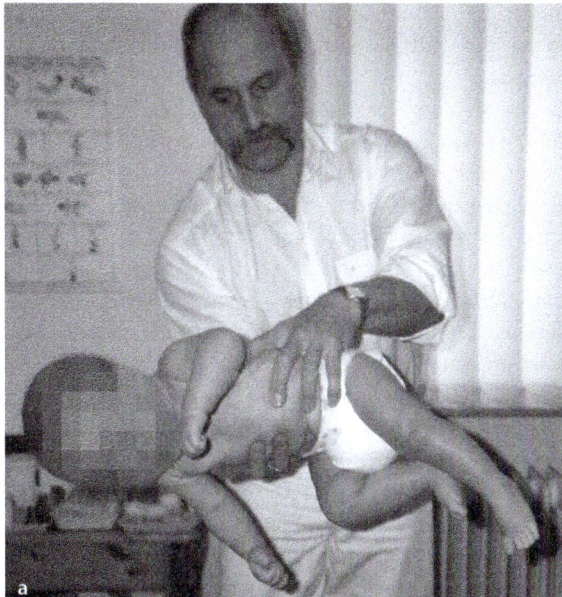

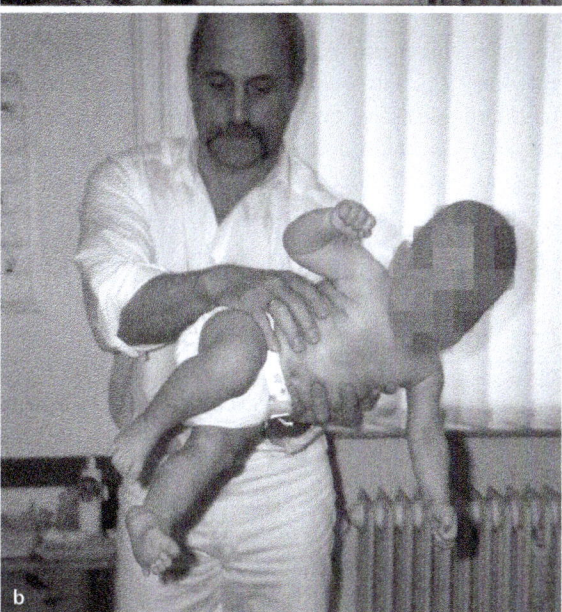

■ **Abb. 6.26** Kontrolluntersuchung nach »ausbehandeltem« KISS-Syndrom bei 8 Monate altem Jungen. **a** Bei der Vojta-Reaktion nach rechts fehlende Rumpfstabilisierung, Anteversion der linken Schulter, Streckung des linken (oben liegenden) und Beugung des rechten (unten liegenden) Beins als Hinweis auf eine unvollständige sensomotorische Integration. Der Rumpf zeigt Tendenz zum Abkippen nach rechts. **b** Die Vojta-Reaktion nach links ist altersgerecht entsprechend dem 3. Trimenon

6.2.8 Neurokinesiologische Untersuchung nach Vojta

Durchführung, Bewertung und Deutung der **Lage-** und **statokinetischen Reaktionen** nach Vojta wurden in ▶ Kapitel 3.5 ausführlich abgehandelt. Der richtige Umgang mit dieser sehr wertvollen Untersuchungsmethode und ihre korrekte klinische Einordnung lassen sich nur durch die konsequente Anwendung am Patienten erlernen. Dies ist die wohl wichtigste Voraussetzung, um falsch-positive oder falsch-negative Befundauswertungen mit entsprechenden prognostischen und therapeutischen Fehlschlüssen zu vermeiden. Dass diese Gefahr besteht, zeigt die Diskussion um die spastische Bedrohung. Abnormale Lagereaktionen sind Hinweise auf eine gestörte sensomotorische

Steuerung, nicht mehr und auch nicht weniger. Die Ursache muss mithilfe weiterer Untersuchungen gefunden werden.

Die Prüfung der statokinetischen Reaktionen (◻ Abb. 6.26) hat sich in der Kontrolle des Therapieergebnisses bewährt, besonders bei TAS-Kindern: Der therapeutische Erfolg bei einem Kind mit TAS darf nicht allein daran gemessen werden, ob es den Kopf gerade hält und zu beiden Seiten bewegt, nicht mehr als Schrei- oder Spuck-Kind gilt usw. Vielmehr müssen auch die **unwillkürlichen Reaktionen** des Kindes **bei plötzlicher Lageänderung des Körpers** im Raum auf ihre Qualität, auf Seitengleichheit und auf die Übereinstimmung mit dem chronologischen Alter geprüft werden: Man wird dann oft feststellen können, dass bei einem scheinbar ausgeheilten TAS einseitig abnormale Bewegungsantworten zu finden sind oder solche, die 1–2 Trimena hinter dem physiologischen Alter zurück sind, während der Befund auf der Gegenseite normal ist. Das zeigt, dass die sensomotorische Basis für die Körperkontrolle dynamischer Bewegungsleistungen wie Rennen, Springen, Turnen usw. noch nicht korrekt und seitengleich entwickelt ist. Solche Kinder müssen kontrolliert, auf Blockierungsrezidive untersucht und entsprechend behandelt werden, um eine seitengleiche sensomotorische Integration zu erreichen.

6.2.9 Bestimmung des Entwicklungsalters im Vergleich zum chronologischen Alter

Aus der Summe der erhobenen Befunde lässt sich beim Säugling der Reifezustand des ZNS bestimmen und der Istzustand mit dem Sollzustand des chronologischen Alters vergleichen (▸ Abschn. 3.1, Körperkontrolle). Die synoptische Darstellung der einzelnen normalen Entwicklungsschritte in Rücken- und Bauchlage vom 1. bis zum 12. Lebensmonat (◻ Abb. 6.27) erleichtert den Vergleich zwischen Entwicklungsalter und chronologischem Alter. Dabei ist eine Streubreite von etwa 6 Wochen als normal anzusehen.

> **Tipp**
>
> Zusammen mit der neurokinesiologischen Diagnostik ermöglichen die neurologischen Untersuchungen und die Beurteilung der **General Movements** eine Abgrenzung zerebral bedingter Störungen von einer peripher-dysfunktionellen Pathologie wie z. B. dem TAS.

Während die Reifeverzögerung bei zerebralen Störungen in der Regel alle Qualitäten erfasst, zeigen TAS-Kinder ein **dissoziiertes Muster.** Dies wird besonders in Bauchlage

des Kindes deutlich: In **Rückenlage** kann ein TAS-Kind nach manueller Behandlung ein dem chronologischen Alter entsprechendes Bewegungs- und Haltungsmuster von Kopf, Rumpf und Extremitäten zeigen, in **Bauchlage** hingegen treten abnormale Haltungsschablonen oder zeitlich verzögerte Muster in Erscheinung (◻ Abb. 6.28). Dies betrifft z. B. die Qualität der Kopfkontrolle oder die Fähigkeit des Kindes, in den Unterarm- oder Handstütz zu gehen. Hinzu kommt die bereits beschriebene Seitendifferenz oder zeitliche Dissoziation bei der neurokinesiologischen Untersuchung. Die sorgfältige Beachtung dieser Kriterien erleichtert die Wahl des Zeitpunktes, wann eine Therapie beendet werden kann.

6.2.10 Der »3-Zeichen-Test«

Zur Bestimmung der therapeutisch wirksamen Atlas-Impulsrichtung wird der **3-Zeichen-Test (3 ZT)** durchgeführt (▸ Abschn. 7.1.6). Der Test ersetzt die traditionell obligatorische a.-p.-Röntgenaufnahme des zervikookzipitalen Übergangs und trägt damit zur Reduzierung der Röntgenstrahlenbelastung bei. Dies darf als Fortschritt in der Säuglingsdiagnostik betrachtet werden, da der Risikofaktor für eine letale Tumorerkrankung beim Säugling um den Faktor 3 höher liegt als der Durchschnittsfaktor (Klett 2014). Der Test wurde aufgrund klinischer Beobachtungen und vergleichenden Röntgenanalysen entwickelt, seine Praxistauglichkeit und Validität konnte in einer multizentrischen Studie nachgewiesen werden (Coenen et. al. 2015). Er ist in jedem Lebensalter durchführbar.

In ▸ Abschn. 7.1.6 ist der 3 ZT ausführlich beschrieben.

6.2.11 Röntgenuntersuchung

Im vorigen Abschnitt wurde dargelegt, dass eine Röntgenaufnahme ausschließlich zur Feststellung der atlastherapeutischen Impulsrichtung nicht mehr notwendig ist. Zum Ausschluss pathologischer Veränderungen an den knöchernen und gelenkigen Strukturen der oberen Halswirbelsäule kann eine radiologische Untersuchung jedoch bei suspekter Anamnese und entsprechender klinischer Symptomatik erforderlich sein. Das gilt immer dann, wenn der Untersuchungsbefund eines Säuglings mit Haltungs- und Bewegungsasymmetrie von den typischen Zeichen eines TAS abweicht und auch kein Hinweis auf eine zerebrale Störung vorliegt. Zum Ausschluss von Segmentationsstörungen, Klippel-Feil-Syndrom und Missbildungsskoliosen, Traumafolgen, entzündlichen oder tumorösen osteodestruktiven Veränderungen ist die Anfertigung eines Röntgenbildes der Halswirbelsäule auch beim Säugling wohl gerechtfertigt. Dabei sollte die effektive Strahlenbe-

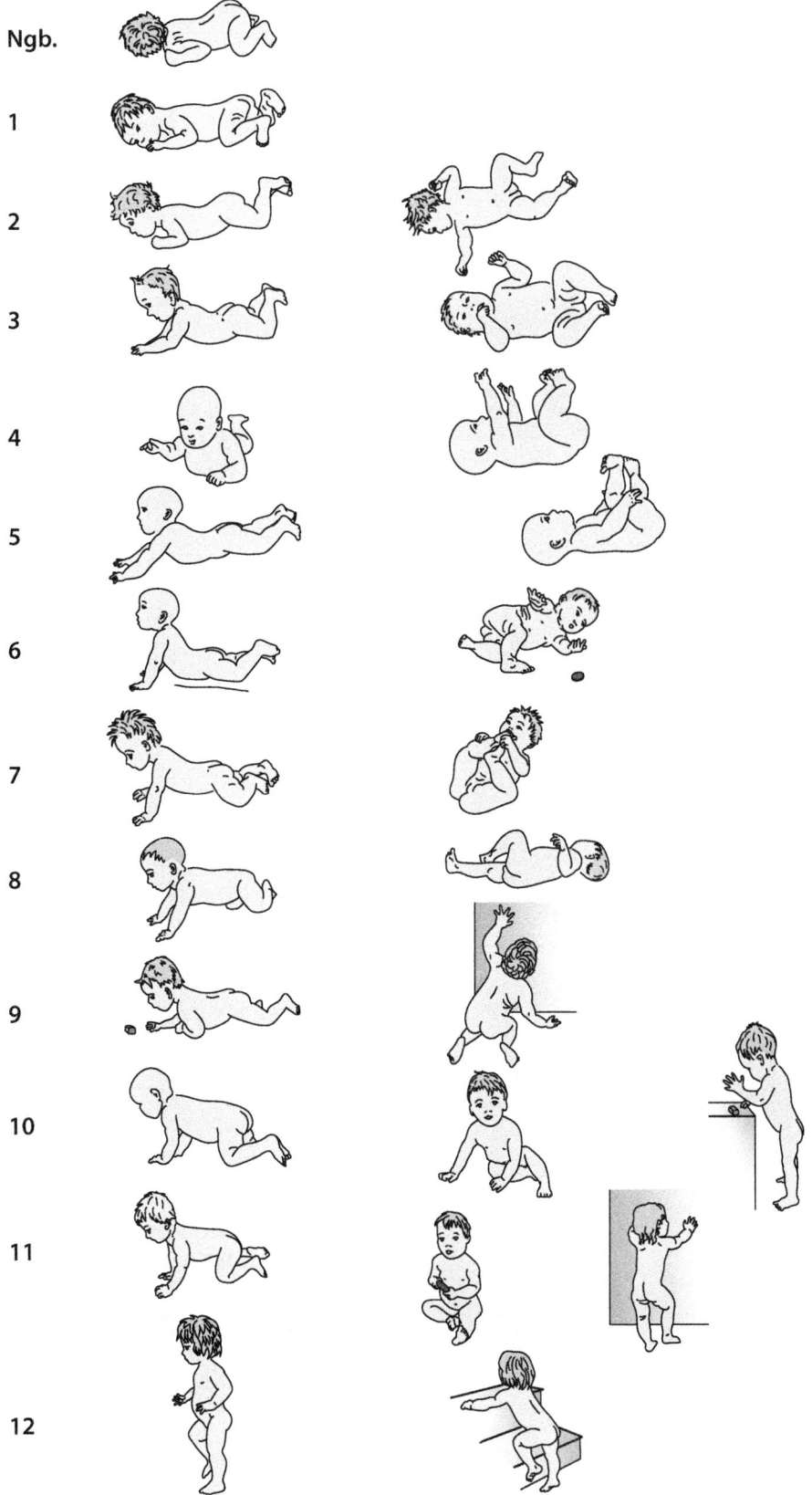

□ Abb. 6.27 Chronologischer Verlauf der Säuglingsentwicklung mit Darstellung der typischen posturalen Muster in Bauch- und Rückenlage

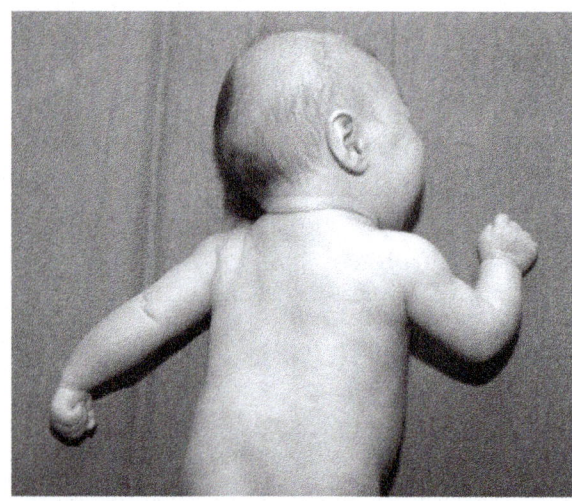

Abb. 6.28 5 Monate alter Säugling mit TAS. In Bauchlage abnormale Haltungsschablone und fehlender Unterarmstütz entsprechend einem posturalen Entwicklungsrückstand von ca. 8 Wochen

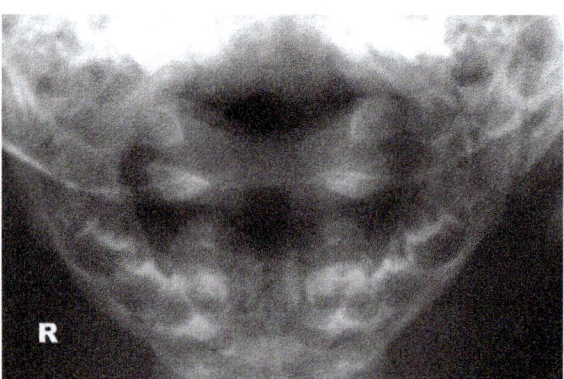

Abb. 6.29 a.-p.-Röntgenaufnahme des zervikookzipitalen Übergangs eines 4-monatigen Säuglings

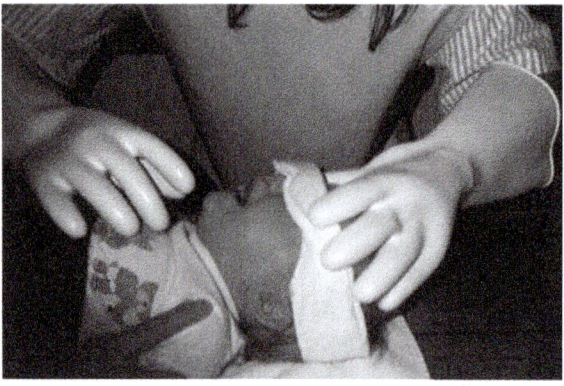

Abb. 6.30 Lagerung des Kindes zur Röntgenuntersuchung des zervikookzipitalen Übergangs, Abdeckung der Augen mit einem Bleiband

lastung gegenüber dem Narkoserisiko bei einer MRT-Untersuchung abgewogen werden. Für die Röntgenaufnahme des Atlas a. p. bei starker Einblendung mit einer Feldgröße von 8×6 cm (■ Abb. 6.29) wurde beim Säugling eine effektive Strahlendosis ca. 0,03 mSv errechnet (Klett 2014).

Zur Anfertigung des Röntgenbildes der Halswirbelsäule beim Säugling hat sich folgende Vorgehensweise bewährt: Das Kind liegt auf dem Rücken, die Augen werden mit einer Bleibrille oder einem Bleiband und der Körper mit einer Bleischürze abgedeckt, das Belichtungsfeld wird maximal eingeblendet. Der Zentralstrahl ist senkrecht auf die Kassettenmitte gerichtet und soll knapp oberhalb des Mundwinkels in Richtung des tastbaren Okziputunterrandes verlaufen. Der Mund soll geöffnet sein, ggf. kann ein Spatel dazu zur Hilfe genommen werden. Der Kopf des Kindes wird vom Arzt oder einer Assistentin in der gewünschten Position gehalten (■ Abb. 6.30). Verwendet werden kontrastarme Filme für die Kassettengröße 13×18 mit Verstärkerfolie 800. Bei der seitlichen Aufnahme liegt das Kind auf einer Seite mit leicht rekliniertem Kopf; Schulter und Arme werden von einer Hilfsperson fixiert. Der Zentralstrahl wird auf einen Punkt etwas unterhalb des Ohrläppchens gerichtet.

> **Fazit**
> Zeitnot?
> Die ausführlichen Erläuterungen zum Untersuchungsprogramm **Villinger Schema** können den Eindruck erwecken, als handele es sich um einen äußerst zeitaufwändigen Vorgang, der in der manualmedizinischen Praxis nicht durchführbar sei. Dieser Eindruck täuscht. Bei ausreichender Erfahrung in manualmedizinischer und entwicklungsneurologischer Diagnostik und wenn man geeignete Dokumentationsvorlagen verwendet, ist der Zeitaufwand für dieses Programm gering, der Informationsgehalt dafür sehr hoch.

6.3   Abgrenzung des TAS von infantiler Zerebralparese

Das TAS entsteht aus **segmentalen Dysfunktionen** (Blockierungen) bestimmter Wirbelsäulenabschnitte mit Beeinträchtigung der propriozeptiven und exterozeptiven Sensorik und der Folge einer gestörten sensomotorischen Entwicklung. Im Gegensatz dazu ist die **zerebrale Bewegungsstörung** Ausdruck einer irreversiblen Schädigung von Hirnsubstanz, deren Ausmaß das klinische Bild der sensomotorischen Funktionsausfälle bestimmt. Diese Unterscheidung ist für die prognostische Einschätzung und die therapeutische Zielsetzung von Bedeutung.

Verschiedene neurologische Zeichen bei bewegungsauffälligen Säuglingen können in gleicher Weise sowohl im Frühstadium einer infantilen Zerebralparese als auch bei einer peripher-dysfunktionellen Pathologie wie dem TAS beobachtet werden. **Gemeinsame Symptome** sind in ▶ **nachfolgender Übersicht** aufgeführt.

> **Übersicht: Symptome bei TAS und Frühsymptome bei IZP**
> - Abnormale Lage- und Stellreaktionen
> - Abnormale Haltungs- und Bewegungsmuster von Kopf, Rumpf und Extremitäten
> - Einschießender oder anhaltender Strecktonus mit opisthotoner Kopf-Rumpf-Haltung (Überstreckung)
> - Persistierende frühkindliche Reaktionen
> - Persistierende Primitivreflexe
> - Einseitig persistierender Palmarreflex
> - Pathologische Halsstellreflexe mit tonischen Begleitreaktionen usw.

Beispiel

Ein sensomotorisch retardiertes, 4-monatiges Kind zeigt eine stereotype einseitige Kopf- und Rumpfhaltung, asymmetrische Bewegungsmuster und auffällige statokinetische Reaktionen, einen intermittierenden Strecktonus sowie Schulterretraktion und Beinstreckung mit Spitzfußhaltung

beim HSR zu einer Seite. In Bauchlage kann es nicht in den Unterarmstütz gehen und den Kopf anheben. Es ist aber imstande, in Rückenlage die Hände vor der Körpermitte zusammenzuführen oder die Füße beim Hochgehobenwerden in Kletterhaltung zu bringen. Dieses Kind hat mit großer Sicherheit keine zentrale Störung.

Die **Abgrenzung** eines TAS von einer zentralen Störung geschieht nach qualitativen Kriterien und objektiven Zeichen:

- Zeigt ein TAS-Kind eine Überstreckung von Kopf und Rumpf, so kann es gewöhnlich phasische, diagonale und gegenläufige Bewegungen der Extremitäten vollführen, während die opisthotone Haltung bei zerebraler Läsion tonisch fixiert ist und die Extremitäten nur spärliche, tonisch gesteuerte und meist gleichläufige Bewegungen zustande bringen.
- Beim TAS fehlen die **tonischen** und **phasischen Streckreaktionen.** Die bei Segmentblockierungen gelegentlich auslösbaren Handwurzel- oder Fersenreflexe sind nur angedeutet und vorübergehend vorhanden und unterscheiden sich qualitativ eindeutig von den phasischen Streckreaktionen bei frühkindlicher Hirnschädigung. In diesem Falle sind sie bereits im Frühstadium unzweideutig, voll ausgeprägt und stets auslösbar.

In ☐ Tab. 6.1 sind die wichtigsten **Unterscheidungsmerkmale** zwischen TAS und der Frühsymptomatik einer tetraparetischen zerebralen Bewegungsstörung zusammengefasst.

☐ **Tab. 6.1** Unterscheidung zwischen TAS und zerebraler Bewegungsstörung

Peripher-dysfunktionelles Syndrom (TAS)	Zerebrale Bewegungsstörung
General Movements suboptimal bis auffällig	General Movements eindeutig abnormal
Überstreckung nicht tonisch fixiert, phasische Begleitmuster	Überstreckung als Opisthotonus (= tonisch fixiert)
Medianisierung der Hände (= Zusammenführen vor der Körpermitte)	Henkelhaltung der Arme, tonische Schulterretraktion
Greifen nach Gegenständen, Führen zum Mund	Kein Greifen, kein Zusammenführen der Hände zur Körpermitte
Pseudo-ATNR ohne tonische Fixierung von Rumpf und Extremitäten	ATNR tonisch fixiert
Supination/Kletterstellung der Füße	Füße in Spitzfußhaltung, Beine meist gestreckt, überkreuzt
Soziales Lächeln	Kein soziales Lächeln (oder deutlich verspätet)
Keine tonischen Streckreaktionen. Phasische Streckreaktionen fakultativ schwach auslösbar, reversibel, zuckend (kein Stoßen)	Tonische Streckreaktionen voll ausgeprägt, phasische Streckreaktionen schnellend, stoßend
Neurokinesiologische Reaktionen meist nur einseitig abnormal oder zeitlich zurück	Neurokinesiologische Reaktionen als Gesamtmuster abnormal
Keine Pyramidenzeichen	Positive Pyramidenzeichen (z. B. Rossolimo!)

Manualmedizinische Behandlung im Säuglingsalter

Wilfrid Coenen

7.1   Atlastherapie nach Arlen   – 106

7.1.1   Am Anfang stand ein Irrtum   – 107

7.1.2   Neurologische Krankheitsbilder   – 107

7.1.3   Frühkindliche Röntgenmorphologie   – 108

7.1.4   Kopfhaltung und Atlasstellung   – 110

7.1.5   Symmetrie, ein zuverlässiges Prinzip?   – 111

7.1.6   Der »3-Zeichen-Test«   – 112

7.1.7   Atlastherapie beim Säugling   – 115

7.1.8   KISS oder KUSS?   – 121

7.2   Chirotherapeutische Manipulation bei Säuglingen   – 121

7.2.1   Zervikookzipitaler Übergang   – 122

7.2.2   Zervikodorsaler Übergang   – 123

7.2.3   1. Rippe   – 124

7.2.4   BWS und dorsolumbaler Übergang   – 124

7.2.5   Iliosakralgelenke und lumbosakraler Übergang   – 126

7.3   Myofasziale Lösetechniken, mobilisierende Positionierung   – 129

7.3.1   Aktive Kontraktion der Faszie   – 130

7.3.2   Mechanorezeptoren der Faszie   – 130

7.3.3   Myofascial Release   – 130

7.4   Manuelle Behandlung des Kopfes   – 135

7.4.1   Trigemino-zervikale Konvergenz   – 135

7.4.2   Therapeutische Möglichkeiten   – 135

7.5   Unspezifische exterozeptiv-propriozeptive Stimulation   – 143

7.5.1   Wahrnehmungsverarbeitung und Vigilanz   – 143

7.5.2   Körperstimulation   – 144

W. Coenen, *Manuelle Medizin bei Säuglingen und Kindern*,
DOI 10.1007/978-3-642-20734-1_7, © Springer-Verlag Berlin Heidelberg 2016

Die im Folgenden beschriebenen säuglingsgerechten Behandlungstechniken können sowohl beim **TAS** als auch bei der **IZP** eingesetzt werden. Der Unterschied besteht in der therapeutischen Zielsetzung.

Beim TAS handelt es sich um eine **funktionelle Pathologie im afferenten Teil des sensomotorischen Systems**. Unbehandelt besteht die Gefahr einer unvollständigen bzw. fehlerhaften Programmierung der **raum-zeitlichen Bewegungsfunktion**, die als fundamentale Erkenntnisleistung im gesamten körperlich-geistigen Entwicklungsprozess betrachtet wird. Bei gezielter manualmedizinischer Behandlung des TAS ist die Prognose bezüglich einer normalen sensomotorischen Entwicklung einschließlich der darauf aufbauenden Erkenntnisfunktionen günstig. Die Therapieziele sind in ▸ **nachfolgender Übersicht** formuliert.

> **Übersicht: Therapieziele bei TAS**
> — Seitengleiche Labyrinthstellreaktion (LSR)
> — Normalisierung der Kopfkontrolle bei räumlicher Lageänderung des Körpers
> — Normalisierung der Kopf- und Rumpfhaltung sowie der Kopfform
> — Normalisierung der HWS-Beweglichkeit (HSR, SNT)
> — Normalisierung der General Movements (Alter)
> — Beseitigung von Schmerzen und evtl. vegetativen Symptomen
> — Seitengleiche, altersentsprechende Haltungs- und Bewegungsmuster in Rückenlage und Bauchlage
> — Normale statokinetische Reaktionen
> — Übereinstimmung von chronologischem Alter und Entwicklungsalter

Im Gegensatz zum TAS ist eine infantile Zerebralparese (IZP) **nicht heilbar**, da untergegangenes Hirngewebe sich nicht regeneriert oder ersetzt werden kann. Mit einem manualmedizinischen Therapiekonzept lassen sich allerdings auch bei zerebralen Bewegungsstörungen intakte Funktionen erhalten und brachliegende Fähigkeiten zur Entfaltung bringen. Pathogenese und Klinik der IZP sowie die therapeutische Zielsetzung werden in ▸ Kap. 9 abgehandelt.

Für **sensomotorische Störungen** im Säuglingsalter stehen folgende manualmedizinische Verfahren zur Verfügung, aufgelistet in ▸ **nachfolgender Übersicht**.

> **Übersicht: Manualmedizinische Verfahren bei sensomotorischen Störungen**
> — Atlastherapie (Arlen)
> — Chirotherapeutische segmentale Manipulation
> — Myofasziale (osteopathische) Behandlungsformen
> — Mobilisierende und stimulierende Weichteiltechniken

Diese manualmedizinischen Verfahren wirken unterschiedlich auf die Steuerung des Bewegungssystems und können sich daher nicht gegenseitig ersetzen. Aber sie wirken, wie die Erfahrung gezeigt hat, **synergistisch** und bilden daher in ihrer Gesamtheit das therapeutische Grundkonzept bei sensomotorischen Störungen verschiedener Genese. In der »Hierarchie« der Wirksamkeit nimmt die Atlastherapie den **ersten Platz** ein, gefolgt von den manipulativen und osteopathischen Konzepten und ergänzt durch mobilisierende und stimulierende Weichteiltechniken.

Bei Dysfunktionen an Wirbelsäule und Extremitäten kann die Wirkung der Atlastherapie auf die sensomotorische Steuerung in Ausprägung und Nachhaltigkeit beeinträchtigt werden durch die gelenkmechanischen Störungen der Wirbelsäule und Tonusveränderungen der Organ übergreifenden Faszienzüge des Bewegungssystems. In dem Fall ist der Einsatz der anderen Behandlungsformen unentbehrlich für das Erreichen des therapeutischen Ziels.

7.1   Atlastherapie nach Arlen

Der direkte Zugriff auf die Wahrnehmungsrezeptoren der Kopfgelenkregion durch die sog. Atlastherapie ermöglicht eine Beeinflussung des sensorischen Informationsmusters, wie sie in dieser Form mit den übrigen manuellen und neurophysiologischen Behandlungstechniken nicht erreicht werden kann. Diese **Impulstechnik** ist daher das wohl wirksamste Behandlungsverfahren bei neuromotorischen Störungen insgesamt. Hinzu kommt, dass die Atlastherapie nicht mit behandlungstypischen Risiken behaftet ist, wie sie z. B. der chiropraktischen Manipulation an der Halswirbelsäule angelastet werden. Die Atlastherapie kann daher unter Beachtung der Kontraindikationen gefahrlos und auch wiederholt bei Säuglingen eingesetzt werden. Voraussetzung für eine wirksame und risikolose Anwendung dieser scheinbar einfachen Methode ist allerdings eine grundlegende Ausbildung in Diagnostik und Behandlungstechnik.

7.1.1 Am Anfang stand ein Irrtum

Exkurs: Entwicklung der Atlastherapie

Der elsässische Arzt Dr. Albert Arlen (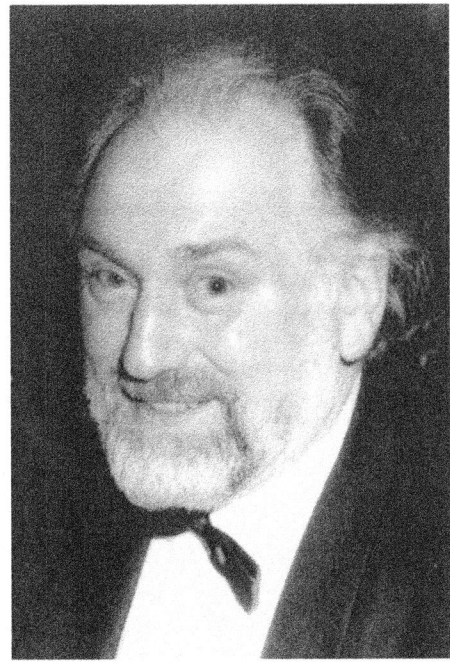 Abb. 7.1) entwickelte in den 50er Jahren des 20. Jahrhunderts eine von ihm als Atlastherapie bezeichnete manuelle Technik zur **Behandlung der oberen Halswirbelsäule.** Ausgangspunkt seiner Methode war die Beobachtung, dass bei Patienten mit Kopf- und Nackenschmerzen oder nach HWS-Traumen der Atlas im Röntgenbild gegenüber den Okziputkondylen seitlich oder rotatorisch »verschoben« schien, also eine asymmetrische Stellung des Atlas vorlag. Folgerichtig versuchte Arlen, den Atlas wieder in die Neutralstellung zu bringen, zu **symmetrisieren.** Dazu übte er mit der Mittelfingerkuppe einen kurzen, kräftigen Stoß auf den Atlasquerfortsatz in Richtung der gedachten Symmetrie aus.

Der **Effekt** war beeindruckend: Kopf- und Nackenschmerzen verschwanden, desgleichen die vegetativen und neurologischen Begleitsymptome eines zervikozephalen Syndroms nach HWS-Trauma wie Konzentrationsstörung, Schwindel, Leis-

tungsabfall, Übelkeit und dergleichen (Arlen und Wackenheim 1979).

Um die gelungene Stellungskorrektur des Atlas zu dokumentieren, fertigte Arlen **Röntgenkontrollaufnahmen** des zerviko-okzipitalen Übergangs an und musste zu seiner Überraschung feststellen, dass trotz eindrucksvoller Therapieergebnisse die Stellung des 1. Halswirbelkörpers unverändert war.

Die Frage, ob der gleiche Therapieeffekt erreicht werden kann, wenn der Fingerstoßimpuls in die andere, die Asymmetrie verstärkende Richtung erfolgt, fand eine rasche Antwort in einem fehlenden Therapieeffekt oder in einer Verschlechterung der Symptomatik, die mitunter recht eindrucksvoll war.

Arlen leitete daraus folgende Regel ab:

- Der gewünschte **Behandlungseffekt** wird nur erreicht, wenn der therapeutische **Fingerstoßimpuls in die** virtuelle rotatorische oder translatorische **Stellungssymmetrie des Atlas** erfolgt, wie sie aus

dem Röntgenbild ermittelt wird (Arlen 1985).

Der neurophysiologische Hintergrund dieser Erfahrung ist bislang nicht eindeutig geklärt, die Richtigkeit der Regel bestätigt sich aber ex iuvantibus. Zur Festlegung der Atlasstellung gegenüber den Okziputkondylen und damit zur **Bestimmung der therapeutischen Impulsrichtung** beschrieb Arlen eine differenzierte Analyse des a.-p.-Röntgenbildes der oberen Halswirbelsäule. Auf diese Weise lässt sich anhand morphologischer Merkmale die **Stellung des Atlas** in der transversalen, sagittalen und longitudinalen Ebene bestimmen. Darüber hinaus entwickelte er eine biometrische Röntgenfunktionsdiagnostik der Halswirbelsäule zur röntgenologischen Beurteilung des zervikobrachialen und zervikozephalen Syndroms (Arlen 1979, Arlen et al. 1990), die vor allem für die Gutachtertätigkeit gedacht ist.

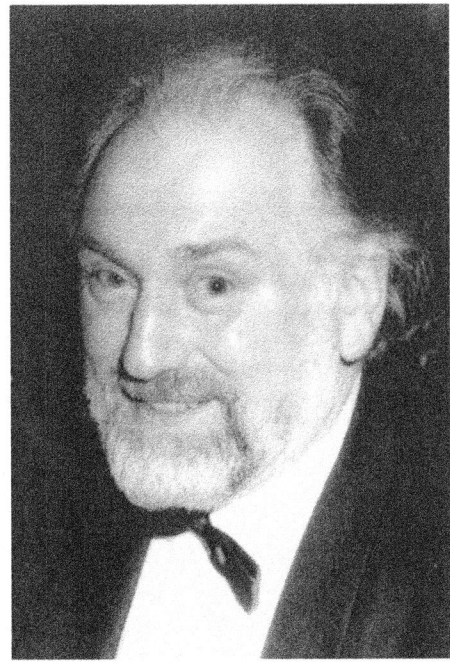

◻ Abb. 7.1 Dr. Albert Arlen (1925–1992)

7.1.2 Neurologische Krankheitsbilder

Arlens besonderes Interesse galt dem Krankheitsbild der **Multiplen Sklerose** (MS). Aufgrund ermutigender Behandlungserfolge durch Atlastherapie war er der Hoffnung, mit seiner Therapiemethode einen entscheidenden Einfluss auf das Krankheitsbild nehmen zu können oder sogar eine Heilung zu erreichen (Arlen 1989). Trotz eindeutiger Befundbesserungen unter Atlastherapie blieb diese Hoffnung jedoch unerfüllt; wohl nicht zuletzt, weil es sich bei der MS um ein ursächlich ungeklärtes progredientes Leiden handelt, dessen Verlauf im Einzelfall nicht vorhersehbar ist. Bei neurologischen Ausfallserscheinungen als Folge einer einmal abgelaufenen Schädigung hingegen wie beispielsweise der **Poliomyelitis** oder **zerebralen Läsionen** (Lohse-Busch et al. 1992) stellt die Atlastherapie einen wichtigen therapeutischen Fortschritt dar. Dies gilt ebenfalls für die neurologischen Symptome eines **zervikozephalen Syndroms** nach Halswirbelsäulentrauma, bei dem die Atlastherapie im Gegensatz zur herkömmlichen Chirotherapie bereits beim Auftreten der ersten Symptome frühzeitig eingesetzt werden kann, sofern keine unfallbedingten oder anderweitigen Kontraindikationen vorliegen. Reversible Veränderungen von Hirnstammpotenzialen nach Atlastherapie bei zervikozephalem Syndrom wurden nachgewiesen (Arlen et al. 1985), ebenso die Veränderung von Muskelfunktion und motorischen Mustern (Lohse-Busch und Janda 1991).

Des Weiteren erwies sich die Wirksamkeit der Atlas-therapie unter anderem **bei zervikogener Hörstörung** (Hülse 1994), bei **zervikogenem Schwindel** (Hülse 1988, 2005, Hülse und Hölzl 2000, Seifert 1987) und auch in der Schmerztharapie bei **Herpes zoster** (Plato 1989).

Mit der **Behandlung von Kindern und Säuglingen** hat sich Arlen dagegen nie beschäftigt. Lohse-Busch (1990, 1992, 1996) behandelte mit der Arlen-Methode unter-schiedliche neuromuskuläre Erkrankungen bei Heran-wachsenden und jungen Erwachsenen sowie Kinder mit zerebralen Bewegungsstörungen. Coenen, angeregt durch die Arbeit Gutmanns, setzte die Atlastherapie erstmals systematisch bei bewegungsgestörten Säuglingen sowie bei Vorschul- und Schulkindern mit sensomotorischer Integrationsstörung ein (Coenen 1990) und beschrieb ein standardisiertes Untersuchungsprogramm für Säuglinge (Coenen 1992, 1996b, 2004) (▶ Abschn. 6.2, Standarddia-gnostik) sowie einen qualitativen Test zur Einschätzung sensomotorischer Störungen bei Schulkindern (Coenen 1992, 1996a, 2002) (▶ Abschn. 8.5, Motokybernetischer Test).

7.1.3   Frühkindliche Röntgenmorphologie

Die anterior-posteriore Röntgenaufnahme des zerviko-okzipitalen Übergangs spielte von Anfang an die entschei-dende Rolle in der Bestimmung der atlastherapeutischen Impulsrichtung. Arlen hatte ein differenziertes Konzept zur Analyse der Atlasposition gegenüber den Okziput-kondylen und dem Axis entworfen, mit dem bei Erwach-senen das therapeutische Vorgehen festgelegt werden konnte. Die röntgenmorphologischen Merkmale dieses Konzeptes ließen sich jedoch nicht deckungsgleich auf Säuglinge übertragen, so dass für diese Altersgruppe eigene röntgenanalytische Kriterien erarbeitet wurden (Coenen und Milbradt 1998). Durch die Einführung des 3-Zeichen-Tests (▶ Abschn. 7.1.6) ist die ausschließlich therapeutisch indizierte Röntgenaufnahme zur Bestim-mung der Behandlungsrichtung inzwischen überflüssig geworden. Die diagnostische Bedeutung zur Erkennung oder zum Ausschluss pathologischer Veränderungen an der Halswirbelsäule hat die Röntgenuntersuchung da-durch jedoch nicht eingebüßt (▶ Abschn. 6.2.11), und jeder manualmedizinisch tätige Arzt, der Säuglinge behandelt, sollte die frühkindliche Röntgenmorphologie der Halswir-belsäule und besonders der Kopfgelenke zuverlässig inter-pretieren können. Einige Aspekte, die zu Fehldeutungen führen können, werden im Folgenden skizziert:

Die **anterior-posteriore Röntgenaufnahme** der Kopf-gelenke des Säuglings zeigt die Morphologie des unaus-

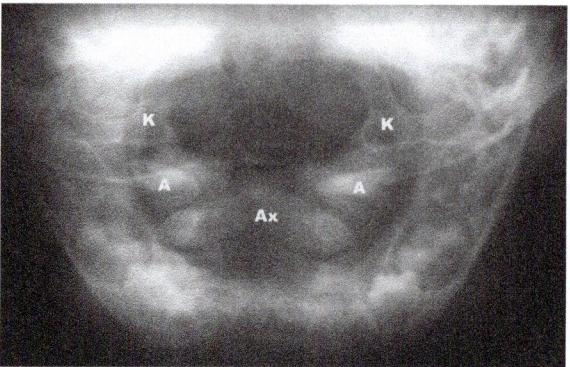

Abb. 7.2 a.-p.-Röntgenaufnahme des zerviko-okzipitalen Über-gangs bei einem 5-monatigen Säugling. Unvollständige Ossifikation der Okziputkondylen (K), der Massae laterales atlantis (A) und des Axis (Ax): Abrundung der Okziputkondylen, vergrößerter Abstand zwischen Kondylen- und Atlasgelenkfläche, kamelhöckerartige Dar-stellung des Dens axis

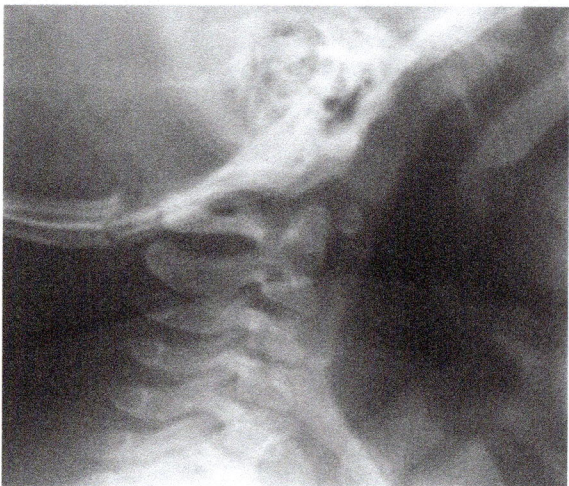

Abb. 7.3 7-monatiger Säugling. Röntgenaufnahme des zervi-kookzipitalen Übergangs seitlich. Knochenkern des vorderen Atlas-bogens gut dargestellt

gereiften Skeletts, das noch in großen Teilen knorpelig angelegt ist und individuell unterschiedliche Ossifika-tionsstadien aufweist. So ist der Atlas gewöhnlich nur an den keilförmigen Knochenkernen der Massae laterales zu erkennen, während vorderer und hinterer Atlasbogen noch knorpelig angelegt und daher meist unsichtbar sind (▶ Abb. 7.2).

Der Knochenkern des vorderen Atlasbogens, der sich embryologisch aus der hypochordalen Spange entwickelt und in der Regel zwischen dem 6.–11. Lebensmonat er-scheint, kann im **seitlichen Röntgenbild** mitunter schon in den ersten Lebenswochen sichtbar sein, in anderen, selteneren Fällen aber auch erst nach dem 2. Lebensjahr erscheinen (▶ Abb. 7.3). Verwechselungen mit einer Bogen-aplasie sind im letzteren Fall nicht selten.

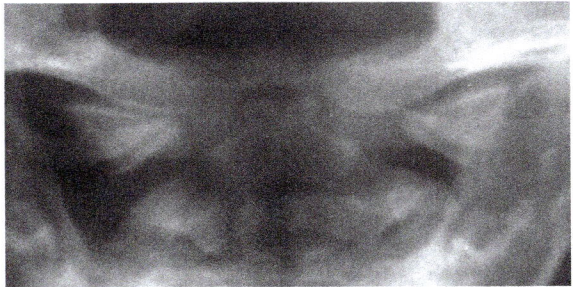

Abb. 7.4 Röntgendetailaufnahme des zervikookzipitalen Übergangs (4½-monatiger Säugling). Altersphysiologisch noch unvollständige Ossifikation des Axiskörpers und des Dens axis

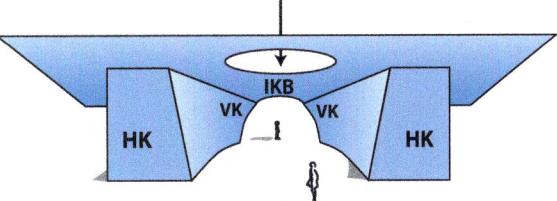

Abb. 7.5 Tunnelmodell: Die Okziputbasis mit ihren Kondylen stellt ein tunnelähnliches Gebilde dar: Die Seitenwände werden von den nach ventral konvergierenden Kondylen gebildet, überdacht vom Okziput mit dem (nicht sichtbaren!) Foramen magnum. Der Unterrand des Clivus, der zwischen den ventralen Enden der Kondylen verläuft (VK vorderer Kondylenpfeiler), bildet die meist bogenförmige interkondyläre Brücke (IKB). Die dorsalen Enden der Kondylen (HK hinterer Kondylenpfeiler) sind im Röntgenbild plattennah und daher dicht markiert. (Coenen 1998)

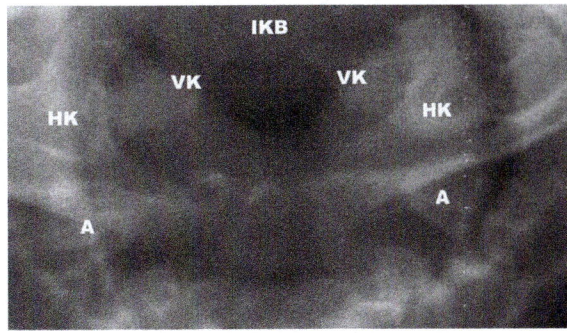

Abb. 7.6 Röntgendetailaufnahme des zervikookzipitalen Übergangs (Säugling). Analog zum Tunnelmodell sind die diagnostisch wichtigen Strukturen gekennzeichnet. IKB interkondyläre Brücke, HK hinterer Kondylenpfeiler, VK vorderer Kondylenpfeiler, A seitliche Atlasmassen

Ebenfalls Anlass zu **Fehlinterpretationen** bietet bei älteren Säuglingen und Kleinkindern eine verzögerte Ossifikation des vorderen Atlasbogens mit den seitlichen Atlasmassen, was im Röntgenbild **als vertikale Aufhellung** imponiert und gelegentlich als **Spaltbildung** oder gar als **Bogenfraktur** fehlgedeutet wird. Gleiches gilt für die Knorpelfugen zwischen den einzelnen noch nicht verknöcherten Komponenten von Dens axis und Axiskörper, die vor allem bei Axisrotation ein verwirrendes Bild bieten können.

In der **embryologischen Entwicklung** gehen Axiskörper und Dens axis aus 2½ Somiten hervor, wobei der Dens aus dem Pleurozentrum von C_1 (dem eigentlichen Atlaskörper) und dem Proatlas entsteht, der kranialen Hälfte des 6. Somiten. Dieser Proatlas, der die Densspitze bildet, verknöchert später als die übrigen Densanteile. Daher stellt sich der Dens axis im a.-p.-Röntgenbild des Säuglings oft als kamelhöckerartiger Stumpf dar. Und schließlich ist auch noch die transitorische Bandscheibe zwischen Axiskörper und Dens an der Bildung des 2. Halswirbelkörpers beteiligt, der mit seinen verschiedenen Wachstumsfugen beim Säugling radiologisch ein »fragmentiertes« Bild bieten kann (■ Abb. 7.4).

Die von Arlen angegebenen röntgenologischen Kriterien für die Bestimmung der Atlasstellung gegenüber den Okziputkondylen gelten für das ausgereifte Skelett des Erwachsenen. Auf Säuglinge sind sie nicht ohne Weiteres übertragbar, da die keilförmigen Ossifikationskerne der Massae laterales nicht identisch sind mit der tatsächlichen, noch weitgehend knorpeligen Form des Atlas. Das gilt auch für die Okziputkondylen, die sich beim Säugling oft abgerundet und stumpf darstellen und die markante mediokaudale Kontur vermissen lassen.

Zum besseren Verständnis der Röntgenmorphologie des zervikookzipitalen Übergangs sei daran erinnert, dass es sich hier um die flächige Summationsaufnahme einer dreidimensionalen skelettären Struktur handelt. Das Okziput mit seinen Kondylen stellt dabei ein **tunnelähnliches Gebilde** dar (■ Abb. 7.5, ■ Abb. 7.6), dessen Seiten-

wände die konvergierend verlaufenden Kondylen formen, während Okziput und Foramen magnum das Dach bilden. Die hintere Kondylenbegrenzung ist plattennah und als dichte, meist gut konturierte keilförmige oder ovale Verschattung erkennbar (hinterer Kondylenpfeiler), während das vordere Kondylenende plattenfern als kleine Kante am interkondylären Bogen erscheint (vorderer Kondylenpfeiler) (Coenen und Milbradt 1998).

> **Fazit**
> Bei der Beurteilung der Atlas-a.-p.-Röntgenaufnahme des Säuglings erleichtert das **Tunnelmodell** die Identifizierung der zervikookzipitalen Strukturen.

Geometrische Hilfslinien

Zur geometrischen Bestimmung der Atlasposition hat sich das **Einzeichnen von Hilfslinien** auf dem Röntgenbild bewährt (■ Abb. 7.7): Senkrecht zur Grundlinie 1 werden

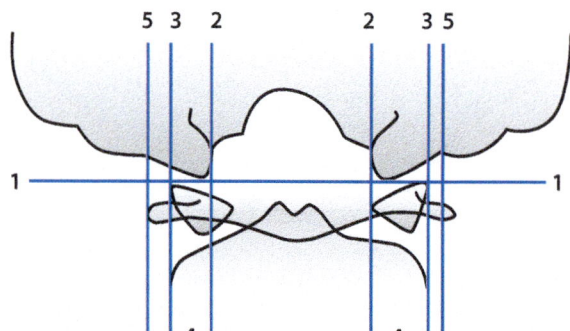

◻ Abb. 7.7 Geometrische Hilfslinien. 1 Grundlinie: Horizontale Verbindung der Unterkanten der hinteren Kondylenpfeiler. 2 Pfeilerlinie: Lot auf die Grundlinie entlang der medialen Begrenzung des hinteren Kondylenpfeilers. 3 Atlaslinie: Lot auf die Grundlinie entlang der lateralen Kante der Massa lateralis atlantis. 4 Kontaktfläche zwischen Atlasgelenkfläche und Kondylengelenkfläche. 5 Laterale Grenzlinie: Lot auf die Grundlinie durch den lateralen Kondylusrand

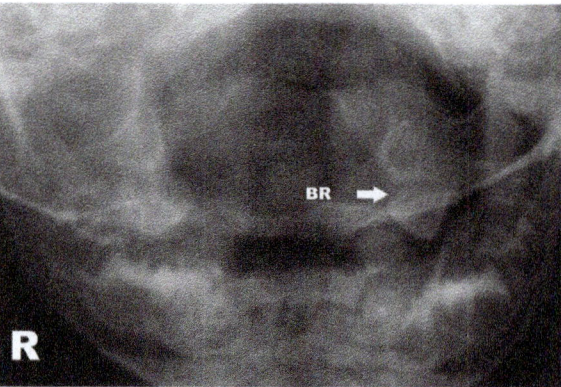

◻ Abb. 7.8 Atlas-a.-p.-Bild eines 3-monatigen Säuglings. Linkslateralposition des Atlas mit gleichzeitiger Anteriorstellung links, erkennbar am sog. Becherrand (BR): Gemeint ist die obere mediale Begrenzung (Pfeil) der seitlichen Atlasmasse, die durch das Ventralgleiten des Atlas sichtbar wird, vergleichbar dem oberen Rand eines von der Seite betrachteten, leicht schräg gehaltenen Bechers

Pfeilerlinie 2 und Atlaslinie 3 eingezeichnet. Aus dem Abstand von Linie 2 zu Linie 3 ergibt sich die Kontaktfläche 4 und damit im Seitenvergleich die Position des Atlas zum Okziput. Die laterale Grenzlinie 5 kann als zusätzliche Hilfslinie herangezogen werden: Je größer der Abstand zwischen Linie 2 und Linie 3 (= Kontaktfläche), desto kleiner sind die Abstände zwischen Linie 3 und Linie 5 bzw. umgekehrt.

- **Lateralposition des Atlas**

Eine im Seitenvergleich größere Kontaktfläche bedeutet, dass der Atlas zu dieser Seite gegenüber dem Okziput in einer **Lateralposition** steht.

- **Anteriore Atlasstellung**

Ebenso häufig wie eine Lateralstellung des Atlas gegenüber dem Okziput ist die Rotationsstellung um die mediane oder paramediane vertikale Achse. Vielfach sind Lateralität und Rotation kombiniert. Eine Rotation zeigt sich in einer (meist) einseitigen Anteriorposition des Atlas (◻ Abb. 7.8), erkennbar

- am »Becherrand«, der die kraniale Gelenkfläche begrenzt,
- ggf. an einer flacheren Keilform der anterior stehenden Massa lateralis und
- am mehr kranialwärts gebogenen Verlauf des Querfortsatzes.

Manchmal wird bei sehr deutlicher Anteriorposition auch das Foramen transversarium sichtbar.

Bei diesen Atlaspositionen handelt es sich in der Regel um individuelle Stellungsvarianten und nicht um pathologische »Verschiebungen«.

7.1.4 Kopfhaltung und Atlasstellung

Ein sehr häufiger Röntgenbefund bei TAS-Kindern ist die **Lateralposition des Atlas zur Konvexseite** der Kopfschiefhaltung: So steht z. B. bei Linksneigehaltung des Kopfes der Atlas rechtslateral. Gewöhnlich korreliert dieser Befund mit der Seite der Kopfdrehung.

Nach **biomechanischem Verständnis** liegen die Verhältnisse allerdings genau umgekehrt: Bei Seitneige des Kopfes gleitet der Atlas **normalerweise** in Richtung der Seitneigung, steht also **konkavseitig**. Der Axis rotiert in die gleiche Richtung, sein Dornfortsatz dementsprechend in die Gegenrichtung (Lewit 1997, Jirout 1990, Gutmann u. Biedermann 1984). Diese Erkenntnisse wurden mittels Funktionsröntgenaufnahmen bei unausgewählten erwachsenen Probanden gewonnen. Biedermann (1999), der eine große Anzahl von Säuglings-Röntgenbildern auswertete, ist allerdings der Ansicht, dass diese Regel auf Säuglinge nicht anzuwenden sei, sondern dass bei Seitneigung des Kopfes im Säuglingsalter der Atlas in die **konvexseitige** Richtung gleite. Dieser Bewegungsmechanismus dient nach seiner Auffassung »dem Schutz der großen Leitungsbahnen«. Auch Sacher (2008) hält diese »paradoxe Atlaslateralisation« zur Konvexseite beim Säugling für den Regelfall und führt als Ursache eine »physiologische Hypoplasie« der Okziputkondylen an, mit Abflachung des frontalen Kondylengelenkwinkels. Es ist allerdings fraglich, ob die aus dem Röntgenbild des Säuglings ermittelten Kondylenwinkel der tatsächlichen Neigung der Gelenkwinkel entsprechen, denn die Form der knorpeligen Anteile der noch unvollständig ossifizierten Okziputkondylen lässt sich nicht unbedingt aus der bereits sichtbaren knöchernen Anlage erkennen.

Ferner ist zu bedenken, dass diese Röntgenbefunde regelmäßig bei Säuglingen erhoben werden, die **Dysfunktionen der oberen Halswirbelsäule** aufweisen und eine normale Beweglichkeit von Atlas und Axis daher nicht vorausgesetzt werden kann. Vielmehr darf vermutet werden, dass die blockierungsbedingte Tonusveränderung der an Atlas und Axis ansetzenden Muskeln (immerhin 15 Muskeln an der Zahl, 12 davon autochthon innerviert) an einer konvexseitigen Fixierung des Atlas entscheidend beteiligt sind und auch die Axisstellung beeinflussen: Denn in dieser Situation steht der Axis nicht, wie zu erwarten wäre, zur Konkavseite rotiert, sondern meist neutral, da seine Zwangsrotation zur Neigeseite durch die beim TAS regelmäßig vorhandene Kopfdrehung zur Konvexseite ausgeglichen wird. Überhaupt spielt die segmentale und auf das Segment einwirkende Muskulatur, die nach eigener Anschauung bei sensomotorischen Störungen das entscheidende pathologische Agens ist, in den bisher zu diesem Thema erschienen Beiträgen kaum eine Rolle zugunsten einer rein röntgenologisch-gelenkmechanischen Betrachtungsweise.

Valide Daten zu den Röntgenbefunden symptomloser Säuglinge mit ungestörter Kopfgelenksfunktion liegen nicht vor und sind aus naheliegenden ethischen Gründen auch in Zukunft nicht zu erwarten. Dies räumen auch Biedermann (1999) und Sacher (2008) ein und halten weitere Untersuchungen zu dieser Frage für erforderlich.

Fazit

Man darf davon ausgehen, dass bei TAS-Kindern die **Lateralposition des Atlas** zur Gegenseite der Kopfseitneigung nicht einer altersgemäßen physiologischen Gelenkmechanik entspricht, Die Seitneigung des Kopfes ist nämlich der **klinische Befund**. Das Röntgenbild aber wird in Neutralstellung des Kopfes angefertigt, nicht in Seitneigung. Die röntgenologisch dokumentierte Lateralposition des Atlas ist demnach unabhängig von der Neigeposition des Kopfes vorhanden. Über Serien von Funktionsaufnahmen der Halswirbelsäule in Seitneigung und Rotation, wie sie von Erwachsenen vorliegen, verfügen wir bei Säuglingen nicht.

▪▪ Folgerungen für die Therapie

Aus der **Lateralposition** des Atlas, die bei vielen TAS-Kindern nachweisbar ist, werden unterschiedliche **therapeutische Folgerungen** gezogen. Biedermann (1999) sieht darin die Notwendigkeit, den Atlas mit der von ihm bevorzugten Technik zu »symmetrisieren«, d.h., in eine symmetrische Stellung zu den Okziputkondylen zu bringen. Ob die Atlasstellungskorrektur geglückt ist, wird aus dem therapeutischen Effekt geschlossen wie z. B. Normalisie-

rung der Kopf- und Rumpfhaltung, des Muskeltonus, des Schlafverhaltens usw. Repräsentative Röntgenkontrollserien von Säuglingen unmittelbar nach erfolgter Therapie, die eine Symmetrisierung des Atlas dokumentieren, sind bisher nicht bekannt und aus ethischen Gründen auch nicht vertretbar.

Nach eigener Anschauung wird mit der **Atlas-Impulsbehandlung** jedoch keine Positionsänderung der Gelenkpartner des atlantookzipitalen Übergangs angestrebt, eine Ansicht, die auch Sacher (2005) vertritt. Vielmehr ist die Lateralposition des Atlas als eine physiologische, wohl auch genetisch beeinflusste Stellungsvariante anzusehen, die möglicherweise das Auftreten von segmentalen Dysfunktionen begünstigt. Röntgenbefunde mit vollkommen symmetrischen Gelenkverhältnissen sind in der ärztlichen Praxis nur selten zu sehen. Zu diskutieren ist, ob beim Säugling das Ausmaß dieser Lateralisation durch eine segmentale Funktionsstörung mitbestimmt und eventuell verstärkt wird. Dass bei erfolgreicher Behandlung von TAS-Kindern vermutlich **keine Symmetrisierung** des Atlas erfolgte, zeigte sich schon in verschiedenen Fällen, als bei denselben Kindern im Schulalter aus anderen Gründen (Trauma, Kopfschmerzen o.Ä.) erneut ein Röntgenbild des zervikookzipitalen Übergangs angefertigt wurde, das dieselbe Atlasposition zeigte wie im Säuglingsalter. Ebenso trifft man immer wieder auf eine familiäre Häufung gleichförmiger asymmetrischer Relationen zwischen Okziput und Atlas. Rätsel geben allerdings jene Ausnahmen auf, bei denen tatsächlich eine Positionsänderung des Atlas nachweisbar ist. Ob diese Ausnahmen eine Regel bestätigen, muss noch weiter erforscht werden.

Ist die strikte Forderung nach anatomischer Symmetrie realistisch?

7.1.5 Symmetrie, ein zuverlässiges Prinzip?

Die Symmetrie gilt als **fundamentales Prinzip** in Natur- und Geisteswissenschaften sowie in der Kunst (Hahn 1989). Auch die Biologie sieht in der Symmetrie das wesentliche Bauprinzip der Lebewesen, bezogen auf Form, Körperbau und Bewegung. Abweichungen von diesem Grundsatz, wie es sich z. B. der Plattfisch erlaubt, werden als Kuriosität geduldet. Selbstverständlich zeigen auch die Vertebraten (und somit der Mensch) in ihrem metameren Körperbau das phylogenetische Merkmal der Symmetrie. Im Gegensatz zu Mathematik, Physik und auch Philosophie nehmen es biologische Systeme allerdings mit der Symmetrie nicht so genau, wie man annehmen sollte. Denn eine Rechts-Links-Asymmetrie ist im Körperbau der Vertebraten wohl eher die Regel als die Ausnahme (Burdine et al. 2000, Capdevilla et al. 2000, Hamada et al. 2002). Nach Christ und Huang

» ... gehen alle Strukturen der Wirbelsäule aus paari-
gen Anlagen hervor ... Die Blasteme beider Seiten
entwickeln sich nach einem weitgehend identischen
Differenzierungsprogramm. Bei genauer Betrachtung
stellt sich jedoch heraus, dass sowohl bei den Wirbeln
wie bei den Muskeln bilaterale Asymmetrien auftreten ... In den vergangenen Jahren sind zahlreiche
Genprodukte identifiziert worden, die schon im frühen Embryonalstadium asymmetrische Expressions-
muster aufweisen ... Die Gene der Rechts-Links-
Asymmetrie werden in medio-lateraler Richtung
angeschaltet und einige ihrer Genprodukte sind auch
im paraxialen Mesoderm, dem Anlagematerial der
Wirbelsäule und der Skelettmuskulatur, nachweisbar.
(Christ und Huang 2005)

Diese Feststellung ist von einiger Bedeutung für die Bewertung des a.-p.-Röntgenbildes des zervikookzipitalen
Übergangs und für die therapeutische Zielsetzung bei
einem TAS: Eine genetisch bedingte asymmetrische Ausformung der Okziputkondylen oder des Atlasringes (Lang
1981, 1991) lässt eine symmetrische Stellung dieser beiden
Skelettanteile zueinander nicht erwarten. Röntgenologisch
dokumentierte Asymmetrien der zervikookzipitalen
Strukturen im Sinne einer lateralen oder rotatorischen
Stellungsabweichung des Atlas gegenüber den Okziputkondylen sind – zumindest in der ärztlichen Praxis – be-
deutend häufiger anzutreffen als völlig symmetrische
Konstellationen. Arlen hatte dies schon frühzeitig erkannt, Krämer und Patris (1989) wiesen es nach. Auch
Anatomen und Archäologen ist eine asymmetrische Ausgestaltung der einzelnen Skelettelemente schon lange ver-
traut.

> **Wichtig**
> Der atlastherapeutische Impuls hat also nicht
> die Symmetrisierung des Atlas zum Ziel, die bei
> anlagebedingter Asymmetrie nur mit einer trauma-
> tisierenden Gewalt zu erreichen wäre, sondern
> neben der Beseitigung einer gelenkmechanischen
> Blockierung vor allem die Änderung des nozizeptiv
> veränderten propriozeptiven Musters der oberen
> Halswirbelsäule.

Aus den vorhergehenden Kapiteln dürfte klargeworden
sein, dass dies die Voraussetzung für eine Normalisierung
der sensomotorischen Steuerung ist. Die Atlasstellung im
Röntgenbild zeigt lediglich die therapeutische Impulsrichtung an. In diesem Sinne ist der Atlas selbst gewissermaßen
als skelettärer »Hebel« zu betrachten, der den Zugang zum
zervikookzipitalen Rezeptorenfeld ermöglicht.

7.1.6 Der »3-Zeichen-Test«

Der 3-Zeichen-Test dient der Bestimmung der therapeutisch wirksamen Richtung des Fingerstoßimpulses bei der
Atlastherapie nach Arlen anstelle der Röntgenuntersuchung. Der Test besteht aus drei diagnostischen Schritten:
1. Palpatorischer Nachweis einer einseitig tastbaren,
   umschriebenen und meist druckdolenten **Induration
   in Höhe C$_2$** zwischen M. semispinalis capitis und
   M. splenius capitis (■ Abb. 7.9), Palpationsrichtung
   leicht medioventral. Die Induration entspricht einer
   nozizeptiven Tonusänderung in der tiefen Nackenmuskulatur. (Seitenvergleich!)
2. Auf **derselben** Seite palpatorischer Nachweis einer
   flachen, knapp hirsekorngroßen, im Seitenvergleich
   meist druckdolenten **Gewebsverdichtung am oberen Ende der Mastoidkerbe**, mitunter von »sulziger«
   Beschaffenheit. (■ Abb. 7.10) Dieser Befund verlangt
   eine subtile Palpation, da er mitunter schwach ausgeprägt ist.
   Bei Säuglingen ist der Processus mastoideus noch
   nicht ausgebildet und man findet hier die Gewebsverdichtung in Höhe des Fonticulus mastoideus, dort, wo
   später die Mastoidkerbe zu tasten ist. (■ Abb. 7.11).
3. Funktioneller Armlängentest (FALT).
   Der funktionelle Armlängentest (FALT) erfolgt am
   sitzenden Patienten. Der Arzt steht hinter dem Patienten und hebt dessen Arme an den pronierten Hand-
   gelenken nach oben bis zur Streckung der Arme, doch

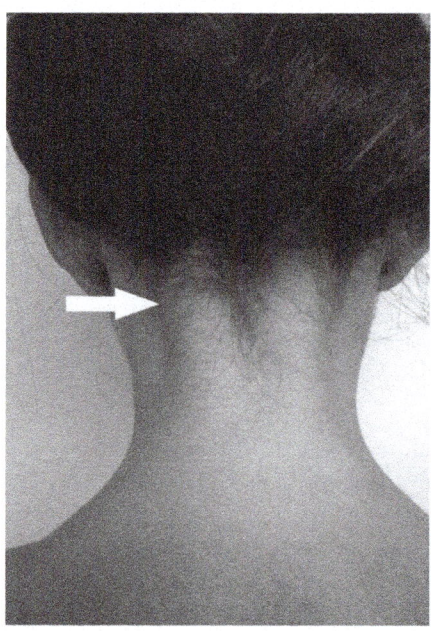

■ **Abb. 7.9** Umschriebene Induration in Höhe C2, tastbar lateral
des M. semispinalis capitis in der Rinne zwischen M. semispinalis und
M. splenius capitis. Palpationsrichtung medioventral

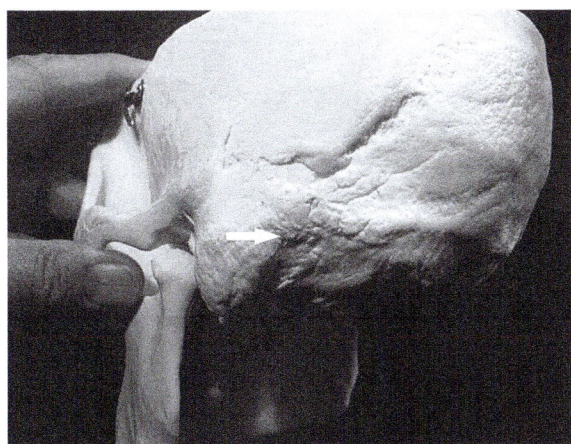

Abb. 7.10 Okzipitaler Palpationsbefund am oberen Ende der »Mastoidkerbe« (Pfeil)

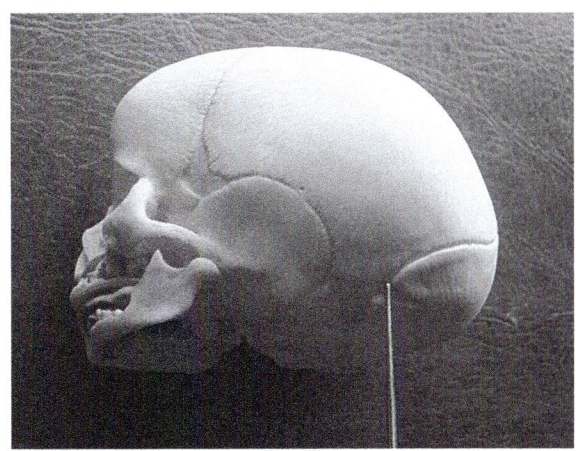

Abb. 7.11 Okzipitaler Palpationsbefund beim Säugling am Fonti-culus mastoideus (Pfeil)

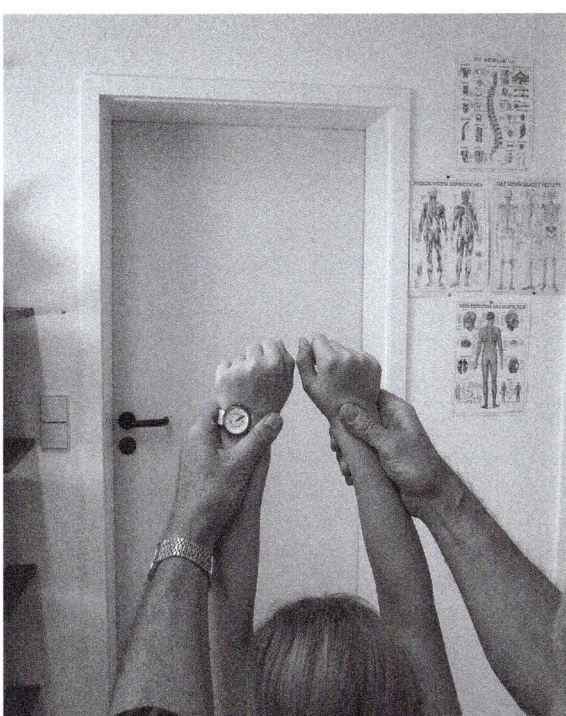

Abb. 7.12 FALT – Ausgangsbefund: die IP-Gelenke der Daumen stehen in gleicher Höhe

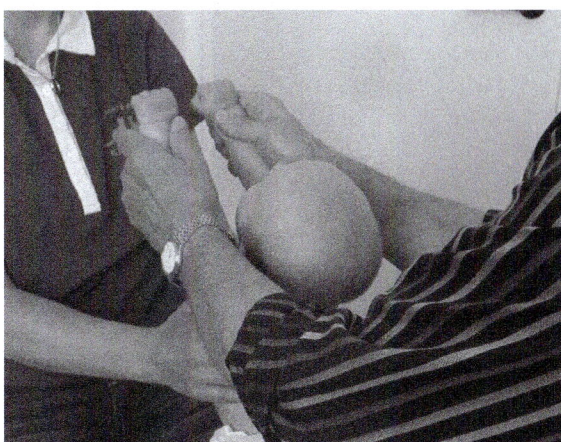

Abb. 7.13 Der Säugling sitzt beim FALT rittlings auf einem Ober-schenkel der Bezugsperson, die das Kind am Rumpf fixiert

bestehen symmetrische Armlängen, aber auch ein pri-mär asymmetrischer Befund wird als Ausgangsbe-fund gewertet.

Nun erfolgt auf die Atlasquerfortsätze über den Mittelfinger jeweils ein **mittelstarker, kurz anhaltender Druck** wie auf einen Klingelknopf, der Reihe nach von lateral und von anterior sowohl rechts als auch links (■ Abb. 7.14). Dieser Druck darf nicht verwechselt werden mit dem ultrakurzen therapeutischen Fingerstoßimpuls. Nach jedem »Klingel-kopfdruck« wird das FALT-Manöver durchgeführt und mit dem Ausgangsbefund verglichen. Kommt es nach einem Druck auf den Atlasquerfortsatz (lateral oder ante-rior) zu einer Änderung des Ausgangsbefundes um min-destens eine Patienten-Daumenbreite, ist der **FALT positiv** (■ Abb. 7.15). Bei den übrigen Druckrichtungen auf die Atlasquerfortsätze wird keine Änderung des Ausgangs-befundes eintreten.

ohne den Oberkörper anzuheben und ohne Mithilfe des Patienten (■ Abb. 7.12). Die Hände des Patienten sollen locker geöffnet sein, die Finger locker gestreckt, die Daumen einander zugewandt. Auf diese Weise wird der **Ausgangsbefund** der Armlängen bestimmt. Bei der Untersuchung eines Säuglings oder Klein-kindes sitzt das Kind mit dem Rücken zum Behandler rittlings auf **einem** Knie der Bezugsperson, die das Kind fest am Rumpfe hält (■ Abb. 7.13). Meistens

7

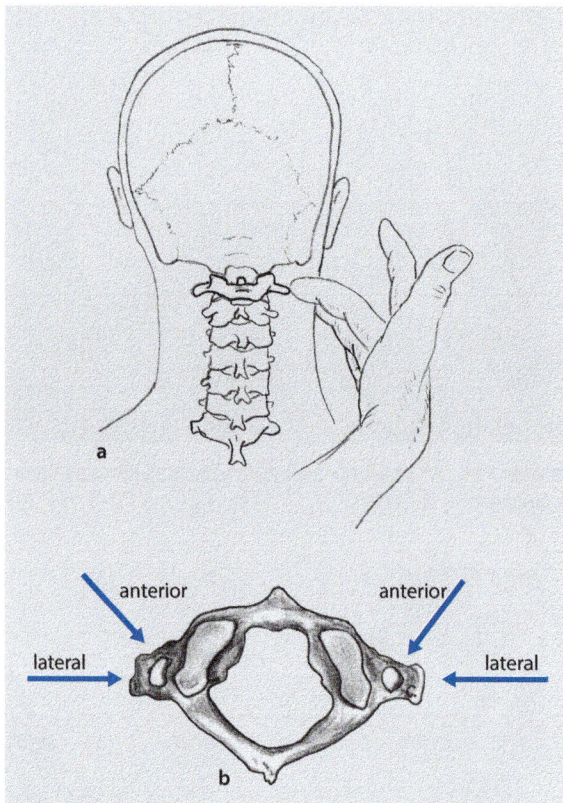

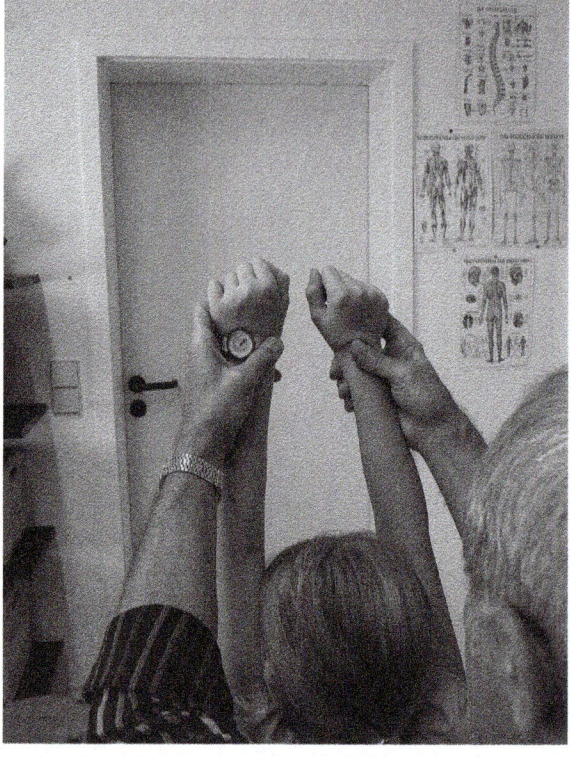

Abb. 7.14 a »Klingelknopfdruck« mit der Mittelfingerkuppe auf den Atlasquerfortsatz, **b** Richtungen des »Klingelknopfdrucks« auf die Atlasquerfortsätze von lateral und anterior

Abb. 7.15 Höhenunterschied der Daumen-IP-Gelenke um mehr als eine Daumenbreite. Bei Nachweis einer Abweichung vom Ausgangsbefund ist der FALT positiv und zeigt die atlastherapeutische Impulsrichtung an, sofern der positive FALT auf derselben Seite gefunden wurde wie die beiden Palpationsbefunde

Stimmt die Seite des positiven FALT mit der Seite der Palpationsbefunde in Höhe C 2 und an der »Mastoidkerbe« überein, ist zunächst die **Seite** der therapeutisch wirksamen Atlas-Impulsrichtung gefunden. Die therapeutische Impuls-**Richtung,** ob lateral oder anterior, wird nur mit dem FALT ermittelt. Es gibt bei korrekter Durchführung dieses Tests nur **eine** Abweichung vom Ausgangsbefund und somit nur **eine** wirksame Therapierichtung.

Diese Redundanz der 3-Schritte-Diagnostik ist essenziell, da eine Beschränkung der Untersuchung auf den FALT die Fehlerquote erhöht. Mit anderen Worten: dieser **3-Zeichen-Test** ist nur korrekt ausgeführt und verwertbar, wenn die beiden Palpationsbefunde und der positive FALT auf der gleichen Seite gefunden wurden.

Der FALT kann als Äquivalent der variablen Beinlängendifferenz angesehen werden, wie sie im funktionsdiagnostischen Programm einer kraniomandibulären Dysfunktion (CMD) geprüft wird (Heymann 2010, 2015). Offenbar ist der »Klingelknopfdruck« auf den Atlasquerfortsatz in die therapeutisch wirksame Richtung ein nozizeptiver Input, der vermutlich über eine muskuläre Tonusänderung den positiven FALT bewirkt. Erfolgt jedoch ein **ultrakurzer Fingerstoßimpuls** (▶ Abschn. 7.1.7)

in die therapeutisch wirksame Richtung, bleibt der FALT immer negativ. Das bedeutet: der therapeutisch wirksame Fingerstoßimpuls mit einer Schnelligkeit von 20 Millisekunden und einer altersbezogen dosierten Kraft wirkt nicht als nozizeptiver Input ebenso wenig wie der »Klingelknopfdruck« auf die Atlasquerfortsätze in **nicht**-therapeutischer Richtung. Dieses bemerkenswerte Phänomen ist bei korrekter Durchführung des 3-Zeichen-Tests stets reproduzierbar; Deutungsversuche dazu sind rein spekulativ.

In einer Pilotstudie konnte die Praxistauglichkeit und Validität dieses von Coenen entwickelten Tests nachgewiesen werden, entstanden aus langjährigen klinischen Beobachtungen und vergleichenden Röntgenanalysen. Bei dieser Studie wurde die Atlastherapie nach Arlen ohne zusätzliche manualmedizinische Technik an der Halswirbelsäule und ohne Begleitmedikation bei insgesamt 438 neurologisch gesunden Patienten mit Gesundheitsstörungen aufgrund einer reversiblen zervikookzipitalen Dysfunktion durchgeführt, unterteilt in folgende Altersgruppen: **Säuglinge, Kleinkinder Schulkinder** und **Erwachsene**. Die Ermittlung der atlastherapeutischen Impulsrichtung erfolgte ausschließlich mit dem 3-Zeichen-

Test. Zum Vergleich wurde bei jedem Patienten die übliche Röntgenaufnahme des zervikookzipitalen Übergangs angefertigt. Geprüft wurde die Übereinstimmung oder Nichtübereinstimmung des 3-Zeichen-Tests mit der Analyse des a.-p.-Röntgenbildes des zervikookzipitalen Übergangs, ferner die Bestätigung oder die Nichtbestätigung des 3-Zeichen-Tests durch das Therapieergebnis nach nur einer Behandlung.

Im Durchschnitt, ermittelt aus den Einzelwerten der Altersgruppen, fand sich bei 84,6 % der Patienten eine Übereinstimmung des **3-Zeichen-Tests** mit der Röntgenbildanalyse. Eine Bestätigung des **3-Zeichen-Tests** durch das Therapieergebnis nach einmaliger Behandlung ergab sich bei durchschnittlich 94,5 % der Patienten, 5,3 % fanden keine Bestätigung (Coenen et al. 2015). **Der Test ist somit ein vollwertiger Ersatz für die Röntgenuntersuchung zur Ermittlung der atlastherapeutischen Impulsrichtung.** Er wird in den Fortbildungskursen der Ärztegesellschaft für Manuelle Kinderbehandlung (ÄMKA) sowie des **Dr.-Karl-Sell-Ärzteseminars (MWE)** gelehrt und eingeübt.

7.1.7 Atlastherapie beim Säugling

Zur Durchführung der Atlastherapie sitzt das **Kind** im Reitsitz auf einem Bein der Hilfsperson mit dem Rücken zum Therapeuten (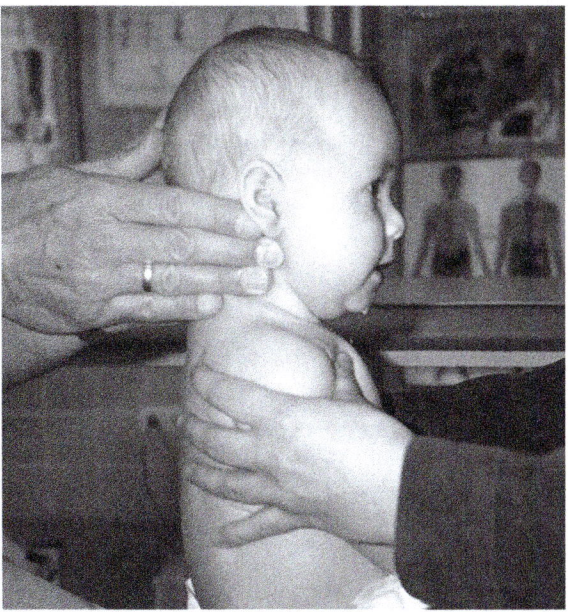 Abb. 7.16). Die Hilfsperson fixiert Arme und Rumpf in aufrechter Position des Kindes, damit Kopf und Körper lotrecht eingestellt sind.

Diese aus langjähriger Erfahrung entstandene **Ausgangsposition** bietet folgende Vorteile:

- Der Atlasquerfortsatz lässt sich mit der Mittelfingerkuppe zuverlässiger tasten und abgrenzen als im Liegen.
- Ein häufig indizierter Impuls über die Ventralseite des Atlasquerfortsatzes bei sog. Anteriorstellung ist durchführbar, während er beim liegenden Kind nicht möglich ist.

> **Tipp**
>
> Bei der Palpation des Atlasquerfortsatzes ist zu bedenken, dass der **Proc. mastoideus** in den ersten 8–10 Lebensmonaten noch nicht ausgebildet ist und als Orientierungshilfe ausfällt. Wegen der physiologischen Streckhaltung der HWS im Säuglingsalter ist der Querfortsatz C_1 daher relativ weit kaudal und meist etwas dorsaler als erwartet zu tasten.

Schulkinder und **Erwachsene** sitzen zur Durchführung der Atlastherapie auf einem der Körpergröße entsprechend eingestellten Hocker. Die Griffanlage ist dieselbe wie beim Säugling.

Abb. 7.16 Ausgangsstellung und Griffanlage der Atlastherapie beim Säugling. Der Atlasquerfortsatz liegt unter der Mittelfingerkuppe, über die nach kurzer Vorspannung der therapeutische Impuls erfolgt

Begleitreaktionen

Die **Besserung** nach Atlastherapie bezüglich

- Haltung und Beweglichkeit von Kopf und Rumpf,
- Tonussteuerung,
- Schlafverhalten,
- Schreiattacken usw.

entspricht dem Therapieeffekt, der auch mit der Gutmann-Technik erreicht wird. Ein Unterschied besteht wohl in bestimmten vegetativen Begleitreaktionen.

Gutmann (1968, 1987) bezeichnete seine Technik als »Schlag ins Vegetativum«. Koch (2006) berichtet über **vegetative Begleitreaktionen** nach Behandlung der Kopfgelenke mit der Gutmann-Technik:

- Hautrötung im Kopfbereich (Flush),
- vermehrtes Schwitzen, aber auch
- Apnoe,
- Bradykardie,
- Überstreckung von Kopf und Rumpf oder
- Tonusverlust der autochthonen Muskulatur.

Flush und **vermehrtes Schwitzen** werden auch nach Atlastherapie beobachtet, die anderen Reaktionen hingegen nicht. Eigene monitorierte Untersuchungen bei Säuglingen und Erwachsenen ließen keine signifikante Änderung der Ausgangsparameter von S_pO_2, Herzfrequenz und EKG erkennen; gelegentlich kam es zu einem kurzfristigen, nicht signifikanten Anstieg des S_pO_2, nie aber zu einem Abfall.

Ebenso wurden nach Atlastherapie weder Bradykardie noch Apnoe beobachtet. Schwerst mehrfach behinderte Kinder mit Dauermonitoring wegen respiratorischer Insuffizienz tolerierten die Atlastherapie nebenwirkungsfrei. Dieser Unterschied zwischen Atlastherapie und Gutmann-Technik hinsichtlich der vegetativen Begleitreaktionen erklärt sich möglicherweise aus der Durchführung: Die Übertragung des therapeutischen Impulses geschieht bei der Atlastherapie über die **Mittelfingerkuppe**, die nicht nur dicht mit Sensoren für das Berührungsempfinden und den Drucksinn ausgestattet ist, sondern auch eine kleinere und daher zielgenauere Kontaktfläche bietet. Der Impuls überträgt sich somit exakt auf den Atlasquerfortsatz und erreicht direkt die Rezeptoren in der subokzipitalen Muskulatur. Das **Zeigefingergrundglied** hingegen ist weniger sensibel ausgestattet und erfasst bei der Gutmann-Technik je nach Fingervolumen des Therapeuten mehr Strukturen des zervikookzipitalen Übergangs als nur den Atlasquerfortsatz. Wie unten näher ausgeführt wird, ist auch die Krafteinwirkung größer als bei der Atlastherapie, da ja eine Symmetrisierung des Atlas angestrebt wird (► Exkurs: Einfache HIO).

Kontraindikationen

Im Gegensatz zur klassischen Manipulation der Kopfgelenke mit Traktion, Rotation und Flexion bzw. Extension der HWS gibt es bei der lege artis durchgeführten Atlastherapie ad modum Arlen keine behandlungstypischen Komplikationen. **Kontraindiziert** ist die Atlastherapie bei

- zervikalen und medullären neoplatischen Prozessen,
- spezifischen und unspezifischen Entzündungen (z. B. Grisel-Syndrom, (► Abschn. 10.1.7),
- Wirbelkörperfrakturen und Luxationen traumatischer Genese und
- frischen Verletzungen der Schädelbasis.

Als relative Kontraindikationen können komplexe, Segment übergreifende Missbildungen und Segmentationsstörungen sowie eine Arnold-Chiari-Malformation in Frage kommen.

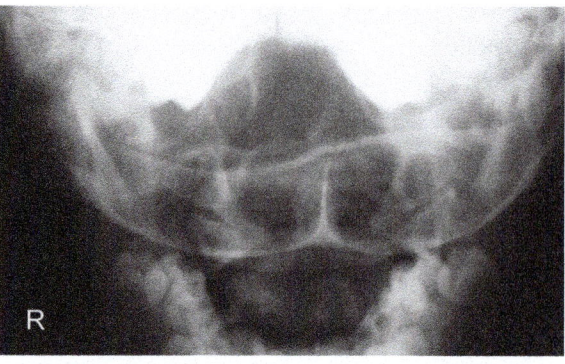

Abb. 7.17 a.-p.-Röntgenaufnahme der Kopfgelenke (7-jähriger Junge): Der Atlas steht links lateral und beidseits anterior. Der Axis ist jedoch nach rechts rotiert, sein Dornfortsatz daher nach links gedreht. Klinisch bestehen multisegmentale Blockierungen C1/2, Th1, Th4, L1 und S3 sowie eine deutliche Beckentorsion mit variabler Beinlängendifferenz

Methodische Bedingungen

Für die Wirksamkeit der Atlastherapie müssen die in ► **nachfolgender Übersicht** hervorgehobenen **Voraussetzungen** erfüllt werden.

> **Übersicht: Voraussetzungen für eine wirksame Atlastherapie**
> 1. Korrekte Impulsrichtung
> 2. Einwandfreie Impulstechnik
> 3. Alters- und befundabhängige Impulsdosierung

■ ■ 1. Korrekte Impulsrichtung – korrekter 3-Zeichen-Test

Wie unter ► Abschn. 7.1.6 ausgeführt, verlangt die korrekte Durchführung des 3-Zeichen-Tests die seitengleiche Übereinstimmung der beiden Palpationsbefunde und des positiven funktionellen Armlängentests (FALT))). Die zervikale und okzipitale Palpation erfordert bei einem unruhigen Kleinkind und Säugling mitunter etwas Geduld und vor allem ein sicheres Tastempfinden. Auf ■ Abb. 7.17 ist zu sehen, dass beim FALT die Arme des Säuglings wegen

---

Exkurs: Einfach-HIO

Der Vollständigkeit halber und um Missverständnissen vorzubeugen, sei hier die von Bischoff (1994, 2007) beschriebene vereinfachte **Einfingertechnik** am Atlasquerfortsatz erwähnt, auch als **Einfach-HIO** bezeichnet. Ein Röntgenbild oder eine klinische Stellungsdiagnostik ist bei dieser Behandlung nicht erforderlich.

Mit der vereinfachten Einfingertechnik, die einseitig oder simultan beidseitig durchgeführt wird, kann nach Bischoff ein »allgemein entspannender Effekt« erreicht werden, weswegen sie besonders für den Anfänger geeignet sei. Bischoff betont, dass die von Arlen gelehrte »weitergehende Technik eine wertvolle

Ergänzung für Manualmediziner mit abgeschlossener Ausbildung« darstellt. Es bedarf wohl keiner weiteren Begründung, dass diese vereinfachte Einfingertechnik für die Therapie neurologischer Erkrankungen und erst recht für die Behandlung von Säuglingen **gänzlich ungeeignet** ist.

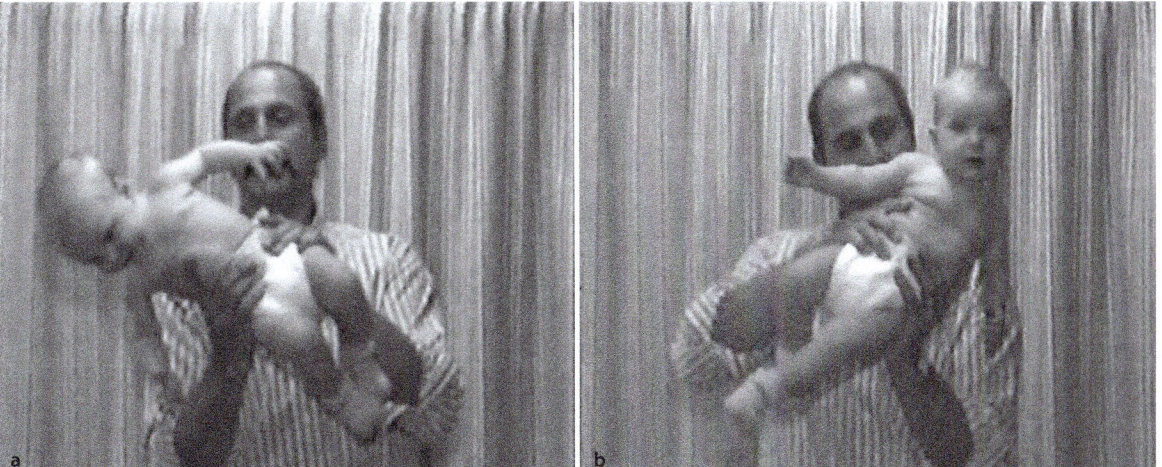

■ **Abb. 7.18** 4,3 Monate altes Mädchen mit Tonusasymmetrie (TAS) bei zervikookzipitaler Dysfunktion. Labyrinthstellreaktion (LSR) nach rechts abnormal (**a**), nach links regelrecht (**b**) (Video-Standbild)

des relativ großen Kopfes nicht senkrecht, sondern schräg nach vorn oben gehalten werden.

■ **Impulsrichtung**

Leider ist kein sicherer Verlass auf die oft kolportierte **Regel**, dass bei der überwiegenden Anzahl der TAS-Kinder der **Atlas lateral zur Konvexseite der Kopfhaltung** steht und daher von dieser Seite ein Lateralimpuls erfolgen muss. Denn bei sorgfältiger Röntgenbildanalyse wird man feststellen, dass in vielen Fällen der Atlas konvexseitig auf dem Okziputkondylus nach ventral »geglitten« scheint, also **anterior** steht (mit oder ohne gleichzeitige Lateralposition) und der wirksame Impuls gewöhnlich von anterior und nicht von lateral angezeigt ist.

Hinweise auf eine **einseitige Anteriorposition** des Atlas sind auch dann von Bedeutung, wenn der **Atlas im Röntgenbild in der transversalen Ebene neutral steht**, was mitunter vorkommt; wenn also weder eine Lateralposition zur Konvex- noch zur Konkavseite der Kopfhaltung erkennbar ist. Bei der Röntgenaufnahme galt: Sofern das Röntgenbild eine Anteriorposition erkennen lässt, wird der Therapieimpuls von der anterioren Seite geführt. Eine Neutralstellung ist dann anzunehmen, wenn die Kontaktflächen, ermittelt mit den Hilfslinien 2 und 3, im Seitenvergleich eine Differenz von weniger als 1 mm aufweisen.

In den nicht so häufigen Fällen, in denen der Atlas auf der **Konkavseite der Kopfhaltung lateral** steht, auf der **Konvexseite** jedoch **anterior**, ist der Impuls von der Anteriorseite erfahrungsgemäß der wirksame. Heute sind diese radiologischen Überlegungen jedoch überholt, da uns der 3-Zeichen-Test zur Verfügung steht.

Die Kontrolle der korrekten Impulsrichtung erfolgt unmittelbar nach dem Impuls durch **Prüfen der Labyrinth-**

stellreaktion (LSR). Diese Reaktion ist ein recht zuverlässiger Indikator für einen therapeutisch wirksamen Atlasimpuls, da eine zuvor einseitig abnormale LSR sofort nach erfolgtem Impuls eindeutig besser oder gar seitengleich normal sein sollte. Dazu ein Fallbeispiel: ein 4,3 Monate altes Mädchen, das wegen Kopfschiefhaltung, Rumpfskoliose und nächtlicher Schreiattacken unter der Diagnose »Schräglageschaden« 10mal ohne Befundbesserung nach Bobath behandelt wurde, zeigt bei der Untersuchung die typischen Zeichen einer Kopfgelenksdysfunktion $C_{1/2}$ (► Abschn. 6.1.5) mit Tonusasymmetrie (TAS). Bei Prüfen der LSR Abkippen des Rumpfes nach rechts; nach links regelrechte Rumpfaufrichtung (■ Abb. 7.18a, b). Nach Atlastherapie von rechts lateral (■ Abb. 7.19) prompte Aufrichtung des Rumpfes bei der LSR nach rechts (■ Abb. 7.20a, b). Eine weitere Behandlung war nicht erforderlich.

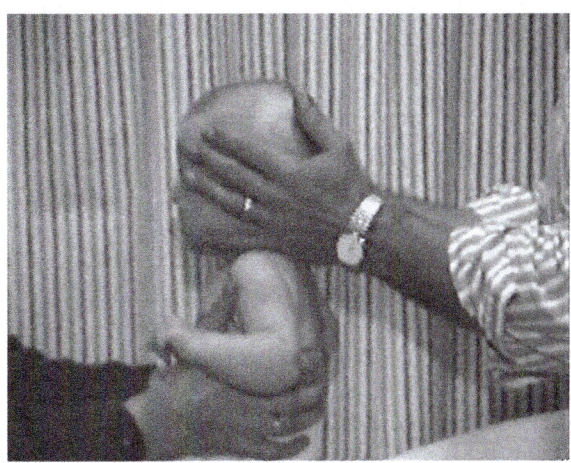

■ **Abb. 7.19** Atlastherapie von rechtslateral. Die linke Hand hält das Köpfchen in der Mittelstellung. (Video-Standbild)

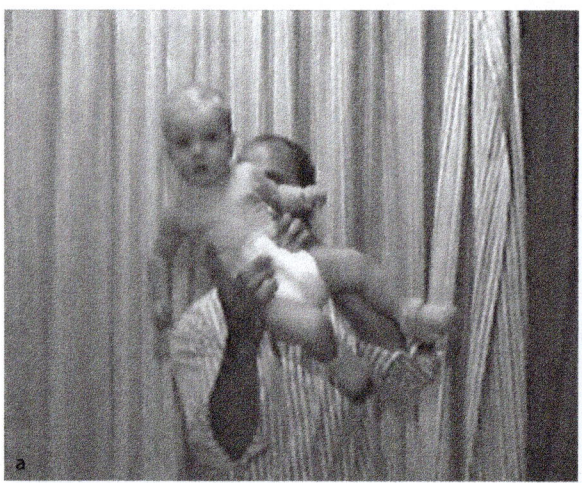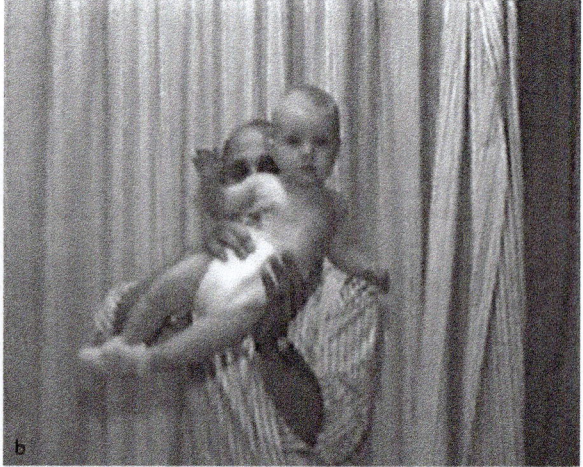

□ Abb. 7.20 Unmittelbar nach Atlastherapie seitengleiche Labyrinthstellreaktion. **a** rechtsseitige Labyrinthstellreaktion, **b** linksseitige Labyrinthstellreaktion (Video-Standbild)

> **Tipp**
>
> In den Fällen, in denen die abnormale LSR unverändert bleibt, wurde entweder die therapeutisch wirksame Impulsrichtung über den Atlasquerfortsatz verfehlt oder die primäre Störung, die das TAS verursacht, liegt in einem weiter kaudal gelegenen Wirbelsäulenabschnitt (▶ Abschn. 6.1.7, □ Abb. 6.8 und 6.10), der dann gezielt manuell behandelt werden muss (▶ Abschn. 7.2, Chirotherapeutische Manipulation bei Säuglingen).

Die **Normalisierung der LSR** ist das erste Therapieziel, das angestrebt wird. Wird es nicht erreicht, werden sich auch die anderen therapeutischen Zielforderungen kaum erfüllen lassen. Wenn es erreicht ist, bedeutet das allerdings nicht, dass die Therapie schon beendet werden kann. Die Gründe dafür werden in ▶ Abschn. 7.1.7, »Wunderheilungen« sind nicht die Regel«, erläutert.

Bei **Blockierungen** im Segment $C_{2/3}$ kann es angezeigt sein, aus gelenkmechanischen Gründen zusätzlich zum Atlasimpuls einen **Rotationsimpuls** über den Dornfortsatz C_2 zu geben. Dabei wird die Impulsrichtung aus dem Verhalten der Nozireaktion im blockierten Segment ermittelt, was durch vergleichendes passives Seitneigen des Kopfes in beide Richtungen bei gleichzeitiger Palpation der nozireaktiven Gewebeinduration geschieht. Der Rotationsimpuls über den Axis-Dornfortsatz erfolgt dabei in die freie Richtung, die gewöhnlich schon aus der klinischen Kopfneigehaltung erkennbar ist. Das Röntgenbild, angefertigt in Neutralstellung des Kopfes, liefert hingegen keine zuverlässigen Informationen zum Impuls über den Axis. Denn während der Atlas selbst nur wenig Lateralflexion

und kaum Rotation ausführen kann, wird die Position des rotationsfreudigen Axis im Röntgenbild sowohl von der Kopfhaltung beeinflusst als auch von der Balance der autochthonen Rückenmuskeln und der Beckenstellung. So kann es im Rahmen einer Blockierung oder auch multipler segmentaler Dysfunktionen vorkommen, dass der Axis bei einer Lateralposition des Atlas nicht, wie zu erwarten, in die gleiche Richtung rotiert, der Dornfortsatz also in die Gegenrichtung abweicht, sondern der Axis neutral steht oder gar in die Gegenrichtung dreht (□ Abb. 7.17).

> ❯ **Wichtig**
> Über den M. multifidus und besonders den M. longissimus cervicis, beide autochthon innerviert, besteht eine direkte Verbindung zwischen Sakrum und Axis (▶ Abschn. 4.4.5). Dies könnte auch erklären, warum eine iliosakrale Dysfunktion so häufig mit einer Axisrotation und einer unteren Kopfgelenksblockierung einhergeht.

■ ■ **2. Einwandfreie Impulstechnik**
Die exakte palpatorische Identifizierung des Atlasquerfortsatzes ist eine unverzichtbare Voraussetzung für eine einwandfreie Impulstechnik. Dem Ungeübten kann dies je nach Ausformung des Querfortsatzes und den Stellungsvarianten des Atlas mitunter Schwierigkeiten bereiten.

Der **Impuls auf den Atlasquerfortsatz** erfolgt über die **Mittelfingerkuppe** in leichter Flexion des Mittel- und Endgelenks und leichter Extension im Mittelfingergrundgelenk und im Handgelenk. Diese Gelenkkette wird durch isometrische Kokontraktion der Unterarmextensoren und -flexoren in Beugestellung des Ellenbogengelenks stabilisiert, Schultergelenk in Neutralstellung. Aus dieser Haltung wird nach kurzer Vorspannung ein ultrakurzer Fin-

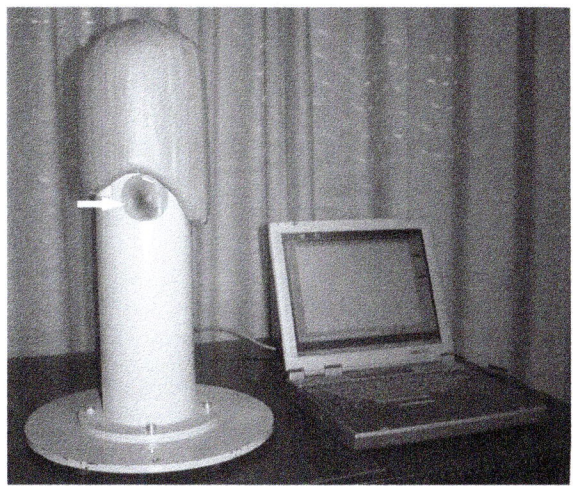

Abb. 7.21 Impulssimulator (Fa. MABRA, Mönchweiler). Der Übungs-
simpuls wird auf einen mit Leder gepolsterten Metallstift (Pfeil) ausgeübt. Ein Sensor registriert Kraft und Schnelligkeit des Impulses. Mittels
elektronischer Datenverarbeitung werden die Messwerte als Kurve
auf dem Bildschirm des angeschlossenen Rechners sichtbar gemacht.
Die Bildschirmdarstellung ist je nach gewünschtem Kraftaufwand in
Maximalwerte von 4 kp, 8 kp und 16 kp einstellbar

gerstoßimpuls in die ermittelte therapeutische Richtung
auf den Atlasquerfortsatz gegeben. Die Vorspannung, auch
Tiefenkontakt genannt, darf nicht zu stark sein und sollte
nicht viel länger als 1 sec dauern. Eine zu kräftige und zu
lange Vorspannung kann für den Patienten sehr unangenehm sein. Die Impulsschnelligkeit sollte 1/20 sec betragen. Stärke und Dauer der Vorspannung sowie die
Impulsschnelligkeit müssen am **Impulssimulator** geübt
werden, bevor die Atlastherapie am Patienten eingesetzt
wird (■ Abb. 7.21).

■■ 3. Dosierung der Impulsstärke
Die Dosierung der Impulsstärke richtet sich nach Alter, Ge-
schlecht und Konstitution des Patienten. Es versteht sich von
selbst, dass bei Säuglingen eine deutlich geringere Kraft eingesetzt wird als bei Schulkindern und Erwachsenen.

Das Einüben der Impulsdosierung geschieht mithilfe
des Impulssimulators unter Echtzeit-Monitorkontrolle
(■ Abb. 7.22, ■ Abb. 7.23). Die Impulsstärken für Säuglinge
sollen 2 kp (ca. 20 Newton) gewöhnlich nicht überschreiten,
bei Schulkindern reichen Impulse von 4 kp (ca. 40 N) in
aller Regel zum Erreichen des gewünschten Therapie-
effekts aus. Dabei ist zu berücksichtigen, dass die am Atlasquerfortsatz ankommende Impulsstärke wegen der Dämpfung durch den darüberliegenden Weichteilmantel um
einiges geringer ist als die am Simulator gemessenen Kräfte. Koch (2006) gibt für seine von Gutmann abgeleitete
Behandlungstechnik bei Säuglingen durchschnittliche
Impulsstärken von 50 N (5,1 kp) an, offenbar geleitet von
dem Bestreben, den Atlas zu symmetrisieren. Solche Kräfte

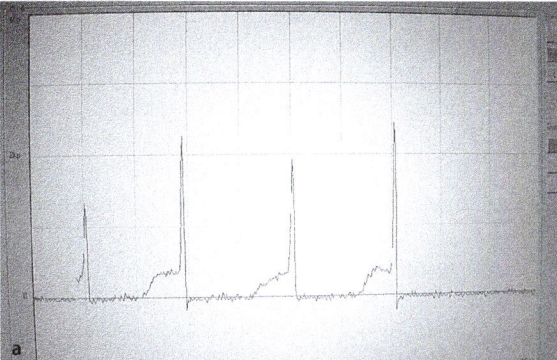

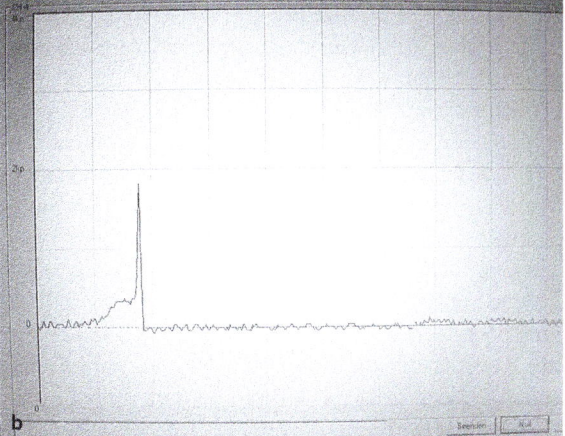

Abb. 7.22 Monitorbild einer Übungsserie am Simulator mit Impulsstärken zwischen 1,3–2,3 kp. Schnelligkeit jeweils 1/20 Sekunde
(Maximalkrafteinstellung des Simulators 4 kp)

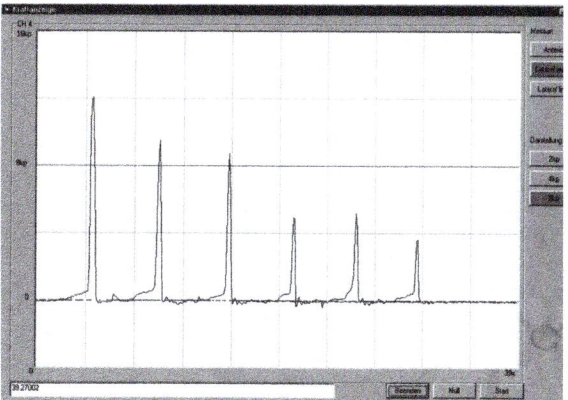

Abb. 7.23 Bildschirmausdruck einer Übungsserie am Impulssimulator mit Impulsstärken zwischen 40–140 Newton (Maximalkrafteinstellung des Simulators 16 kp)

sind beim Säugling nicht erforderlich und begünstigen
eher das Auftreten unerwünschter Begleitreaktionen, wo-
von schon die Rede war. Der entscheidende Parameter ist
die Schnelligkeit, mit welcher der Impuls gesetzt wird. Ein
starker, aber zu langsamer Impuls verfehlt gewöhnlich das
Therapieziel und belästigt den Patienten.

Kontrolluntersuchung

Säuglinge, bei denen die Atlastherapie durchgeführt wurde, müssen in jedem Fall vom behandelnden Arzt kontrolliert und nachuntersucht werden. Die telefonische Nachfrage nach dem Wohlergehen des Kindes reicht nicht aus.

Bei TAS-Kindern erfolgt die Kontrolle abhängig vom Vorbefund **nach 2–3 Wochen**. In dieser Zeit sollte möglichst keine krankengymnastische Behandlung erfolgen (von osteopathischen oder kraniosakralen Techniken abgesehen), da es bei bestimmten physiotherapeutischen Ausgangspositionen oder passiv angebahnten Bewegungsmustern zu Blockierungsrezidiven kommen kann.

Man darf davon ausgehen, dass sich in einem nozizeptiv besetzten Wirbelsäulensegment neuroplastische Vorgänge abspielen, wenn die Blockierung vor der manualmedizinischen Intervention bereits längere Zeit bestanden hat. Daher droht über das **Spinal memory** auch nach erfolgreicher manueller Behandlung immer die **Gefahr eines Rezidivs**, wenn das ursprüngliche Blockierungsmuster reaktiviert wird. Dies kann z. B. im Rahmen der Vojta-Therapie beim Anbahnen des Reflexumdrehens durch passive Kopfrotation in die ursprünglich blockierte Richtung über die sog. Barriere hinaus eintreten oder auch bei der Ausgangsstellung zum Reflexkriechen, wenn zuvor eine ISG-Blockierung mit Beckentorsion behandelt wurde. Ebenso birgt das im Rahmen mancher Bobath-Therapien beliebte Rotieren des kindlichen Beckengürtels gegenüber dem Rumpf zum Anbahnen des Überrollens vom Rücken auf den Bauch ein hohes Rezidivrisiko für Blockierung im dorsolumbalen Übergang und den ISG. Diese Übung ist ohnehin nicht sinnvoll, da das gewünschte Bewegungsmuster durch die Kopfrotation eingeleitet wird und nicht durch die Beckendrehung. Eine ISG-Blockierung wird allerdings auch bei regelrechter Kopfkontrolle das Überrollen verhindern (Abb. 4.18, ▶ Abschn. 4.3, Kopfgelenke). Bobath- und Vojta-Therapeutinnen mit fundierten Kenntnissen in manualmedizinischer Diagnostik können solche Situationen allerdings abklären und bei ihrer Therapie berücksichtigen (Coenen 1995).

Wunderheilungen sind nicht die Regel

Zu Beginn dieses Kapitels wurde die Zielsetzung der TAS-Behandlung formuliert. Nach diesen Maßgaben hat die ärztliche Kontrolluntersuchung zu erfolgen, wobei alle pathologischen Merkmale zu überprüfen sind, die bei der Erstuntersuchung nach dem Villinger Schema festgestellt wurden.

Sehr viele TAS-Kinder zeigen bei der Kontrolle **nach der ersten Behandlung** bereits

- eine seitengleiche Labyrinthstellreaktion,
- eine Normalisierung der Kopf- und Rumpfhaltung,
- eine normale aktive und passive Halswirbelsäulenbeweglichkeit,

- ein verbessertes Schlaf- und Fütterungsverhalten und
- ein Abklingen der Schmerzreaktionen mit Minderung evtl. Schreiattacken.

Alle diese Symptome waren für die Eltern beunruhigend und haben sich nun zu deren Beglückung in kurzer Zeit gebessert. Nicht wenige Therapeuten geben sich mit diesem Resultat zufrieden und erklären die Behandlung für beendet.

Bei eingehender Untersuchung wird man jedoch bei nicht wenigen dieser Kinder noch Hinweise auf eine mangelhafte **sensomotorische Steuerung** finden. Dies zeigt sich besonders gerne im **stützmotorischen Verhalten** des Kindes **in Bauchlage** – beispielsweise in Form asymmetrischer Haltungsmuster, die in Rückenlage nicht mehr sichtbar sind – oder in einer Verzögerung der altersgemäßen Aufrichtebewegung in den Unterarm- oder Handstütz, in fehlendem Überrollen vom Rücken auf den Bauch oder später vom Bauch auf den Rücken und sonstigen Differenzen zwischen chronologischem Alter und Entwicklungsalter. So wird bei manchen Kindern beim **Traktionsversuch** noch eine unvollständig entwickelte Kopfkontrolle gegen die Schwerkraft deutlich, obwohl Haltung und Kopfbeweglichkeit in Rückenlage normal erscheinen. Außerdem sollten sich nach der Behandlung bei Säuglingen bis zu 4½ Monaten die **General Movements** mindestens um eine Kategorie gebessert haben, was nach einer oder zwei Behandlungen nicht immer der Fall sein muss. Und schließlich findet man immer wieder noch Normabweichungen beim Prüfen der **statokinetischen Reaktionen** entweder als einseitig abnormale Bewegungsantworten oder im Sinne einer seitendifferenten zeitlichen Entwicklung (▶ Abschn. 3.5.3, Bewertung der Reaktionen). Die Bewertung der **neurokinesiologischen Reaktionen** nach Vojta ist daher für die Verlaufskontrolle unverzichtbar, da sich hieraus oft schon frühzeitig das stützmotorische Verhalten und die Qualität komplexer Bewegungsabläufe im Vorschul- und Schulalter prognostizieren lässt.

> **Fazit**
>
> Man wird bei genauem Hinsehen vielfach feststellen müssen, dass nach der ersten Behandlung nicht alle der in ▶ Abschnitt 7.1 beschriebenen Therapieziele erreicht sind, trotz Beseitigung der gelenkmechanischen Blockierungskomponente an den Kopfgelenken und Abklingen der Schmerzreaktionen. Die Behandlung kann daher noch nicht beendet werden. Bei diesen Kindern wird in jedem Fall eine weitere Atlastherapie durchgeführt. Eventuelle myofasziale Dysbalancen und Blockierungsrezidive an den WS-Schlüsselregio-

nen werden mit geeigneten Techniken behandelt, und nach etwa 3 Wochen wird das Kind erneut kontrolliert. Die **Behandlung** und **Kontrolle eines TAS** kann erst dann beendet werden, wenn alle Kriterien der normalen sensomotorischen Entwicklung erfüllt sind.

7.1.8 KISS oder KUSS?

Biedermann (1991, 1993, 1999) verwendet für das TAS-Symptombild den Begriff **kopfgelenksinduzierte Symmetriestörung (KISS),** wobei er von einer traumatisch oder zwangslagebedingt entstandenen Verschiebung des Atlas in die Lateralität ausgeht. Über den Begriff KISS wird immer wieder diskutiert, nicht nur wegen einer gewissen semantischen Leichtfertigkeit, sondern vor allem wegen der pathogenetischen Einengung auf die Kopfgelenke und des mechanistischen Denkansatzes. Zwar sind die Kopfgelenke beim TAS stets in irgendeiner Weise mitbetroffen (▸ Abschn. 4.5.3, »Bahnhöfe« und Vernetzungsorte), aber nicht immer Sitz der primären Pathologie. Dysfunktionen bei $C_{2/3}$ findet man nicht viel seltener als solche an den oberen und unteren Kopfgelenken. Auch Funktionsstörungen des Beckenringes können beim Säugling ein TAS hervorrufen mit Beteiligung der übrigen Schlüsselregionen; und mitunter findet man die primäre Pathologie auch im zervikodorsalen Übergang. In solchen Fällen wird scherzhafterweise von KUSS gesprochen, der **kopfgelenksunabhängigen Symmetriestörung**.

■ ■ **Modifizierte HIO-Methode nach Gutmann**
Die von Gutmann (1968, 1987) für Säuglinge angegebene, von der HIO-Methode (◘ Abb. 7.24) abgeleitete und auch von Biedermann verwendete Therapietechnik folgt den Vorstellungen einer **aktiven Symmetrisierung** des Atlas (HIO: Abkürzung für **Hole in One**, ein Meisterschlag beim Golf).

  Sowohl in diesem Punkt als auch in der **technischen Durchführung** unterscheidet sich die Gutmann-Methode wesentlich von der für Säuglinge modifizierten Atlastherapie nach Arlen: Bei der Gutmann-Technik liegt das Kind auf dem Rücken. Der Therapeut sucht mit dem **Zeigefingergrundglied** Kontakt am Querfortsatz C_1 zwischen Okziput und dem Querfortsatz C_2. Aus dieser Position erfolgt ein medianwärts gerichteter Stoßimpuls. Die Behandlung einer rotatorischen Komponente der Atlasposition ist auf diese Weise kaum möglich (◘ Abb. 7.25).

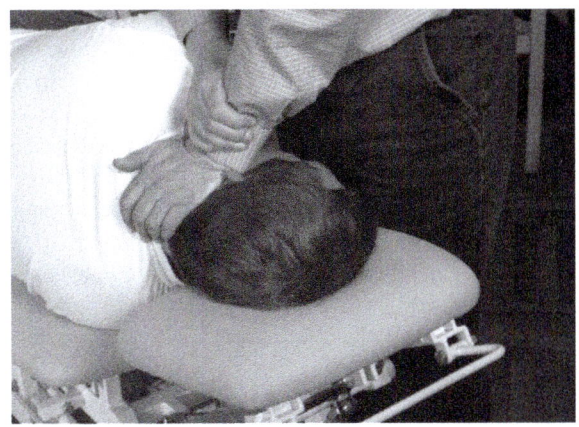

◘ **Abb. 7.24** Griffanlage zur HIO- (Hole in One-)Technik beim Erwachsenen

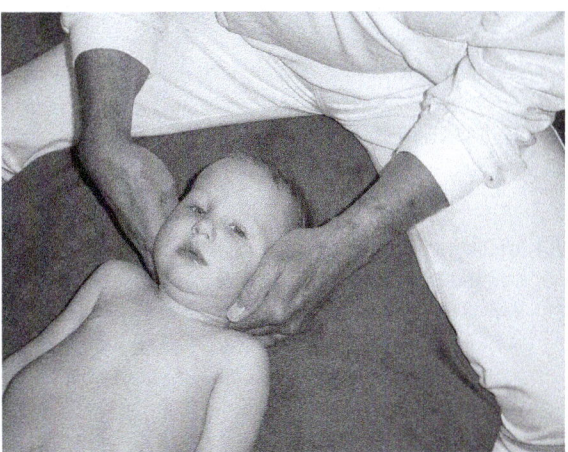

◘ **Abb. 7.25** Modifizierte HIO-Technik beim Säugling nach Gutmann

7.2   Chirotherapeutische Manipulation bei Säuglingen

Neben der Atlastherapie stehen für die Behandlung segmentaler Dysfunktionen im Säuglingsalter chirotherapeutische Manipulationen, myofasziale bzw. osteopathische Verfahren sowie mobilisierende Positionierungstechniken zur Verfügung

  Chirotherapeutische Manipulation und myofasziale Weichteiltechniken ergänzen einander. Von der Manipulation kann ein unmittelbares Einwirken auf das propriozeptive Afferenzmuster erwartet werden, während die weichen Techniken besonders die Funktion fibromuskulärer Strukturen beeinflussen. In der Säuglingsbehandlung hat es sich daher bewährt, beide Methoden zu kombinieren. So wird eine chirotherapeutische Manipulation durch vorausgegangene Weichteilbehandlung gebahnt und in ihrer Durchführung deutlich erleichtert mit allen Vorteilen für den erstrebten Therapieeffekt.

Nächst der Atlastherapie ist die manipulative Behandlung von Blockierungen der **sensorischen Schlüsselregionen** das wichtigste manualmedizinische Verfahren bei sensomotorischen Störungen. Die Bedeutung dieser Schlüsselregionen für die sensomotorische Programmierung wurde in den ▶ Abschn. 4.4 und 4.5 ausführlich erläutert. Daraus wird deutlich, dass die segmentale Manipulation beim Säugling das Auslöschen der Nozireaktion im blockierten Segment als Voraussetzung für eine ungestörte Propriozeption zum Ziel hat, nicht aber unbedingt eine mechanische Stellungsänderung des Wirbelkörpers.

> **Tipp**
>
> Das bei vielen Chirotherapeuten so beliebte **Knackphänomen** lässt sich beim Säugling an bestimmten Wirbelsäulenabschnitten zwar nicht immer verhindern, ist aber keineswegs ein Beweis für eine gelungene Manipulation und sollte zugunsten einer sachten Vorgehensweise auch nicht angestrebt werden. Entscheidend für den Erfolg ist auch hier die Zielgenauigkeit und Schnelligkeit des mit geringstem Krafteinsatz gegebenen manipulativen Impulses.

> ❯ **Wichtig**
> Der Manipulationsimpuls erfolgt beim Säugling immer in die **freie Richtung**, die aus der Irritationspunktdiagnostik ermittelt wurde. Und es gilt auch dabei das ehrwürdige Gesetz der »drei K's« – **kurzer Weg, kurze Zeit, kleine Kraft.**

■ ■ **Kontraindikationen**

Die in der manualmedizinischen Literatur angeführten Kontraindikationen für chirotherapeutische Manipulationen (Bischoff 1994, Bischoff und Moll 2007) gelten auch für Säuglinge und Kinder, soweit die Krankheitsbilder auf dieses Alter übertragbar sind. Dies gilt z. B. für

– spezifische und unspezifische Spondylitiden,
– Tumoren,
– akute Entzündungen,
– frische Wirbelsäulen- oder Gelenktraumen und
– frisch operierte Patienten.

Auch das Fehlen einer eindeutig bestimmbaren **freien Richtung** stellt eine manualtherapeutische Kontraindikation dar.

> ❯ **Wichtig**
> **Grundvoraussetzungen für die chirotherapeutische Manipulation bei Säuglingen sind die abgeschlossene Ausbildung in Manueller Medizin gemäß der Weiterbildungsordnung der Bundesärztekammer und solide Erfahrungen in der Anwendung diese Therapiemethode.**

7.2.1 Zervikookzipitaler Übergang

■ ■ **1. Recoil C$_0$/C$_1$ (Rückschnelltechnik) (◻ Abb. 7.26)**
■ **Indikation**
Obere Kopfgelenksblockierung.

■ **Diagnostik (▶ Abschn. 6.2, Punkt 5)**
Palpatorische Untersuchung des zervikookzipitalen Übergangs auf nozireaktive Veränderungen:
– Induration Kiefer-Mastoid-Winkel und/oder aufsteigender Mandibulaast dorsal.
– Induration über Atlasquerfortsatz mit starker Berührungsempfindlichkeit.
– Eingeschränkte Nutationsbewegung im Atlantookzipitalgelenk.

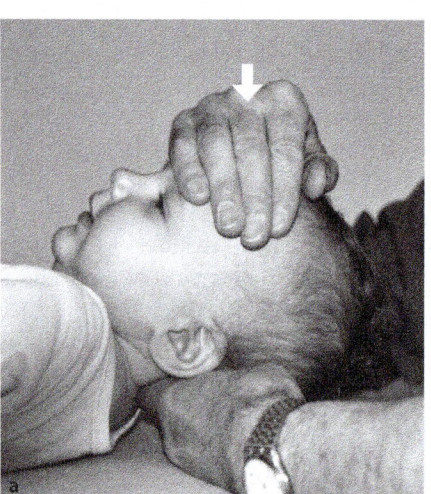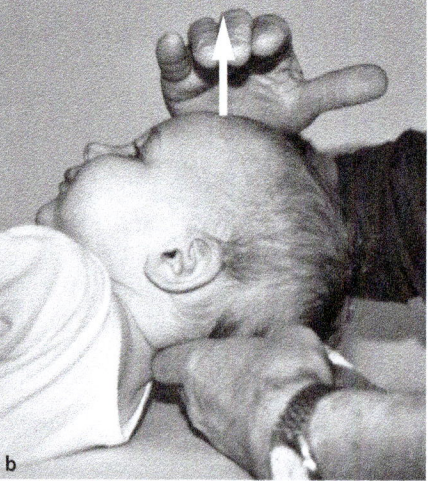

◻ **Abb. 7.26** Recoil C0/C1. **a** 1. Phase, **b** 2. Phase

— Induration an den okzipitalen Ansätzen der autochthonen Muskeln (Semispinalis, Splenius capitis).

■ **Behandlungstechnik**

Das Kind liegt in Rückenlage. Das Köpfchen des Kindes ruht auf dem Zeigefingergrundglied des Therapeuten, das sich median am Okziputunterrand anmodelliert. Mit der anderen Hand umfasst der Therapeut die Stirn des Kindes und übt für 2–3 sec einen zunehmenden sagittalen Druck in Richtung des Zeigefingergrundglieds aus (1. Phase, 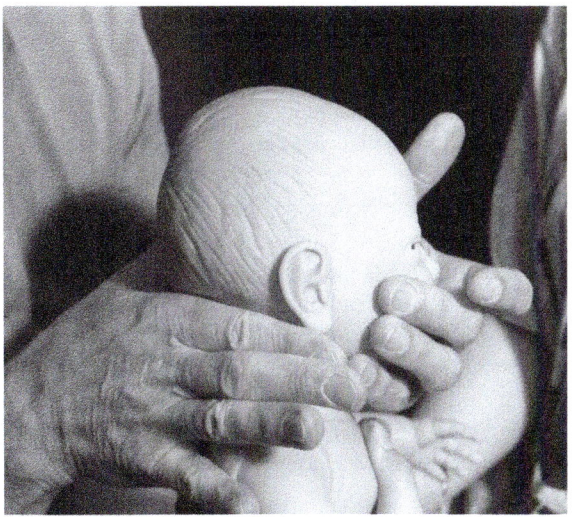 Abb. 7.26a), nach etwa 3 sec schnellt die obere Hand von der Stirn des Kindes weg (2. Phase, ■ Abb. 7.26b).

■■ **2. Traktionsimpuls C_0/C_1 (■ Abb. 7.28)**
■ **Behandlungstechnik**

Das Kind sitzt rittlings auf einem Bein der Hilfs- oder Bezugsperson (größere Kinder sitzen auf einem hochgedrehten Hocker), mit dem Rücken zum Therapeuten. Der Traktionsimpuls erfolgt über das Okziput in Höhe der Mastoidanlage. Mit der radialen Kante der Zeigefingergrundphalanx führt der Therapeut aus gutem Tiefenkontakt eine kurze supinatorische Bewegung der Hand aus. Die Manipulation muss trocken, kurz und exakt in kranialer Richtung erfolgen. Die andere Hand hält dagegen, um eine Seitkippung des Kopfes zu verhindern.

■ **Abb. 7.27** Traktionsimpuls C0/C1

7.2.2 Zervikodorsaler Übergang

■■ **Rotationsmobilisation (■ Abb. 7.28)**
■ **Diagnostik (▶ Abschn. 6.2, Punkt 5)**
— Rotationstest in maximaler HWS-Extension (Kopfgelenke dabei durch angespannte Ligg. alaria fixiert).
— Paraspinale Palpation der Querfortsätze (Induration).
— Prüfen der Rotation (z. B. von Th1) über den Dornfortsatz mit Seitneigebewegung des Kopfes bei gleichzeitiger Palpation der paraspinalen Induration (Irritationspunktdiagnostik).

■ **Heteronyme Impulstechnik**

Ziel des Impulses ist die Rotation des blockierten Wirbelkörpers in die **freie** Richtung.

Beispiel

Nozireaktion (Irritationspunkt) paraspinal links bei Th1. Zunahme der nozireaktiven Induration bei Linksneige des Kopfes und damit bei Linksrotation des Wirbelkörpers Th1, Abnahme der Nozireaktion bei Rotation von Th1 in die Gegenrichtung durch Rechtsneige des Kopfes. Die Rechtsrotation entspricht somit der freien Richtung. (Die Rotationsprüfung kann auch über Dorn- und Querfortsatz von Th1 erfolgen, wie in ▶ Abschn. 6.2.5, BWS, beschrieben.)

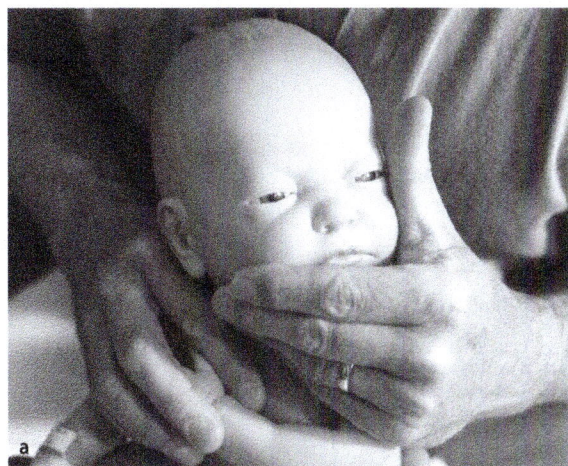

a

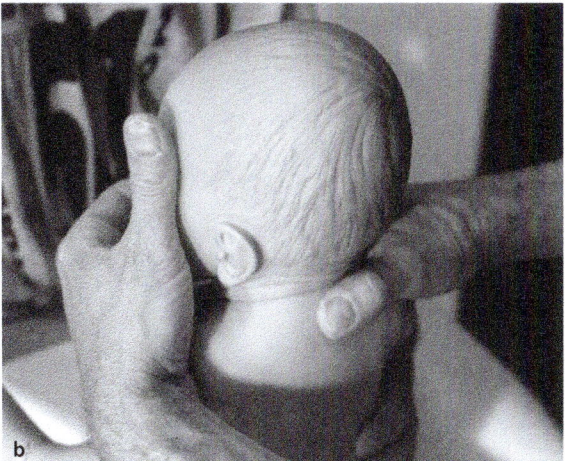

b

■ **Abb. 7.28** Griffanlage **a** vorne, **b** hinten

Das Kind sitzt rittlings auf einem Bein der Bezugsperson (BP), mit dem Rücken zum Therapeuten. Der Daumen des Therapeuten wird von der nicht blockierten Seite her an den Dornfortsatz anmodelliert (in unserem Beispiel also von rechts), so dass die Volarseite des Daumens etwa oberhalb der Spina scapulae liegt. Die Langfinger **derselben Hand** fassen gleichzeitig vorne den Patientenarm der Gegenseite (blockierte Seite) und führen eine gut fixierte Adduktion des Arms zur Gegenschulter durch. Die andere Hand des Therapeuten umfasst den Kopf des Kindes von der Gegenseite, so dass Kinn und Wange des Kindes in der Hohlhand liegen. Dabei wird eine leichte Drehung des Kopfes zur blockierten Seite hin durchgeführt. Aus dieser Stellung führt der Therapeut mit dem Daumen über den Dornfortsatz des blockierten Wirbels einen Rotationsimpuls in die freie Richtung aus: Impulsrichtung über den Dornfortsatz nach links, dadurch Rotation des Wirbels nach rechts. Der gehaltene Kopf darf dabei nicht herumgerissen werden, sondern sollte in der leicht rotierten Stellung bleiben.

7.2.3 1. Rippe

- ■ ■ **Manipulation der 1. Rippe (** ◘ **Abb. 7.29)**
- ■ **Diagnostik (▶ Abschn. 6.2, Punkt 5)**
- ━ Passive Seitneige des Kopfes bei gleichzeitiger Palpation der Skaleni.
- ━ Palpation der 1. Rippe am Vorderrand des Trapezius (Ramus descendens) im Vergleich zur Gegenseite.
- ━ Induration, Hochstand der 1. Rippe?

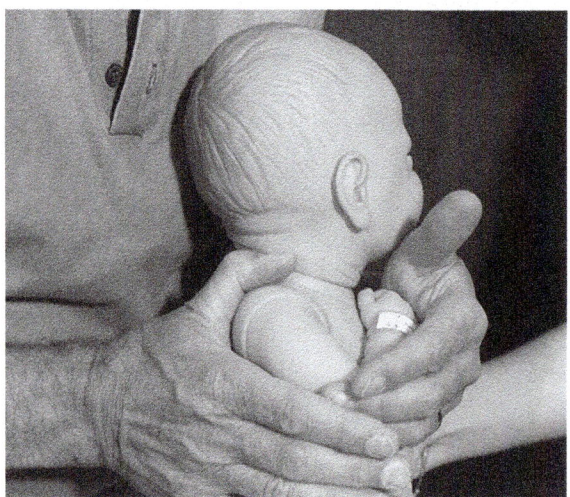

◘ **Abb. 7.29** Manipulation der 1. Rippe

> **Tipp**
>
> Die **Palpation** muss sehr zart und zügig erfolgen, da das blockierte Gewebe in Höhe der 1. Rippe oft sehr schmerzempfindlich ist!

■ **Impulstechnik**

Das Kind sitzt rittlings auf einem Bein der BP, mit dem Rücken zum Therapeuten. Der Therapeut legt die Endphalanx seines homolateralen Daumens auf den Vorderrand des absteigenden Trapeziusastes über der blockierten 1. Rippe und nimmt vorsichtig sanften Tiefenkontakt auf. Gleichzeitig greift die andere Hand des Therapeuten von vorne den Ellenbogen des Kindes, beugt ihn um etwa 100° (Unterarm des Kindes liegt in der Hohlhand des Therapeuten) und schiebt vom Ellenbogen her den Arm einschließlich Schulter kranialwärts, bis eine Vorspannung erreicht ist. Aus dieser Position erfolgt der Impuls nach kranial über den Ellenbogen. Der Daumen am Vorderrand des absteigenden Trapeziusastes hält dagegen, ohne Druck auf die 1. Rippe auszuüben.

> **Tipp**
>
> Der **Impuls** muss schnell, trocken und über einen ganz kurzen Weg ausgeführt werden! Die Technik sollte zügig und sehr vorsichtig erfolgen, da ein zu langer Druck oder ein zu grober Impuls unerwünschte vaskuläre und vegetative Nebenwirkungen haben könnte.

7.2.4 BWS und dorsolumbaler Übergang

- ■ ■ **1. Unspezifische Mobilisation der intervertebralen und kostotransversalen Gelenke**
- ■ **Technik**

Das Kind liegt in Bauchlage, wenn möglich, leicht kyphosiert. Die Hände des Therapeuten umfassen den Thorax des Kindes von ventral. Beide Daumen führen entlang der BWS eine synchrone, sanft ventralisierende Bewegung von median nach lateral im Verlauf der Interkostalräume aus, kaudal beginnend. Es wird nicht mit Tiefenkontakt gearbeitet; die Daumen sind weiter lateral platziert. Die Bewegung muss langsam und zart, gewissermaßen »liebkosend« durchgeführt werden (Beruhigungsgriff).

Tipp

Es empfiehlt sich, diese sanfte unspezifische Mobilisationstechnik **vor** der gezielten segmentalen Manipulation durchzuführen. Die gezielte Behandlung über den therapeutischen Querfortsatz wird dadurch erleichtert.

> Bei allen **ventralisierenden Griffen** sollen die Finger an der Thoraxvorderseite keinen komprimierenden Gegendruck ausüben!

■ ■ **2. Ventralisationsgriff an der BWS**
(◘ Abb. 7.30, ◘ Abb. 7.31)

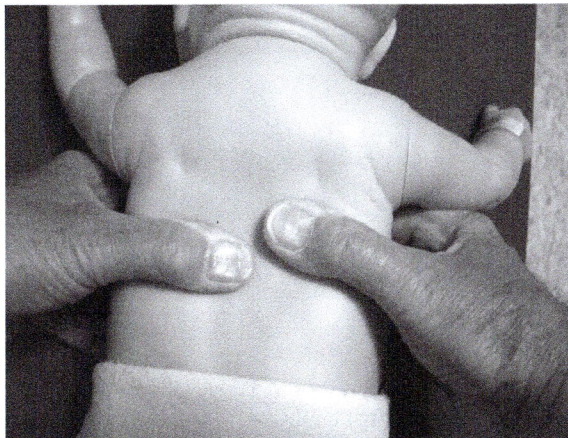

◘ **Abb. 7.30** Griffanlage bei Impulsmanipulation (Pfeil)

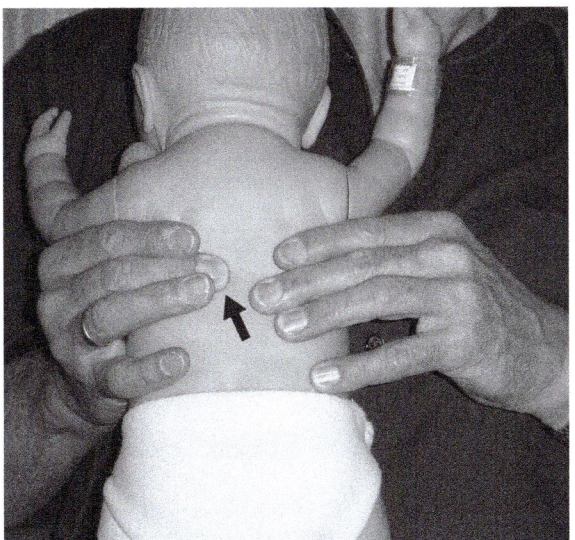

◘ **Abb. 7.31** Alternative Ausgangsstellung für Säuglinge, die eine Behandlung in Bauchlage nicht akzeptieren

■ **Diagnostik** (► Abschn. 6.2, Punkt 5)
— Palpation segmentaler Indurationen (Irritationspunkte, Nozireaktionen) paravertebral und kostotransversal.
— Bestimmen der freien Richtung und des therapeutischen Querfortsatzes durch ventralisierenden Druck auf den Querfortsatz bzw. Rotationsdruck über den Dornfortsatz.

■ **Impulstechnik**
Das Kind liegt in Bauchlage, leicht kyphosiert. Die Hände des Therapeuten umfassen von ventral den Thorax des Kindes. Eine Daumenkuppe liegt paravertebral auf dem therapeutischen Querfortsatz, die andere als Gegenhalt ein Segment tiefer oder höher auf der Gegenseite. In der Ausatmungsphase des Kindes erfolgt aus gehaltenem Tiefenkontakt ein ultrakurzer Impuls auf den therapeutischen Querfortsatz in ventraler Richtung, wobei der manipulierende Daumen leicht nach lateral gleitet, bei gleichzeitigem Gegenhalt durch den anderen Daumen.

Tipp

Für den Fall, dass Säuglinge die Behandlung in Bauchlage nicht akzeptieren, kann der Therapeut das Kind im Sitz an seine **Schulter lehnen** und die Manipulation auf diese Weise durchführen (◘ Abb. 7.31).

■ ■ **3. Impulstechnik am dorsolumbalen Übergang**
(◘ Abb. 7.32)
Blockierungen des dorsolumbalen Übergangs sind oft das »Echo« einer ISG-Blockierung, die auf jeden Fall **vorher** behandelt werden muss. Besteht die dorsolumbale Blockierung weiter, wird folgendermaßen vorgegangen.

■ **Diagnostik** (► Abschn. 6.2, Punkt 5)
Das Kind liegt in Rückenlage.

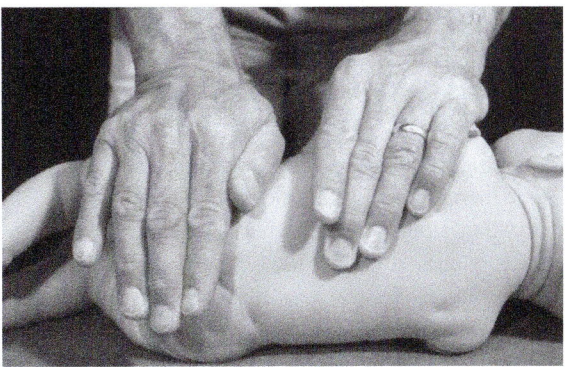

◘ **Abb. 7.32** Impulstechnik am dorsolumbalen Übergang

Prüfen der Rotationsbewegung im dorsolumbalen Übergang durch (vorsichtiges) Drehen des Beckens um die Längsachse gegenüber dem fixierten Rumpf (▶ Abschn. 6.2.5 und ▣ Abb. 6.21). Bei asymmetrischem Bewegungsmuster: Untersuchen der Kiblerfalten in Bauchlage des Kindes, Irritationspunktdiagnostik, Bestimmen der therapeutischen Impulsrichtung

- **Impulstechnik**

Seitenlage des Kindes, Seite des therapeutischen Querfortsatzes nach oben (Gesicht dem Therapeuten zugewandt). Die beckennahe Hand des Therapeuten umfasst das Ilium von ventral und führt es sachte nach dorsal. Der Mittelfinger der kopfnahen Hand nimmt Kontakt mit dem therapeutischen Querfortsatz auf. Dabei liegt die Hohlhand breitflächig auf dem lateralen Thoraxanteil, der sachte nach ventral geführt wird, bis aus dieser gegenläufigen Bewegung eine Vorspannung in die freie Richtung erreicht ist. Aus dieser Vorspannung wird über den Mittelfinger ein kurzer Rotationsimpuls auf den therapeutischen Querfortsatz ausgeführt. Der Impuls kann auch als Hakelzug über den Dornfortsatz erfolgen.

> **❯ Ein Durchreißen ist vor allem bei Säuglingen hochriskant. Außerdem ist eine zu starke oder zu schwache Vorspannung zu vermeiden!**

> **Tipp**
>
> Zur Vorbereitung der Manipulation (oder als Alternative zum Impuls) kann die **myofasziale Behandlung der Fascia thoracolumbalis** angewandt werden, ggf. ergänzt durch eine zarte, repititive Mobilisation (▶ Abschn. 7.3, Myofasziale Lösetechniken).

7.2.5 Iliosakralgelenke und lumbosakraler Übergang

- **Diagnostik (▶ Abschn. 6.2, Punkt 5)**
- Neurokinesiologische Untersuchung.
- Bewegungsprüfung der Hüftgelenke in allen Ebenen.
- Inspektion der Ossa iliaca von ventral (Torsion, Outflare, Inflare) und dorsal (Upslip, Downslip).
- Irritationspunktdiagnostik am Gluteus medius und maximus bzw. Piriformis,
- Federungstest usw.

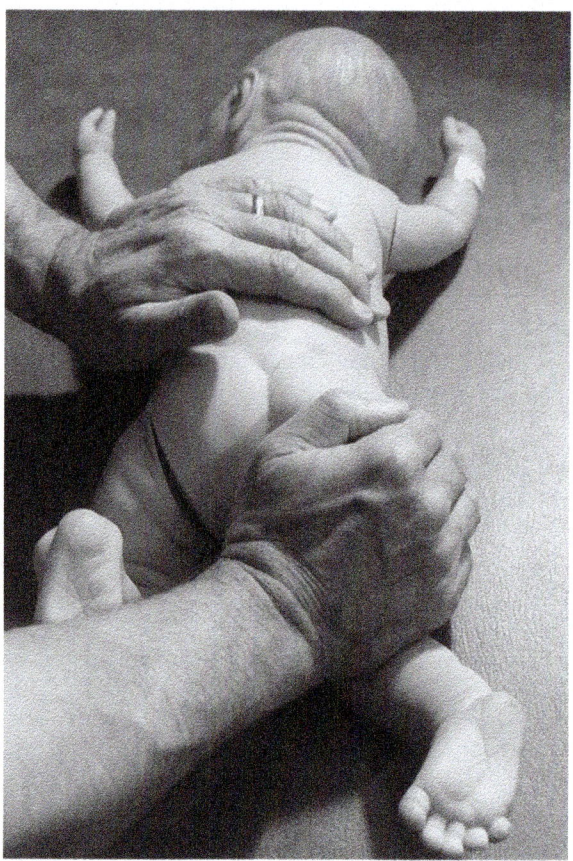

▣ **Abb. 7.33** Manipulation über das Tuber ossis ischii

- ▪▪ **1. Unspezifische Manipulation der ISG über das Tuber ossis ischii (modifiziert nach SCHOTT)** (▣ Abb. 7.33)
- **Impulstechnik**

Das Kind liegt in Bauchlage. Der Therapeut steht auf der nicht blockierten Seite und modelliert den Daumenballen bzw. Daumen (je nach Größenverhältnissen) der fußnahen Hand von medial an das Tuber ossis ischii der blockierten, also der gegenüberliegenden Seite. Die andere Hand umfasst Rumpf und Becken des Kindes von dorsal und führt eine sanfte Schaukelbewegung um die Längsachse aus. Nach etwa 3–4 Schaukelbewegungen gibt der Therapeut in dem Moment, in dem er das Becken zu sich hin bewegt, mit dem Daumenballen (bzw. Daumen) einen manipulativen Impuls nach lateral. Anschließend wird das Therapieergebnis kontrolliert.

> **Tipp**
>
> Die Kontaktaufnahme mit dem Tuber darf nicht zu stark sein und nicht zu lange dauern, da sonst ein **Periostschmerz** ausgelöst wird!

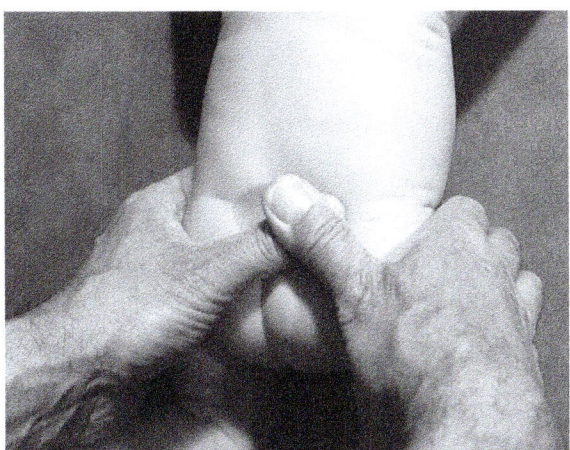

Abb. 7.34 Ventralisierender Impuls über den oberen/unteren Sakrumpol

▪▪ 2. Ventralisierender Impuls über den oberen oder unteren Sakrumpol (■ Abb. 7.34)

▪ **Indikation**

Nozireaktion des oberen (oder unteren) Sakrumpols nach dorsal (= Dorsalisierungsempfindlichkeit).

▪ **Impulstechnik**

Das Kind liegt in Bauchlage, der Therapeut steht am Fußende. Die Volarseite des Daumenendglieds der kontralateralen Hand wird ähnlich wie beim Federungstest auf den zu ventralisierenden Sakrumpol gelegt; der Daumen der homolateralen (blockierungsseitigen) Hand wird kreuzförmig über das Endglied des anderen Daumens gelegt. Aus guter Vorspannung erfolgt ein kurzer, trockener ventralisierender Impuls.

▪▪ 3. Ventralisierender Impuls über den unteren Sakrumpol (■ Abb. 7.35)

▪ **Indikation**

Nozireaktion bei S3 nach dorsal (= Dorsalisierungsempfindlichkeit).

▪ **Impulstechnik**

Das Kind liegt in Bauchlage, der Therapeut steht auf der nicht blockierten Seite. Die fußnahe Hand des Therapeuten umfasst von ventral das Ilium der blockierten Seite (Gegenhalt). Der Hypothenar der kopfnahen Hand modelliert sich so exakt wie möglich auf den unteren Sakrumpol in Höhe S3 an. (Die Kontaktaufnahme mit dem Os pisiforme wird von Säuglingen oft als schmerzhaft empfunden!) Aus exakter Vorspannung, die mit der einen Hand über das Ilium und mit der anderen über S3 ausgeführt wird, erfolgt ein kurzer manipulativer ventralisierender Impuls über S3.

▪▪ 4. Ventralisierender Multangulumschub auf S1 oder S3 aus Rückenlage (■ Abb. 7.36)

▪ **Indikation**

Dorsalisierungs-Nozireaktion bei S1 oder S3.

▪ **Technik**

Das Kind liegt in Rückenlage, der Therapeut steht am Fußende. Die kontralaterale (nicht blockierungsseitige) Hand hebt das Becken am blockierungsseitigen, im Hüftgelenk rechtwinklig gebeugten Oberschenkel von der Unterlage ab. Das Multangulum majus der homolateralen (blockierungsseitigen) Hand wird so exakt wie möglich an den zu ventralisierenden Sakrumpol anmodelliert. Der Therapeut umfasst nun mit der kontralateralen Hand das Knie des blockierungsseitigen Beins und übt über den leicht abduzierten Oberschenkel eine Vorspannung nach dorsal auf das blockierungsseitige Os ilium aus, wobei das Multangulum in Tiefenkontakt mit dem zu ventralisierenden Sakrumpol bleibt. Aus dieser Vorspannung wird über den blockierungsseitigen Oberschenkel ein axial (nach dorsal) gerichteter Impuls ausgeübt. Gleichzeitig erfolgt dabei ein intensiver propriozeptiver Reiz auf das Hüftgelenk.

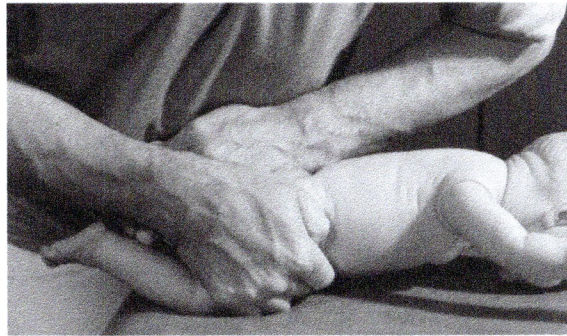

Abb. 7.35 Impuls über den unteren Sakrumpol Ventralisierender

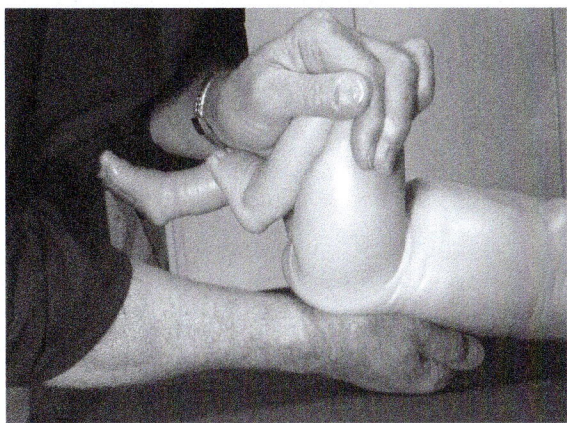

Abb. 7.36 Ventralisierender Multangulumschub auf S1 oder S3 aus Rückenlage

> **Tipp**
>
> ▬ Normale **Hüftgelenkverhältnisse** sind Voraussetzung!
> ▬ Bei **unruhigen Kindern** kann es notwendig sein, beide Beinchen zu halten bzw. die Knie in der beschriebenen Weise zu umfassen, damit das Becken fixiert werden kann und der Tiefenkontakt nicht verloren geht.
> ▬ Das bei diesem Griff oft zu registrierende **Knackphänomen** lässt sich durch die Positionierung der unten liegenden Hand sehr gut orten.

■■ **5. Kranialisierender Schub über eine Sakrumhälfte mit Kaudalisierung des Iliums (modifizierter Panthersprung) (**◘ **Abb. 7.37)**

■ **Indikation**

Kaudalisierungs-Nozireaktion bei S1 oder S3, Kranialisierungs-Nozireaktion des gleichseitigen Iliums.

■ **Technik**

Das Kind liegt in Bauchlage auf der Behandlungsliege, der Therapeut steht am Fußende. Der Hypothenar der kontralateralen Hand wird exakt über der blockierten Sakrumhälfte in Höhe S3 (Angulus sacri) anmodelliert. Der Therapeut fasst mit der homolateralen Hand den blockierungsseitigen Oberschenkel und übt einen gegenhaltenden, leicht kaudalisierenden Zug aus. Aus optimaler Vorspannung erfolgt ein trockener kranialisierender Impuls über die blockierte Sakrumhälfte bei gleichzeitigem kaudalisierendem Gegenhalt am Oberschenkel. Die Intaktheit des Hüftgelenks wird dabei vorausgesetzt (Sonografie!).

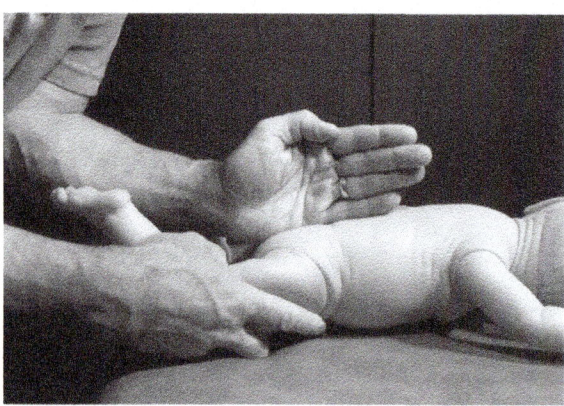

◘ **Abb. 7.37** Modifizierter Panthersprung

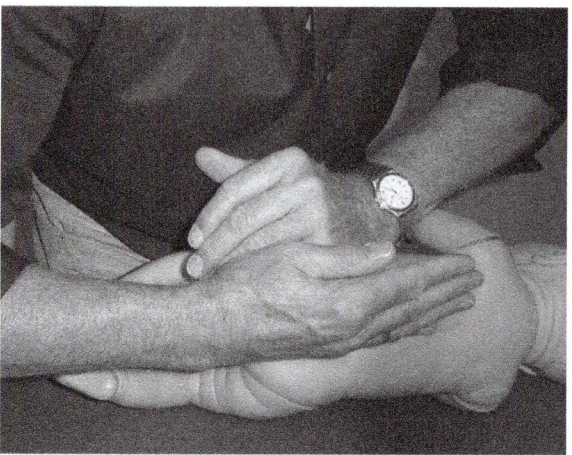

◘ **Abb. 7.38** Kranialisierung des Sakrums, Kaudalisierung des Iliums aus Seitlage

■■ **6. Kranialisierung des Sakrums, Kaudalisierung des Iliums aus Seitlage (geeignet für ältere Säuglinge und Kleinkinder) (**◘ **Abb. 7.38)**

■ **Technik**

Das Kind liegt auf der gesunden Seite, die blockierte Seite liegt oben, das Gesicht ist dem Therapeuten zugewandt. Die kopfnahe Hand des Therapeuten modelliert sich unter ausgiebiger Mitnahme von Weichteilen an der Crista iliaca von kranial an, während der Hypothenar der fußnahen Hand sich tangential über dem blockierten Sakrum in Höhe S3 anmodelliert. Nach kranialisierender Vorspannung mit der Sakrumhand und kaudalisierender Vorspannung der Iliumhand wird nun ein kurzer manipulativer Impuls über das Sakrum nach kranial bei kaudalisierendem Gegenhalt am Ilium ausgeübt.

■■ **7. Kaudalisierender Schub über das Sakrum (Schergriff) (**◘ **Abb. 7.39)**

■ **Indikation**

Kranialisierungsempfindlichkeit einer Sakrumhälfte.

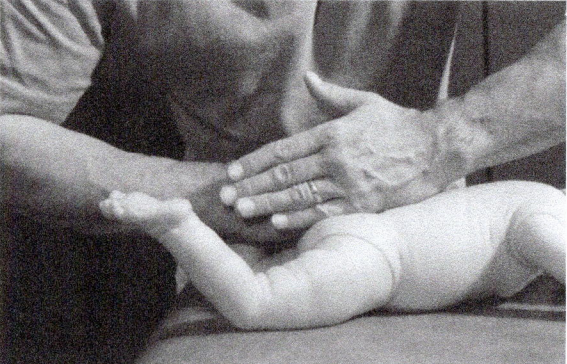

◘ **Abb. 7.39** Kaudalisierungsschub mit Schergriff

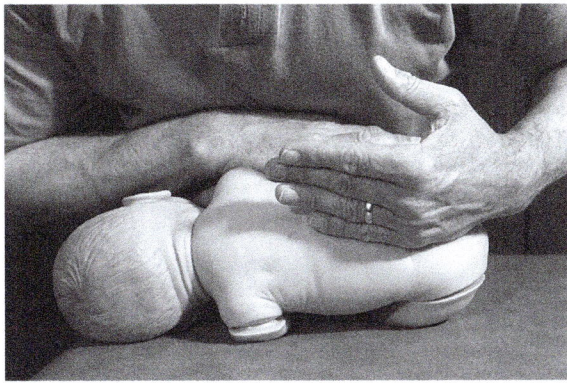

◘ Abb. 7.40 Kaudalisierungsmanipulation über das Sakrum

■ **Technik**

Das Kind liegt in Bauchlage auf dem Behandlungstisch, der Therapeut steht seitlich. Der Hypothenar der einen Hand wird tangential auf die nicht blockierte Sakrumhälfte gelegt und übt einen kranialisierenden Gegenhalt aus. Die andere Hand wird parallel dazu auf der blockierten Sakrumhälfte positioniert und übt eine kaudalisierende Vorspannung aus. Aus optimaler Vorspannung gibt der Therapeut dann mit dieser Hand einen kaudalisierenden Impuls über den Angulus sacri. Die Impulsrichtung sollte streng tangential verlaufen.

■ ■ **8. Kaudalisierungsschub über das Sakrum aus Seitlage (◘ Abb. 7.40)**
■ **Indikation**
Kranialisierungsempfindlichkeit einer Sakrumhälfte.

■ **Technik**

Das Kind liegt in Seitlage (sog. Päckchenstellung) ohne Torsion des Rumpfes, die blockierte Seite liegt oben. Der Therapeut legt den Hypothenar der fußnahen Hand tangential über die blockierte Sakrumhälfte, mit der anderen Hand fixiert er die Beine in Hüftbeugung und hält gleichzeitig die Arme des Kindes. Aus gut gehaltener Vorspannung erfolgt mit dem Hypothenar ein manipulativer Impuls über die blockierte Sakrumhälfte nach kaudal.

7.3 Myofasziale Lösetechniken, mobilisierende Positionierung

Die Behandlung bindegewebiger Strukturen ist in der Manuellen Medizin von großer Bedeutung. Neben Knochen, Knorpel und Muskeln repräsentiert das **Bindegewebe** eine Hauptstruktur des Körpers. Embryonal aus dem Mesenchym entstanden, kommt es in unterschiedlicher Menge und Zusammensetzung überall im Körper vor: Es erfüllt in seiner Halte- und Bindefunktion mechanische Aufgaben, ist beteiligt am Wasserhaushalt, dem Stoffaustausch und der Immunabwehr, bildet das Stroma von Organen, dient als »Kabelkanal« für Nerven und Gefäße in Sehnen, Drüsen und Skelettmuskulatur und nicht zuletzt als Gleitfläche für Muskelgewebe.

■ ■ **Bindegewebe**

Bestandteile des Bindegewebes sind die **extrazelluläre Matrix**, bestehend aus kollagenen und elastischen Fasern sowie der Grundsubstanz, und die **spezifische Zelle** (Fibroblast), die alle Komponenten der Fasern und der Grundsubstanz synthetisiert:

— **Elastische Bindegewebsfasern** findet man unter anderem in Arterien, in der Lunge, im elastischen Knorpel, in Lig. flavum und Lig. nuchae.
— **Kollagene Fasern** sind wesentlicher Bestandteil der Faszien; sie sind mechanisch sehr widerstandsfähig und zugfest und kaum dehnbar. Bei Überdehnung von mehr als 5–10% der Gesamtlänge kommt es zu einer irreversiblen Längenänderung oder zum Zerreißen der Fasern (Drenckhahn u. Kugler 1994).
— **Fasziengewebe** ist im Körper ubiquitär vorhanden. Sonderformen bilden die Aponeurosen als Zwischenform von Sehne und Faszie, die Retinacula als bandartige Verdickung der Gliederfaszie, die Membranae interosseae an Unterarm und Unterschenkel und nicht zuletzt die Dura mater, die ebenfalls ein faszienähnliches Gewebe darstellt.

■ ■ **Muskelfaszien**

Für unser Thema von besonderem Interesse sind die **Muskelfaszien**, die an allen Skelettmuskeln anzutreffen sind, mit Ausnahme der mimischen Muskulatur, des Platysmas und der tiefen autochthonen Rückenmuskeln.

Faszie und Skelettmuskulatur sind funktionell und anatomisch eng miteinander verknüpft: Primär- und Sekundärbündel jedes Muskels sind jeweils von feinem Bindegewebe umgeben, dem **Perimysium**. Die Summe der Primär- und Sekundärbündel bildet den gesamten Muskel, das Muskelindividuum, das wiederum von einer Bindegewebshülle umgeben ist, der Muskelfaszie (**Spezialfaszie**).

Von den Spezialfaszien des Muskels sind die wesentlich kräftigeren **Gliederfaszien** zu unterscheiden, die röhrenförmig die gesamte Extremitätenmuskulatur umschließen und die Muskelmasse von der äußeren Haut trennen. Mit der Gliederfaszie in enger Verbindung stehen die intermuskularen Septen an den Extremitäten. Sie ziehen von der Gliederfaszie bis zum Knochen und bilden sog. **Faszienlogen**. Bei infantilen Zerebralparesen zeigen sie typische Veränderungen und sind therapeutisch von Bedeutung.

7.3.1 Aktive Kontraktion der Faszie

Die Muskelfaszie besteht aus straffen **Kollagenfasern**, die sich scherengitterartig überkreuzen, um sich der Formänderung des Muskels anpassen zu können. Die frühere Vorstellung eines »Faszienstrumpfes«, der wie ein Trikotschlauch über den Muskel gezogen ist, gilt schon seit Längerem als überholt. In Wirklichkeit handelt es sich bei der Faszie um ein sehr reaktionsfähiges Gewebe, das eine differenzierte mikroskopische Feinstruktur aufweist: In der Kollagenfasertextur sind ein dichtes Kapillarnetz und zahlreiche vegetative Nerven nachweisbar; darüber hinaus fanden Staubesand und Li (1996) vereinzelte, aber regelmäßig angeordnete glatte Muskelzellen zwischen den kollagenen Fibrillenbündeln, die über vegetative Innervation eine aktive Vorspannung der scherengitterartig angeordneten Faszie bewirken können. **Eine aktive Kontraktibilität** der Faszie wurde von Yahia et al. (1993) nach passiver Streckung der Fascia thoracolumbalis bei Leichen beobachtet. Schleip (2003) weist darauf hin, dass aufgrund der scherengitterartigen Textur der Muskelfaszie auch schon eine relativ geringe Anzahl glatter Muskelzellen imstande ist, eine Faszienkontraktion zu bewirken, da die morphologische Bauweise einer glatten Muskelzelle Kontraktionen mit kleiner Amplitude und großer Kraft ermöglicht.

7.3.2 Mechanorezeptoren der Faszie

Im Hinblick auf die Wirkungsweise myofaszialer bzw. osteopathischer Behandlungstechniken hält Schleip die dichte Besiedlung der Faszie mit Mechanorezeptoren für bedeutsam, deren manuelle Stimulation zu lokalen Tonusänderungen der quergestreiften Muskelfasern führen. Neben **Golgi-** und **Pacini-Rezeptoren** sind im Fasziengewebe auch **Ruffini-Sensoren** und am häufigsten die sog. **interstitiellen Mechanorezeptoren** vertreten, von denen etwa die Hälfte eine niedrige Reizschwelle aufweist und auch auf geringfügige Druckeinwirkung anspricht. Ruffini-Rezeptoren haben ebenfalls eine geringe Reizschwelle, adaptieren sehr langsam und sprechen besonders auf tangentiale Dehnung an, wie sie z. B. beim myofaszialen Lösen (Myofascial Release) eingesetzt wird. Nach van den Berg und Capri (1999) führt die Reizung der Ruffini-Rezeptoren zu einer Senkung der Sympathikusaktivität und damit zu einer **Tonusminderung** der Faszie. Schleip (2003) sieht darin eine mögliche Ursache für das Phänomen des »Wegschmelzens« myofaszialer Gewebestrammung bei Anwendung des Myofascial Release nach Ward und ähnlichen osteopathischen Techniken. Aufgrund des reichhaltigen Vorkommens von sympathischen Nervenendigungen in den Faszien sieht Schleip die Faszien als »Außenstellen des autonomen Nervensystems«. In diesem Sinne bieten die Faszienstrukturen auch einen therapeutischen Zugang zum Vegetativum.

Diese Darlegungen machen viele klinische Phänomene im Zusammenhang mit einer manuellen Faszienbehandlung plausibel, ohne den Anspruch auf Vollständigkeit zu erheben. Auf die herkömmlichen Denkmodelle zur Wirkungsweise der Osteopathie soll hier nicht näher eingegangen werden.

7.3.3 Myofascial Release

In den 70er Jahren des 20. Jahrhunderts entwickelte Robert Ward, Professor an der Michigan State University, eine osteopathische Therapiemethode, die er **Myofascial Release** nannte. Die Behandlungsprinzipien dieses Konzepts lassen sich in entsprechend abgewandelter Form auch bei Säuglingen wirkungsvoll anwenden, obwohl Ward nach eigenem Bekunden selbst keine Erfahrung mit Säuglingen und Kleinkindern hatte.

 Wichtig
Grundsatz der Untersuchung ist kurz gefasst das palpatorische Aufsuchen der dreidimensionalen Strammung und Lockerung des myofaszialen Gewebes.

Mittels dieser Technik wird die Gewebereaktion bei Druck, Zug und Verwringung untersucht, die mit geringstem Kraftaufwand ausgeübt werden. **Beurteilt** wird
- die Hauttemperatur,
- Schmerzreaktionen,
- die Gewebskonsistenz und
- das Gleitverhalten des Gewebes.

Je sachter die Vorgehensweise, desto eher wird man den aktuellen Zustand des myofaszialen Gewebes und die von Ward beschriebene inhärente Gewebebewegung (»inherent tissue motion«) spüren. Wer mit zu viel Druck und Zug arbeitet, wird diese Behandlungsform nicht wirksam einsetzen können. Solide Grundkenntnisse in der myofaszialen bzw. osteopathischen Untersuchungstechnik sind daher Voraussetzung.

▪ ▪ Kontraindikationen
Relative **Kontraindikationen** sind
- frische Verletzungen,
- akute fiebrige Infekte,
- entzündliche Gelenk- und Weichteilprozesse,
- Tumoren usw.

Behandlungstechniken für die sensorischen Schlüsselregionen

Im Folgenden werden ausgesuchte Behandlungstechniken der sensorischen Schlüsselregionen vorgestellt, die in der ärztlichen Praxis mit vertretbarem Zeitaufwand in Verbindung mit Atlastherapie und segmentaler Manipulation eingesetzt werden können. (Die osteopathischen Griffbezeichnungen sind in Klammern kursiv angegeben). Behandlungstypische Risiken der myofaszialen Lösetechniken sind nicht bekannt.

▪▪ 1. **Myofasziales Lösen (MFL) des zervikookzipitalen Übergangs (Dura-Release/Cranial Base Release)** (◱ Abb. 7.41)

Vorgehen beim Säugling: Das Kind liegt in Rückenlage, der Therapeut sitzt am Kopfende und legt die Hände schalenförmig am Kopf des Kindes an. Ring- und Mittelfinger liegen beidseits quer in Höhe C_1 und C_2. Mit dem Mittelfinger tastet der Therapeut den Axisdornfortsatz, mit dem Ringfinger den Unterrand des Okziputs. Aus dieser Handposition wird das dysfunktionelle Gewebeverhalten ermittelt und die Barriere aufgesucht. Es folgt das transversale Lösen über die Fingerbeeren, bis das Gewebe »schmilzt«. Aus der gleichen Hand-Finger-Haltung erfolgt eine sachte Traktion longitudinal, die bis zum Gewebegleiten gehalten wird (◱ Abb. 7.41).

Vorgehen bei älteren Kindern (diese Griffanlage wird von Säuglingen meist nicht toleriert): Der Therapeut beugt die Fingerkuppen beider Hände hakenförmig und legt sie nebeneinander vertikal am zervikookzipitalen Übergang an. Diese Position wird gehalten, bis eine Entspannung spürbar wird. Die Fingerkuppen sinken bei zunehmender Entspannung immer mehr in die subokzipitale Muskulatur ein. Dann erfolgt ein sanfter Zug nach kranial. Die sanfte Traktion wird fortgeführt bis zum »Schmelzen« des Semispinalis capitis, der subokzipitalen Muskeln und ggf. der langen Rückenstrecker (◱ Abb. 7.41b).

▪▪ 2. **Schnullergriff zur HWS-Mobilisation (modifizierte V-Spreiz-Technik der Sutura coronalis)** (◱ Abb. 7.42)

Der Therapeut übt mit seiner Mittelfingerkuppe (Handschuh!) einen sanften Druck auf den harten Gaumen des Kindes aus. Die andere Hand fasst das Köpfchen in seiner Schiefhaltung (Seitneige und/oder Rotation). Beim Säugling kommt es meist sofort zum Saugreflex. Das Köpfchen wird dann ganz sachte und vorsichtig an die Barriere herangeführt. **Nie darüber hinaus! Und nicht drängeln**! Unter ständigem Nuckeln des Kindes kann das Köpfchen nach und nach zwanglos in die Neutralstellung und aus dieser auch in die Gegenrichtung geführt werden. Die therapeutische Wirkung kann verstärkt werden, indem über den Scheitel des Kindes eine **sanfte axiale Kompression** der HWS ausgeführt und der Kopf auf diese Weise an die Barriere herangeführt wird (nicht abgebildet).

> **Tipp**
>
> Dieser Griff ist sehr **geeignet** bei »schiefen Säuglingen« (Kopfschiefhaltung bei TAS).

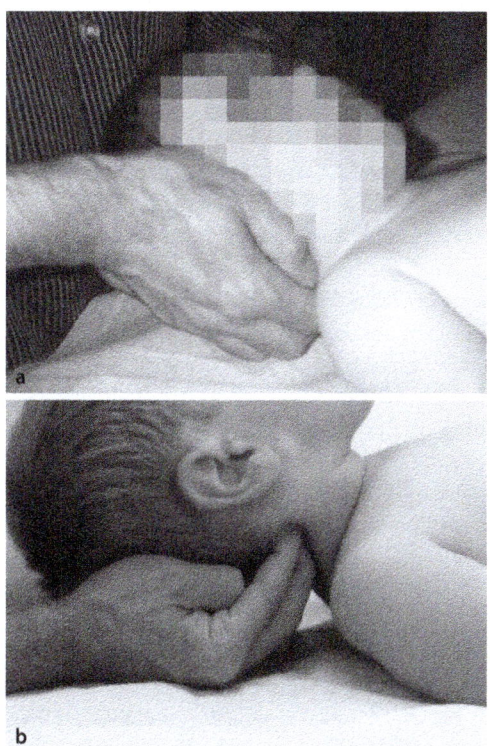

◱ **Abb. 7.41** MFL des zervikookzipitalen Übergangs **a** beim Säugling, **b** beim älteren Kind

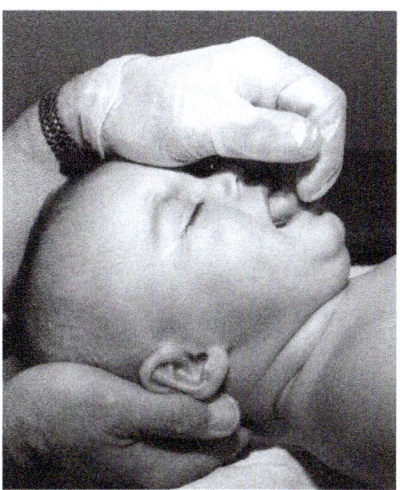

◱ **Abb. 7.42** Schnullergriff zur Mobilisation der HWS bzw. des zervikookzipitalen Übergangs

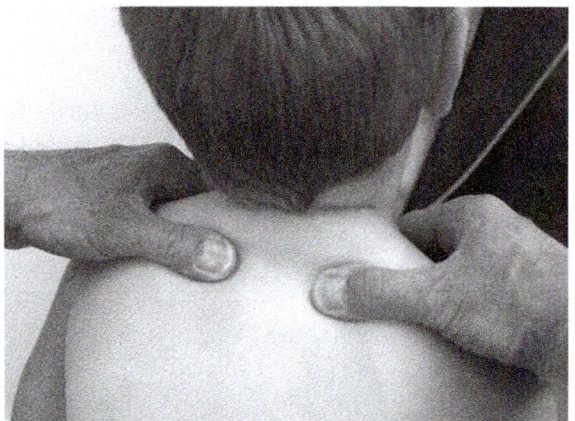

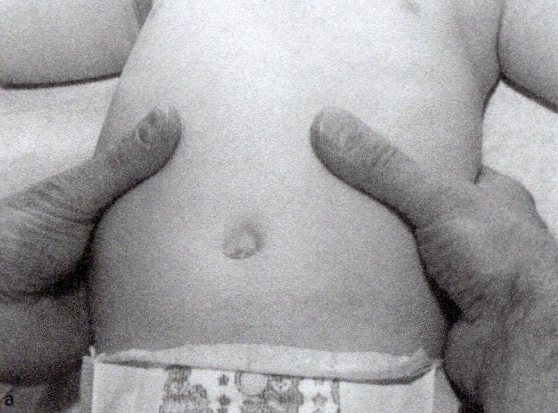

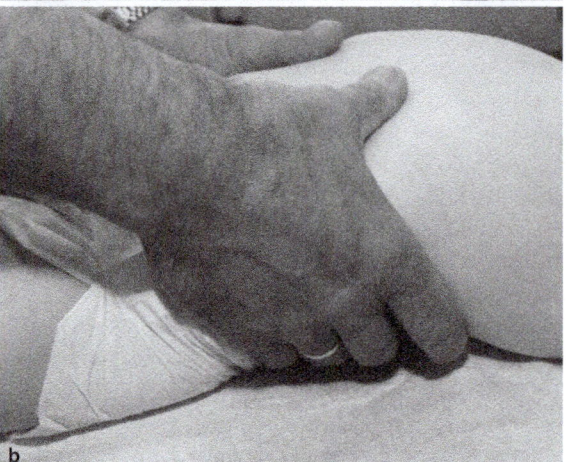

Abb. 7.43 MFL der zervikodorsalen Übergangsregion

Abb. 7.44 MFL des Zwerchfells. **a** Ansicht der Handposition von ventral, **b** seitliche Ansicht der Handposition

▪▪ 3. Myofasziales Lösen im zerviko-kosto-thorakalen Bereich (☐ Abb. 7.43)

Das Kind sitzt rittlings auf einem Bein der BP, der Therapeut ist hinter dem Patienten. Er legt seine Daumen über die Kostotransversalgelenke der ersten Rippen von dorsal, den Zeige- oder Mittelfinger ventral subklavikulär an. Soweit es die Größe des Kindes erlaubt, werden die Hände dabei auf den absteigenden Trapeziusast gelegt. Aus dieser Handposition erfolgt ein sachter Lateralzug bis an die Barriere und nach Eintreten des Lösens dann eine gegenläufige Torsionsbewegung (Auswringbewegung) in die **freie** Richtung bis zur Barriere.

▪▪ 4. Myofasziales Lösen des Zwerchfells (»Nierenwärmer«) (☐ Abb. 7.44)

Das Kind liegt in Rückenlage. Der Therapeut umfasst mit beiden Händen die Dorsolumbalregion des Kindes von dorsal, die Daumen werden beidseitig ventral an den unteren Rippenbogen angelegt. Auf diese Weise werden die ventralen und über die Fascia thoracolumbalis auch die dorsalen Anteile des Diaphragmas erfasst. Nun folgt das Prüfen auf Strammung und Lockerung des Gewebes mit Händen (dorsal) und Daumen (ventral), das Ermitteln der Barriere und der freien Richtung. Die behandelnden Hände folgen **sachte** der Gewebebewegung bis zum Halt, verharren dort bis zum »Schmelzen« des Gewebes.

▪▪ 5. Myofasziales Lösen des dorsolumbalen Übergangs (Fascia thoracolumbalis) (☐ Abb. 7.45, ☐ Abb. 7.46)

Die behandelnden Hände werden schmetterlingsförmig beidseits der Mittellinie auf die Dorsolumbalregion gelegt, die Daumen parallel zur Wirbelsäule, etwa in Höhe der Kostotransversalgelenke. Der Therapeut führt mit beiden Händen einen lateralen Zug aus; die Haut zwischen den Daumen darf etwas weiß werden. Bei Eintreten des Gewebelösens werden sachte, rotierende Bewegungen der Hände nach kranial und kaudal entsprechend dem Gewebegleiten durchgeführt.

> **Tipp**
>
> Die Behandlung muss äußerst zart durchgeführt werden, da die **Region des unteren Rippenbogens** beim Säugling oft sehr empfindlich ist!

> **Tipp**
>
> — Der Griff eignet sich vor allem für **ältere Kinder.**
> — Bei **Spastikern** sollte er im Therapieprogramm nie fehlen. Toleriert ein spastisches Kind die Bauchlage nicht, kann der Griff im Sitzen durchgeführt werden.

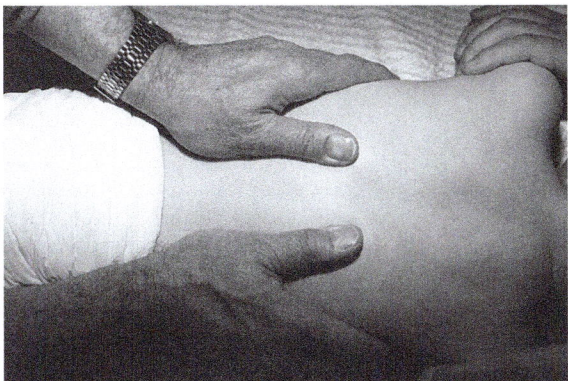

○ **Abb. 7.45** MFL des thorakolumbalen Übergangs aus der Bauchlage

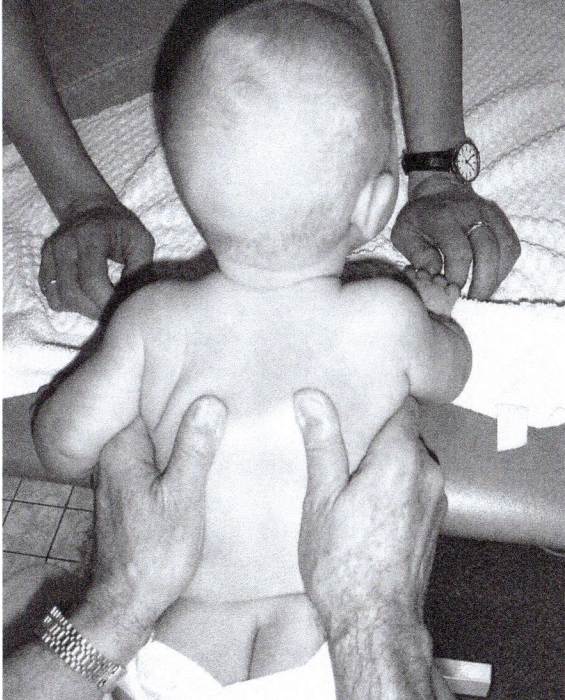

○ **Abb. 7.46** MFL des thorakolumbalen Übergangs aus dem Reitsitz

— **Säuglinge** wehren sich oft gegen die Bauchlage. In solchen Fällen wird das Kind an die Schulter der Begleitperson gelehnt, oder der Therapeut setzt es rittlings auf seinen Oberschenkel, so dass es sich am Behandlungstisch abstützen kann.

Die **Fascia thoracolumbalis** vereinigt sich lateralwärts mit der Fascia transversalis, die bereits zu den Faszien des Bauches gehört. Sie bedeckt die Innenfläche der Bauchmuskulatur und das innere Blatt der Rektusscheide sowie die Ventralseite des M. quadratus lumborum, des M. psoas

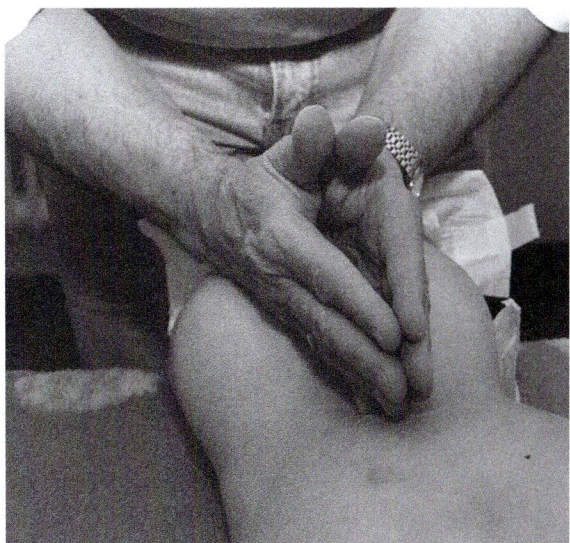

○ **Abb. 7.47** MFL der ISG mit Gebetsgriff

und die Abdominalfläche des Zwerchfells. Mit der Behandlung des dorsolumbalen Übergangs werden also auch indirekt abdominale und pelvine myofasziale Strukturen erreicht.

❯ Wichtig
Der dorsolumbale Übergang gilt im Myofascial-Release-Konzept als unspezifischer Point of entry.

■ ■ 6. Myofasziales Lösen des ISG mit Gebetsgriff (○ Abb. 7.47)
Das Kind liegt in Bauchlage. Der Therapeut prüft Strammung und Lockerung (= Bestimmen der freien und gehemmten Geweberichtung) über beiden Iliosakralgelenken. Dem Befund entsprechend legt er den Hypothenar der einen Hand tangential auf die Sakrumhälfte der funktionsgestörten Seite, den Hypothenar der anderen Hand entweder auf die nicht blockierte Sakrumhälfte oder auf das Ilium der blockierten Seite, so wie die myofasziale Diagnostik es verlangt. Dann führt er mit beiden Kleinfingerballen eine parallel gegenläufige Bewegung in die freie Richtung durch oder in die gehemmte Richtung unter Respektierung der Barriere (**nicht drängeln!**), bis das Gewebe »schmilzt«.

■ ■ 7. Mobilisierende Positionierung des zervikookzipitalen Übergangs (Bahnung durch Blickwendung) (○ Abb. 7.48)
Das Kind liegt in Rückenlage. Das Köpfchen wird zunächst in der vom Kind spontan eingenommenen Schonposition in leichter Reklination gehalten (○ Abb. 7.48). Dann erfolgt ein vorsichtiges Heranführen in Richtung der Barriere, gebahnt (fazilitiert) durch »Blickfang« in die freie Richtung.

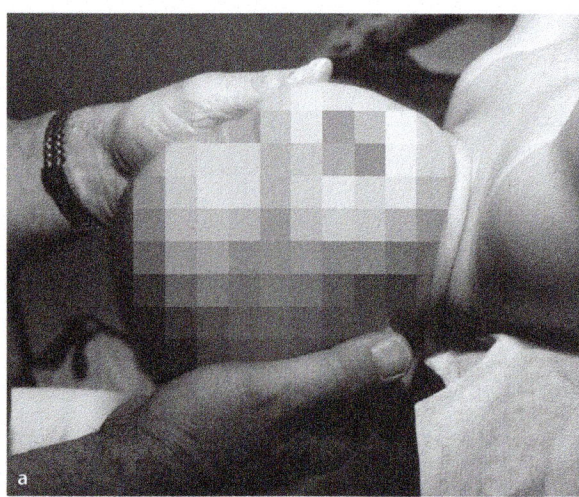
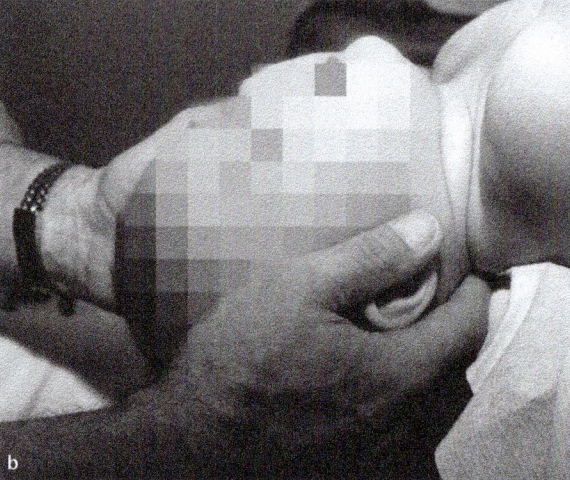

Abb. 7.48 Mobilisierende Positionierung des zervikookzipitalen Übergangs: a Ausgangsposition des Kopfes in Schonhaltung und leichter Reklination. b Schrittweises Heranführen an die Barriere, bis die freie Beweglichkeit erreicht ist

Das Mobilisieren geht schrittweise, mit rechtzeitigem Halt vor der Barriere (**nicht drängeln!**), dort verharren, bis das Gewebe nachgibt, und dann weiterführen zur nächsten Barriere, bis zur freien Beweglichkeit (**Abb. 7.48).

■■ 8. Mobilisierende Positionierung des dorso-lumbalen Übergangs beim Säugling (■ Abb. 7.49)

Das Kind liegt in Rückenlage. Der Therapeut prüft die Rotation im dorsolumbalen Übergang durch Drehen des Beckens um die Längsachse gegenüber dem fixierten Rumpf (▶ Abschn. 6.2, Punkt 5). Ist z. B. die Drehung des Beckens nach links eingeschränkt, bedeutet dies eine eingeschränkte Rumpfrotation nach rechts im dorsolumbalen Übergang. Da die Therapie in **die freie Richtung** erfolgt, wird in diesem Beispiel das Kind auf die **blockierte** Seite gelegt, so dass also die **nicht blockierte** rechte Seite oben liegt.

Die beckennahe Hand des Therapeuten umfasst das Ilium von ventral, der Daumenballen liegt etwa auf der Spina ventralis, und führt es sachte nach hinten (in diesem Falle nach **rechts** hinten). Die kopfnahe Hand umfasst Schulter und Oberkörper und dreht sie sachte nach vorne (hier also im Sinne einer Linksrotation) bis zum Gewebehalt, der nicht überschritten werden darf. Diese Position wird ca. 30–45 sec gehalten, anschließend wird die Rumpfrotation überprüft.

■■ 9. Mobilisierende Positionierung bei Beckentorsion (■ Abb. 7.50)

Das Kind liegt in Rückenlage. Bestimmt wird das Beckentorsionsmuster. Das Bein der anterior stehenden (nach ventral rotierten) Iliumseite wird im Hüftgelenk bis zur Barriere gebeugt, das Bein der posterior stehenden (nach dorsal rotierten) Iliumseite wird bis zum Erreichen der

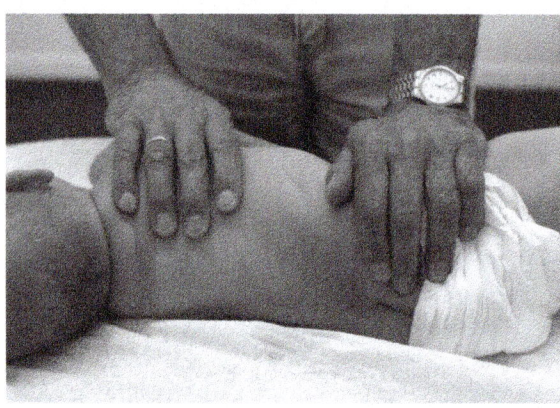

Abb. 7.49 Mobilisierende Positionierung des dorsolumbalen Übergangs durch Halten in gegenläufiger Rotation von Rumpf und Becken in der freien Richtung

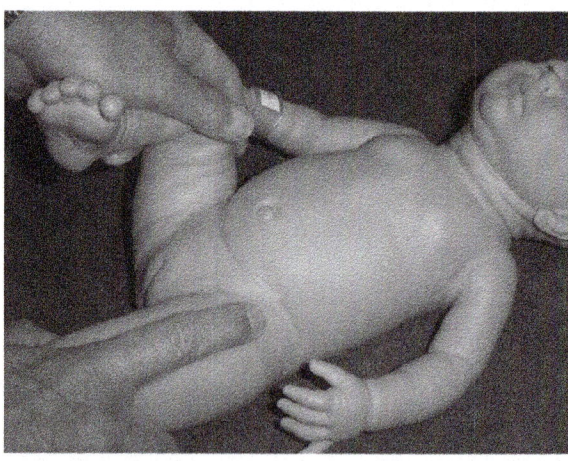

Abb. 7.50 Mobilisierende Positionierung bei Beckentorsion

Barriere im Hüftgelenk gestreckt. Die Positionierung erfolgt hier also **nicht** in die freie, sondern in die gesperrte Richtung. Diese Position wird ca. 30–45 sec gehalten und das Ergebnis überprüft.

7.4 Manuelle Behandlung des Kopfes

7.4.1 Trigemino-zervikale Konvergenz

Sensomotorische Störungen im Säuglingsalter mit multisegmentalen Blockierungen der Wirbelsäule gehen regelmäßig mit einer Tonusdysbalance der fibromuskulären Weichteilstrukturen des Kopfes einher, der sog. **Kopfschwarte**, oft in Verbindung mit

- Gesichtsskoliose,
- Schädelasymmetrie und
- Berührungsempfindlichkeit vwgd. der okzipitalen Partien.

Eine Erklärung für diese Beobachtung können die neuroanatomischen Besonderheiten des perikraniellen Weichteilmantels bieten, wobei vor allem die **Konvergenz trigeminaler und zervikaler Afferenzen** eine wichtige Rolle spielt: Im Übergangsgebiet von Kopf und Hals treffen die Innervationsgebiete von Hirn- und Spinalnerven aufeinander. Nach Neuhuber (1998) trennt die Kinn-Ohr-Scheitel-Linie das Trigeminusareal vom N.-occipitalis-maior-Areal (dorsaler Ast aus C_2) und dem Areal der Hautäste des Plexus cervicalis (C_2–C_4). Im Bereich des äußeren Ohrs sind zusätzlich der N. facialis und der N. vagus an der Hautinnervation beteiligt (■ Abb. 7.51). **Endigungsgebiete primärer Hirnnervenafferenzen**, vor allem des Trigeminus und des Vagus, **reichen weit ins zervikale Rückenmark.** Die zervikalen Rezeptoren wiederum sind maßgeblich beteiligt an der Kontrolle der Kopf-, Körper-, Extremitäten- und Augenstellung, wobei die wesentlichen Informationen über die Gelenkstellung aus den Muskelspindeln stammen. Diese Nackenpropriozeptoren sind bei langsamen Kopfbewegungen dem Vestibularapparat bei der Detektion von Kopfbewegung und -stellung überlegen (Taylor 1992). Die Rezeptoren der Gelenkkapseln dagegen sprechen laut Proske et al. (1988) eher auf endgradige Bewegungen an (▶ Abschn. 4.3, Kopfgelenke).

Zervikale Afferenzen reichen weit ins **Thorakalmark** hinunter und steigen bis zu **Kerngebieten des Hirnstamms** auf. Hieraus ergeben sich nach Neuhuber (1998) »enorme Möglichkeiten der Interaktion im Sinne einer Konvergenz von Primärafferenzen zervikaler Segmente mit jenen von Hirnnerven«. Neuhuber bezeichnet den Nucleus cervicalis centralis als »prominentes Endigungsgebiet für Spindelafferenzen im oberen Halsmark«. Seine auf- und abstei-

genden Verbindungen zum Kleinhirn, zum Vestibulariskernkomplex und zu den Bogengängen machen ihn zu einer wichtigen »Integrationsstelle labyrinthärer und halspropriozeptiver Daten zur Körperstellung«.

Die **sensorischen Trigeminuskerne** als Endigungsgebiet von Trigeminusafferenzen erstrecken sich vom Mesenzephalon bis ins weit ins Halsmark. Der kaudale dieser Kerne ist vor allem für die Verarbeitung von **nozizeptiven Afferenzen** zuständig: Zu ihm gelangen auch **exterozeptive**, also aus der Haut des Halsbereiches stammende Afferenzen, so dass auch hier eine »zervikotrigeminale Konvergenz stattfinden kann« (Neuhuber 1998.)

Nach dem gleichen Muster spielt sich auch die **Konvergenz von Afferenzen aus dem N. hypoglossus** (innerviert Zungen- und Mundbodenmuskulatur), dem **N. facialis** und **N. vagus** mit trigeminalen und zervikalen Afferenzen ab.

7.4.2 Therapeutische Möglichkeiten

Wie können diese Zusammenhänge unter therapeutischen Gesichtspunkten betrachtet werden?

Die sensible Innervation des Gesichts und der sog. **Kopfschwarte**, auch Skalp genannt, wird bis zur Kinn-Ohr-Scheitel-Linie vom **Trigeminus** besorgt. Dorsal dieser Linie sind die Nn. occipitalis maior und minor für die sensible Innervation zuständig (■ Abb. 7.51).

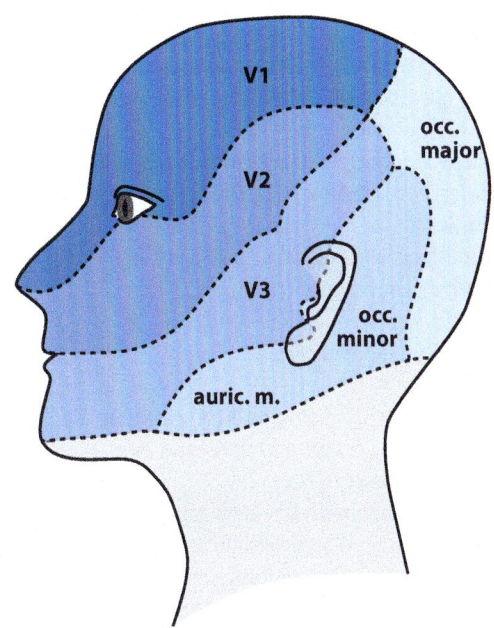

■ **Abb. 7.51** Die Kinn-Ohr-Scheitel-Linie trennt das Trigeminusareal (V1, V2, V3) von dem des N. occipitalis maior und dem Plexus cervicalis (= N. occipitalis minor und N. auricularis magnus) (modifiziert nach Forssmann und Heym 1985)

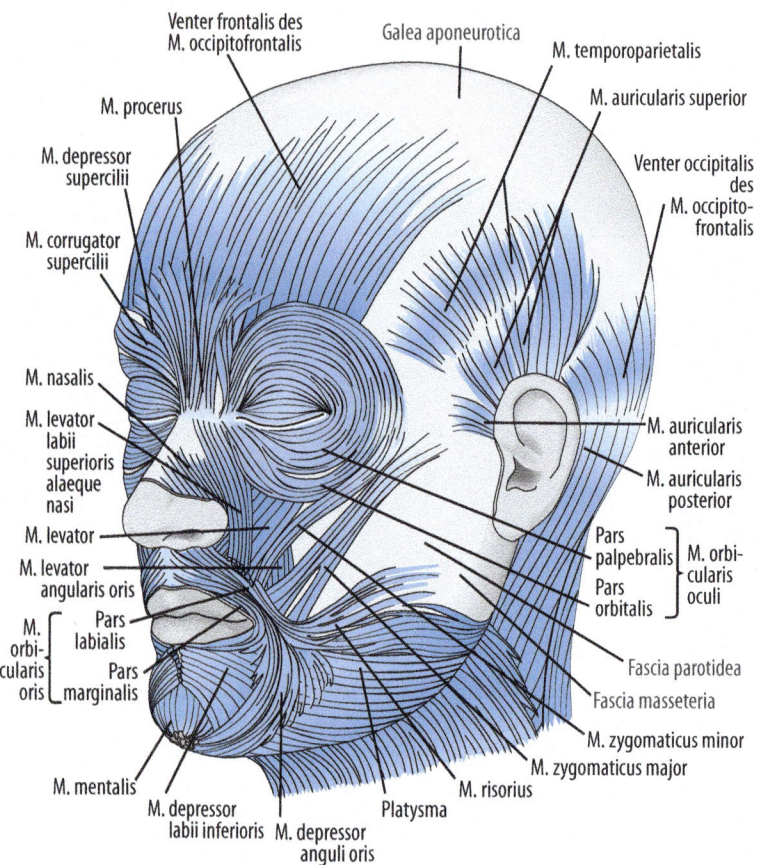

Venter frontalis des
M. occipitofrontalis

Galea aponeurotica

M. temporoparietalis

M. auricularis superior

M. procerus

M. depressor
supercilii

Venter occipitalis
des
M. occipito-
frontalis

M. corrugator
supercilii

M. nasalis

M. levator
labii
superioris
alaeque
nasi

M. auricularis
anterior

M. auricularis
posterior

M. levator

Pars
palpebralis

M. orbi-
cularis
oculi

M. levator
angularis oris

Pars
orbitalis

M.
orbi-
cularis
oris

Pars
labialis

Pars
marginalis

Fascia parotidea

Fascia masseteria

M. zygomaticus minor

M. mentalis

M. zygomaticus major

M. depressor
labii inferioris

M. risorius

M. depressor
anguli oris

Platysma

Abb. 7.52 M. epicranius. 1 Galea aponeurotica. 2 Venter frontalis des M. occipitofrontalis. 3 M. temporoparietalis. 4 Venter occipitalis des M. occipitofrontalis

Die Kopfschwarte besteht aus Haut und Unterhaut, die fest mit einer Muskel-Sehnen-Platte verwachsen sind, dem **M. epicranius**, der Schädeldach, Stirn und seitliche Schädelwand überzieht und **motorisch** vom N. **facialis** innerviert wird (Abb. 7.52). **Untergliedert** ist der M. epicranius in

- den M. occipitofrontalis, bestehend aus Venter frontalis und Venter occipitalis,
- den M. temporoparietalis und
- die Galea aponeurotica,

eine straffe fibröse **Sehnenplatte** zwischen den beiden Bäuchen des M. occipitofrontalis und dem M. temporoparietalis (Schmidt 1994).

Die Galea aponeurotica liegt mit einer gut durchbluteten, lockeren Bindegewebeschicht dem Periost des Schädels auf und ist unter physiologischen Bedingungen aktiv und passiv gut beweglich. Die fibromuskuläre Schicht des M. epicranius umgibt das Schädeldach mit seinen Knochenplatten (Os frontale, parietale, temporale, occipitale) wie eine Haube. Eine **direkte Verbindung der Strukturen des M. epicranius zum ZNS** ergibt sich aus der sensiblen

Innervation durch den Trigeminus und der motorischen Innervation durch den N. facialis: Denn da die muskulären Anteile des motorisch vom Fazialis innervierten M. epicranius ebenso mit **Muskelspindeln** versehen sind wie die übrige Skelettmuskulatur, reagieren sie auf nozizeptive Afferenzen ebenfalls mit einer **Tonusänderung**. Die afferenten Nervenfasern aus den Muskelspindeln des M. epicranius (und auch der mimischen Muskulatur) gelangen über periphere Anastomosen zu ihren Perikaryen im Trigeminusganglion und von dort zu entsprechenden Kerngebieten im ZNS (Christ 1998).

Es besteht also kein monosynaptischer Reflexbogen wie beim Skelettmuskel, sondern eine **Verschaltung von Spindelafferenzen** aus fazialisinnervierter Muskulatur mit dem Trigeminus im Sinne einer **trigemino-fazialen Kommunikation** (Baumel et al. 1988). Während die sensible Innervation des M. epicranius und der mimischen Muskulatur vom N. trigeminus und die motorische vom N. facialis besorgt wird, werden die perikraniellen Anteile der Kaumuskulatur (M. temporalis, M. masseter, Mm. pterygoideus medialis und lateralis) sowohl sensibel als auch motorisch von Trigeminus innerviert.

> **Fazit**
>
> Aufgrund der **Interaktion** verschiedener Hirnnerven und zervikaler Afferenzen, die sich in den perikraniellen Weichteilstrukturen abspielt, dürfen bestimmte Reaktionen, die bei einer **osteopathischen Behandlung** des Schädels beobachtet werden können, unter einem anderen Gesichtspunkt betrachtet werden als dies gewöhnlich geschieht.

■ ■ Kraniosakrale Osteopathie

Das **Denkmodell der kraniosakralen Osteopathie** z. B. geht – kurz gefasst – von pathologischen Veränderungen an den Schädelnähten aus im Sinne einer **Einschränkung der Mikrobewegung zwischen den Schädelnähten** oder **Verschiebung der Knochenplatten des Schädels** gegeneinander, wie dies beim Säugling mitunter vorkommen kann.

Folge sind nach dieser Vorstellung eine Verspannung der zerebralen und spinalen Dura, der intrakraniellen Membranen (Falx cerebri, Tentorium cerebelli) sowie eine Störung des kraniosakralen Rhythmus, der nicht auf den Schädel begrenzt, sondern ebenso am Sakrum und auch an den Extremitäten spürbar ist. Sutherland (1993) bezeichnet ihn als »primary respiratory mechanism« im Sinne einer Gewebeatmung, Ward (2003) hingegen schlicht als inhärente Gewebebewegung, eine »inherent tissue motion«.

Werden die Schädelnähte nach diesem Denkmodell nun mittels osteopathischer Behandlung von ihren Restriktionen befreit, »verschobene Schädelknochen« (Upledger 1996) an ihren Platz gebracht, Dura und Membranen entspannt, klingen die Schmerzen ab, die Beweglichkeit der Wirbelsäule bessert sich, desgleichen der Schlaf-Wach-Rhythmus; der Patient fühlt sich ruhig und entspannt. Diese Erscheinungen lassen sich beim Erwachsenen ebenso beobachten wie beim Säugling.

In zahlreichen Büchern zur kraniosakralen Osteopathie werden diese erfreulichen **Behandlungseffekte** auch mit der Wiederherstellung einer **harmonischen Eigenbewegung des knöchernen Schädels** begründet, wie es Sutherland (1939) beschrieb, der die kraniosakrale Osteopathie in den 30er Jahren des 20. Jahrhunderts entwickelte.

Dieses **Phänomen des kraniosakralen Rhythmus** wird unterschiedlich bewertet und kontrovers diskutiert. Meinungsverschiedenheiten bestehen weniger über die zweifellose Existenz dieser tastbaren inhärenten rhythmischen Bewegung als vielmehr über deren Herkunft, Ursache und therapeutische Bedeutung. Fest steht, dass sich dieser Rhythmus bisher dem wissenschaftlichen Nachweis entzogen hat (Heymann und Kohrs 2006, Buchmann 2007). Auch der Versuch von Crow et al. (2009), an 20 Probanden eine Bewegung der Schädelstrukturen mittels

MRT-Serien nachzuweisen, erbrachte kein überzeugendes Ergebnis: von den Parametern Fläche, Breite, Höhe, größter Durchmesser, Feretdurchmesser, kleinster Durchmesser und Umfang der untersuchten Schädel wurde lediglich für den Parameter »Fläche« eine signifikante Größendifferenz gefunden. Die Signifikanz des Flächenwertes ist jedoch aufgrund der Nichtsignifikanz aller übrigen Werte einschließlich der verschiedenen Durchmesser, die sich eigentlich auf die zugehörige Fläche auswirken müssten, mit Vorbehalt zu betrachten.

> **Tipp**
>
> Unabhängig davon hat sich die kraniosakrale Osteopathie als sehr wirksame Behandlungsmethode erwiesen, und es steht inzwischen eine **umfangreiche Literatur** zu diesem Therapieverfahren zur Verfügung, wobei die Dynamik der Schädelbewegungen und ihre Auswirkungen auf die Dura und intrakranielle Membranen die theoretische Grundlage bilden.

Es gibt eine Reihe von **Denkmodellen** zur kraniosakralen Osteopathie. Bei keinem ist allerdings von den neuroanatomisch ungewöhnlich differenziert aufgebauten perikraniellen Strukturen die Rede. Dabei sind es diese Strukturen, die unmittelbar und direkt unter den behandelnden Händen liegt und auf feinste Reize reagiert. Die beschriebenen therapeutischen Reaktionen lassen sich ohne Weiteres auch über eine Beseitigung pathologischer, dysfunktionell entstandener Tonusveränderungen der oberen Halswirbelsäule und der perikraniellen Strukturen erklären, wie sie bei der Anwendung myofaszialer Techniken an anderen Körperregionen bekannt sind. Ward (1997) bezeichnete daher die Schädeltechniken der kraniosakralen Osteopathie als **Myofascial Release am Kopf.**

Der **Trigeminus**, dessen Kerne bis zum Mesenzephalon hinaufreichen, kommt dabei möglicherweise als **Vermittler der Ruhe und Entspannung** infrage: Eccles (1989) beschreibt »gute Verbindungen« der Kerne des Septum pellucidum zum Hirnstamm mit der Möglichkeit, »allgemeine Körperreaktionen auszulösen«. Das Septum pellucidum ist Teil des limbischen Systems, das für die Gestaltung des affektiven Gesamtverhaltens verantwortlich ist. Die Zone des Septum pellucidum und des medialen Längsbündels ist verantwortlich für Wohlbefinden, Friedfertigkeit und Ruhe (Olds und Milner 1954). Aufgrund der Verbindung des Septum pellucidum mit dem Hirnstamm ist eine Kommunikation mit trigeminalen Afferenzen denkbar. Auch andere vegetative Erscheinungen bei manueller Behandlung des Schädels wie Wärmegefühl, vertiefte Bauchatmung und dergleichen lassen sich über eine trigeminovagale Konvergenz erklären. Diese Phänomene sind vergleichbar mit einer Tonus- und Schmerzminderung noziezeptiv veränderter Weichteilstrukturen der oberen Halswirbelsäule durch Behandlung der myofaszialen Strukturen.

Trigemino-faziale Kommunikation und autonome Reaktionen

Die **mimische Muskulatur**, sensibel vom N. trigeminus und motorisch vom N. facialis innerviert, bietet ein anschauliches Beispiel für den Einfluss der trigeminofazialen Kommunikation auf das limbische System und autonome Körperreaktionen, wie ein Versuch von Levenson et al. (1990) zeigt.

Beispiel

In einer Studie wurden Personen angewiesen, bestimmte Gesichtsmuskeln zu kontrahieren, die für bestimmte Gesichtsausdrücke typisch sind. Die Versuchspersonen hatten jedoch nicht die Aufgabe, einen Ausdruck zu mimen oder nachzuahmen. Für den Gesichtsausdruck **Ärger** wurden die Probanden aufgefordert: »Augenbrauen zusammen- und nach unten ziehen, obere Augenlider heben, Unterlippe nach oben drücken und die Lippen zusammenpressen!« Der Versuchsleiter war nicht im gleichen Raum wie die Versuchspersonen; er beobachtete den Vorgang auf einem Bildschirm und gab Anweisungen über ein Kommunikationssystem. Auf diese Weise wurden verschiedene Gesichtsausdrücke für Ärger, Trauer, Angst, Freude, Ekel und Überraschung induziert. Die autonomen Reaktionen wie Pulsfrequenz, Hautleitwiderstand, Fingertemperatur und Muskeltonus entsprachen in statistisch gesicherter Weise jenen, die für diese Ausdrücke normalerweise typisch sind (Eckman et al. 1983). Die Versuchspersonen, die nach ihren Gefühlen bei diesem Versuch gefragt wurden, gaben statistisch gesichert an, sie hätten Gefühlslagen erlebt, die dem Gesichtsausdruck entsprachen. Dabei wusste keiner der Personen, worum es eigentlich bei diesem Versuch ging (Levenson et al. 1990).

Fazit

Wenn durch willkürliche Kontraktion der mimischen Muskulatur die Stimmung beeinflussbar ist, wäre es denkbar, dass auch mit manueller Behandlung der perikraniellen Weichteilstrukturen Ähnliches erreicht werden kann, unter Ausnutzung der **trigemino-zervikalen Konvergenz** und der **trigemino-fazialen Kommunikation**. Das könnte die Vorstellung des Sutherland-Denkmodells von der Behandlung des Keilbeins und der sphenobasilären Synchondrose (SSB) in einem anderen Licht erscheinen lassen.

Keilbein und **sphenobasilären Synchondrose** (SSB) nehmen im Konzept der kraniosakralen Osteopathie bekanntlich eine **Schlüsselstellung** ein: Beim klassischen Griff zur Behandlung des Os sphenoidale umfassen die Hände das Okziput, und die Daumen werden am Hinterrand des Os zygomaticum auf die Alae maiores des Os sphenoidale gelegt, um dort mit sehr zartem Gewebekontakt therapeutisch tätig zu werden. Zwischen Daumen und den Keilbeinflügeln liegt beim Erwachsenen allerdings eine Distanz von mehr als 2 cm ◘ Abb. 7.53) – beim Neugeborenen sind es immerhin noch etwa 7–8 mm, die mit dem doppelfiedrigen M. temporalis ausgefüllt ist, der **motorisch** und **sensibel** vom Trigeminus innerviert und von der sehr kräftigen, doppelt laminierten Fascia temporalis bedeckt wird. Die Fascia temporalis setzt mit ihrer Lamina superficialis an der Außenseite des Jochbogens an, die Lamina profunda an der Innenseite dieses Knochens und bildet somit eine recht feste Membran, die den M. temporalis und die darunterliegende Ala maior des Sphenoids überspannt. Es ist daher sehr fraglich, ob die großen Keilbeinflügel am lebenden Objekt, also am nicht skelettierten Schädel, bei der äußerst zarten therapeutischen Kontaktaufnahme mit den Daumenkuppen tatsächlich erreicht und bewegt werden können, oder ob der therapeutische Effekt einschließlich der Änderung des inhärenten Geweberhythmus vielleicht auch über die Hirnnerven innervierten Weichteilstrukturen zustande kommt. Selbst eine weitaus größere Kraft, als sie bei der kraniosakralen Therapie eingesetzt wird, würde sich zuerst auf das Muskel- und Fasziengewebe übertragen und die dort angesiedelten Sensoren aktivieren.

Diese Überlegungen werden inzwischen gestützt durch aktuelle neuroanatomische Forschungsergebnisse, die eine funktionelle Verbindung zwischen extra- und intrakraniellem Gewebe beschreiben (Schueler et al. 2013). Kollaterale Nervenfasern ziehen über emissäre Kanäle und Suturen durch den Schädel und begleiten die A. meningea media als N. spinosus, der zum maxillären und mandibulären Anteil des Trigeminusganglions zieht. In vivo ins Periost unter dem M. temporalis applizierte Neuronenmarker (Dextran-Amine) konnten nach einer Latenzzeit in der parietalen Dura, dem **Trigeminusganglion** und sogar in **spinalen Trigeminuskernen** nachgewiesen werden. Schmerzreize der Kopfschwarte (bestehend aus Haut, Unterhaut und M. epicranius) führen zu einer Steigerung der meningealen Durchblutung. Nach Feststellung der Autoren bieten diese Beobachtungen »eine neue Erklärung, wie Schmerzen des perikraniellen Gewebes direkt die meningeale Nozizeption in Zusammenhang mit Kopfschmerzen beeinflussen und warum manuelle Behandlungstechniken der perikraniellen Strukturen bei Kopfschmerzen erfolgreich sind«. Was hier zu Kopfschmerzen gesagt wird, dürfte auch für andere Symptome gelten, bei denen konvergierende trigeminale und zervikale Afferenzen aktiviert sind. Auch die Methoden, mit denen die extrakranielle Dura behandelt werden soll, müssen unter diesem Gesichtspunkt überdacht werden. Dass die Dura mit den bekannten Techniken **Duraschlauchzug, Duraröhrenschaukel** (Liem 2001) usw. therapeutisch erfasst

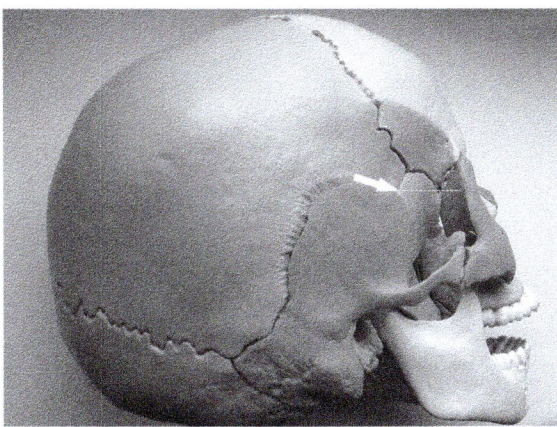

Abb. 7.53 Seitliche Ansicht des Schädels. Die gestrichelte Linie (Pfeil) markiert den Abstand des Os zygomaticum (orange) von der Ala maior sphenoidalis (gelb

wird, ist anzunehmen (Hack et al. 1995). Immer aber wirken diese Techniken auch auf die autochthone Rückenmuskulatur, deren komplexe neurophysiologische Reaktionsweise schon ausreichen würde, um die therapeutischen Effekte der kraniosakralen Osteopathie zu erklären.

Diese kritischen Überlegungen sollen nicht den Wert dieser sehr wirksamen manuellen Behandlungsmethode in Frage stellen, sondern Anreiz geben, das herkömmliche Denkmodell neu zu diskutieren.

Myofasziale Lösetechniken am Kopf

Aus dem umfangreichen »kraniosakralen« Therapieprogramm wird im Folgenden eine gezielte **Auswahl von Behandlungsformen am Schädel** beschrieben, deren Anwendung sich in der Praxis in Verbindung mit der Atlastherapie als sehr wirksam erwiesen hat. Auf die Behandlung der Diaphragmen und des Sakrums, die ebenfalls zur kraniosakralen Osteopathie gehört, wird hier nicht eingegangen, da analoge myofasziale und manipulative Techniken bereits besprochen wurden. In ► **nachfolgender Übersicht** sind Indikationen, Ziele und Vorgehensweise der myofaszialen Lösetechniken auf einen Blick zusammengefasst.

> **Übersicht: Myofasziale Lösetechniken am Kopf**
> **Indikationen**
> – Schädelasymmetrie bei Säuglingen und Kleinkindern,
> – Dysbalance der epikraniellen Strukturen (z. B. bei dysfunktionellem Syndrom),
> – funktionelle Kiefergelenksstörungen,
> – Störungen der Mundmotorik,
> – Kopfschmerzen,
> – Schreikinder (bei TAS).

Ziele
– Beseitigung nozizeptiver Gewebeveränderungen,
– Spannungsausgleich der epikraniellen Weichteilstrukturen,
– Verbesserung vegetativer Funktionen (Schlaf, Nahrungsaufnahme usw.),
– Verbesserung von Mundmotorik und Saugverhalten,
– Stimmungsausgleich, Beruhigung.

Vorgehensweise
Je nach Größe des Kindes werden mit den Fingerkuppen, den Langfingern oder der ganzen Hand die Spannung und das Gleiten der epikraniellen Weichteilstrukturen im Okzipital-, Parietal-, Temporal- und Frontalbereich beurteilt, nach den **Kriterien**
– Strammung – Lockerung,
– Barriere – freie Richtung.

Aus diesem Befund ergibt sich die Therapie, indem man dem Gewebe in die freie Richtung folgt, bis es »anhält«. Dort verharren und fühlen, ob und wann das Gewebe weitergleitet, dann sachte folgen bis zum nächsten Halt.
Der **Palpationsdruck** sollte äußerst zart und sanft sein, nach der Maßgabe: Gewebe nicht beschleunigen, nicht überholen wollen, nicht am Halt drängeln!

An den **therapeutischen Handpositionen** der nachfolgend beschriebenen Lösetechniken Punkt 2–6 ist erkennbar, dass hier simultan die Strukturen erfasst werden, die vom Trigeminus und vom N. occipitalis maior bzw. minor innerviert sind. Dabei sind die einzelnen Griffanlagen nach den unter den Händen liegenden perikraniellen Muskelstrukturen benannt. In Klammern steht die Bezeichnung des Griffes aus der kranialen Osteopathie.

▪▪ 1. Myofasziales Lösen (MFL) okzipital (sog. Derotation der Squama occipitalis) (◪ Abb. 7.54)
Erfasste Strukturen
Venter occipitalis des M. frontooccipitalis, Ansatz der Nackenmuskeln.

Durchführung
Das Kind liegt in Rückenlage. Der Kopf wird in die Innenfläche der einen Hand gebettet, darunter wird die andere Hand so positioniert, dass Zeige-, Mittel- und Ringfinger am Okziputunterrand liegen. Aus sanftem Gewebekontakt erfolgt das Prüfen auf Strammung und Lockerung in der üblichen Weise. Die palpierenden Hände bewegen sich dorthin, wo das Gewebe »hinziehen« möchte und folgen

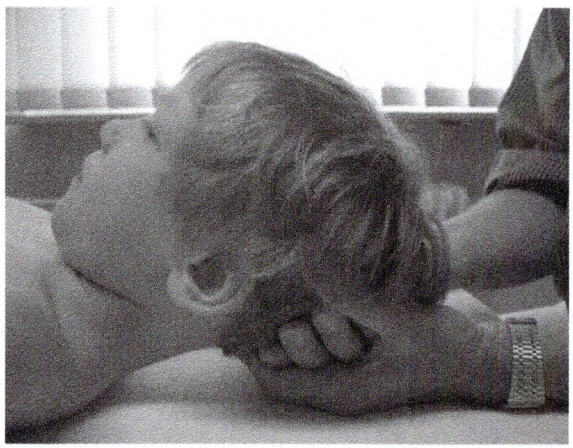

7

Abb. 7.54 MFL des M. epicranius, okzipitaler Anteil

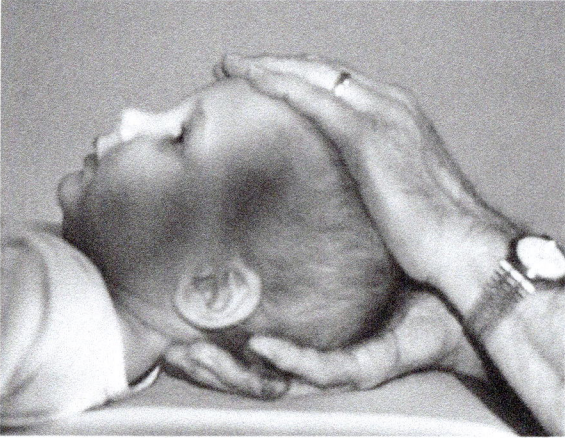

Abb. 7.56 MFL fronto-parieto-okzipital

diesem bis zum Halt. Dort wird bis zum »Schmelzen des Gewebes« verharrt.

■ ■ 2. MFL temporookzipital (sog. infratentorielle Membranbehandlung) (☐ Abb. 7.55)

Erfasste Strukturen

Temporaler Anteil der Galea aponeurotica, Venter dorsalis des M. frontooccipitalis, okzipitale Muskelansätze

Durchführung

Beide Handinnenflächen des Therapeuten umfassen das Okziput des Kindes; die Daumen liegen beidseits über dem mittleren Anteil des M. temporalis, die Fingerkuppen im zervikookzipitalen Übergang. Prüfen der epikraniellen Strukturen auf Strammung und Lockerung durch feine Rotations- und Scherbewegungen der Hände mit minimalem Druckkontakt zum Gewebe. Nach Ermitteln der freien und blockierten Richtung dem Gewebezug ent-

sprechend der oben beschriebenen myofaszialen Lösetechnik folgen.

■ ■ 3. MFL fronto-parieto-okzipital (sog. Release der Falx cerebri und der intrakranialen Dura (☐ Abb. 7.56)

Erfasste Strukturen

Frontaler, parietaler, und okzipitaler Anteil der Galea aponeurotica bzw. des M. epicranius, okzipitale Nackenmuskelansätze.

Durchführung

Das Kind liegt in Rückenlage. Der Hinterkopf des Kindes liegt in der Innenfläche der einen Therapeutenhand, die somit das Innervationsgebiet des N. occipitalis maior umfasst; die andere Hand legt sich haubenförmig auf Scheitel und Stirn entsprechend dem sensiblen Innervationsgebiet des N. trigeminus. Das diagnostische und therapeutische Vorgehen erfolgt entsprechend der myofaszialen Lösetechnik.

■ ■ 4. MFL temporo-parieto-okzipital (sog. supratentorielle Membranbehandlung) (☐ Abb. 7.57)

Erfasste Strukturen

Galea aponeurotica im Übergangsgebiet der sensiblen Innervation, Pars temporoparietalis und occipitalis des M. epicranius.

Durchführung

Das Kind liegt in Rückenlage. Der Hinterkopf des Kindes liegt in der Hohlhand des Therapeuten. Die andere Hand umfasst mit Daumen und Mittelfinger das Scheitel- und Schläfenbein etwa an der Grenze zwischen dem sensiblen Innervationsgebiet von N. trigeminus und N. occipitalis maior (Ohr-Scheitel-Linie). Prüfen des epikraniellen Ge-

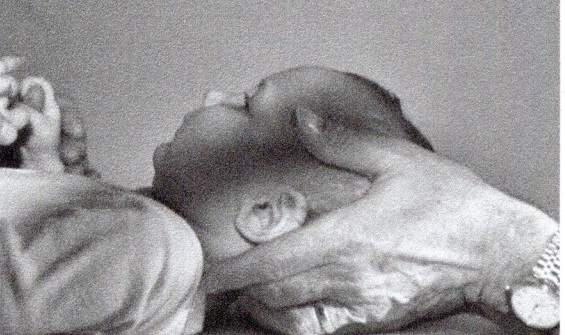

Abb. 7.55 MFL des M. epicranius, temporaler und okzipitaler Anteil und des M. temporalis

webetonus auf Strammung und Lockerung und thera-

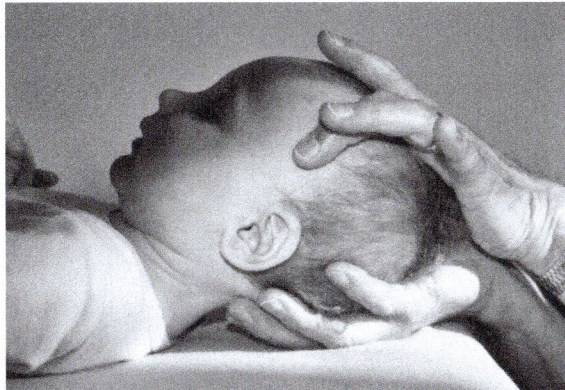

■ **Abb. 7.57** MFL temporo-parieto-okzipital im Übergangsgebiet der sensiblen Innervation des M. epicranius

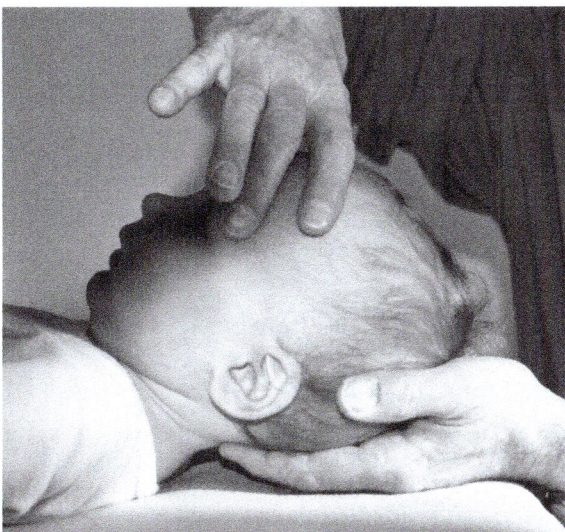

■ **Abb. 7.58** MFL des M. temporalis mit Gabelgriff

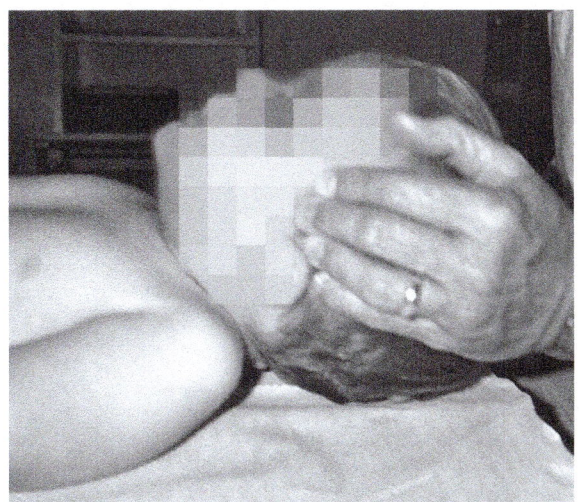

■ **Abb. 7.59** MFL von M. temporoparietalis und M. temporalis im Innervationsgrenzgebiet von Trigeminus und N. occipitalis minor

peutisches Vorgehen entsprechend der myofaszialen Lösetechnik.

> **Tipp**
>
> Dieser sehr wirksame und leicht durchzuführende **Griff** sollte bei keiner Säuglingsbehandlung fehlen.

■■ **5. MFL des M. temporalis mit Gabelgriff (sog. Behandlung der sphenobasilären Synchondrose) (■ Abb. 7.58)**

Erfasste Strukturen

Vorderrand des M. temporalis mit Fascia temporalis, okzipitaler Anteil des M. epicranius, okzipitale Nackenmuskelansätze.

Durchführung

Das Kind liegt in Rückenlage. Die eine Hand des Therapeuten umfasst den Hinterkopf des Kindes, Daumen und Mittelfinger der anderen Hand umfassen von vorne den ventralen Anteil des M. temporalis hinter dem Os zygomaticum bzw. dem seitlichen Orbitarand. Prüfen auf Strammung und Lockerung mit der einen Hand bzw. mit Daumen und Mittelfinger der anderen. Begleiten des Gewebes ohne Drängeln bis zum »Wegschmelzen«.

■■ **6. MFL von M. temporoparietalis (epicranii) und M. temporalis, mittlerer und dorsaler Anteil (■ Abb. 7.59)**

Erfasste Strukturen

Galea aponeurotica mit M. temporoparietalis an der Übergangszone der sensiblen Innervation, M. temporalis (Pars media und Pars dorsalis).

Durchführung

Die Langfinger beider Hände des Therapeuten liegen auf den Schläfen des Kindes in Höhe der Ohren. Mit äußerst sachtem Kontakt wird das fibromuskuläre Gewebe auf Strammung und Lockerung untersucht, auch hier im Grenzgebiet der sensiblen Innervation von Trigeminus und N. occipitalis minor. Dem Befund gemäß erfolgt das myofasziale Lösen. Für die Palpation des unterhalb der Galea aponeurotica liegenden M. temporalis wird der Gewebekontakt geringfügig verstärkt; therapeutisch wird in gleicher Weise verfahren.

■ ■ **7. MFL des M. temporoparietalis mit Ohrzugtechnik (Oberlehrergriff) (sog. Dekompression
der Ossa temporalia) (**◘** Abb. 7.60)**

Erfasste Strukturen

Periaurikulärer Anteil der Galea aponeurotica mit M. temporoparietalis. An der sensiblen Innervation im Bereich
des äußeren Ohrs sind neben dem Trigeminus auch der
N. vagus und N. facialis beteiligt.

Durchführung

Mit Daumen, Zeige- und Mittelfinger werden die Ohrmu-
scheln des Kindes gefasst, und mittels sachter, langsamer
Bewegungen der Ohrmuschel nach hinten-seitlich, kranial
und kaudal werden freie und blockierte Richtung ermittelt.
Bei Erreichen des Gewebestopps werden die Ohren gehalten, bis sich das Gewebe löst (»Wegschmelzen«). Nach
erneutem Prüfen von Strammung und Lockerung wird die
Prozedur ggf. wiederholt.

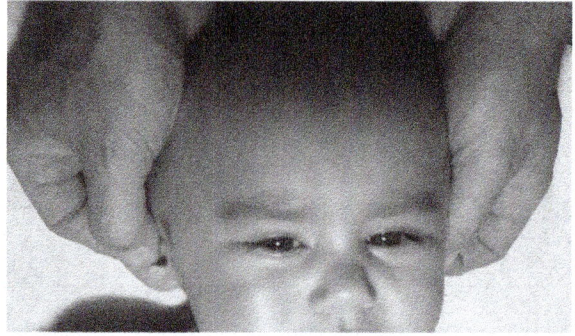

◘ **Abb. 7.60** MFL des M. temporoparietalis mit Ohrzugtechnik

■ ■ **8. MFL des frontalen M.-occipitofrontalis-
epicranii-Bauches (sog. Behandlung
des Sinus sagittalis superior) (**◘** Abb. 7.61)**

Erfasste Strukturen

Frontaler Bauch des M. occipitofrontalis mit ventralem
Anteil der Galea aponeurotica.

Durchführung

Die Fingerkuppen beider Hände des Therapeuten werden
zu beiden Seiten der Medianlinie auf die Stirn des Kindes
gelegt. Die Prüfung von Strammung und Lockerung erfolgt mit sachtem Gewebekontakt durch langsames seitliches und gegenläufiges Verschieben des Gewebes. Behandelt wird, indem die Fingerkuppen dem Gewebe in
Richtung der Strammung folgen und beim Gewebehalt
verharren, bis das »Wegschmelzen« eintritt.

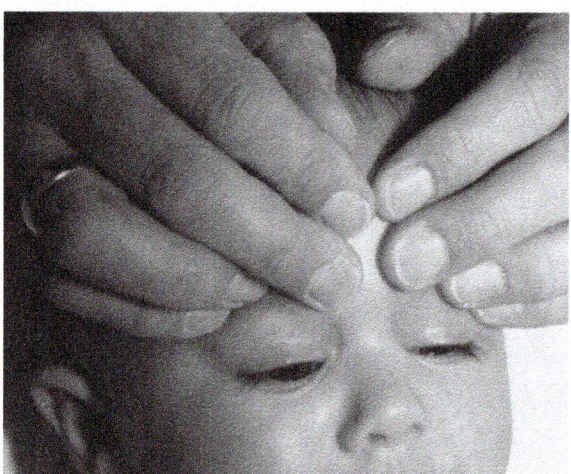

◘ **Abb. 7.61** MFL des frontalen M.-occipitofrontalis-epicranii-
Bauches mit Galea aponeurotica

Kopforthese bei Schädelasymmetrie

Eine Schädelasymmetrie als Begleiterscheinung des TAS
(▶ Abschn. 6.1, Der »schiefe Säugling«) kann sich mitunter
den manualmedizinisch-osteopathischen Bemühungen
widersetzen, wenn die Deformität ein bestimmtes Maß
überschreitet und die Behandlung nicht früh genug begonnen wurde, das heißt spätestens im 2. Trimenon.

Typisch für die **funktionelle**, nicht kraniosynostotisch
fixierte **Plagiozephalie** ist die rautenförmige Deformität
des Schädels, das sog. **Parallelogramm** (◘ Abb. 7.62) mit
━ einseitiger Abflachung des Okziputs und Vorschub
des gleichseitigen Stirnbeinanteils,
━ Prominenz des Okziputs und Abflachung des Stirnbeins auf der Gegenseite.

Überschreitet diese Deformität ein gewisses Maß, d.h.,
beträgt der Niveauunterschied zwischen beiden Stirnbein-

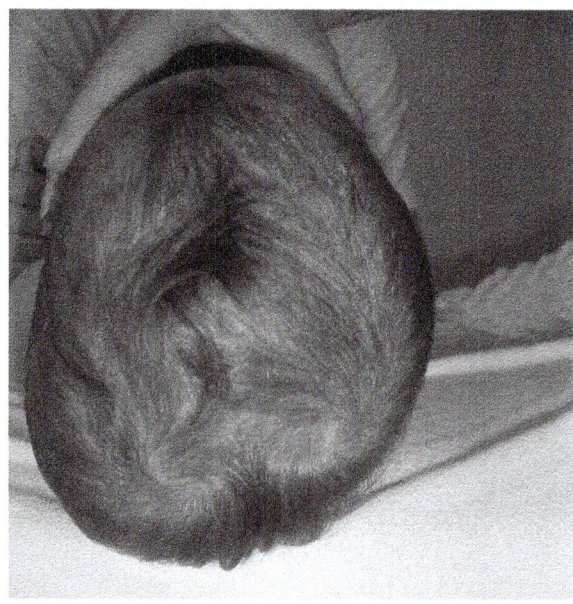

◘ **Abb. 7.62** Schädeldeformität bei TAS: Okziput rechts abgeflacht,
parietotemporale Prominenz rechts, Vorschub des Os frontale rechts

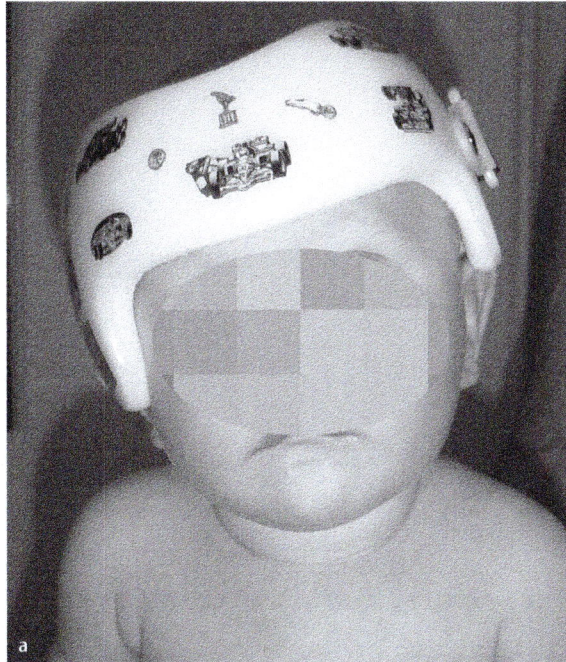

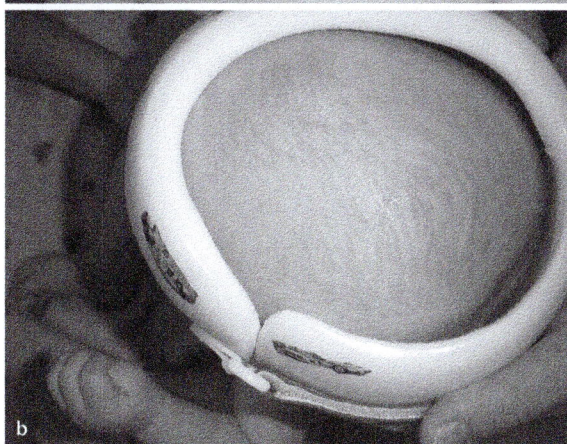

◘ Abb. 7.63 Kopforthese (Gießener Modell) aus styroporähnlichem Material bei 6-monatigem Kind mit Schädeldeformität vom Parallelogramm-Typ und linkskonvexer Gesichtsskoliose. In Abbildung b ist der entlastete linksseitige Okziputanteil erkennbar

hälften mehr als 2 cm und zeigt sich in den ersten beiden Trimena keine Besserungstendenz, sinken die Chancen einer manuellen Behandlung der Plagiozephalie.

In solchen Fällen hat sich die **dynamische Orthesenbehandlung** mit einem individuell gefertigten Kopfband bewährt. Das Prinzip dieser Orthese ist einfach und besteht in einer – materialbedingt dynamischen – **Druckausübung** auf die prominenten Stellen des Schädels, während über den abgeflachten Stellen Platz gegeben wird (Blecher und Howaldt 1998). Bei eigenen mit dem Gießener Orthesenmodell behandelten Patienten wurden sehr gute Ergebnisse erzielt (◘ Abb. 7.63), auch in den Fällen, bei denen die Behandlung erst im Alter von

8/9 Monaten begonnen werden konnte. Alle Fälle waren andernorts vergeblich osteopathisch behandelt worden. Trotz des etwas martialischen Anblicks wird die Orthese von den Kindern gut toleriert.

7.5 Unspezifische exterozeptiv-propriozeptive Stimulation

7.5.1 Wahrnehmungsverarbeitung und Vigilanz

Wie in ▶ Abschn. 2.2 ausführlich dargelegt, bedeutet Wahrnehmung die Umwandlung physikalischer Reize in zentralnervöse Erregung. Die kodierten Reizinformationen werden über afferente Bahnen den **spezifischen** (primären) Projektionsfeldern im Gehirn zugeleitet. Die Dekodierung zusammengehörender Reizmuster der gleichen Sinnesmodalität geschieht in den sekundären, die Vernetzung mit anderen Sinnesmodalitäten in den tertiären Projektionsfeldern (Forssmann und Heym 1985).

Neben der **spezifischen** ist die **unspezifische Projektion** von entscheidender Bedeutung: Von allen Reizen, gleich welcher Sinnesmodalität, werden Aktionspotenziale an die Formatio reticularis und an Thalamuskerne abgezweigt. Dort bewirken sie die **Wachheit** (Vigilanz), die für bewusste Wahrnehmung benötigt wird. Die Reizleitung ist **unspezifisch**, da die genannten Erregungszentren nicht nach Rezeptormodalität unterscheiden.

❯ **Wichtig**
Vigilanz und bewusste Wahrnehmung entstehen aus dem Zusammenspiel von spezifischen und unspezifischen Afferenzen (Schlack 1996).

Afferenzen aus dem Propriozeptoren- und Exterozeptoren-System haben an der Aktivierung dieses Weckeffekts einen entscheidenden Anteil. Diese neurophysiologische Tatsache lässt sich therapeutisch ausnutzen, indem der Behandlungsvorgang durch unspezifische proprio- und exterozeptive Stimulation ein- und ggf. auch ausgeleitet wird.

❯ **Wichtig**
Bei Kindern mit einem TAS findet man nicht selten aufgrund der gestörten räumlichen Wahrnehmung eine mehr oder minder deutliche Beeinträchtigung der Vigilanz. Bei Kindern mit zerebraler Bewegungsstörung ist es die Regel.

Entscheidend für den gewünschten Erfolg ist allerdings, dass die Qualität der Reizapplikation der individuellen Reaktion des Kindes angepasst wird. Das Kind muss Aufmerksamkeit und Wohlbehagen signalisieren. Deswegen ist die ständige **Kontrolle** der **kindlichen Mimik** und des **Verhaltens** unentbehrlich: Ein zu schwacher Reiz wird vom Kind kaum beantwortet, ein zu starker Reiz löst Abwehr und Unmut aus. Beide Reizformen sind nicht geeignet, um vom Kind therapeutisch verarbeitet zu werden.

7.5.2 Körperstimulation

Bekannte Methoden der Körperstimulation bei Säuglingen sind

- sanfte Ölmassagen,
- taktile Reize über Hände und Füße mit Körperpflegelotion,
- sanftes Kneten der Extremitäten,
- Schaukeln etc. (Ayres 1984).

Eine weitere Technik, das Pritschen, hat sich bewährt, da es ohne Zubehör überall durchführbar und bei den Kindern sehr beliebt ist. (Der Ausdruck »Pritschen« ist aus der Gewohnheit von Kasperle abgeleitet, Bösewichte wie Krokodil, Teufel oder Räuber mit einer Papp-Pritsche zu vertreiben. Das dabei entstehende Geräusch gleicht dem therapeutischen Pritschen.)

▪▪ Pritschen (▪ Abb. 7.64, ▪ Abb. 7.65, ▪ Abb. 7.66)
Diese Stimulationstechnik zur Vigilanzsteigerung ist technisch sehr einfach und kann auch von den Eltern praktiziert werden.

▪ Indikation/Kontraindikation
Indikation für das Pritschen sind alle Formen von sensomotorischen Störungen. Allgemeine **Kontraindikationen** sind

- erosive Hautveränderungen,
- entzündliche Gelenk- oder Weichteilprozesse,
- akute Infekte,
- lokale Neoplasien,
- schwer reduzierter Allgemeinzustand und
- schwere Formen der respiratorischen Insuffizienz.

▪ Anwendungsgebiete
Behandelt werden grundsätzlich **Fußsohle** und **Handinnenfläche**. Je nach Befund und Reaktion des Kindes können zusätzlich folgende Gebiete behandelt werden:

- Sprunggelenksregion,
- Unterschenkel (Innen- und Außenseite),
- peripatelläre Region und distaler Oberschenkel,
- Tensor fasciae latae und kleine Glutäen,
- Schulterkulisse.

▪ Dosierung
Entscheidend für die Verarbeitung der sensorischen Stimuli ist die Dosierung der **Impulsstärke** und **Impuls-**

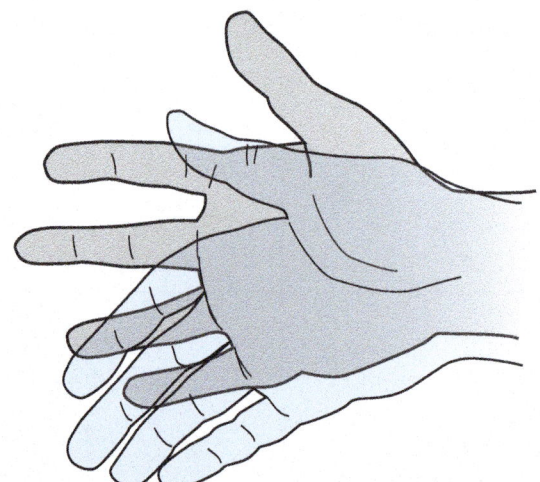

▪ **Abb. 7.64** Pritschen: Hand-Finger-Haltung in Ausgangs- und Auftreffphase

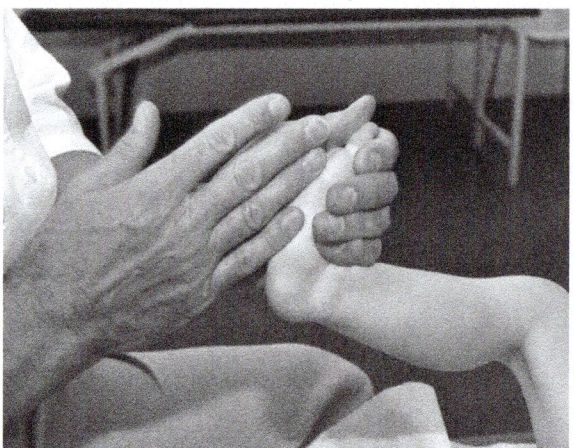

▪ **Abb. 7.65** Pritschen der Fußsohle

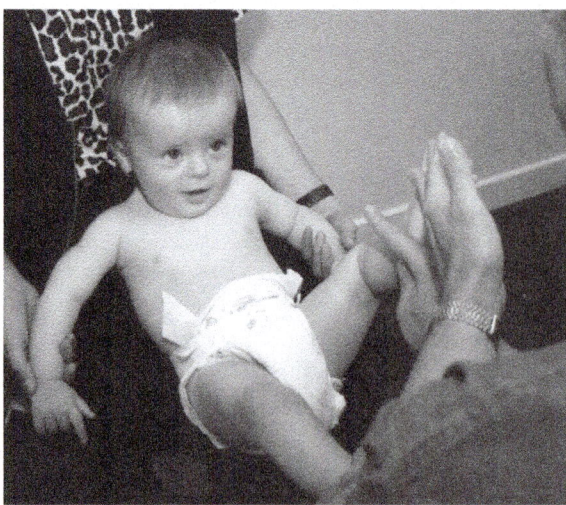

▪ **Abb. 7.66** Beispiel einer positiven Reaktion auf die Stimulation der Fußsohle: Die Mimik des Kindes zeigt, dass die Information ankommt

frequenz. Man appliziert nie mehr als 3–5 »Pritscher« in Folge und beobachtet danach genau **Reaktion** und Mimik des Kindes:

— Ein aufmerksamer, zufriedener, auch belustigter Gesichtsausdruck ist positiv (◘ Abb. 7.57). Dann kann die Pritschfolge von 3–5 **Stimuli wiederholt** und die Reaktion erneut beobachtet werden. Das wird so lange fortgesetzt, bis das Kind ein Ende signalisiert (oder der Therapeut ermüdet).

— Ein Wegziehen von Arm oder Bein, Wegdrehen des Körpers, Maunzen oder Weinen bedeuten, dass das Pritschen als unangenehm empfunden wird und die **Stimulation zu stark** ist.

— Eine fehlende oder gelangweilte Reaktion zeigt eine **zu schwache Stimulation** an!

— Pritschtechnik

— Die Hand des Therapeuten ist im Handgelenk leicht dorsalextendiert (auf keinen Fall volarflektiert) und locker geöffnet, die Finger sind locker gespreizt wie ein halb offener Fächer. Aus dieser Haltung erfolgt ein lässiger, lockerer Schlag aus dem Handgelenk (nicht aus dem Ellenbogengelenk!) auf die Fußsohle oder Handinnenfläche mit der Ulnarseite des Kleinfingerendglieds als Auftreffpunkt, wobei sich die fächerartig geöffneten Finger schließen (◘ Abb. 7.55). Nach dem Auftreffen erfolgt ein sofortiges **Zurückschnellen.** Die korrekte Ausführung lässt sich am »Pritschlaut« erkennen.

Sensomotorische Dyskybernese im Vorschul- und Schulalter

Wilfrid Coenen

8.1 Verhaltensmerkmale, klinische Zeichen – 148

8.1.1 Faulpelze und »affektive Irre« – 148

8.1.2 Die Ritalin-Offenbarung – 148

8.1.3 Artspezifische Erkenntnisleistungen – 148

8.1.4 Sensomotorische Fehlsteuerung – 149

8.1.5 Vordiagnosen – 150

8.1.6 Auffälligkeiten in der Vorgeschichte – 150

8.1.7 Prügelknabe oder Zappelphilipp – 150

8.1.8 Stumme Eigenbrötler, lärmende Angeber – 151

8.2 Diagnostik – 151

8.2.1 Qualitativer Bewegungstest – 152

8.2.2 Anhaltspunkte für Vorschulkinder – 152

8.2.3 Bedeutung der Nackenrezeptoren – 155

8.2.4 Manualmedizinische Untersuchung – 155

8.2.5 Blickmotorische Störung – 157

8.2.6 Wahrnehmungschaos – 158

8.2.7 SMD: Eine entwicklungsneurologische Störung – 158

8.2.8 Differenzialdiagnose – 158

8.3 Therapie der sensomotorischen Dyskybernese – 159

8.3.1 Schlüsselregion Kopfgelenke – 159

8.3.2 Körperkontrolle und Orthographie – 160

8.3.3 Sensomotorische Fehlsteuerung: Die primäre Störung – 162

8.4 Unentbehrliche Amphetamine? – 163

8.4.1 Katalog-Diagnose – 163

8.4.2 Wirkung und Nebenwirkung von Methylphenidat – 164

8.4.3 Ethische Verpflichtung – 165

8.5 Der motokybernetische Test (MKT) – 165

W. Coenen, *Manuelle Medizin bei Säuglingen und Kindern*,
DOI 10.1007/978-3-642-20734-1_8, © Springer-Verlag Berlin Heidelberg 2016

Auf verschiedenen Einzelgebieten wird die Medizin heute als exakte Wissenschaft betrieben, vor allem dort, wo sie mit messbaren Größen zu tun hat. Jedoch ist es mit den geltenden wissenschaftlichen Paradigmen bis heute nicht möglich, den Menschen in der Gesamtheit seiner körperlichen, seelischen und geistigen Ausgestaltung zu erfassen. Inkommensurable oder quantitativ nicht darstellbare krankhafte Erscheinungen können die nosologische Zuordnung erheblich erschweren, wobei es in den verschiedenen medizinischen Fachrichtungen nicht selten zu einer völlig unterschiedlichen Bewertung derselben Phänomene kommt.

8.1   Verhaltensmerkmale, klinische Zeichen

Als Beispiel sei ein Krankheitsbild angeführt, das im Laufe der Zeit unterschiedliche Bezeichnungen, pathologische Einschätzungen und therapeutische Ansätze erlebt hat.

8.1.1   Faulpelze und »affektive Irre«

Die Rede ist von Kindern mit sog. **Aufmerksamkeitsdefizit**, von denen ein Teil **hypoaktiv**, lerngestört und angeblich leistungsunwillig ist, der andere Teil ebenfalls lerngestört und angeblich leistungsunwillig, aber **hyperaktiv** und infolgedessen erheblich »strapaziöser«für die Umgebung als die erste Gruppe. Das Störungsbild der Hyperaktivität beherrscht schon seit langer Zeit die interdisziplinäre Diskussion. Einst als Unart oder nervöse Konstitution bezeichnet, erlangte es bereits in der Mitte des 19. Jahrhunderts Krankheitsstatus. *Maudsley (1867)* ordnete die Störung als »affektives oder moralisches Irresein« ein, *Beard* (1869) prägte den Begriff der Neurasthenie, der in der Fachwelt große Verbreitung fand und sich lange halten konnte. In der zweiten Hälfte des 20. Jahrhunderts erschienen Publikationen zum Thema »hyperkinetisches Syndrom«, auch wurde unter der Annahme eines larvierten frühkindlichen Hirnschadens die Bezeichnung »minimal brain disorder« vorgestellt, später hieß es »minimal brain dysfunction«. Etwa zur gleichen Zeit tauchten vor allem im physiotherapeutischen, pädiatrischen und orthopädischen Sprachgebrauch die Begriffe »minimal cerebrale Dysfunktion« (MCP) auf, während Kinderpsychiater die Bezeichnung »Psychoorganisches Syndrom« (POS) bevorzugten. Viele dieser Kinder zeigten neben hypo- oder hyperaktiven Verhaltensauffälligkeiten und sogenannten kognitiven Teilleistungsstörungen vor allem auch Störungen in der Bewegungskoordination. Als man erkannte, dass eine zerebrale Schädigung als Ursache dieser Störung nicht sicher nachweisbar ist, verwendete man auch die Bezeichnungen »sensomotorische Integrationsstörung« oder »psychomotorische Retardierung« und verordnete zur Behandlung Krankengymnastik und Ergotherapie. Die hyperaktiven Kinder erhielten vielfach zusätzlich eine kinderpsychiatrische Behandlung.

8.1.2   Die Ritalin-Offenbarung

Allmählich trat die Bedeutung der motorischen Normabweichungen in den Hintergrund zugunsten des **Aufmerksamkeitsdefizits** als einem charakteristischen Merkmal hyperaktiver Kinder. Aus dem Amerikanischen wurde der Begriff **Attention Deficit Disorder (ADD)** für diese Kinder übernommen und mit **Aufmerksamkeitsdefizitsyndrom (ADS)** übersetzt. Die **Leitsymptome** (Hüther 2003) hierbei sind:

- Impulskontrollstörung,
- Aufmerksamkeitsdefizit und
- Hyperaktivität.

Als sich dann zeigte, dass die ADS-Kinder auf scheinbar einfache und effektive Weise mit dem Amphetaminderivat **Ritalin** behandelt werden können, wurden nach einiger Zeit auch Kinder in die Ritalin-Indikation aufgenommen, die zwar unaufmerksam, aber keineswegs hyperaktiv waren, viele sogar eher hypoaktiv. Seither unterscheidet man zwischen **ADHS** für die Hyperaktiven und dem schlichten **ADS** für die Nicht-Hyperaktiven, was dem Ritalin®-Umsatz verständlicherweise zugute kommt. Eine einheitliche Ätiologie dieses rätselhaften, vielschichtigen Störungsbildes wurde bisher allerdings nicht ermittelt. Auch die bei Eltern und Pädagogen beliebte monokausalistische Hypothese einer genetisch regulierten Störung im Neurotransmitterstoffwechsel ist nicht hinreichend belegt. Vielmehr muss unter Berücksichtigung der **nicht hyperaktiven ADS-Kinder**, die sehr oft auch bewegungsauffällig sind, von sehr unterschiedlichen Ursachen ausgegangen werden. Neben sozialen und emotionalen Faktoren sowie pädagogischen Missständen spielen in bestimmten Fällen auch funktionell-somatische Vorgänge eine Rolle, die einen manualmedizinischen Therapieansatz bieten. In den folgenden Abschnitten soll dargelegt werden, welche klinische Symptomatik diese Kinder kennzeichnet, wie sie von anderen Ursachen abgegrenzt und als manualmedizinische Indikation erkannt werden kann.

8.1.3   Artspezifische Erkenntnisleistungen

Als basale Funktion der sensomotorischen Entwicklung wurde die Verarbeitung der Information von räumlicher Bewegung genannt. Der Begriff **Information** ist hier im ursprünglichen Wortsinn zu verstehen: Informatio bedeutet im Lateinischen »Vorstellung« (von etwas) und lässt sich auch mit **Wahrnehmung** oder **Anschauungsform** übersetzen. Die Vorstellung von Bewegung in Raum und Zeit ist identisch mit der Funktion der Sinnesorgane, d.h. der Telerezeptoren, Extorozeptoren und Propriozeptoren einschließlich Labyrinthorgan (▸ Abschn. 2.2, Neurophysiologische Aspekte der Bewegungsentwicklung). Diese von den Sinnesorganen vermittelte Anschauungsform (Lorenz 1986) von Stellung und Bewegung des Körpers im Raum bestimmt das stütz- und zielmotorische Resultat und ist Voraussetzung für die explorative Gestaltwahrnehmung der Umwelt durch Hören, Sehen, Fühlen und Betasten.

Mit der Benennung und Bezeichnung der wahrgenommenen Umweltdinge vollzieht sich die Abstrahierung der Gestaltwahrnehmung und damit nach Lorenz (1986) »der Schritt vom Greifen zum Begreifen«, einhergehend mit der Entwicklung der Wortsprache. Die Vorstellung einer **räumlichen Beziehung** der Umweltdinge zueinander ist, ebenso wie die **Wortsprache**, ein Element des **diskursiven Denkens** als der beherrschenden artspezifischen Erkenntnisleistung des Menschen. Stütz- und Zielmotorik stellen in diesem Sinne bereits kognitive Leistungen an sich dar, auf denen die nachfolgenden höheren Erkenntnisfunktionen basieren (▸ Abschn. 2.1, Die Sonderstellung des menschen in der Natur).

8.1.4 Sensomotorische Fehlsteuerung

Bei funktionellen Störungen der Wahrnehmungssensoren des Achsenorgans, wie sie beispielsweise bei einer sog. segmentalen Dysfunktion (Blockierung) auftreten, sind die **Informationen zu Stellung und Bewegung des Körpers im Raum fehlerhaft oder unvollständig.** Die Folgen für die posturale Entwicklung wurden am Beispiel des TAS erläutert. Bewegungsqualität und Raumorientierung sind das Ergebnis der sensorischen Programmierung in der frühkindlichen Lebensphase. Dies bedeutet: Eine chronische Störung der propriozeptiven Wahrnehmungsverarbeitung, wie sie z.B. bei fortbestehender oder rezidivierender Kopfgelenksblockierung vorliegt, ist im motorischen Muster integriert. Dauer, Ausprägung und Lokalisation der Störung entscheiden darüber, in welchem Ausmaß die sensomotorische Steuerung betroffen ist. Auch scheint der **Zeitpunkt** bedeutsam zu sein, in dem sich die Störung ereignet. Denn je jünger das Kind ist, desto weniger determinierte sensomotorische Programme liegen vor, und desto nachteiliger werden sich fehlerhafte sensorische Daten auf die Bewegungsentwicklung auswirken.

Bei den meisten Kindern, die von dieser Störung betroffen sind – es sind überwiegend Jungen – finden sich keine Hinweise auf eine zerebrale Schädigung, denn es handelt sich bei der sensomotorischen Fehlsteuerung um die Folgen einer peripheren, im sensorischen Apparat des ZNS entstandenen Dysfunktion. Die **Frühsymptome dieser sensomotorischen Dyskybernese (SMD)** sind daher auch oft uncharakteristisch und lassen sich im frühen Kleinkindalter auf den ersten Blick nicht immer von altersphysiologischen Normvarianten abgrenzen. Diese Kinder lernen zwar auch zu stehen, frei zu gehen und Treppen zu steigen, aber meist verspätet und in einer verminderten motorischen Qualität. Mütter haben oft ein gutes Gespür dafür, dass mit ihrem Kind etwas nicht stimmt, stoßen aber ärztlicherseits häufig auf Unverständnis. Auffällig werden diese Kinder, wenn sie an Gleichaltrigen gemessen werden oder sich bestimmten Normen fügen müssen, im Kindergarten oder spätestens in der Schule (Coenen 1996a, 2002).

Der Begriff **sensomotorische** Dyskybernese (oder sensomotorische Dysfunktion, abgekürzt SMD) wurde erstmals Anfang der 90er-Jahre vorgestellt (Coenen 1990, 1992). Er soll die peripher-dysfunktionelle Ursache dieses Krankheitsbildes hervorheben, gegen die früheren Bezeichnungen **minimale zerebrale Dysfunktion (MCD)** bzw. **minimale Zerebralparese (MCP)** abgrenzen und verdeutlichen, dass Verhaltensstörungen, kognitive Einschränkungen und bestimmte Sprachentwicklungsstörungen Symptome einer propriozeptiven Fehlprogrammierung sein können, meist wohl als Folge einer segmentalen Dysfunktion der oberen Halswirbelsäule mit Beteiligung der Halspropriozeptoren.

Exkurse

Die Bedeutung segmentaler Dysfunktionen bestimmter Wirbelsäulenabschnitte für die sensomotorische Steuerung wird in der neuropädiatrischen Literatur nicht verhandelt, obwohl die biokybernetische, neuroanatomische und neurophysiologische Grundlagenforschung plausible Erklärungen dazu liefert (Hassenstein 1988; Neuhuber u. Bankoul 1992; Taylor 1992; Christ 1993; Neuhuber 1998, 2005b; Jänig et al. 1996; Hülse; Hölzl 2000. Jänig 2005; Böhni et al. 2015).
Vermutlich böte aber die Kenntnis der Pathologie segmentaler Dysfunktionen den Neuropädiatern neue Deutungsmöglichkeiten bei rätselhaften Krankheitsbildern wie den »transitorischen neurologischen Symptomen« und dem sog. Minimalen-Cerebralen-Dysfunktions-Syndrom (MCD) (Michaelis et al. 2010; Koletzko 2013).

8.1.5 Vordiagnosen

Unter bestimmten Voraussetzungen ist die SMD eine Indikation zur manualmedizinischen Intervention. Da die Symptome der SMD oft als »schlechte Angewohnheit« betrachtet werden oder sich hinter Vordiagnosen verbergen, ist neben der ausführlichen anamnestischen Exploration und der körperlichen Untersuchung immer eine qualitative Beurteilung der Haltungs- und Bewegungsleistung erforderlich.

Vor- oder Überweisungsdiagnosen, mit denen die Kinder vorgestellt werden, sind meist **orthopädischer Art**, oft verbunden mit der Forderung nach Einlagenversorgung oder der Verordnung von Krankengymnastik. Die häufigsten **Überweisungsdiagnosen** sind:

- Haltungsschaden,
- Knick-Senk-Füße,
- Gangstörung,
- Bindegewebsschwäche und
- körperliche Ungeschicklichkeit, Trainingsmangel.

Bei diesen Diagnosen handelt es sich nicht um eindeutig definierte Krankheitsbilder, sondern um die Beschreibung von Auffälligkeiten, die auch als Symptome anders gearteter Störungen beobachtet werden. Es verbirgt sich aber z.B. hinter einem sog. **Haltungsverfall im Matthiaß-Test** sehr oft eine Störung der sensomotorischen Steuerung, die mit entsprechenden Testverfahren nachweisbar ist (s.u.). Ebenso stellt der erworbene Knick-Senk-Fuß, der die funktionelle Prüfung nicht besteht (Coenen 1979), keine eigenständige Pathologie dar, sondern weist ebenfalls auf eine propriozeptive Fehlprogrammierung hin. Ein solcher Fuß lässt sich daher von schlichten supinierenden Einlagen nicht beeindrucken, ohne entsprechende Begleittherapie auch nicht von sog. propriozeptiven Einlagen.

8.1.6 Auffälligkeiten in der Vorgeschichte

Eine ausführliche anamnestische Exploration zum sozialen Verhalten des Kindes, zum Spielverhalten und zum Verlauf der sensomotorischen Entwicklung ist für die Erkennung einer SMD unentbehrlich (▶ A.5, Anamnesebogen für Vorschul- und Schulkinder. Diesen Anamnesebogen finden Sie auf http://extras.springer.com zum Download.).

> **Tipp**
>
> Bei der gezielten Befragung und Schilderung der Defizite des Kindes durch die Eltern sollte das **Kind** nach Möglichkeit **nicht** im gleichen Raum **zugegen sein**, da es sich bei der Beschreibung seiner körperlichen Unzulänglichkeit bloßgestellt und herabgesetzt fühlt.

In der Vorgeschichte des Kindes können oft schon **Auffälligkeiten im Säuglingsalter** auf die Entwicklung einer SMD hinweisen, wenn beispielsweise das Kind als übererregbarer **Schreihals** oder als auffallend **braves Kind** beschrieben wird, wenn **Schlafstörungen** bestanden haben, mit häufigem nächtlichen Erwachen und unstillbarem Schreien, ferner **Trink-** und **Saugschwäche**, Abneigung gegen Bauchlage und dergleichen mehr. Bei mehr als zwei Drittel der Kinder wird eine **Schräglage** im Säuglingsalter ermittelt, ferner ein deutlich verspätetes Drehen vom Rücken auf den Bauch und umgekehrt, verspätetes Sitzen, kein Vierfüßerkrabbeln und ein verzögerter Gehbeginn.

8.1.7 Prügelknabe oder Zappelphilipp

In der weiteren Entwicklung zeigen SMD-Kinder **Defizite** in der Köperkontrolle, der Konzentrationsfähigkeit, im Spiel- und sozialen Verhalten, bei den schulischen Leistungen und nicht selten auch in der Sprachentwicklung. Bei der anamnestischen Befragung schildern die Eltern Beobachtungen, die für die meisten SMD-Kinder zutreffen und sich im Einzelfall nur durch Nuancen unterscheiden.

▪▪ Kleinkind- und Vorschulalter

So wird im Kleinkind- und Vorschulalter ein staksiges oder schlurfiges, mitunter torkelndes Gangbild beobachtet mit Stolpern, Anstoßen an Möbelstücken und Türrahmen, verbunden mit häufigen Stürzen. Oft besteht wegen mangelhafter Stützreaktionen beim Hinfallen eine erhöhte Verletzungsgefahr. Beim Schaukeln, Wippen und Klettern zeigen die Kinder ein übervorsichtiges und ängstliches Verhalten. Sie lernen verspätet (mitunter auch gar nicht) Roller- und Radfahren, können nicht balancesicher auf einem niedrigen Mäuerchen oder Bordstein gehen, nicht Seilspringen, keine Hüpfspiele machen, keinen Ball fangen. Bei vielen SMD-Kindern besteht auch bei geringen Höhen eine Höhenangst, z.B. beim Stehen auf einem Stuhl oder einer Treppenstufe, mitunter sogar beim Liegen auf einer Untersuchungsliege, die frei im Raum steht.

Die Kinder werden als begrenzt belastungsfähig beschrieben, als körperlich und geistig wenig ausdauernd. Es fehlt ihnen an Durchsetzungsvermögen, sie können mit anderen gleichaltrigen Kindern nicht mithalten, ziehen stets den Kürzeren, lassen sich an die Wand drücken und werden oft von anderen Kindern geschlagen, ohne sich zu wehren. Sie sondern sich ab, sind schüchtern, wirken abwesend, verträumt und uninteressiert, entwickeln keine Eigeninitiative. Auch vertragen sie keine umtriebigen und lebhaften Freunde, spielen lieber allein oder mit einem älteren Kind. Oft ist zu hören, sie seien empfindlich und klagsam, lange beleidigt, nicht zum Einlenken bereit und weinerlich.

Andere Kinder wiederum zeigen das **gegenteilige Verhalten**: Ungeduld und Reizbarkeit, schnelles Ausrasten, wenn etwas nicht nach dem eigenen Willen geht, sprunghafte Hyperaktivität, Zappeligkeit, Jähzorn und Wutanfälle. Nach der elterlichen Beschreibung fallen diese Kinder oft durch schlecht dosierte, überschießende Bewegungen auf, sie fügen anderen Kindern Schmerzen zu, ohne es zu merken oder zu wollen, sind selbst aber wenig schmerzempfindlich. Sie können sich minutenlang im Kreis drehen, ohne schwindelig zu werden, fahren auf dem Spielplatz wie wild Karussell, zeigen eine schlechte Risikoeinschätzung und kennen ihre körperlichen Grenzen nicht.

Ohne Berücksichtigung der unterschiedlichen Ursachen, die für ein solches Verhalten in Frage kommen, werden solche Kinder heutzutage mit dem Etikett **ADHS** versehen.

▪▪ ◼ Schulalter

Im Schulalter fallen SMD-Kinder auf durch leichte Ablenkbarkeit und Konzentrationsstörungen, schnellen Leistungsabfall, Versagen beim Schulsport, Nervosität und Vergesslichkeit sowie durch sog. **Teilleistungsstörungen**, vor allem als Lese-Rechtschreib-Schwäche. Die Handschrift ist schlecht, feinmotorische Aufgaben beim textilen Werken oder im Kunstunterricht machen große Schwierigkeiten. Es werden Zahlen- oder Buchstabenfolgen verwechselt. Die Hausaufgaben können nur mit Fremdhilfe bewältigt werden und ziehen sich sehr lange hin. Bei den Hyperaktiven, die unter den SMD-Kindern allerdings die Minderheit bilden, kommen meist noch erhebliche disziplinarische Schwierigkeiten hinzu.

8.1.8 Stumme Eigenbrötler, lärmende Angeber

Die ständige Frustration dieser Kinder durch das Erleben der eigenen Schwäche und des eigenen Unvermögens im Vergleich zu anderen Kindern, ferner die ständige Kritik seitens der Erwachsenen, der Leistungsdruck und nicht zuletzt auch der Spott, dem diese Kinder ausgesetzt sind, führt in sehr vielen Fällen zu einer **Störung des emotionalen Verhaltens**. Dies äußert sich in gestörtem Selbstwertgefühl, Wertlosigkeitsvorstellungen, Antriebsarmut, auch Reizbarkeit und Aggressivität sowie in somatischen Symptomen wie Schlafstörung, Appetitverlust oder auch gesteigerter Esslust. Sehr oft bestehen **soziale Kontaktstörungen**: Scheu vor Erwachsenen, Fremden und Gleichaltrigen, Verweigern von Gruppenkontakt und Vermeiden von Blickkontakt. In Gegenwart anderer Personen zeigen die Kinder Verlegenheitsbewegungen und Gehemmtheit. Und immer wieder trifft man auch auf ein mutistisches Verhalten (Coenen 2002).

Diese Merkmale treffen vorwiegend auf die hypoaktiven SMD-Kinder zu, während die Hyperaktiven eher bestrebt sind, die Aufmerksamkeit auf sich zu lenken durch albernes, angeberisches und lärmendes Gebaren, Herumkommandieren, Distanzlosigkeit, destruktives Spielverhalten und Aggressivität.

Flehmig (1996) hat typische Verhaltensmerkmale der Selbsteinschätzung von SMD-Kindern beschrieben, ferner Auffälligkeiten bei der Konfliktbewältigung und Störungen des Zeitgefühls: Die Kinder haben kein Gefühl für zeitliche (und räumliche!) Distanz, die Speicherung im Ultrakurzzeit- und Kurzzeitgedächtnis für auditive und visuelle Informationen ist schlecht. Die Konzentrationsstörung wird zusätzlich von der Situation bestimmt: Die Kinder sind ablenkbar, wenn mehr als eine Person im Raum ist, brauchen aber Nähe, Beachtung und mitunter direkte Ansprache, müssen dabei angefasst werden. Auch können sie sich nicht konzentrieren, wenn im Raum geredet wird, was Flehmig als **Cocktailpartyeffekt** bezeichnet.

Bemerkenswert ist das gehäufte Vorkommen einer **Sprachentwicklungsverzögerung** bei SMD-Kindern. Valide Daten zur Prävalenz liegen bisher nicht vor, doch kann man davon ausgehen, dass etwa die Hälfte der SMD-Kinder in unterschiedlicher Form und Ausprägung davon betroffen ist. Als **Ursache** nimmt Hülse (2001) eine Persistenz der oralen Reflexe des Säuglings an wie Saugreflex, Schluckreflex, Rooting-Reflex, Beißreflex und Würgreflex. Auch Falkenau (1989) sieht darin eine Dyspraxie der oralen Motorik als Folge einer Kopfgelenksdysfunktion. Tatsächlich kommen mundmotorische Störungen bei SMD-Kindern mit Sprachentwicklungsverzögerung nicht selten vor, sind jedoch nicht regelmäßig vorhanden. In diesen Fällen lässt sich die Sprachentwicklungsverzögerung möglicherweise auch mit erkenntnistheoretischen Überlegungen erklären, wie bei der Skizzierung der artspezifischen Erkenntnisleistungen ▶ unter Abschn. 8.1.3 erwähnt.

8.2   Diagnostik

Um festzustellen, ob bei einem Kind mit den oben beschriebenen Symptomen und Verhaltensauffälligkeiten eine manualmedizinische Behandlung indiziert ist, muss neben der manuellen Untersuchung und der neurologischen Basisdiagnostik eine **Beurteilung der Köperkontrolle** und **Bewegungsqualität** durchgeführt werden. Dazu wird bei Kindern zwischen 5½ und 11 Jahren der **motokybernetische Test** (MKT) eingesetzt (▶ Abschn. 8.5).

8.2.1 Qualitativer Bewegungstest

Der MKT besteht aus 16 Aufgaben zur Prüfung der Gleichgewichtssteuerung, Bewegungsplanung, Bewegungsdosierung sowie der Koordination und Feinabstimmung komplexer Bewegungsmuster. Wegen des spielerischen Charakters dieses Testes empfiehlt es sich, die Untersuchung des Kindes mit dem **motokybernetischen Test** zu beginnen (▶ A.6, Motokybernetischer Test (MKT)). Diesen Befundbogen finden Sie auch auf http://extras.springer.com zum Download.). In ▶ nachfolgender Übersicht sind die 16 Testaufgaben des MKT zusammengefasst.

Übersicht: Motokybernetischer Test (MKT)

Testaufgaben

1. Langsitz
2. Hochklettern und Abspringen von hüfthoher Liege
3. Einbeinstand auf festem Untergrund
4. Einbeinstand auf weichem Untergrund (Schaumstoffkissen)
5. Einbeinstand mit Auffangen und Rückwurf eines Balls
6. Einbeinhüpfen
7. Einbeinhüpfen mit Hochwerfen und Auffangen eines Balls
8. Hampelmannsprung
9. Schersprung
10. Einbeinstand auf einem Therapiekreisel
11. Purzelbaum
12. Seitliches Überhüpfen
13. Fersengang vor- und rückwärts
14. Hopserlauf
15. Seiltänzergang auf ausgelegtem Seil
16. Drehtest

Die einzelnen Aufgaben des MKT werden nach der Qualität ihrer Durchführung beurteilt und in einer Skala von 0–3 Minuspunkten benotet. Auf diese Weise lässt sich nach eigenen Erfahrungen das Ausmaß der Störung detaillierter beurteilen als mit einer rein quantitativen Methode (z.B. Körperkoordinationstest für Kinder (KTK) nach Kiphard und Schilling.) Aus der Gesamtsumme der Punkte wird unter Berücksichtigung des Lebensalters die stütz- und zielmotorische Leistung ermittelt und in Qualitätskategorien (◧ Tab. 8.1) erfasst.

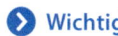 **Wichtig**
Die Indikation zur manualmedizinischen Behandlung ist für die Störungskategorien III–VI gegeben.

Zur **Verlaufskontrolle** wird der MKT auszugsweise eingesetzt, indem bei der Kontrolluntersuchung die Aufgaben mit den **schlechtesten** Punktwerten kontrolliert werden.

◧ **Tab. 8.1** Qualitätskategorien für die Auswertung des MKT

Störungsgrad	Störungsausmaß
I	Normal
II	Kontrollbedürftig
III	Leichte Störung
IV	Deutliche Störung
V	Ausgeprägte Störung
VI	Hochgradige Störung, Verdacht auf zerebrale Ursache

Das sind gewöhnlich nicht mehr als 4–6 Aufgaben. Der Zeitaufwand bei der Kontrolle ist also gering, der Informationsgewinn hoch. Ist das Ende der Behandlung abzusehen, kann der Test im Gesamten wiederholt werden. In ▶ Abschn. 8.5 sind Untersuchungsbedingungen, Testmaterial, Bewertungsmuster und Auswertung des MKT zusammenfassend beschrieben.

8.2.2 Anhaltspunkte für Vorschulkinder

Für Kleinkinder und Vorschulkinder von 2–5 Jahren steht wegen meist fehlender Bereitschaft des Kindes zu aktiver Beteiligung kein vergleichbares qualitatives oder quantitatives Testverfahren zur Verfügung. 5-Jährige sind zwar oft bereit, Aufgaben aus dem MKT durchzuführen, doch ist die Streubreite der physiologischen Normvarianten bei den abgefragten Bewegungsmustern im Gegensatz zu 5½-Jährigen noch so groß, dass sich eine qualitative Beurteilung nicht zuverlässig durchführen lässt.

Bei den 2- bis 5-jährigen Kindern werden daher **standardisierte Entwicklungsskalen** eingesetzt (▶ Abschn. 3.1). Zur groben Orientierung hat sich in der Praxis die Anwendung des **Entwicklungsgitters nach Kiphard** bewährt, das in einem im Praxisbetrieb vertretbaren Zeitrahmen eine ausreichende Übersicht über den Entwicklungsstand des Kindes bis zum 4. Lebensjahr bietet (Kalbe 1981). Ein Überblick über die sensomotorische Entwicklung des Kindes vom 15. Lebensmonat bis zum 6. Lebensjahr ist in ▶ Abschn. 3.7 aufgeführt.

Motorische Leistungen wie Treppensteigen, Hüpfen und Stehen auf einem Bein zeigen in der Entwicklung des Kleinkindes einen typischen zeitlichen Ablauf, der zur groben Orientierung in ◧ Tab. 8.2 zusammengefasst ist.

Weitere Anhaltspunkte für die neuromotorische Beurteilung in diesem »schwierigen Alter« können die **grobmotorischen Fähigkeiten** sein, über die ein gesundes **4-jähriges Kind** in jedem Fall verfügen muss, zusammengefasst in ▶ **folgender Übersicht.**

◘ Tab. 8.2 Motorische Leistungen des Kleinkindes

Alter (Jahre)	Treppensteigen	Springen/Einbeinstand
1¾ Jahre	Treppauf mit Geländer, Fuß wird nachgestellt	
2¼ Jahre	Frei treppauf, Fuß wird nachgestellt. Treppab mit Geländer, Fuß wird nachgestellt	
2½ Jahre		Beidbeinsprung am Boden
2¾ Jahre	Frei treppauf, Fuß wird nachgestellt	
3 Jahre		Anlaufsprung über Strich, Beidbeinsprung von einer Stufe
3½ Jahre	Frei treppauf mit Fußwechsel	
3¾ Jahre		Einbeinstand auf einem Bein für 2 sec, ein Hüpfer auf einem Bein, fünf fortlaufende Schlusssprünge
4 Jahre	Frei treppab mit Fußwechsel	

Übersicht: Neuromotorische Beurteilungs-kriterien für ein 4-jähriges Kind
- Balancesicheres Gehen
- Beidbeiniges Hüpfen am Boden
- 15–20 Meter rennen ohne Stolpern und Hinfallen
- Schlusssprung von einer Treppenstufe
- Dreirad- und Gokartfahren
- Treppaufgehen mit Fußwechsel und ohne Festhalten
- Einbeinstand für 2–3 Sekunden
- Hüpfer auf einem Bein
- Schlusssprung von Couch oder Stuhl
- Freies Stehen auf einem Stuhl
- Mehrere fortlaufende Schlusssprünge (Häschen-hüpf-Spiel)
- **Treppabsteigen** mit Fußwechsel und ohne Festhalten

Ein zuverlässiger Indikator für die Abstimmung labyrinthärer, visueller und halspropriozeptiver Wahrnehmungsdaten ist die Fähigkeit des **Treppabsteigens mit Fußwechsel** und **ohne Festhalten**, wozu ein Kind mit 3½ Jahren, spätestens mit 4 Jahren in der Lage sein sollte. Bei vielen SMD-Kindern entwickelt sich diese Fähigkeit aufgrund einer persistierenden Funktionsstörung der oberen Halswirbelsäule erst mit deutlicher zeitlicher Verzögerung und qualitativer Einschränkung (Coenen 2006).

Treppabsteigen

Melvill Jones und Watt (1971b) untersuchten die Reaktion des Gastroknemius beim Treppabgehen und stellten fest, dass die mittels EMG gemessene Kontraktion des Gastroknemius 135 ms vor der Bodenberührung des Fußes

einsetzte (◘ Abb. 8.1). Bei einem größeren Abwärtsschritt (höhere Stufen) setzte die Gastroknemiusaktivierung früher ein, d.h. in einem größeren Abstand zur Auftrittsfläche; zudem war die Kontraktion stärker. Die Wadenmuskeln kontrahieren sich also in Erwartung der bevorstehenden Belastung.

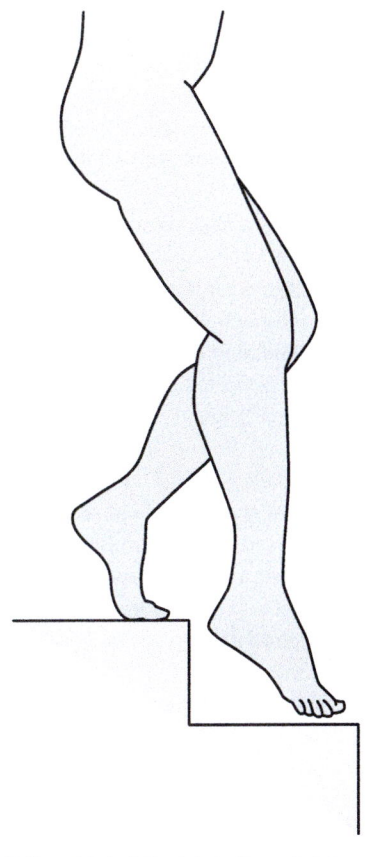

◘ Abb. 8.1 Fuß- und Beinstellung beim Treppabsteigen

Die Autoren gehen davon aus, dass beim Treppabsteigen durch die Abwärtsbewegung des Kopfes das Statolithenorgan des Labyrinths bzw. der vestibuläre Rezeptorenmechanismus aktiviert wird, wodurch über retikulospinale und vestibuläre Bahnen die Kontraktion des Gastroknemius veranlasst werde. Möglicherweise werde die motorische Rinde auch durch visuelle Afferenzen angeregt. Der visuelle Faktor wurde im Experiment anhand der Auswirkung eines unerwarteten freien Falls untersucht, indem durch Verbinden der Augen die visuelle Kontrolle ausgeschaltet worden war: Dabei setzte bei den Versuchspersonen das Gastroknemius-EMG mit einer Latenzzeit von ca. 74 ms vor dem Bodenkontakt ein, zu spät, um auch bei Fallstrecken von weniger als 15 cm den Aufprall abzufedern; die Versuchspersonen prallten mit der Ferse auf.

Bei diesen Überlegungen spielten die **Nackenpropiozeptoren** für die Autoren keine Rolle. Zu der Zeit, als die Arbeit erschien, wurde dem Rezeptorsystem der oberen Halswirbelsäule allerdings auch noch keine große Aufmerksamkeit gewidmet. Wir dürfen aber aufgrund klinischer Beobachtungen nach spezieller Behandlung der Zervikookzipitalregion davon ausgehen, dass die Propriozeptoren der oberen HWS einen ganz wesentlichen Anteil am Bewegungsmuster des Treppabsteigens und damit auch an der Gastroknemiusaktivierung haben. Denn die manualmedizinische Behandlung der zervikookzipitalen Übergangsregion bei SMD-Kindern führt regelmäßig zu einer Verbesserung der motorischen Steuerung beim Treppabgehen. Plausible Erklärungen für diese Beobachtungen könnten in den Arbeiten von Christ (1993), Hassenstein (1988), Neuhuber (1998, 2005), Taylor (1992), Zenker (1988) zu finden sein.

Das Treppabsteigen stellt besondere Anforderungen an die räumliche Orientierung und das Gleichgewichtssystem: Beim Abwärtsschreiten von Treppenstufen werden normalerweise die **Augen nach vorne-unten** gerichtet und der **Kopf** daher leicht **inkliniert** (■ Abb. 8.2). Beim Versuch, den Kopf dabei in den Nacken zu legen, verlangsamt sich die Schrittbewegung entscheidend und die Hand geht zum Geländer: nicht nur, weil die visuelle Kontrolle der Treppenbeschaffenheit wegfällt, sondern auch, weil die Nackenrezeptoren Signale senden, die für diesen Bewegungsvorgang nicht zweckmäßig sind. (Bei einem Blick auf die Hassenstein-Formel zur Raumlage des Körpers leuchtet dies ein.)

Man beobachtet also das Zusammenspiel von drei wesentlichen **Sinnesmodalitäten**, die im Dienste der **Gleichgewichtssteuerung** stehen:

- die visuelle Kontrolle von Länge und Steilheit der Treppe,
- die Messung der damit verbundenen Vorneigehaltung des Kopfes durch die Halspropriozeptoren und
- die Wahrnehmung der vertikalen Abwärtsbewegung des Körpers über das Labyrinthorgan.

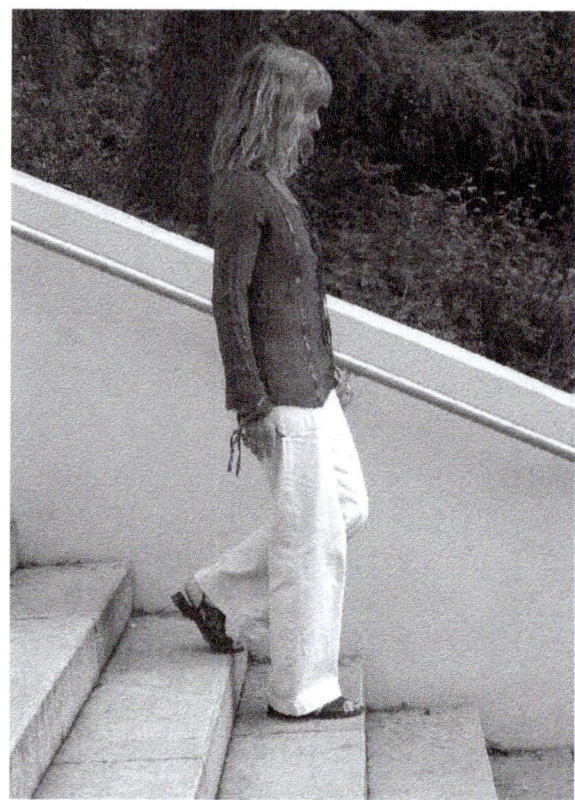

■ **Abb. 8.2** Kopfhaltung und Blickrichtung beim Treppabsteigen

Ähnliche Untersuchungen wie beim Treppabsteigen stellten Melvill Jones und Watt (1971a) zur Muskelsteuerung beim Einbeinhüpfen an (■ Abb. 8.3). Sie gehen davon aus, dass die Hüpffrequenz das Ergebnis der Muskelaktivierung durch **drei Faktoren** ist:

- der erwartete Zeitpunkt der Landung,
- der funktionale Streckreflex (FSR), mit dem der nächste Hüpfer beginnt, und
- die vestibuläre Reaktion auf das Einsetzen der Schwerelosigkeit zu Beginn der Hüpfphase.

Der funktionale Streckreflex

Im Hinblick auf klinische Beobachtungen bei der Behandlung von Kindern mit sensomotorischer Dyskybernese ist der von Chan et al. (1971, 1983) beschriebene **funktionale Streckreflex (FSR)** von Interesse, der bei verschiedenen Aufgaben des motokybernetischen Tests wirksam wird, nämlich beim Herabspringen, Einbeinhüpfen (■ Abb. 8.3), Hampelmannsprung, Schersprung, Hopserlauf und beim seitlichen Überhüpfen: Eine plötzliche Dorsalflexion des Fußes bewirkt nicht nur die spinale Reflexkontraktion des Gastroknemius im Sinne eines monosynaptischen Reflexes, sondern außerdem eine weitaus stärkere und verzögerte Kontraktion, den funktionalen Streckreflex (FSR). Während die Latenzzeit des monosynaptischen Reflexes bei 37 ms liegt,

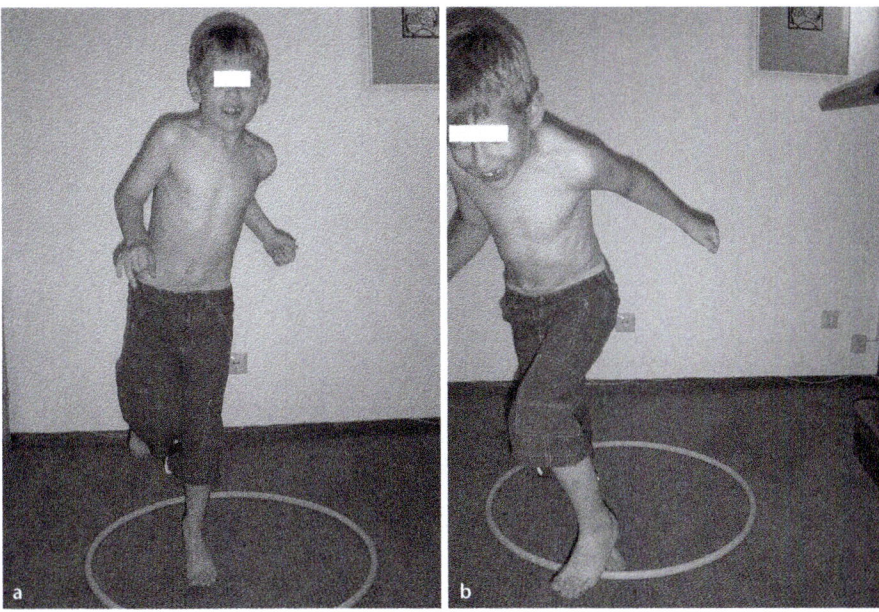

Abb. 8.3 7-jähriger Junge mit sensomotorischer Dyskybernese. **a** Qualität des Einbeinhüpfens entsprechend Störungsgrad 2 im motokybernetischen Test (MKT). **b** Punktuelles Hüpfen nicht durchführbar, ungewolltes Verlassen des Kreises nach zwei angestrengten Sprüngen

wurden für den FSR 108 ms gemessen. Es wird davon ausgegangen, dass der FSR im Sinne einer Servoschleifensteuerung durch höhere Ebenen funktioniert, indem die plötzliche Dehnung des Gastroknemius einen afferenten Input zu den höheren Zentren (Groß- und Kleinhirn) und wieder zurück bewirkt. Dieser **Servomechanismus** wird von Wiesendanger und Miles (1982) so erklärt:

> Das Prinzip des Servomechanismus besteht darin, dass die tatsächliche Ausführung einer Bewegung ständig gemessen und mit der beabsichtigten oder gewünschten Ausführung verglichen wird. Eine Abweichung zwischen tatsächlicher und gewünschter Bewegung führt zu einer entsprechenden Fehlermeldung, die ihrerseits ein Steuersignal auslöst, durch das der Fehler automatisch kompensiert wird. (Wiesendanger und Miles 1982)

Wie bei allen anderen autonomen oder gezielten motorischen Leistungen steht auch beim funktionalen Streckreflex das **sensorische Geschehen** am Anfang. Voraussetzung für den regelrechten Ablauf des FSR ist die ungestörte Wahrnehmungsrezeption an den propriozeptiven Schaltstellen, die der Reflex durchläuft.

8.2.3 Bedeutung der Nackenrezeptoren

Treppabsteigen, Einbeinhüpfen und vergleichbare motorische Aufgaben des motokybernetischen Tests veranschaulichen die funktionelle Verkettung von labyrinthären und visuellen Informationen mit den propriozeptiven Daten aus der Peripherie, also aus Muskel-, Sehnen- und Gelenkrezeptoren der Extremitäten, des Rumpfes und vor allem der Nackenregion. Ein 5-jähriges Kind, das neben anderen Auffälligkeiten nicht auf einem Bein stehen kann, noch nicht frei und mit Fußwechsel treppab gehen kann, keinen Hüpfer auf einem Bein zustande bringt usw., verhält sich ähnlich wie jene Versuchsperson, deren visuelle Kontrolle beim Abwärtsschreiten ausgeschaltet wurde, mit dem Unterschied, dass das Kind die visuelle Kontrolle einsetzt. Man darf also annehmen, dass die Ursache der gestörten Körperkontrolle in einem anderen System zu suchen ist, in einem System, das sensorische Daten zu Körperlage und räumlicher Bewegung liefert. Dass dieses System offenbar in entscheidendem Maße von den Nackenrezeptoren mitbestimmt wird, lässt sich aus der Wirkung der manuellen Behandlung des zervikookzipitalen Übergangs schließen.

Tipp

Störungen der Körperkontrolle und Raumorientierung bei Kindern ab 5½ Jahren lassen sich mit dem **motokybernetischen Test** aufdecken und klassifizieren.

8.2.4 Manualmedizinische Untersuchung

Begonnen wird mit einer orientierenden **Segmentdiagnostik** durch sanftes Prüfen der Kiblerfalten an Lenden-

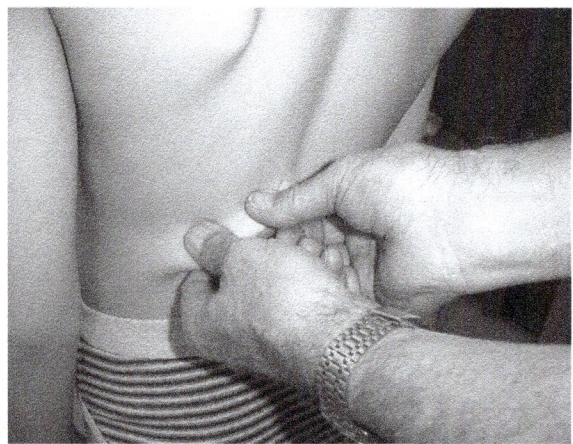

Abb. 8.4 Prüfen der Kiblerfalten

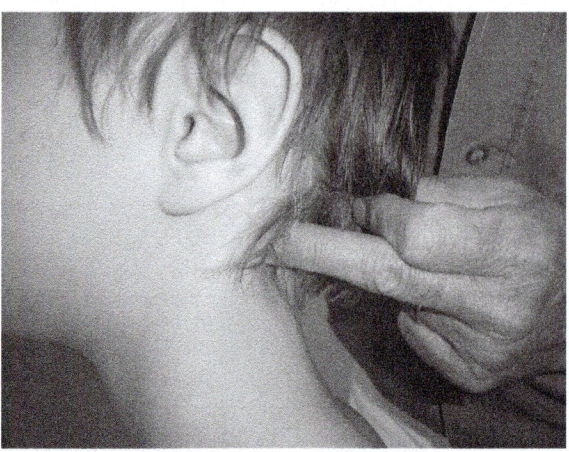

Abb. 8.5 Palpation der Nozireaktionen in der tiefen autochthonen Nackenmuskulatur

und Brustwirbelsäule. Schmerzhafte Kiblerfalten sollten nach erfolgreicher Behandlung verschwunden sein (Abb. 8.4). Es folgt die gezielte **manuelle Diagnostik** der schmerzhaften Segmente, der Wirbelsäulenübergangszonen und der Extremitätengelenke.

Die Untersuchung der **Kopfgelenke** wird in üblicher Weise mit Prüfen der segmentalen Beweglichkeit und der palpatorischen Untersuchung der autochthonen Muskulatur durchgeführt.

Sehr häufig findet man bei der **SMD** ein asymmetrisches Relief des M. semispinalis capitis, mitunter auch des M. splenius capitis mit einseitiger Tonusminderung des Muskels und kräftiger Tonisierung der Gegenseite. Vermutlich ist dies als Ausdruck einer **persistierenden Kopfgelenksdysfunktion** zu deuten, oft ohne signifikante Bewegungseinschränkung wie beispielsweise bei einer akuten Blockierung. Es lassen sich aber regelmäßig einseitige Nozireaktionen bzw. **Irritationspunkte** in der tiefen autochthonen Muskulatur nachweisen, wenn in Höhe der Segmente C0–C3 in der Rinne zwischen M. semispinalis und M. splenius capitis palpiert wird (Abb. 8.5).

Auf der gleichen Seite zeigt sich ferner ein umschriebener Druckpunkt am oberen Ende der Incisura mastoidea, oft von sulziger Gewebekonsistenz. Dvořák weist einem knapp lateral der Incisura mastoidea nachweisbarem Druckpunkt die Bezeichnung **C0** zu, ein medial davon gelegener Punkt wird **C1** benannt (Dvořák und Dvořák 1990) (Abb. 8.6). Der Atlasquerfortsatz dieser Seite ist gewöhnlich druckempfindlich.

Erwartungsgemäß beteiligen sich die sensorischen Schlüsselregionen ebenfalls am pathologischen Geschehen. Von Bedeutung sind besonders **Funktionsstörungen des Beckenringes** und der **ISG**, da die Bewegungssteuerung der unteren Extremitäten dadurch beeinträchtigt wird. Bei seitendifferenter Qualität des Einbeinhüpfens im MKT

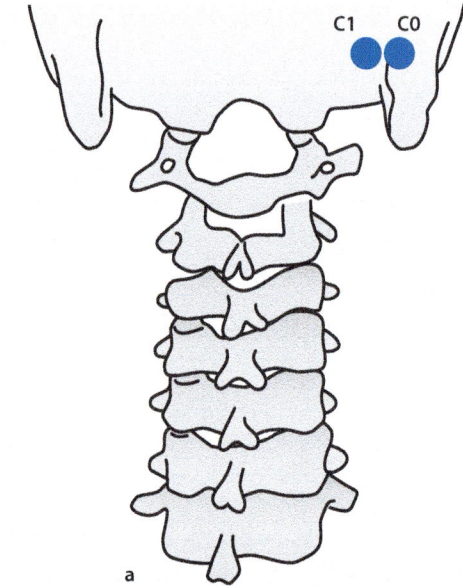

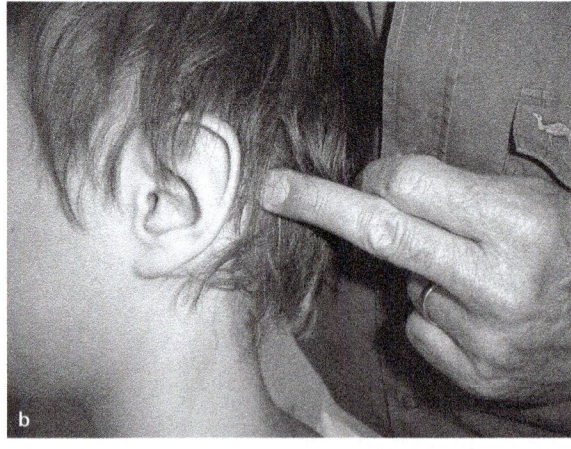

Abb. 8.6 a Schema der Druckpunktlage. **b** Palpation der Mastoidkerbe

muss daher immer auch nach pelvinen Funktionsstörungen sowie Blockierungen des gleichseitigen proximalen Tibiofibular- und Talonavikulargelenks gesucht werden.

8.2.5 Blickmotorische Störung

Eine segmentale Dysfunktion der oberen Halswirbelsäule beeinträchtigt nicht nur die propriozeptive Datenverarbeitung, sondern kann auch Einfluss auf die **Augenmotorik** und **das räumliche Sehen** haben. Das lässt sich oft schon in der 5. MKT-Aufgabe (Auffangen des Balls im Einbeinstand) am fehlenden visuellen Fixieren des heranfliegenden Balls und der schlecht dosierten Auffangbewegung beobachten. Die funktionelle Verknüpfung zwischen Augenmuskeln und Kopfgelenksstrukturen wurde von Hassenstein (1977) im **Nick-Lese-Versuch** anschaulich dargestellt. Zenker (1988) weist auf die Bedeutung primärer Afferenzen aus dem Nackenbereich für das Gleichgewicht, für die tonischen Halsreflexe und die zervikookulären Reflexe hin. Auch Neuhuber (1998, 2005) beschreibt Verbindungen zervikaler Afferenzen zum okulomotorischen Apparat. Bein-Wierzbinski, Scheunemann und Sepke (2008) fanden einen Zusammenhang zwischen Kopfgelenksdysfunktion und blickmotorischen Störungen bei Kindern mit Schulschwierigkeiten.

Untersuchung des binokularen Sehens

Mit einfachen **orientierenden Tests** können Augenmotorik und binokulares Sehen geprüft werden.

▪▪ **1. Hirschbergtest**
▪ **Durchführung**

Der Testperson wird ein Lichtstrahl auf die Nasenspitze gerichtet, mit der Aufforderung, genau auf das Licht zu blicken.

▪ **Deutung**
– Normalbefund: Zentrierte Lichtreflexe in der Mitte der Pupillen.
– **Pathologisch:** Asymmetrie der Reflexe, d.h., am fixierenden Auge erscheint der Reflex in Pupillenmitte, am anderen Auge aus der Mitte verschoben (Strabismus, funktionelle Schwachsichtigkeit bzw. Amblyopie?).

▪▪ **2. Konvergenztest**
▪ **Durchführung**

Eine Bleistiftspitze wird langsam in Augenhöhe bis knapp an die Nasenwurzel geführt.

▪ **Deutung**
– Normalbefund: Konvergenz bis zur Nasenwurzel konstant.
– **Pathologisch:** Sakkadieren eines Auges; ein Auge langsamer oder Stillstand. Divergenz eines Auges. Stehenbleiben beider Augen auf der Wegstrecke der Bleistiftspitze oder Divergieren beider Augen auf der Wegstrecke.

▪▪ **3. Reflektierte Konvergenz**
▪ **Durchführung**

Die Testperson schaut in die Ferne. Die Bleistiftspitze wird in Augenhöhe knapp vor die Nasenspitze gehalten. Auf das vom Untersucher gesprochene Kommando »Jetzt!« müssen beide Augen der Testperson sofort auf die Bleistiftspitze gerichtet werden.

▪ **Deutung**
– Normal: Sofortige beidseitige Konvergenz.
– **Pathologisch:** Fehlende Konvergenz eines Auges, Stehenbleiben eines Auges oder Divergieren. Bei widersprechendem Befund zwischen Test 2 und 3 besteht V.a. Konvergenzstörung beidseits.

▪▪ **4. Abdecktest (Cover-Test)**
▪ **Durchführung/Deutung**

Die Bleistiftspitze wird in 20 cm Abstand in Augenhöhe gehalten, die Testperson blickt auf die Bleistiftspitze. Der Untersucher deckt mehrmals abwechselnd ein Auge der Testperson zu. Beim Aufdecken (immer nach oben aufdecken) muss das jeweilige Auge unbewegt bleiben. Bei Korrekturbewegung des Auges oder Divergenz besteht V.a. Heterophorie.

Der Test ist vor allem bei Kindern immer dann durchzuführen, wenn Test 2 und 3 unauffällig waren, um ein latentes Schielen aufzudecken.

> **Tipp**
>
> Die der groben Orientierung dienenden Tests sind wenig zeitaufwendig, verlangen aber vom Kind eine entsprechende Kooperationsbereitschaft und Konzentration. Sind diese Voraussetzungen nicht gegeben, wie bei Kleinkindern und auch hyperaktiven Kindern zu erwarten ist, hat sich der in der Kinderophthalmologie eingesetzte **Lang-Stereotest II** zur Prüfung des Binokularsehens bewährt.

Die Erfahrung, dass eine blickmotorische Störung als Folge einer Kopfgelenksblockierung durch Atlastherapie gebessert wird, konnte inzwischen in einer kontrollierten Studie bestätigt werden (Bein-Wierzbinski, Scheunemann, Sepke 2008).

8.2.6 Wahrnehmungschaos

Das automatisch vorhandene, nicht bewusst gesteuerte Verständnis für die räumliche Beziehung der Dinge zueinander ist eine entscheidende Funktion der Körperkontrolle. Der Anteil halsproprizeptiver Signale an dieser Funktion ist im ▶ Abschn. 4.3 und ▶ Kap. 5 erläutert und in der Hassenstein-Formel zusammengefasst.

Kindern mit einer **Dysfunktion der oberen Halswirbelsäule**, die seit der frühkindlichen Phase persistiert, steht die Fähigkeit der unbewussten, automatisch ablaufenden Raumvorstellung nicht in ausreichendem Maße zur Verfügung, da ihre Eigenwahrnehmung auf fehlerhaften Daten beruht. Die von den Eltern der Kinder regelmäßig beschriebenen Auffälligkeiten des Bewegungsmusters, des Verhaltens und der Lernfähigkeit lassen sich damit erklären.

Ein solches Kind muss ständig bewusst planen, um sich räumlich und in Begegnung mit seiner Umwelt zurechtzufinden. Es ist damit sehr rasch überfordert, wirkt daher oft verlangsamt, entwickelt Vermeidungsstrategien und verweigert sich gegenüber Anforderungen, die mehrere aufeinanderfolgende Handlungen erfordern. Oft ist es lärmempfindlich, wird in lauter oder lebhafter Umgebung schnell unsicher, weil es mehrere gleichzeitige Sinneseindrücke nicht nach ihrer augenblicklichen Bedeutung ordnen kann. Es kann sich daher auch schlecht konzentrieren und ermüdet rasch. Neue, ungewohnte Situationen ängstigen das Kind, ebenso auch Begegnungen mit fremden Menschen oder Tieren. Die Bewältigung des Alltags ist für das Kind stets aufs Neue eine mühselige Aufgabe. Es erlebt daher seine Umwelt als unverständlich und rätselhaft, oft auch als bedrohlich. In bestimmter Weise fühlt es sich nicht dazugehörig und nicht angenommen, zumal oft auch ständig an ihm herumgenörgelt wird. Entsprechend ist sein Verhalten: Es zieht sich zurück, ist kontaktscheu, ängstlich, antriebsarm und freudlos. Manche Kinder reagieren auch mit verzweifelten Wutanfällen, sind überdreht und aggressiv. Wie das Verhalten auch sein mag, ob gehemmt, ängstlich oder aggressiv: Diese Kinder sind nicht glücklich.

Dass dem Denkvorgang ein »probeweises Handeln im vorgestellten Raum« zugrunde liegt, wurde am Beispiel des Orang-Utans, der die Banane zu fassen bekam, und des kleinen Jungen am Planschbecken erläutert (▶ Abschn. 2.1.2). In diesem Sinne lässt sich eine gestörte Raumvorstellung als Erklärung für kognitive Störungen anführen, wie sie im Rahmen einer SMD regelmäßig zu beobachten sind.

8.2.7 SMD: Eine entwicklungsneurologische Störung

Die Diagnose **SMD** und die Indikation zur manualmedizinischen Behandlung ergeben sich aus dem Nachweis einer persistierenden Kopfgelenksblockierung und einer Störung der Körperkontrolle und Bewegungskoordination.

— Die Behandlung erfolgt ausschließlich mit dem **Ziel** einer
— Verbesserung der proprizeptiven Wahrnehmungsverarbeitung und
— Verbesserung der Haltungs- und Bewegungssteuerung.

> **Aufmerksamkeitsdefizit, Teilleistungsstörungen und Verhaltensstörungen sind regelmäßige, aber nicht spezifische Begleitsymptome der SMD und stellen für sich genommen keine manualmedizinische Behandlungsindikation dar. Die Manipulation der Kopfgelenke bei motorisch und manualmedizinisch unauffälligen ADHS-Kindern oder Legasthenikern ist daher unangebracht.**

8.2.8 Differenzialdiagnose

Zur Abgrenzung der SMD von neuromuskulären Erkrankungen ist eine **neurologische Basisdiagnostik** angezeigt, mit **Prüfen**

— der Muskeleigenreflexe,
— der Fremdreflexe,
— der Pyramidenzeichen,
— der Diadochokinese und
— der Koordination.

In Verdachtsfällen muss eine neuropädiatrische Untersuchung erfolgen.

Da in sehr seltenen Fällen eine sensomotorische Fehlsteuerung auch Hinweis auf die Frühmanifestation einer infantilen Multiplen Sklerose sein kann (Kuhnen et al. 1998), ist die routinemäßige Prüfung der Bauchhautreflexe obligatorisch.

> **Bei Vorschulkindern kann das Initialstadium einer progressiven Muskeldystrophie den Symptomen der SMD ähneln. Ein wichtiges differenzialdiagnostisches Zeichen ist die Unfähigkeit des Muskeldystrophie-Kindes, treppauf zu steigen, während Treppabsteigen gewöhnlich keine Mühe macht. Bei SMD-Kindern ist dies genau umgekehrt!**

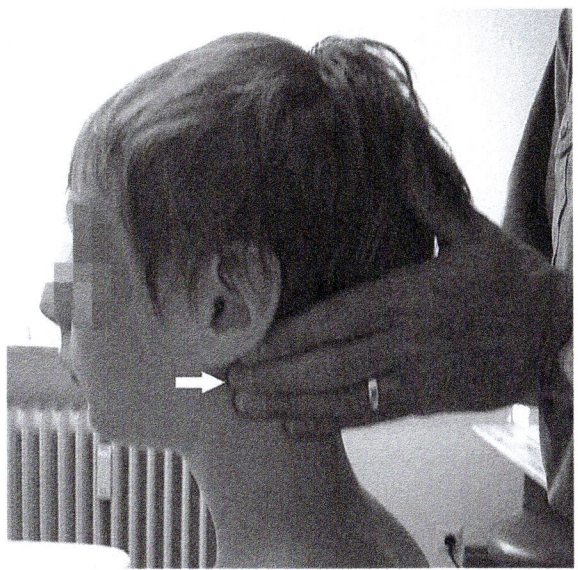

Abb. 8.7 Handposition bei Durchführung der Atlastherapie. Der Impuls erfolgt über die Mittelfingerkuppe

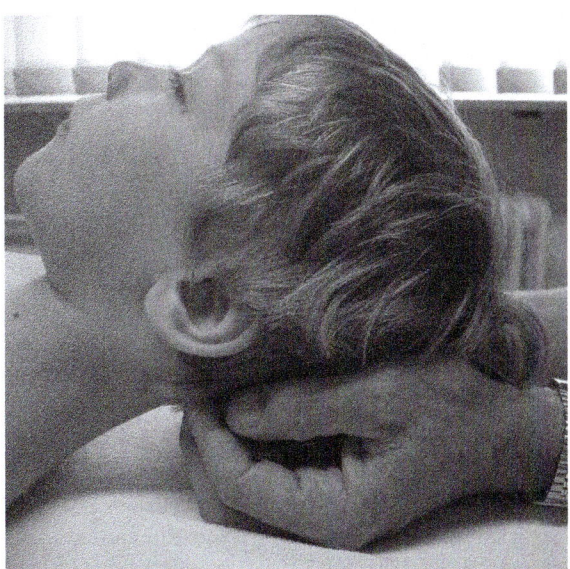

Abb. 8.8 Myofasziales Lösen des zervikookzipitalen Übergangs (»cranial base release«)

8.3 Therapie der sensomotorischen Dyskybernese

Gemeinsames Merkmal aller Kinder mit SMD ist die gestörte Eigenwahrnehmung und Bewegungskoordination. Behandlungsziel ist daher die Verbesserung der stütz- und zielmotorischen Steuerung über eine Änderung des propriozeptiven Afferenzmusters.

8.3.1 Schlüsselregion Kopfgelenke

■ ■ Atlastherapie nach Arlen

Therapie der Wahl ist die modifizierte Atlastherapie nach Arlen, die ohne behandlungstypisches Risiko auch über einen längeren Zeitraum regelmäßig eingesetzt werden kann (■ Abb. 8.7). Die zusätzliche Behandlung segmentaler Dysfunktionen an den übrigen Wirbelsäulenabschnitten und den sensorischen Schlüsselregionen erfolgt nach den Grundsätzen, die in den vorigen Kapiteln beschrieben wurden.

Zur Durchführung der Atlastherapie und Bestimmung der therapeutischen Impulsrichtung wird der 3-Zeichen-Test durchgeführt (▶ Abschn. 7.1.6). Eine Röntgenaufnahme, wie sie früher verlangt wurde, ist nicht mehr erforderlich. Impulsstärken von 30–40 Newton (gemessen am Simulator) reichen zur Erzielung einer therapeutischen Wirkung aus.

Die Wirkung der Atlastherapie kann durch eine vorhergehende myofasziale Lösebehandlung des zervikookzipitalen Übergangs gebahnt werden (■ Abb. 8.8).

Unmittelbar nach dem therapeutischen Atlasimpuls wird dessen **Wirkung** durch Kontrolle
- der Kiblerfalten,
- des Einbeinstandes,
- des Hampelmannsprungs

und ggf. auch weiterer MKT-Aufgaben überprüft.

Nach der ersten Behandlungssitzung erfolgt nach etwa 2–3 Wochen eine Kontrolluntersuchung. Dabei werden die im MKT schlecht benoteten Aufgaben erneut bewertet und je nach Befund eine weitere Behandlungssitzung durchgeführt. Dies wird wiederholt, bis eine Verbesserung im MKT um **mehr als eine Kategorie** erreicht wird.

In einer prospektiven Studie (Coenen 2002) wurde die durchschnittliche Punktezahl der videodokumentierten MKTs bei 183 unausgewählten Fällen (124 Jungen, 59 Mädchen), gestaffelt nach Störungskategorien vor und nach Therapie, ermittelt. Das Ergebnis wird in ■ Tab. 8.3 aufgezeigt.

Die Ausprägung der Störung im Ausgangsbefund entscheidet über das Endergebnis. Eine ausgeprägte senso-

Tab. 8.3 Durchschnittlich erreichte Punktezahl im MKT vor und nach der Therapie

Störungsgrad	Vor der Therapie	Nach der Therapie
Kategorie III	10,4	3,8
Kategorie IV	20,2	8,9
Kategorie V	29,0	16

motorische Störung der Kategorie V wird kaum die Kategorie II oder I erreichen. Deutlich besser sind da die Aussichten in Kategorie IV, sofern die Therapie im Alter von 6 oder 7 Jahren beginnt. In Kategorie III wird regelmäßig der Normalbefund erreicht.

Eine **Verbesserung im MKT** kann übrigens nicht dadurch erreicht werden, dass die defizitären Bewegungsaufgaben vom Kind daheim auf elterliche Anordnung geübt werden. Dies muss den Eltern eindringlich klargemacht werden. Es ist ein traditioneller pädagogischer Fehler, mit einem Kind gerade die motorischen oder kognitiven Leistungen zu »trainieren«, bei denen es die größten Mängel aufweist oder die es überhaupt nicht beherrscht. Das gilt für motorische Muster ebenso wie für Deutschdiktate. Es kann auf diese Weise kaum zu anderen Resultaten kommen, da sich durch die zusätzlichen Übungs- oder Lerneinheiten an der gestörten Wahrnehmungsverarbeitung nichts ändert und die Frustation und Verzweiflung der Kinder nur gesteigert wird. Bessert sich unter der manualmedizinischen Behandlung die Wahrnehmungsverarbeitung, ist dies auch ohne zusätzliches Training an einer zunehmenden Normalisierung der Bewegungskoordination im MKT erkennbar. Bei feinmotorischen Defiziten kann gleichzeitig eine Ergotherapie und bei Sprachentwicklungsstörungen eine logopädische Behandlung sinnvoll sein. Auf jeden Fall ist darauf zu achten, dem Kind genügend zeitliche Freiräume zu lassen und nicht jedes Teildefizit mit einer speziellen Förderungsmethode zu bedenken. Die Erfahrung mit SMD-Kindern hat nämlich gezeigt, dass sich mit einer **Verbesserung der basalen stütz- und zielmotorischen Funktionen** auch die übrigen Leistungsdefizite ausgleichen. Dies betrifft sowohl das soziale Verhalten als auch die kognitiven Fähigkeiten, normale Intelligenz vorausgesetzt. Mitteilungen darüber kommen gewöhnlich spontan von den Eltern: Sie berichten, ihr Kind sei selbstbewusster, spielfreudiger, munterer, beginne sich durchzusetzen, entwickle eigene Ideen und suche Gruppenkontakt. Als besonderen Gewinn bewerten die Eltern die Verbesserung der schulischen Leistung, der Konzentrationsfähigkeit und der Aufmerksamkeit. Diese Verbesserungen werden auch immer wieder zeitgleich mit der Atlastherapie von Logopädinnen und Ergotherapeutinnen bestätigt.

8.3.2 Körperkontrolle und Orthographie

An **zwei Beispielen** soll der Zusammenhang zwischen Verbesserung der räumlichen Körperkontrolle und der kognitiven Leistungen beschrieben werden.

Fallbeispiel 1
Ein 7½-jähriger Junge wurde wegen auffälligem Gangbild und körperlicher Ungeschicklichkeit vorgestellt. Auf Be-

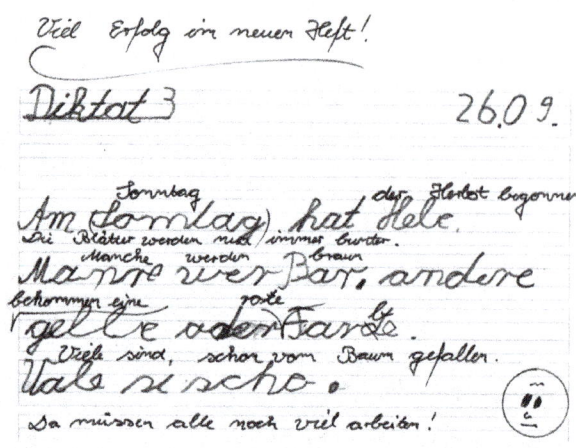

□ **Abb. 8.9** Diktat eines 7-jährigen Jungen vor Beginn der Atlastherapie

fragen werden Konzentrationsstörungen im Unterricht und eine Lese-Rechtschreib-Schwäche angegeben. Die Handschrift sei schlecht.

Im MKT erreichte das Kind die Kategorie IV (= deutliche Störung); es fanden sich Hinweise auf eine persistierende Kopfgelenksblockierung. Nach einer atlastherapeutisch/manualmedizinischen Serie mit 10 Behandlungssitzungen im Laufe von 5½ Monaten wurde das Therapieziel erreicht; im abschließenden motokybernetischen Test erreichte das Kind die Kategorie II.

Bei der letzten Konsultation legte die Mutter unaufgefordert die Diktathefte Ihres Sohnes vor. Das Diktat kurz vor Beginn der Atlastherapieserie hatte folgenden Text (□ Abb. 8.9):

》 Am Sonntag hat der Herbst begonnen. Die Blätter werden immer bunter. Manche werden braun, andere bekommen eine gelbe oder rote Farbe. Viele sind schon vom Baum gefallen.

Die Version des Jungen lautete:

》 Am Somtag hat Hele. Manre wer Bar, andere gelbe oder Farde. Vale si scho.

Wenige Tage vor dem nächsten Diktat am 10.10.1996 erhielt der Junge die erste Atlastherapie. Das Ergebnis ist in □ Abb. 8.10 dargestellt: Die Schrift war besser, die Worte trotz einer Reihe von Fehlern verständlich. Etwa 4 Wochen später schrieb er bereits ein Diktat mit 3 Fehlern und deutlich verbesserter Handschrift (□ Abb. 8.11). Der Lehrer kommentierte, das »Üben« habe sich gelohnt. Dazu sei gesagt, dass bei dem Jungen ein halbes Jahr vor Beginn der Atlastherapie eine Lernförderung begonnen und regelmäßig durchgeführt worden war, die nach Angaben der Mutter kaum eine Verbesserung der Lese-Rechtschreib-Schwäche erbrachte, wie das Diktat vor Therapiebeginn bestätigt.

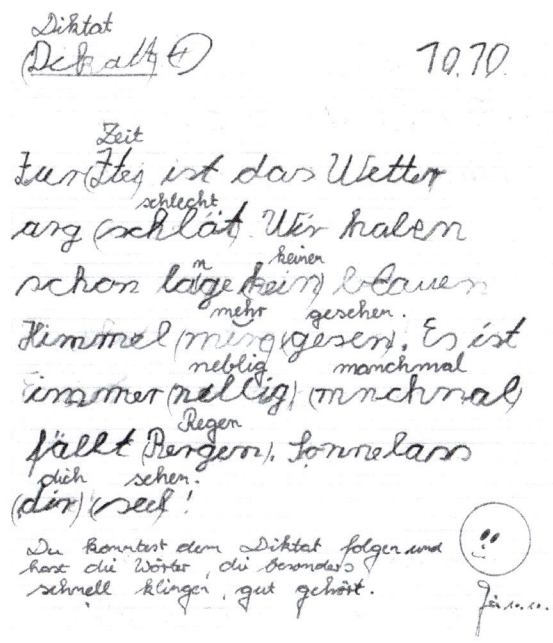

Abb. 8.10 Diktat desselben Kindes wenige Tage nach der ersten Atlastherapie

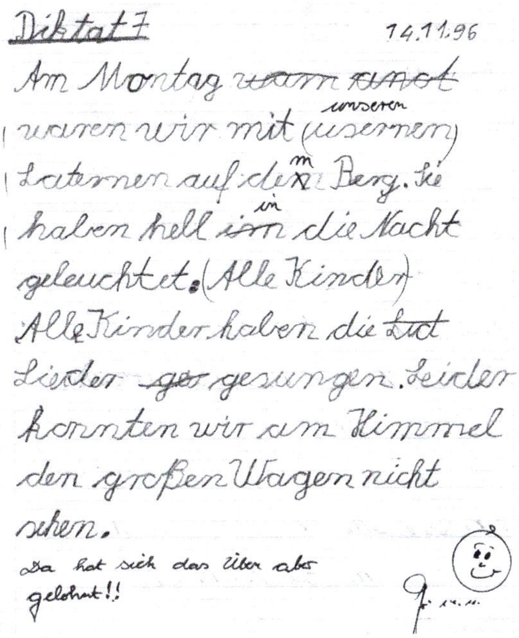

Abb. 8.11 Drei Fehler im Diktat desselben Kindes 4 Wochen nach Beginn der Atlastherapie

Die Verbesserung in der Bewegungssteuerung und in den schulischen Leistungen war anhaltend, das Kind wurde noch 2-mal in halbjährigen Abständen kontrolliert, ohne dass eine Behandlung erforderlich war.

Fallbeispiel 2

Ein 9-jähriger adipöser Junge wurde zu Beginn des 4. Schuljahres wegen Haltungsschwäche, Gangstörung und Knick-Senk-Füßen vorgestellt. Er sei bewegungsfaul und ein Stubenhocker, berichtete die Mutter, außerdem schlecht in der Schule, vor allem in Deutsch.

Der MKT ergab eine deutliche Störung entsprechend Kategorie IV, der Kopfgelenksbefund war typisch. Im letzten Diktat des 3. Schuljahres, d.h. vor Beginn der Behandlung, hatte es der Junge auf 16 Fehler gebracht, mit der Note 5–6 (Abb. 8.12). Nach zwei atlastherapeutischen

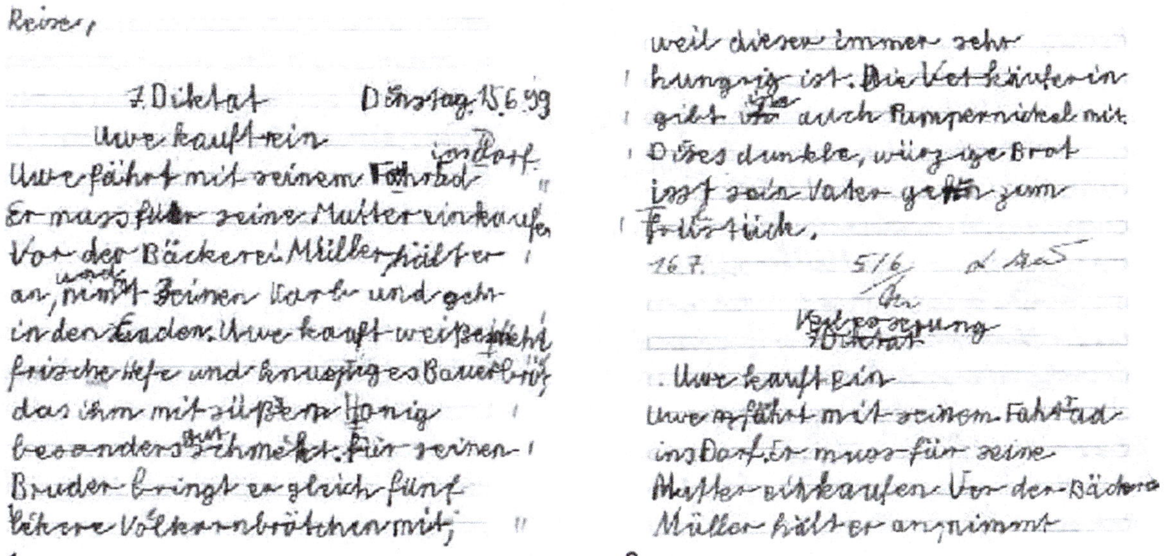

Abb. 8.12 Diktat eines 9-Jährigen vor Beginn der Atlastherapie

🔹 **Abb. 8.13** Derselbe Junge: Diktat nach 2 Atlastherapiesitzungen

Sitzungen schrieb er bereits das erste Diktat im neuen Schuljahr mit nur 3 Rechtschreibfehlern und erhielt eine Zwei (🔹 Abb. 8.13). Nach Aussage der Mutter war er bereits nach der ersten Behandlung imstande, mit dem Lineal gerade Linien zu ziehen, was ihm zuvor nicht gelungen war. (Eine zusätzliche Lernförderung fand nicht statt.)

Bei diesem Kind verbesserten sich die motorischen Defizite nach 9 Sitzungen im Verlauf von 5 Monaten um mehr als eine MKT-Kategorie – damit war das Therapieziel erreicht. Auch bei diesem Kind waren die Verbesserungen in der Motorik und den schulischen Leistungen anhaltend.

In der Vergangenheit konnten bei zahllosen SMD-Kindern mit der Atlastherapie nach Arlen vergleichbare Ergebnisse erzielt werden. Der Einfluss der Behandlung auf die Orthographie dürfte nicht zuletzt auf die Verbesserung der **Blickmotorik** zurückzuführen sein. Bein-Wierzbinski (2008) weist darauf hin, dass bei Kindern mit zervikookzipitaler Dysfunktion isolierte Augenbewegungen nur mit unwillkürlichen Blicksprüngen möglich seien. Das bedeute, dass sie mit den Augen immer wieder »gestückelte Informationen über ihre Umwelt«bekommen und viele Informationen fehlen. Da die Rechtschreibung unmittelbar mit dem visuell Erfassten zusammenhänge, führten lückenhafte visuelle Wahrnehmungen dazu, »fehlende Bereiche aus der Phantasie heraus zu ersetzen«.

8.3.3 Sensomotorische Fehlsteuerung: Die primäre Störung

Eine Verbesserung der Vigilanz, des affektiven Verhaltens und der kognitiven Leistungen tritt bei der SMD gewöhn-lich schon nach 1–2 atlastherapeutisch-manualmedizinischen Sitzungen ein. Auch die Motorik spricht in vielen Fällen prompt auf die Behandlung der zervikookzipitalen Rezeptoren an, erkennbar z.B. an einer Verbesserung des Einbeinstandes oder der Koordination beim Hampelmannsprung unmittelbar nach dem therapeutischen Atlasimpuls.

Allerdings zeigt die Erfahrung, dass dieser Effekt meist nicht von Dauer ist, sondern nach durchschnittlich 3 Wochen wieder deutlich nachlässt, zu Beginn der Behandlung mitunter auch früher. Dies ist im Grunde auch nicht anders zu erwarten, denn ein fehlerhaftes oder pathologisches Bewegungsmuster, das schon seit langer Zeit besteht und neuroplastisch im ZNS etabliert ist, lässt sich nicht in Kürze umprogrammieren. Mehrere Behandlungssitzungen sind daher erforderlich. Gelegentlich kann auch die Behandlungsdauer durch Blockierungsrezidive nach banalen Unfällen oder interkurrenten Erkrankungen prolongiert sein.

> **Wichtig**
>
> **Es gilt das oben formulierte Therapieziel: Die Behandlung wird beendet, wenn eine Verbesserung der Bewegungsqualität um mehr als eine Störungskategorie im MKT erreicht wurde und das Kind über einen Zeitraum von 6 Monaten rezidivfrei ist. Erst wenn dies erreicht ist, wird auch die Verbesserung der kognitiven Fähigkeiten und des Verhaltens von Dauer sein.**

Das therapeutische Bestreben, bestmögliche sensomotorische Muster zu bahnen, hat auch einen humanitären Aspekt. Es erleichtert den Kindern die Bewältigung des Alltags, stärkt ihr Selbstbewusstsein und fördert ihren Lebensmut, während sie sonst wegen ihrer Ungeschicklichkeit und scheinbaren Unfähigkeit den verständnislosen, mitunter unbarmherzigen Reaktionen ihrer Umgebung ausgesetzt sind. Henderson et al. (1991) kommen zu dem Ergebnis, dass körperlich ungeschickte Kinder auch im Erwachsenenalter unbeholfen bleiben und aufgrund eines gestörten Selbstwertgefühls zahlreiche soziale und emotionale Konflikte erleben.

Bewegungsstörung, Verhaltensauffälligkeit und Aufmerksamkeitsdefizit bei einer SMD sind also verschiedene Ausdrucksformen ein und desselben Störungsbildes. In den meisten dieser Fälle besteht kein Anlass, eine Verhaltensauffälligkeit regelmäßig als milieubedingte Störung einzustufen und einer Verhaltens- oder Familientherapie zuzuführen, vor allem dann, wenn im gleichen Familienmilieu Geschwister heranwachsen, die sich völlig unauffällig entwickeln. Auch ist es wohl nicht gerechtfertigt, sog. Teilleistungsstörungen stets als pädagogisches oder sogar charakterliches Problem anzusehen (»der könnte, wenn er wollte«) und diese Störung mit zusätzlichen Übungsstunden im betreffenden Fach verbessern zu wollen.

Ohne Zweifel gibt es eine Vielzahl milieubedingter Verhaltensstörungen, für die der Psychologe oder Sozialpädagoge zuständig ist. Auch Lernstörungen, die sich nicht im Zusammenhang mit einer Störung der Körperkontrolle zeigen, müssen mit speziellen pädagogischen Konzepten gefördert werden. Diese Kinder weisen aber gewöhnlich nicht die typischen Symptome einer SMD auf. Sobald aber **Verhaltensstörungen** oder sog. **Aufmerksamkeitsdefizite** mit einer Beeinträchtigung der Raumorientierung und Körperkontrolle verbunden sind, sollten diese Auffälligkeiten zunächst als symptomatisch eingeschätzt und die Kinder einer entsprechenden Diagnostik zugeführt werden. Dazu steht für Schulkinder der motokybernetische Test in Verbindung mit der manualmedizinischen Untersuchung zur Verfügung, für Vorschulkinder das Entwicklungsgitter und standardisierte Skalen.

8.4 Unentbehrliche Amphetamine?

Die Ritalin-Diskussion ist noch nicht beendet. Die oft verblüffende Wirkung von **Methylphenidat** auf scheinbar unbeeinflussbare affektive und kognitive Störungen im Kindesalter begünstigt eine zunehmend liberale ärztliche Verordnungsweise bei dieser Psychodroge und drängt die Bedenken wegen unkalkulierbarer Spätfolgen in den Hintergrund.

8.4.1 Katalog-Diagnose

ADS und ADHS sind Umschreibungen für ein Phänomen, dem unterschiedliche Ursachen und pathologische Wer-

tungen zugrunde liegen und dessen Erforschung bei Weitem noch nicht abgeschlossen ist. Im Gegensatz zur landläufigen Meinung gibt es bislang keinen eindeutigen Test zur Feststellung eines AD(H)S. Stattdessen wird zur Diagnosestellung ein Katalog von Kriterien verwendet, auf den sich Kinder- und Jugendpsychiater geeinigt haben. Wenn diese Kriterien, die sich auf Beobachtungen und Verhaltensweisen stützen, weitgehend erfüllt sind, wird die Diagnose gestellt. Hüther (2003) weist darauf hin, dass hier eine riesige Grauzone besteht, und dass die Abgrenzung eines noch normalen vom schon pathologischen Verhalten mit diesem Katalog nicht möglich ist. Auch handele es sich bei diesen Kriterien im Grunde um ein typisches kindliches Verhalten, das nur besonders stark und unkontrolliert ausgeprägt sei. Noch schärfer kritisiert Mattner die nach seiner Ansicht pseudo-objektive Kategorisierung des AD(H)S als psychische Störung:

» Hier wird wohl eher dem herrschenden Zeitgeist und der jeweiligen »Psycho-Mode« bzw. den gewohnheitsmäßigen Denk- und Handlungsgewissheiten von Klinikern gefolgt, die gewissermaßen per Abstimmung darüber entscheiden, was als psychisch gesund oder pathologisch zu beurteilen ist, … (Mattner 2003).

Mit einer »Psycho-Mode« ließe sich ja leben, wenn sie nicht mit der flächendeckenden Verordnung eines Medikamentes verbunden wäre, dessen Langzeitfolgen überhaupt noch nicht abgeschätzt werden können. Nach der Pressemitteilung Nr. 12 des Bundesministers für Gesundheit vom 15.8.2001 stieg die Verordnung von Ritalin von 1990–2001 um mehr als das 60-fache – und steigt unaufhörlich weiter. Da sich die prompte Wirkung des Ritalins hinsichtlich Verhalten und Konzentrationsfähigkeit herumgesprochen hat und die Diagnosestellung eines AD(H)S inzwischen offenbar zur Allgemeinbildung gehört, wird die Indikation zur Ritalin-Behandlung mittlerweile bereits von nervenschwachen Lehrerinnen und überforderten Erzieherinnen gestellt. Auch sind Haus- und Kinderärzte laut Pressemitteilung des Gesundheitsministers vom 15.8.2001 deutlich weniger zurückhaltend mit der Ritalin-Verordnung als Kinder- und Jugendpsychiater. Der amerikanische Neuropädiater Richard Saul bestreitet in seinem Buch »*Die ADHS-Lüge. Eine Fehldiagnose und Ihre Folgen*«, dass das sog. ADHS eine eigenständige Erkrankung sei. Vielmehr sei es das Produkt anderer Leiden, die nicht oder nur unzureichend diagnostiziert wurden. Er kritisiert, dass die »Krankheit« nach ihren Symptomen und nicht nach ihrer Ursache definiert werde. Das Vertrauen der Schulmedizin in die ADHS-Diagnose und deren bereitwillige Akzeptanz durch das gesamte Gesundheitssystem habe eine Reihe schwerwiegender Konsequenzen gehabt.

Zu den ausführlich beschriebenen Störungen und Leiden, die nach Richard Sauls Beobachtung den ADHS-

Symptomen zugrunde liegen, zählen neben Seh- und Hörstörungen auch sensorische Verarbeitungsstörungen, deren Beschreibung durchaus Ähnlichkeit mit der SMD aufweist. Die Verordnung von Methylphenidat zur Behandlung des sog. ADHS hält Saul für einen ärztlich geförderten Medikamentenmissbrauch und drückt seine Bestürzung darüber aus, dass immer mehr Ärzte und Eltern sich an diesem »potenziell tödlichen Spiel beteiligen«.

8.4.2 Wirkung und Nebenwirkung von Methylphenidat

Neben Ritalin ist seit Langem auch das pharmakologisch identische Konkurrenzpräparat **Medikinet** im Handel. Ritalin ist ebenso wie Medikinet ein Amphetaminderivat mit der pharmakologischen Bezeichnung **Methylphenidat**. Es unterliegt als Psychostimulanz dem Betäubungsmittelgesetz. In der WHO-Klassifikation von 1971 ist Methylphenidat in die Kategorie 2 der **Convention for Psychotopic Drugs** wegen Missbrauchsgefahr zusammen mit Morphium, Kodein und Kokain aufgeführt.

▪▪ Wirkung von Ritalin

Ritalin hält wach, optimiert die Aufmerksamkeit, verbessert die Selbstkontrolle, verändert Wahrnehmung und Erlebnisweise durch Dämpfung der psychophysischen Reaktionen. Körperliche Leistungsreserven lassen sich über die Leistungsgrenzen hinaus ausschöpfen. Warum das Psychostimulanz Methylphenidat bei hyperaktiven Kindern allerdings eine beruhigende Wirkung hat, ist bis heute ungeklärt.

Unter der Behandlung mit Ritalin bessern sich Konzentration und Verhalten bei 10–20% der hyperaktiven Kinder. Bei 30–50% verbessert sich zwar die Konzentrationsleistung,nicht jedoch das Verhalten. Bei **steigender Dosierung** kommt es zur Verschlechterung der Symptomatik. Bei 10–30% der hyperaktiven Kinder verschlechtern sich alle Symptome: Konzentration, Hyperaktivität, Impulsivität, Aggressivität (Kinze 1994, zitiert nach D. Mattner).

Die **Nebenwirkungen** von Ritalin und vergleichbaren Amphetaminderivaten sind unter anderem:

- Appetitmangel,
- Gewichtsverlust,
- Einschlafstörungen,
- reizbare oder depressive Verstimmung,
- psychotische Erscheinungsformen,
- Verlangsamung des Längenwachstums,
- selten auch Epilepsie,
- schwere Tic-Erkrankungen und
- im späteren Lebensalter Parkinsonsyndrom (Bachmann 1993, Kinze 1994, Tischler 2001, Hüther u. Bonney 2002).

Im **Arznei-Telegramm** 65/2000 wurde auf den bedenklichen Anstieg der Verordnung von Ritalin und Medikinet hingewiesen. Auch seien die Langzeitfolgen einer Behandlung von Kindern mit diesen psychostimulierenden Präparaten unbekannt und es müsse aufgrund neuerer Untersuchungen angenommen werden, dass eine jahrelange Einnahme dieser Medikamente den Ausbruch einer parkinsonartigen Erkrankung im späteren Lebensalter zur Folge haben könne.

Eine amerikanische Vergleichsstudie über die Wirksamkeit von Ritalin und Kokain kam zu dem Ergebnis, dass **Kokain** als eine der aufputschendsten und suchterzeugendsten Missbrauchdrogen eine sehr ähnliche pharmakologische Wirkung wie Ritalin hat. Ritalin ist das in den USA am häufigsten verschriebene Psychopharmakon für Kinder (DeGrandpre 2002)[1].

Die unscharfe Definition der AD(H)S-Pathologie verleitet dazu, die Indikation zur Methylphenidat-Behandlung ex iuvantibus zu stellen. Gerechtfertigt wird diese Vorgehensweise von den Befürwortern mit der paradoxen Wirkung von Ritalin bzw. Medikinet, da hyperaktive Kinder durch diese Psychostimulanzien ja ruhiger werden, was als Beweis für defizitäre zerebrale Funktionsweisen angesehen wird. Bei dieser Argumentation werden allerdings geflissentlich gut dokumentierte Untersuchungsergebnisse übersehen, die belegen, dass die bei AD(H)S-Kindern so geschätzte »paradoxe« Wirkung von Methylphenidat ebenso auch bei nicht betroffenen, sog. normalen Kindern eintritt, desgleichen auch bei Erwachsenen (Klicpera 1982). Der Mainzer Biochemiker und Alzheimer-Forscher Christian Behl warnt im Feuilleton der FAZ vom 10. September 2008 vor der »Überschwemmung des gesunden Gehirns« mit Psychopharmaka, wobei er ausdrücklich auch Methylphenidat erwähnt. Wörtlich heißt es:

» Die Signalübertragung im Gehirn verläuft in alle Richtungen. Das Gehirn ist kein elektronischer Schaltkasten, dem man einfach eine Verstärkerplatine vorschalten kann. Im Laufe der Evolution hat sich mit der synaptischen Plastizität ein eigener potenter Mechanismus entwickelt, der sich langfristig sicher nicht überlisten lässt … Selbst wenn der Anwender subjektiv sein Ziel einmalig erreicht, sind negative Auswirkungen wie Gehirnschäden, Persönlichkeitsveränderungen sowie langfristige gesellschaftliche Folgen zu erwarten. (Behl 2008)

---

1 Der Ritalin-Produzent Novartis beantragte bei der WHO eine Reklassifizierung von Methylphenidat von Klasse 2 in Klasse 3, was abgelehnt wurde. Es wurde daraufhin bekannt, dass Novartis über 1 Million Dollar an eine amerikanische Elternorganisation (CADD) spendete, damit diese sich für eine Steigerung der Ritalinproduktion einsetze (Tischler 2001, zitiert nach Mattner).

8.4.3 Ethische Verpflichtung

Wie in diesem Kapitel dargelegt, sind Konzentrationsstörungen und auffälliges Verhalten bei einer nicht unerheblichen Zahl von Kindern im Vorschul- und Schulalter **Begleitsymptome** einer larvierten sensomotorischen Störung, die unter Verzicht auf Medikamente mit speziellen manualmedizinischen Maßnahmen erfolgreich behandelt werden kann. Es handelt sich bei dieser Störung in den meisten Fällen vermutlich nicht um die Folge einer frühkindlichen Hirnschädigung, sondern um frühkindlich erworbene **Dysfunktionen an** bestimmten **sensorischen Schlüsselregionen des Achsenorgans**, wobei vornehmlich der zervikookzipitale Übergang betroffen ist. Dieses als **sensomotorische Dyskybernese (SMD)** bezeichnete und mehrfach beschriebene Störungsbild (Coenen 1990, 1992, 1996a, 2002, 2006) spielt in der AD(H)S-Diskussion bisher kaum eine Rolle und ist vorwiegend bei Manualmedizinern und Physiotherapeuten bekannt. Biedermann (1999) entwickelte eigene Vorstellungen zu diesem Thema und wählte für die Störung die Bezeichnung **KIDD (kopfgelenksinduzierte Dyspraxie und Dyskalkulie)**. Der Sportwissenschaftler Lensing-Conrady (2003) weist auf die Bedeutung der Gleichgewichtswahrnehmung als Motor für Entwicklung und Lernen hin, ein Denkansatz, wie er der SMD von Anfang an zu Grunde liegt. Lensing-Conrady verwendet allerdings an Stelle des Terminus **AD(H)S** den Begriff **ADL-Symptom**, d.h. **Aus-dem-Lot-Symptom**.

» »Es ist unerheblich«, schreibt die Kinder- und Jugendpsychiaterin Ruf-Bächtiger, »ob man die Bezeichnung POS, MCD, umschriebene Entwicklungsstörung oder eine der vielen anderen Umschreibungen wählt, wesentlich ist, dass sich alle Fachleute bewusst werden, dass sie diesen Kindern gegenüber eine ethische Verpflichtung haben« (Ruf-Bächtiger 1995)

8.5 Der motokybernetische Test (MKT)

Zur qualitativen Beurteilung der Gleichgewichts- und Bewegungssteuerung wird der motokybernetische Test eingesetzt, bestehend aus 16 verschiedenen grobmotorischen Aufgaben (▶ Kap. 12.6, Befundbogen. Diesen Befundbogen finden Sie auch auf http://extras.springer.com zum Download.), die dem **spontanen Spielverhalten** normal entwickelter Kinder entsprechen (Coenen 1990, 1992, 1996a, 2002, 2006).

> **Tipp**
>
> Der Test kann bei **Kindern ab 5½ Jahren** eingesetzt werden.

▪▪ Punktebewertung

Die Bewertung jeder einzelnen Aufgabe erfolgt nach einem **Minuspunkt-System** von 0 bis 3:

0 = Normalbefund
1 = leichte Normabweichung
2 = deutliche Normabweichung
3 = erhebliche Normabweichung

Aus der Gesamtsumme der Punkte wird unter Berücksichtigung des Lebensalters die Qualität der stütz- und zielmotorischen Leistung ermittelt, eingeteilt in sechs Kategorien (s.u.).

Die Beurteilung von Aufgabe 16 erfolgt nach Sekunden und wird nicht in die Gesamtpunktesumme einbezogen.

▪▪ Untersuchungsbedingungen

- Ausreichend großer **Raum**, in dem das Kind die einzelnen Übungen ohne Verletzungsgefahr durchführen kann.
- Zweckmäßige **Kleidung**: Geeignet sind Sport oder Turnhosen, anliegendes T-Shirt oder freier Oberkörper; barfuß oder mit Strümpfen.
- **Bezugspersonen**: Eltern, Geschwister usw. sollten nach Möglichkeit nicht im Testraum anwesend sein, da dies wegen unvermeidbarer Interaktion die Leistung des Kindes beeinträchtigt. Dies gilt nicht für anwesende Fremdpersonen (Arzt, Arzthelferin o.Ä.).
- **Testatmosphäre**: Sie muss entspannt und ruhig sein und der Gefühlslage des Kindes entgegenkommen. Jede durchgeführte Aufgabe ist unabhängig von ihrer Qualität ohne Überschwang, aber uneingeschränkt zu loben. Eine Bloßstellung des Kindes ist unbedingt zu vermeiden. Spürt der Untersucher, dass das Kind mit der Durchführung einer Aufgabe zögert, weil es sie nicht bewältigen kann, darf der Untersucher das Kind ermutigen, nicht aber auf der Durchführung bestehen und muss rechtzeitig darauf verzichten. Die Aufgabe wird dann mit 3 Minuspunkten bewertet.

▪▪ Testmaterial (◻ Abb. 8.14)

- Schaumstoffball von 16 cm Durchmesser und 18 g Gewicht (optimale Maßeinheiten für die Testdurchführung)
- Festes Schaumstoffkissen, ca. 35×24×10 cm
- Therapiekreisel (Durchmesser der Standfläche 40 cm, Höhe ca. 9–10 cm)
- Langes Seil, ca. 5 m lang (z.B. Gardinenschnur)

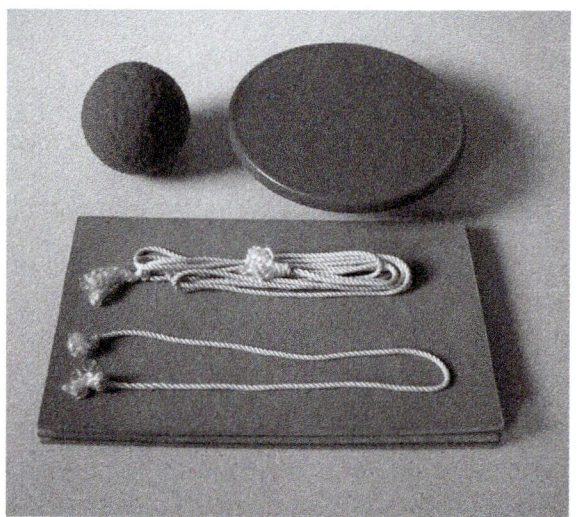

Abb. 8.14 Testmaterialien: Ball, Therapiekreisel, Gymnastikmatte, langes und kurzes Seil, Stoppuhr (nicht abgebildet)

— Kurzes Seil, ca. 1 m lang
— Schmale Faltgymnastikmatte o.Ä.
— Stoppuhr

Ferner sollte eine höhenverstellbare Untersuchungsliege zur Verfügung stehen.

▪▪ Testaufgaben und Bewertungsmuster

Die einzelnen Aufgaben des MKT wurden bereits in ▶ Übersicht: **Motokybernetischer Test (MKT)**(▶ Abschn. 8.2.1) genannt. Hier seien sie zur schnelleren Übersicht nochmals der **Reihenfolge** nach aufgelistet, bevor auf die Durchführung und Punktebewertung eingegangen wird:
1. Langsitz
2. Hochklettern und Abspringen von hüfthoher Liege
3. Einbeinstand auf festem Untergrund
4. Einbeinstand auf weichem Untergrund (Schaumstoffkissen)
5. Einbeinstand mit Auffangen und Rückwurf eines Balls
6. Einbeinhüpfen
7. Einbeinhüpfen mit Hochwerfen und Auffangen eines Balls
8. Hampelmannsprung
9. Schersprung
10. Einbeinstand auf einem Therapiekreisel
11. Purzelbaum
12. Seitliches Überhüpfen
13. Fersengang vor- und rückwärts
14. Hopserlauf
15. Seiltänzergang auf ausgelegtem Seil
16. Drehtest
17. (17. Zusätzlicher Test: »Männchen, Baum, Haus«)

▪ 1. Langsitz
▪ Durchführung

Das Kind sitzt mit gestreckten Beinen auf der Untersuchungsliege, die Hände liegen auf den Oberschenkeln, der Rumpf ist aufgerichtet.

▪ Punktebewertung

0 = Wirbelsäule gerade: BWS und HWS gestreckt. Physiologische kompensatorische Kyphosierung der LWS. Der Kopf ist über dem Beckenschwerpunkt zentriert.
1 = BWS und LWS kyphotisch, HWS lordotisch. Beine noch gestreckt. Kopf zentriert oder gering nach ventral (kompensatorisch) oder dorsal dezentriert.
2 = Totalkyphose von BWS und LWS. HWS-Hyperlordose. Knie sind nur noch mit Mühe gestreckt. Kopf- und Oberkörperschwerpunkt leicht nach dorsal verlagert.
3 = Dezentrierung des Oberkörpers nach dorsal. Ausgeprägte BWS- und LWS-Kyphose sowie HWS-Hyperlordose. Die Knie können nicht in Streckung gehalten werden, gelegentlich Abkippen des Oberkörpers nach hinten.

▪ 2. Hochklettern und Abspringen von hüfthoher Liege
▪ Durchführung

Die Untersuchungsliege wird in Höhe des kindlichen Trochanters eingestellt. Das Kind wird aufgefordert, so schnell wie möglich mehrmals hintereinander auf die Liege hochzusteigen und herabzuspringen.

▪ Punktebewertung

0 = Behendes Hochklettern auf die Liege und weiche, leichte, elastische Landung beim Abspringen. Arme sind dabei in lockerer Abduktion. Leichtes Touchieren des Bodens mit den Händen gestattet.
1 = Eckiges, plump wirkendes Erklettern der Liege, Landung beim Absprung hart, auch mit Abkippen nach vorne oder hinten, Abstützen am Boden. Wiederholung des Manövers umständlich mit Umwegen und Tippelschritten.
2 = Umständliches, mühsames Erklettern der Liege, Landung beim Abspringen hart, steif, laut, mit starren Knien. Auch heftiges Abstützen mit den Händen und Aufprallen mit den Knien. Wiederholung des Manövers umständlich, zögerlich, mühsam.
3 = Erklettern der Liege erst nach einigen Versuchen oder mit Fremdhilfe mühsam möglich. Zögern beim Abspringen, starres Herunterplumpsen mit Sturz nach vorne aufgrund verzögerter Abstützreaktion. Oder: Übung wird verweigert.

▪ 3. Einbeinstand auf festem Untergrund
▪ Durchführung

Das Kind steht barfuß auf festem Untergrund (Boden). Es soll ein Bein hochheben und ca. 10 sec ruhig stehen bleiben.

Das Manöver wird mit dem anderen Bein wiederholt. Das schlechtere Resultat wird bewertet, die Seite dokumentiert.

- **Punktebewertung**

0 = Oberkörper ruhig aufrecht, Arme locker herabhängend, Spielbein sagittal angehoben oder in leichter Außendrehung. Eine initiale Balencebewegung ist gestattet.
1 = Assoziierte Bewegungen der oberen Extremitäten (Abspreizen der Arme, Drehen der Hände). Spielbein adduziert, deutliche Balancebewegungen von Standbein und Oberkörper. Initial mehrfaches Absetzen des Spielbeins.
2 = Einbeinstand erst nach einigen Versuchen kurzzeitig möglich. Ausgeprägte assoziierte Bewegungen der oberen Extremitäten und der Mimik. Ausfahrende Balancebewegungen, haltsuchend.
3 = Vergeblicher Versuch, taumelt dabei, fällt mitunter hin. Oder: Aufgabe wird verweigert.

- **4. Einbeinstand auf weichem Untergrund**
- **Durchführung**

Das Kind steht barfuß auf einem ca. 10 cm hohen, festen Schaumstoffkissen und führt die Aufgabe wie unter Punkt 3 durch. Auch hier wird das schlechtere Resultat bewertet, die Seite dokumentiert. (Diese Aufgabe stellt höhere Anforderungen an die stützmotorische Koordination als der Einbeinstand auf festem Untergrund).

- **Punktebewertung**

0 = Wie Aufgabe 3; dazu feinschlägige Balancebewegungen von Standbein und Spielbein statthaft.
1 = Wie Aufgabe 3; dazu Balancebewegungen deutlicher, auch mit Einsatz der Arme, gelegentlich ausgleichendes Hüpfen, auch mehrfaches Absetzen des Spielbeins.
2 = Wie Aufgabe 3; dazu oft Abknicken im Standbeinknie, häufiges Absetzen des Spielbeins, Umkippen und Abstützen mit den Händen.
3 = Wie Aufgabe 3.

- **5. Einbeinstand mit Auffangen und Rückwurf eines Schaumstoffballs**
- **Durchführung**

Einbeinstand auf festem Untergrund wie unter Punkt 3 beschrieben. Der Untersucher steht etwa 1,5–2 m vom Kind entfernt und wirft ihm bogenförmig einen Schaumstoffball aus beiden supinierten Händen zu. Das Kind soll den Ball im Einbeinstand auffangen und in gleicher Weise mit beiden supinierten Händen zurückwerfen.

- **Punktebewertung**

0 = Einbeinstand ist sicher und ruhig. Sicheres Auffangen des Balls und beidhändiger zielgenauer Rückwurf aus supinierter Haltung. Ein 8- bis 10-maliges Wiederholen des Manövers ohne Absetzen des Beins ist möglich.
1 = Einbeinstand ist unruhig, unsicher. Der Ball wird meist an der Brust aufgenommen und mit einer Hand oder beidhändig in pronierter Handhaltung zugeworfen. Nach 2 bis 4 Ballwechseln Absetzen des Spielbeins.
2 = Einbeinstand ist erst nach mehrfachem Absetzen des Spielbeins möglich. Der Ball wird ungezielt gegrapscht oder verfehlt. Rückwurf in pronierter Handhaltung, Absetzen des Spielbeins nach jedem Rückwurf.
3 = Einbeinstand ist nicht durchführbar, es ist nur kurzes Anheben des Spielbeins möglich. Der Ball wird verfehlt. Ein Rückwurf zum Untersucher gelingt nicht, der Ball wird mit pronierter Handhaltung ungezielt zu Boden geworfen. Oder: Aufgabe wird verweigert.

- **6. Einbeinhüpfen**
- **Durchführung**

Das Kind soll (barfuß oder in Strümpfen) mindestens 10-mal auf der gleichen Stelle auf einem Bein hüpfen, ohne sich dabei zu drehen. Hüpfen durch den Raum ist nicht verwertbar. Es werden beide Beine geprüft, das schlechtere Resultat wird gewertet, die Seite dokumentiert.

- **Punktebewertung**

0 = Ruhiges, geschmeidiges, leichtes und punktuelles Hüpfen. Oberkörper aufrecht, lockere Armbewegung. Das Bewegungsbild ist anmutig und wirkt unangestrengt.
1 = Hastiges Hüpfen. Das Spielbein ist ab- oder adduziert, der Oberkörper etwas vorgeneigt. Assoziierte Bewegungen der oberen Extremitäten und der Mimik. Kein punktuelles Hüpfen, ständig wechselnder Landeplatz. Drehen des Körpers um die eigene Achse.
2 = Kurze, angestrengte, hastige Hüpfer. Das Spielbein ist ab- oder adduziert, das Sprungbein innenrotiert, die Ellenbogen gebeugt. Ausgeprägte assoziierte Bewegungen der oberen Extremitäten. Punktuelles Hüpfen nicht möglich. Nur wenige zusammenhängende Sprünge durchführbar.
3 = Kein Hüpfen möglich, allenfalls kurzer Zehenstand. Oder: Aufgabe nicht durchführbar oder wird verweigert.

- **7. Einbeinhüpfen mit Hochwerfen und Auffangen eines Schaumstoffballs**
- **Durchführung**

Das Kind soll wie in Übung 6 auf einem Bein hüpfen und dabei einen Schaumstoffball senkrecht hochwerfen und wieder auffangen. Die Schwierigkeit der Übung besteht in der Differenz zwischen Hüpf- und Wurffrequenz, verbunden mit Reklination des Kopfes und Fangbewegung der Arme.

- **Punktebewertung**

0 = Ruhiges, geschmeidiges Hüpfen, der Blick wird zum Ball gerichtet. Der Ball wird 50–100 cm über Kopfhöhe senkrecht hochgeworfen und sicher aufgefangen. Eine

Fangkorrektur bei Abweichen des Balls von der Wurflinie ist ohne Absetzen des Spielbeins möglich.

1 = Einbeinhüpfen hastig, nicht punktuell. Der Ball wird nur bis zur Gesichtshöhe geworfen, mit starren Armbewegungen gefangen. Ball fällt nach 1–2 Versuchen zu Boden.

2 = Angestrengte, hastige oder verzögerte Hüpfbewegung. Der Ball wird nicht losgelassen oder kann nicht senkrecht hochgeworfen werden. Ein Auffangen des Balls gelingt nicht. Die Wurfhöhe ist niedrig, meist unter Kopfhöhe.

3 = Kein Einbeinhüpfen möglich. Wippbewegung in den Knien, durch die der Ball 1- bis 2-mal auf den Händen herumtänzelt. Kein Hochwerfen, kein Auffangen. Oder: Aufgabe nicht erhaltbar oder wird verweigert.

- **8. Hampelmannsprung**
- **Durchführung**

Der Untersucher macht dem Kind die Aufgabe vor: Aus geschlossenen Beinen und herabhängenden Armen erfolgt ein Sprung mit Abspreizen der Beine und Hochheben der Arme über den Kopf. Anschließend aus dieser Position Sprung mit Schließen der Beine und Anlegen der Arme an den Körper. Dies soll 10-mal hintereinander durchgeführt werden. Falsch ist eine Ausgangsposition mit geschlossenen Beinen und über dem Kopf gehobenen Armen (sog. Kleinkindmuster).

- **Punktebewertung**

0 = Gleichmäßige und synchrone Bewegungen der Arme und Beine über die gesamte Bewegungsbahn. Bewegungen von Armen und Beinen geschmeidig, locker, nicht stampfend oder klatschend. Punktuelles Hüpfen, Knie beim Aufspringen in gegrätschter Beinhaltung leicht innenrotiert.

1 = Plumpe, stampfende, angestrengte Sprünge, abgesetzt, nicht flüssig. Nach wenigen Sprüngen im korrekten Muster stolpriger Übergang ins Kleinkindmuster. Oder: Hastige, klatschende, stampfende Bewegungen, auch asynchron mit Wechsel ins Kleinkindmuster. Kein punktuelles Hüpfen, Anstrengungskeuchen. Beine beim gegrätschten Aufkommen in Froschhaltung (Knie schauen nach außen).

2 = Pause nach jedem Bewegungsteil, nächste Bewegung immer neu planend. Kein punktuelles Hüpfen. Arm- und Beinbewegungen asynchron. Kein Einhalten des Bewegungsmusters. Stößt beim Springen häufig an Möbel (Stuhl, Tisch, Liege). Bringt keine 10 Sprünge zustande.

3 = Kind tut so, als verstehe es nicht, worum es geht. Auch nach Vormachen wird das Muster nicht begriffen. Gelegentlich werden 1–2 missglückte Sprünge gezeigt, mit großen Pausen dazwischen. Oder: Aufgabe nicht erhaltbar oder wird verweigert.

- **9. Schersprung**
- **Durchführung**

Das Kind springt 10-mal in Schrittform auf der gleichen Stelle, so dass abwechselnd gleichzeitig das eine Bein nach vorne und das andere nach hinten gesetzt wird.

- **Punktebewertung**

0 = Sprungbewegung leicht, locker, mit synchroner diagonaler Arm-Bein-Bewegung, gleichmäßig, auf der Stelle bleibend (punktuell).

1 = Hastig, steifbeinig, stampfend, nach 5–7 Sprüngen Balance suchend, kein punktuelles Springen. Armbewegungen flatternd, nicht diagonal.

2 = Mühsam, steif, asynchron. Rumpfrotation in Richtung des vorgesetzten Beins. Schnell ermüdend, taumelnd, Balanceschwierigkeiten. Kein punktuelles Springen.

3 = Begreift das Bewegungsmuster nicht. Übung nicht erhaltbar oder wird verweigert.

- **10. Einbeinstand auf dem Therapiekreisel**
- **Durchführung**

Das Kind soll barfuß oder in Strümpfen mit einem Fuß den Therapiekreisel betreten und versuchen, im Einbeinstand zu balancieren.

- **Punktebewertung**

0 = Der Fuß wird gezielt auf das Zentrum des Kreisels gesetzt, ggf. einige kurze Bodenkontakte mit dem Spielbein, bis ein ruhiger, aufrechter Einbeinstand über ca. 10 sec möglich ist.

1 = Unzweckmäßiges Besteigen des Kreisels von der Peripherie, mehrfaches Absetzen des Spielbeins erforderlich. Stand auf dem Kreisel unsicher. Deutliche Balancebewegungen und Rudern mit den Armen. Ein ruhiger Stand über 10 sec ist nicht erreichbar.

2 = Erhebliche Schwierigkeiten beim Besteigen des Kreisels, nur kurzes Loslösen des Spielbeins vom Boden. Einbeinstand allenfalls für 2–3 sec möglich, mit deutlichen assoziierten Bewegungen der oberen Extremitäten. Ungezielte Ausgleichsbewegungen des Oberkörpers, fehlende Balance und Sturz zu Boden.

3 = Übung nicht erhaltbar oder wird verweigert.

- **11. Purzelbaum**
- **Durchführung**

Das Kind führt eine Rolle vorwärts auf einer auf dem Boden liegenden Gymnastikmatte aus. Beurteilt werden Ausgangsposition, Abrollbewegung und Abrollrichtung.

- **Punktebewertung**

0 = Vierfüßerhocksitz als Ausgangsstellung. Bodenkontakt des Kopfes im hinteren Scheitelanteil am Übergang zum Hinterkopf. Abrollen über die durchgehend gebeugte

BWS, Landung im Hockstand. Die Abrollbewegung erfolgt in der Längsachse der Matte.

1 = Vierfüßerhocksitz als Ausgangsposition. Bodenkontakt des Kopfes im mittleren oder vorderen Scheitelanteil, unzureichende Flexion der Wirbelsäule und steifnackiges Abrollen. Nicht selten seitliches Abweichen aus der Rollrichtung. Meist keine Landung im Hockstand oder Vierfüßerhocksitz.

2 = Ausgangsposition: Rumpfbeuge oder Kniestand. Bodenkontakt des Kopfes an Stirn-Haar-Grenze. Unzureichende Flexion der Wirbelsäule, daher seitliches Wegrollen oder harte, gelegentlich schmerzhafte Landung auf dem Rücken.

3 = Unzweckmäßige Startposition ohne Vorstellung von der zu bewältigenden Aufgabe. Abrollbewegung nicht durchführbar. Oder: Aufgabe wird verweigert.

- **12. Seitliches Überhüpfen**
- **Durchführung**

Das Kind soll 10-mal über eine 80–100 cm lange, auf dem Boden liegende Schnur seitlich hin und her hüpfen, ohne die Schnur dabei zu berühren. Der Untersucher macht dem Kind die Übung vor.

- **Punktebewertung**

0 = Lockere, harmonische, beidbeinige Sprünge mit nur geringen Distanzvariationen. Physiologische Gegenrotation des Oberkörpers bei lockerer Armhaltung. Gleichmäßiger Sprungtakt. 10 fehlerfreie Sprünge sind möglich.

1 = Sprünge abgehackt, Distanz ständig variierend. Ungleichmäßiger Sprungtakt, zwischendurch Nachstellschritte. Anstrengungskeuchen. Berühren und Verschieben der Schnur.

2 = Sprungbewegung mühselig, nach jedem Sprung pausierend. Große Distanzvariation. Fehlender Sprungtakt, kein beidbeiniges Hüpfen. Übergang in andere Sprungmuster, ständiges Berühren und Verschieben des Seils.

3 = Nur 1–3 Sprünge in abnormaler Qualität möglich. Oder: Übung nicht durchführbar oder wird verweigert.

- **13. Fersengang vor- und rückwärts**
- **Durchführung**

Das Kind geht auf den Fersen zunächst ca. 20 Schritte vorwärts, dann ca. 20 Schritte rückwärts.

- **Punktebewertung**

0 = Knie gestreckt, Oberkörper aufrecht, Arme und Hände locker herabhängend. Leichte assoziierte Bewegungen der Hände erlaubt. Schritte gleichmäßig. Beim Rückwärtsgehen leichte Vorneige des Oberkörpers.

1 = Skandierendes, eckiges, hastiges Gangbild. Oberkörper vorgeneigt, Füße supiniert, Knie unvollständig gestreckt. Assoziierte Hand-Finger-Bewegungen.

2 = Deutliche Vorneige des Oberkörpers. Nur wenige Schritte möglich, mühsam, hastig, stampfend und verkrampft. Balance suchend, zwischendurch Pausen und Zeichen der Anstrengung. Knie und Hüften gebeugt, Füße supiniert. Verkrampfte Arm-Hand-Finger-Haltung.

3 = Steigerung von Punkt 2. Oder: Übung nicht durchführbar bzw. wird verweigert.

- **14. Hopserlauf**
- **Durchführung**

Mit Hopserlauf ist jenes flüssige, fröhliche Hüpfen gemeint, das dem alternierenden fliegenden Galoppwechsel beim Dressurreiten ähnelt. Es muss für diese Aufgabe genügend Raum zur Verfügung stehen. Der Untersucher macht dem Kind den Hopserlauf vor.

- **Punktebewertung**

0 = Leichtes, flüssiges, lockeres Hopser-Hüpfen mit diagonalen Bewegungen von Armen und Beinen, anmutiger Anblick.

1 = Einbeinhüpfphase verkürzt. Rotation des Beckens, Absprungbein wird bei der Landung zurückgesetzt. Bewegungen eckig und verkrampft, nicht automatisiert. Oft Übergang ins Galoppieren.

2 = Keine Vorstellung vom Bewegungsmuster: Eckiges Galoppieren oder große Sprünge vorwärts ohne Hopser, gleichsinnige Armbewegung, Hüftrotation. Ständige Neuplanung der Bewegung mit Pausen zwischen den einzelnen Sprüngen. Bewegungen verkrampft, stampfend oder zapplig.

3 = Keine Vorstellung vom Bewegungsmuster: Ausholender Vorwärtsschritt, kein Hüpfen, kein Laufen. Oder: Aufgabe wird verweigert.

- **15. Seiltänzergang**
- **Durchführung**

Das 5 m lange Seil wird kreis- oder ovalförmig auf den Boden gelegt. Das Kind soll (barfuß oder in Strümpfen) im **Uhrzeigersinn** auf dem Seil entlanggehen, bis zum Ausgangspunkt; dabei den einen Fuß genau vor dem anderen absetzen.

- **Punktebewertung**

0 = Sichere, kurze Schritte, ein Fuß vor den anderen setzend. Arme locker herabhängend oder leicht abduziert. Oberkörper aufrecht, Balancebewegung kurz und zweckmäßig.

1 = Schritte nicht in der Linie, Schritte zu groß, kein Fuß-vor-Fuß-Schreiten. Deutliche Ausgleichsbewegung des Oberkörpers und assoziierte Hand-Finger-Bewegungen bei abduzierten oder fuchtelnden Armen. Schrittbewegung nicht flüssig, häufig seitlich absetzend.

2 = Deutliche Balanceschwierigkeiten. Füße können nicht in der Linie aufgesetzt werden, ständiges seitliches Absetzen. Ruderbewegung mit den Armen, Ausgleichsbewegung mit dem Oberkörper, mitunter Abstützen an der Wand oder an Gegenständen. Ausgeprägte assoziierte Bewegungen der Finger und der Hände. Vorgestreckter Kopf, HWS hyperlordotisch.

3 = Steigerung der abnormalen Merkmale von 2. Oder: Übung nicht durchführbar oder wird verweigert.

> **Tipp**
>
> **Anmerkung zur Punktebewertung der Aufgaben 1–15**
> Übergänge zwischen den einzelnen Minuspunktbewertungen sind möglich: Eine mit 0 bewertete Übung kann auch Merkmale der nächstschlechteren Bewertung aufweisen, ohne diese Kriterien voll zu erfüllen. In diesem Fall wird ein halber Minuspunkt gegeben (z.B. 0,5 statt 0). Das gleiche gilt für die nächstfolgenden Stufen 1 bis 3.

■ 16. Drehtest mit anschließendem Seiltänzergang
■ Durchführung

Das Kind wird vom Untersucher relativ rasch 10-mal **nach rechts** um die eigene Achse gedreht (ggf. auf einem Drehstuhl). Das Kind muss dann sofort den Seiltänzergang auf dem am Boden liegenden Seil im **Uhrzeigersinn** durchführen.

■ Bewertung

Geprüft wird die Dauer des Schwindels in Sekunden (Stoppuhr). Normalerweise ist der Drehschwindel nach 10–15, spätestens 20 sec vorbei, erkennbar am sicheren Gehen über das Seil. Eine Kompensation des Schwindels ≤ 5 sec ist abnormal und spricht für eine hohe vestibuläre Reizschwelle. Dieser Befund ist häufig bei hyperaktiven Kindern zu beobachten. Eine Kompensationszeit des Drehschwindels von ≥ 30 sec ist auffällig, ab 40 sec eindeutig abnormal und findet sich häufig bei hypokativen Kindern mit deutlicher Bewegungsauffälligkeit.

> **Tipp**
>
> Bei diesem Test erfolgt keine Minuspunktbewertung. Der Zeitmesswert des Drehtests wird also nicht in die Gesamtsumme der Minuspunkte einbezogen.

■ 17. Zusätzlicher Test: »Männchen, Baum, Haus«

Eine weitere Aufgabe ohne Punktebewertung ist das Malen eines Bildes mit einem **Männchen**, einem **Baum** und einem **Haus**. Es werden Bunt- oder Filzstifte in verschiedenen Farben und ein weißes DIN-A4-Blatt zur Verfügung gestellt.

◻ Tab. 8.4 Einteilung der Störungskategorien und Punktezahlen nach Lebensalter

Alter (Jahre)	Kategorien I–VI	Punkteeinteilung
5½ Jahre	I	0–9
	II	10–14
	III	15–20
	IV	21–30
	V	31–39
	VI	ab 40
6 Jahre	I	0–7
	II	8–11
	III	12–17
	IV	18–27
	V	29–37
	VI	ab 38
7 Jahre	I	0–5
	II	6–9
	III	10–16
	IV	17–26
	V	27–35
	VI	ab 36
8 Jahre	I	0–3
	II	4–7
	III	8–14
	IV	15–24
	V	25–34
	VI	ab 35
9 und 10 Jahre	I	0–2
	II	3–5
	III	6–12
	IV	13–21
	V	22–30
	VI	ab 31
11 und 12 Jahre	I	0–1
	II	2–3
	III	4–9
	IV	10–16
	V	17–23
	VI	ab 24

Beobachtet wird die Auswahl der Stifte (mehrfarbig, einfarbig oder schwarz), die Stifthaltung, Körperhaltung und Mimik des Kindes und die Gestaltung des Bildes, z.B.:

- Hat das Männchen ein Gesicht?
- Hat es Rumpf, Arme und Beine?
- Wie viele Finger hat es?
- Ist ein Kopffüßler? usw.
- Wie sieht der **Baum** aus?
- Hat er Äste, Blätter, Früchte?
- Ist er kleiner oder größer als das Männchen?
- Welche Farbe haben Stamm, Äste und Blätter?
- Hat das **Haus** ein Spitzdach, einen Schornstein?
- Steht der senkrecht oder schräg auf dem Spitzdach?

— Hat das Haus Fenster?

— Ist die Tür im Erdgeschoss angesiedelt? usw.

Das Bild soll vor Behandlungsbeginn einen Eindruck vom **Vorstellungs-** und **Gestaltungsvermögen** des Kindes vermitteln, das dem jeweiligen Alter des Kindes entspricht, und nach Abschluss der Therapie als Vergleichsobjekt beim Wiederholen der Aufgabe dienen.

▪▪ Testauswertung

Aus der Punktesumme der Aufgaben 1–15 wird die Qualität der sensomotorischen Steuerung ermittelt und in Abhängigkeit vom Alter in **sechs Kategorien** (▪ Tab. 8.1) eingeteilt:

— I = normal

— II = suboptimal, kontrollbedürftig

— III = leichte Störung

— IV = deutliche Störung

— V = ausgeprägte Störung

— VI = hochgradige Störung, Verdacht auf zerebrale Ursache

In ▪ Tab. 8.4 sind Störungskategorien und Punktezahlen in Verbindung mit dem Lebensalter aufgeführt.

❯ Wichtig

Bei Einstufung in die Kategorien III–VI besteht die Indikation zur manualmedizinischen Behandlung mit Atlastherapie und ggf. ergänzenden Techniken an den sensorischen Schlüsselregionen.

Die infantile Zerebralparese

Wilfrid Coenen

9.1 Kulturhistorische Aspekte – 174

9.1.1 Soziale Randstellung – 174

9.1.2 Krücken und Quengelschienen – 174

9.2 Frühkindliche Hirnschädigung – 175

9.2.1 Supraspinale Kontrolle: Ergebnis der ZNS-Reifung – 176

9.3 Klinisches Bild der IZP – 177

9.3.1 Spastik – 178

9.3.2 Zentrale Hypotonie – 184

9.3.3 Anfallsleiden – 185

9.3.4 Orthopädische Komplikationen – 185

9.4 Diagnostik – 186

9.4.1 Kommunikation zwischen Arzt und Kind – 186

9.4.2 Klinische Zeichen – 187

9.4.3 Bewertungskriterien – 187

9.4.4 Dokumentation des spastischen Muskeltonus – 189

9.4.5 Therapieziele – 189

9.5 Manualmedizinische Behandlung: Impulstechniken – 190

9.5.1 Atlastherapie – 191

9.5.2 Manipulationstechniken an der HWS – 192

9.5.3 Manipulationstechniken an der BWS – 193

9.5.4 Behandlung des dorsolumbalen Übergangs – 195

9.5.5 Manipulation der Iliosakralgelenke – 196

9.6 Manuelle Weichteiltechniken – 197

9.6.1 Pritschen – 197

9.6.2 Myofasziales Lösen – 197

9.6.3 Mobilisierende Weichteiltechniken – 199

9.7 Manuelle Medizin und neuromuskuläre Erkrankungen – 203

9.7.1 Neuromuskuläre Erkrankungen – 203

9.7.2 Wirkung der Manuellen Medizin
bei neuromuskulären Erkrankungen – 204

W. Coenen, *Manuelle Medizin bei Säuglingen und Kindern,*
DOI 10.1007/978-3-642-20734-1_9, © Springer-Verlag Berlin Heidelberg 2016

9.1   Kulturhistorische Aspekte

Exkurs: Die infantile Zerebralparese in der Kunst

Zu den ältesten Krankheitsbildern der Medizingeschichte gehört die infantile Zerebralparese. Das äußere Erscheinungsbild dieser motorischen Störung beschäftigte zu allen Zeiten die Phantasie der Menschen und inspirierte bildende Kunst und Dichtung: Eine altägyptische Darstellung aus dem 14. vorchristlichen Jahrhundert zeigt eine männliche Person mit rechtsseitiger Hemiparese und Spitzfuß, gestützt auf einen Stab. Auf einem Gemälde von Mathias Grünewald (1485–1530) ist St. Cyriacus dargestellt, der eine Königstochter heilt, deren äußeres Erscheinungsbild auf eine spastische Tetraparese hindeutet. Vom Spanier Ribera (1593–1652) stammt das Gemälde »Le pied pot«, zu sehen im Louvre. Es stellt einen Knaben mit den typischen Merkmalen einer rechtsseitigen spastischen Hemiparese dar (Valentin 1961).

9.1.1   Soziale Randstellung

Im Eingangsmonolog von Shakespeares Drama »König Richard III.« schildert der bösartige Herzog von Gloster und spätere König Richard in sarkastischer Weise die Ursache seiner Körperbehinderung, vermutlich eine Hemiparese nach Frühgeburt und perinataler Asphyxie:

> » ... Ich, um dieses schöne Ebenmaß verkürzt, von der Natur um Bildung falsch betrogen, entstellt, verwahrlost, vor der Zeit gesandt in diese Welt des Atmens, halb kaum fertig gemacht, und zwar so lahm und ungeziemend, dass Hunde bellen, hink ich wo vorbei. Ich nun, in dieser schlaffen Friedenszeit, weiß keine Lust, die Zeit mir zu verkürzen, als meinen Schatten in der Sonne spähn' und meine eigne Missgestalt erörtern ...

In der Missgestaltung und sozialen Randstellung des machtgierigen Richard sieht Shakespeare einen Grund für dessen abartige Persönlichkeitsentwicklung:

> » ... und darum, weil ich nicht als ein Verliebter kann kürzen diese fein beredten Tage, bin ich gewillt, ein Bösewicht zu werden ...

In diesen Sätzen wird ein uraltes Vorurteil sichtbar, das abnorme Körpermerkmale mit negativen, auch unheimlichen Wesenszügen verbindet. So beschreibt schon Homer im zweiten Gesang der Ilias den Nörgler Thersites als

> » ... schielend und lahm am anderen Fuß und die Schultern höckrig, gegen die Brust ihm geengt; und oben erhub sich spitz sein Haupt, auf dem Scheitel mit dünnlicher Wolle besät ...

Der bedauernswerte Thersites wird dann auch wegen Nörgelei von Odysseus tüchtig verprügelt, sehr zur Erheiterung der anderen Griechen.

Vorurteile und gefühlloses Verhalten gegenüber körperlich benachteiligten Menschen haben die Jahrhunderte offenbar überdauert, wie die Erfahrung auch heute noch lehrt.

9.1.2   Krücken und Quengelschienen

Exkurs: Frühe medizinische Versorgung

Die medizinische Versorgung der Zerebralparesen beschränkte sich lange Zeit auf Hilfsmittel und Schienen, für deren Herstellung Stellmacher, Schreiner oder Schmiede zuständig waren. In der Manessischen Handschrift wird der geistliche Chorherr Hesso von Reinach (1234–1276) dargestellt, wir er Blinde und auf Achselkrücken gestützte Lahme in sein Haus führt (◻ Abb. 9.1). Unter ihnen ist eine Frau mit der typischen Handhaltung einer spastischen Parese sowie ein Mann, der auf allen Vieren daherkommt, wobei er sich mit den Händen auf zwei schemelartige, dreibeinige Ständer stützt, die schon eine entfernte Ähnlichkeit mit den heute verwendeten 4-Punkte-Gehstützen aufweisen. Mechanisch anspruchsvoll gebaute Quengelschienen zur Behandlung von Gelenkkontrakturen wurden 1530 in dem Buch »Wundartzney« vorgestellt (Valentin 1961) und erscheinen auch 1666 bei Johannes Scultetus in seinem umfangreichen Werk »Wund-Arzneyisches Zeug-Hauß«.

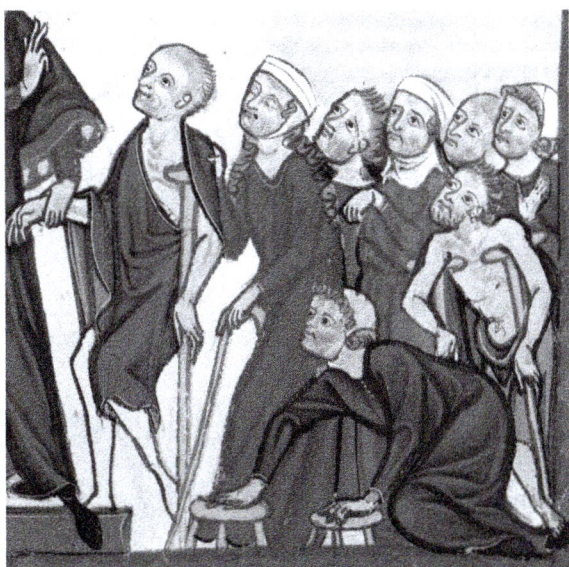

Abb. 9.1 Manessische Handschrift. Ausschnitt aus Tafel 39, Herr Hesso von Reinach: Darstellung von Blinden und Lahmen mit den damals üblichen Gehhilfen. Die Handhaltung der Person in der Mitte deutet auf eine spastische Hemiparese hin. Bei dem Mann im Vierfüßlergang könnte es sich um Poliofolgen handeln

9.2 Frühkindliche Hirnschädigung

Die Bezeichnung **infantile Zerebralparese (IZP)** ist ein Überbegriff für unterschiedliche Formen von sensomotorischen Störungen, die auf eine Schädigung zerebraler Strukturen in der frühkindlichen Phase zurückzuführen sind. Frühkindlich steht für die Zeit vom Beginn der Schwangerschaft bis zum Ende der Markreifung im 4. Lebensjahr. Die **Spastic Society** definierte 1966 in Berlin die IZP als »eine bleibende, aber nicht unveränderbare Haltungs- und Bewegungsstörung infolge einer prä-, peri- oder postnatalen zerebralen Funktionsstörung, die eingetreten ist, bevor das Gehirn seine Reifung und Entwicklung abgeschlossen hat«.

Eine **Schädigung des unausgereiften Gehirns** führt nicht nur zum Verlust bereits erworbener sensomotorischer Funktionen, sondern beeinträchtigt auch die Aneignung der noch zu erwartenden Fähigkeiten. Dies ist der Unterschied zu einer Schädigung der ausgereiften Erwachsenengehirns, bei dem es zum Verlust bereits erworbener Fähigkeiten kommt und daher Funktionsausfälle durch Rückgriff auf intakte Strukturen und sensomotorische Programme besser kompensiert werden können als dies bei einer frühkindlichen Schädigung der Fall ist. Dieser Unterschied ist für Prognose und therapeutische Zielsetzung von Bedeutung.

Perinatale Schadensereignisse wurden früher als häufigste **Ursache der IZP** angesehen. Seit Längerem ist aber bekannt, dass pränatal entstandene Schädigungen mindestens ebenso häufig sind:

- **Aus pränatal**en Ursachen entstehen besonders häufig spastische Tetraparesen, hypotone Lähmungsformen und Ataxien, sei es als Folge angeborener Fehlbildungen oder anoxischer Schäden.
- **Perinatale** Schädigungen führen gehäuft zu spastischen Di- und Hemiparesen, wohl auch zu Mischformen von Spastik und Athetose.

Auch wurde beobachtet, dass sich Perinatalschäden oft auf pränatale Vorschäden aufpfropfen (Feldkamp und Matthiaß 1988), im Sinne einer **Noxenkette** (Kalbe 1981). Das bedeutet, dass die meisten frühkindlichen Hirnschädigungen zu etwa gleichen Teilen prä- und perinatal entstehen. Die Häufigkeit postnatal entstandener Hirnschädigungen wird mit ca. 10% angegeben, wobei vor allem infektiöse, enzephalitische und traumatische Ursachen in Frage kommen (**Abb. 9.2**).

Als **Schädigungsursache** wird der Hypoxie bzw. Asphyxie die größte Bedeutung beigemessen, entstanden durch Blutungen während der Gravidität, durch Sauerstoffmangel des mütterlichen Blutes infolge Anämie, Herzvitium, Nephropathie, Eklampsie usw. Auch Plazentainfarkte, vorzeitige Plazentalösung und prolongierte Geburt mit

---

Exkurs: Orthopäden beschrieben als Erste das Störungsbild

Niclas Andry (1744), der den Begriff **Orthopädie** prägte, beschreibt Gelenk- und Wirbelsäulendeformitäten, die dem Bild der spastischen Lähmung entsprechen.

Es waren dann auch zuerst Orthopäden, die sich systematisch mit diesem Krankheitsbild auseinandersetzten. Allen voran John Little (1810–1894), der als Erster die zerebrale Ursache dieser Lähmungsform erkannte und von der spinalen Form unterschied, der Poliomyelitis, an deren

Folgen er selbst litt. Little beschrieb Zusammenhänge zwischen **Schwangerschafts-** und **Geburtskomplikationen** und dem Auftreten spastischer Lähmungen und nahm zerebrale Blutungen oder eine perinatale Asphyxie als Ursache der Spastizität an.

Aufgrund seiner ausführlichen Arbeiten wurde das Krankheitsbild der infantilen Zerebralparese lange Zeit als **Morbus Little** bezeichnet und als **zerebrale Kinderlähmung** abgegrenzt von der infek-

tionsbedingten Poliomyelitis, der **spinalen Kinderlähmung** mit ihren charakteristischen schlaffen Lähmungen.

Während von Strümpell bereits 1884 die Poliomyelitis als Infektionskrankheit erkannte, erfolgte eine differenzierte und systematische Klassifizierung der IZP in ihren unterschiedlichen Formen und klinischen Erscheinungsbildern vorwiegend erst in der zweiten Hälfte des 20. Jahrhunderts.

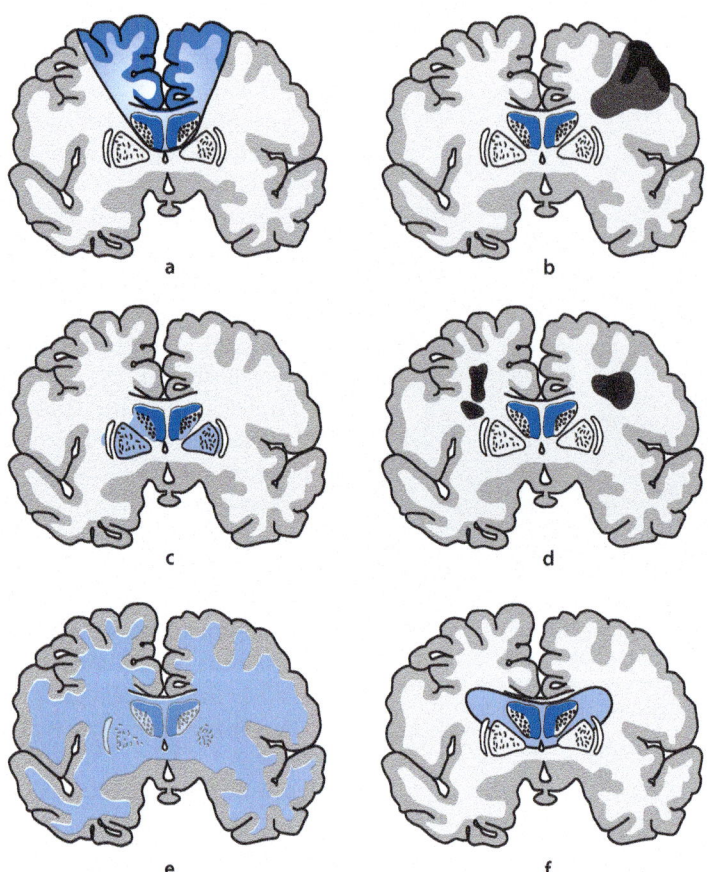

◘ Abb. 9.2 Topik der pathologischen Anatomie bei IZP (halbschematisch, modifiziert nach Zülch 1982). **a** Schädigung bei spastischer Diparese, Hände kaum betroffen. **b** Porenzaphalie, Schädigung bei spastischer Hemiparese. **c** Schädigung der Basalganglien durch Kernikterus als Ursache der reinen Athetose. **d** Periventrikuläre Leukomalazie (Marklagerzysten) als Folge einer pränatalen Hypoxie. Je nach Lokalisation und Ausdehnung unterschiedliche motorische Ausfälle (spastische Di- oder Tetraparese). **e** Gesamtschädigung des Gehirns durch lange andauernde Asphyxie. Schädigungsbild bei schwerer (athetoider) Tetraspastik mit hochgradiger Wahrnehmungsstörung und Epilepsie. **f** Hydrocephalus occlusus, Liquorabflussbehinderung z.B. durch Fehlbildung, Thrombus oder Tumor

Dauerpresswehen werden angeführt, ebenso arterielle Embolien und andere Erkrankungen des mütterlichen Kreislaufes (Zülch 1982). Toxische Schäden durch Alkoholgenuss, Nikotin, Drogen usw. können im Embryonalstadium Missbildungen verursachen, ebenso Röntgenstrahleneinwirkung und Virusinfektionen, während andere Erreger wie beispielsweise Toxoplasmen, Listerien und Spirochäten vorwiegend in der fetalen Phase schädigend wirken (Flamm 1959). Genetische Ursachen sind hingegen selten.

9.2.1   Supraspinale Kontrolle: Ergebnis der ZNS-Reifung

Im frühen Stadium der neuromotorischen Entwicklung beherrschen primitive Bewegungsschablonen aus stammesgeschichtlich alten Hirnteilen (Stammhirn, Pallidum) das motorische Bild. Diese als General Movements bezeichneten **unkontrollierten Massenbewegungen** werden nach und nach von phylogenetisch jüngeren Hirnteilen beherrscht und dank der supraspinalen Kontrolle zunehmend **durch selektive Motorik** ersetzt; gleichzeitig entwickeln sich die Automatismen zur **posturalen Kontrolle** (► Abschn. 3.1–3.4).

Die supraspinale Kontrolle, auch als **inhibitorische Kontrolle** bezeichnet, versetzt das Kind zunehmend in die Lage, gezielte Einzelbewegungen auszuführen, ohne dass es zu Mitbewegungen ganzer Körperregionen kommt (Kalbe 1981). Sie ermöglicht eine differenzierte Tonussteuerung der Skelettmuskulatur mit artspezifischer Bewegungsleistung. Der **Grundtonus der Skelettmuskulatur** wird allerdings nicht nur von zerebralen Zentren gestaltet, auch die spinalen Motoneurone sind daran beteiligt. Dieser spinal gesteuerte Tonus wird von verschiedenen Hirnzentren moduliert und in den Dienst der Stütz- und Zielmotorik gestellt.

Schädigungen des Gehirns beeinträchtigen die supraspinale Kontrolle und damit auch die Modulation der spinalen Basisaktivität. Es kommt zur Dysregulation des Muskeltonus in unterschiedlicher Form und Ausprägung. Die Bewegungsabläufe weichen in Ausmaß und Tempo vom Normalen ab, wobei die Skala von abrupten, ausfahrenden Bewegungen bis zu spärlichen, mühsamen und zähflüssigen Abläufen reicht. Beeinträchtigt sind – abhängig vom Ausmaß der Hirnschädigung – die Graduierung von Bewegungen und die Durchführung selektiver, variierender und komplexer Bewegungsformen. Die **Hauptmerkmale der abnormalen Bewegungsmuster** aufgrund einer gestörten supraspinalen Kontrolle sind in ▶ **nachfolgender Übersicht** zusammengefasst.

> **Übersicht: Hauptmerkmale abnormaler Bewegungsmuster**
> 1. Eintönigkeit der Bewegung
> 2. Mangel an Variation
> 3. Einfluss tonischer Primitivschablonen
> 4. Synergistische Massenbewegungen

Neben der sensomotorischen Pathologie und den daraus entstehenden orthopädischen Komplikationen zeigen sehr viele IZP-Kinder **Begleitstörungen**, die in einem ursächlichen Zusammenhang mit der Hirnschädigung stehen: Die deutliche Störung der Wahrnehmungsverarbeitung führt bei etwa drei Vierteln der IZP-Kinder zu Intelligenzdefiziten. Ein Drittel leidet an zentralen Krämpfen, etwa die Hälfte an Sehstörungen und Störungen der Sprachentwicklung. Bei zwei Dritteln der Kinder finden sich zudem Störungen der Oberflächen- und Tiefensensibilität, vegetative Störungen und Verhaltensstörungen (◘ Abb. 9.3).

Feldkamp (1996) betont die Bedeutung einer **gestörten Wahrnehmungsverarbeitung** für die motorische Entwicklung. So könne sich ein 3-jähriges Kind mit der Wahrneh-

mungsreife eines Halbjährigen auch nur wie ein Halbjähriges bewegen. Die neurophysiologischen Hintergründe dieser Feststellung wurden in ▶ Abschn. 4.1 erläutert.

9.3 Klinisches Bild der IZP

Die **nosologische Zuordnung** einer IZP erfolgt gewöhnlich nach zwei Kriterien,
- der Verteilung der Tonusstörung und
- der Art der Tonusstörung.

▪▪ Verteilung der Tonusstörung
Je nach Lokalisation und Ausmaß der Schädigung sind die einzelnen Köperregionen in unterschiedlicher Weise betroffen. Die **Parese der Extremitäten**, das eindrucksvollste Merkmal der IZP, ist das Leitkriterium bei der Klassifizierung der Verteilung einer Tonusstörung. Die klassische Einteilung unterscheidet drei Formen, die in ◘ Tab. 9.1 erläutert werden. Diese Einteilung hat sich im klinischen Alltag bewährt, obwohl sie wissenschaftlich nicht exakt ist. Denn auch eine Diparese ist letztlich eine Tetraparese mit Betonung der unteren Extremitäten. Daher wird vielfach jetzt folgende Einteilung bevorzugt: Bilaterale komplette spastische Parese anstatt Tetraparese und bilaterale beinbetonte spastische Parese, womit die Diparese gemeint ist. Statt Hemispastik heißt es jetzt unilaterale spastische Parese. Da die neue Nomenklatur erst in den jüngeren Werken zum Thema Spastik auftaucht, wird hier die klassische Bezeichnung beibehalten, zumal jeder verstehen dürfte, was gemeint ist.

▪▪ Art der Tonusstörung
Hier wird zwischen spastischen, athetoiden, hypotonen und ataktischen Formen unterschieden. Mitunter treffen bei einem Krankheitsbild mehrere Komponenten zusam-

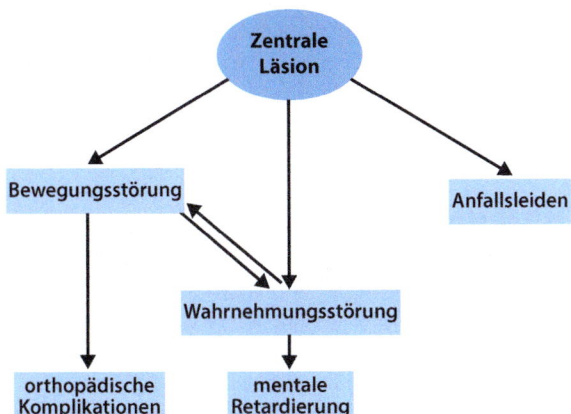

◘ **Abb. 9.3** Schematische Darstellung der Auswirkungen einer frühkindlichen Hirnschädigung (modifiziert nach Kalbe 1981)

◘ **Tab. 9.1** Einteilung der spastischen Zerebralparesen	
Form	**Verteilung der Tonusstörung**
Tetraparese	Betroffen sind Arme und Beine, meist seitendifferent
Diparese	Betroffen sind vorwiegend die Beine, die Arme hingegen weniger stark oder kaum. Genaugenommen handelt es sich bei der Diparese um eine beinbetonte Tetraparese. Eine echte Diparese oder Diplegie ist Folge einer spinalen Läsion (z.B. thorakales oder lumbales Querschnittsyndrom)
Hemiparese	Parese einer Körperseite, wobei Arme und Beine unterschiedlich stark betroffen sein können

men, man spricht dann von Mischformen. Die Benennung des Störungsbildes richtet sich nach der vorherrschenden, am stärksten ausgeprägten Komponente.

9.3.1 Spastik

Spastik bedeutet eine **muskuläre Tonuserhöhung** im Sinne einer federnden Spannungserhöhung des Muskels, die bei rascher oder brüsker Dehnung schlagartig zunimmt. Die spastischen Bewegungen sind eingeschränkt, mühsam, zäh und laufen in spärlichen Schablonen ab. Zülch (1982) bezeichnet die Spastik als »tonisch ausgewalzte Dauersynergie«.

Allerdings ist die Spastik **keine eigenständige Erkrankung**, sondern **Symptom** einer Schädigung kortikospinaler Strukturen (**Pyramidenbahnläsion**). Globale Streck-Beuge-Schablonen und tonische Reflexaktivität, die schon im Frühstadium das Vollbild einer zerebralen Parse bestimmen können, werden überwiegend aus ersatzmotorischen Stammhirnzentren gesteuert und sind nicht als Spastik zu deuten. Denn bei der **Spastik** des Muskels handelt es sich um ein **spinales Phänomen** (Feldkamp 1996), das keineswegs von Anfang an vorhanden ist, sondern erst zeitverzögert als sekundäre Komplikation auftritt. So können in manchen Fällen sogar 2–3 Jahre vergehen, bis sich aus einer hypotonen Übergangsform eine spastische Bewegungsstörung entwickelt. Es ist daher sehr fraglich, ob die einschießenden hypertonen Streckreaktionen schwer hirngeschädigter Säuglinge schon als Spastik bezeichnet werden dürfen, da es sich dabei um tonische Stammhirnreflexe handelt. **Kennzeichen der Spastik** ist hingegen die andauernde abnorme muskuläre Tonuserhöhung mit einem Ungleichgewicht von Beugern und Streckern an Rumpf und Extremitäten, mit deutlichem Überwiegen der Beugemuskeln.

Feldkamp betont, dass die Spastik **kein Primärsymptom** sei, sondern Folge der mangelhaften phylogenetisch-reflexhaften Bewegungsvoraussetzungen. Die pathologischen Kokontraktionen von Agonist und Antagonist seien Bestandteil der pathologischen Reflexmotorik, es handele sich um ausgebreitete totale Haltungsschablonen.

> » Der pathologischen Tonussteigerung des Spastikers liegen Defekte in höheren motorischen Gehirnregionen zugrunde, die zur Dyskoordination und Enthemmung niederer Strukturen führen. Dabei scheint dem Gammasystem eine wesentliche Bedeutung zuzukommen. Diese ist Grundlage für die gesteigerten Dehnungsreaktionen des Spastikers, die sich in den pathologisch gesteigerten Muskeleigenreflexen und den Kloni sowie in dem sogenannten Taschenmesser-Phänomen der Beine äußern. (Feldkamp 1996)

In ▶ **nachfolgender Übersicht** sind die **typischen Zeichen** für eine spastische Zerebralparese zusammengefasst. Die Ausprägung des pathologischen Reflexgeschehens hängt naturgemäß von der Schwere der Gehirnschädigung ab.

Übersicht: Typische Zeichen einer Spastik

1. Persistierende Primitivreflexe
   - **TNR** (tonischer Labyrinthreflex): Bei schwerer Tetraparese bewirkt dieser in Rückenlage ein totales Streckmuster (Opisthotonus), in Bauchlage ein globales Beugemuster.
   - **ATNR** (asymmetrisch-tonischer Nackenreflex): Durch Kopfdrehung kommt es zu Streckung der gesichtsseitigen Extremitäten und Hyperextension der Halswirbelsäule (▶ Abschn. 3.2).
   - **STNR** (symmetrisch-tonischer Nackenreflex): In Abhängigkeit von der Kopfstellung (Flexion, Extension) löst dieser stereotype Streck-Beuge-Reaktionen von Armen und Beinen aus (▶ Abschn. 2.3).
2. Weitere klinische Zeichen
   - Pathologische Steigerung der Muskeleigenreflexe
   - Nicht erschöpfbare Kloni
   - Positive Pyramidenzeichen
   - Positive phasische und tonische Streckreaktionen (können schon frühzeitig eine zerebrale Bewegungsstörung ankündigen, lange bevor sich eine Spastik entwickelt, ▶ Abschn. 3.6)

Die **Prognose** hinsichtlich der Haltungsentwicklung und der Fähigkeit zur Fortbewegung ist hauptsächlich abhängig vom Verteilungsmuster der spastischen Tonusstörung und somit von der Schwere der Schädigung. Bei der **Tetraparese** sind nicht nur Arme und Beine von der Störung betroffen, sondern auch Kopf und Rumpf. Eine fehlende oder gestörte Kopfkontrolle bewirkt zwangsläufig auch eine unzureichende Rumpfkontrolle. Unter diesem Gesichtspunkt ist die gestörte Kopfkontrolle eine entscheidende pathologische Komponente der IZP, auch wenn das äußere Erscheinungsbild von den abnormen Haltungs- und Bewegungsschablonen der Extremitäten beherrscht wird (▶ Abschn. 3.1, Körperkontrolle).

Tetraparese (bilaterale komplette spastische Parese)

Bei Kindern, die das Vollbild einer Tetraparese zeigen, sind **Störungen der Kopfkontrolle** und **pathologische Reflexaktivitäten** meist so ausgeprägt, dass die Fähigkeit zur selbstständigen Fortbewegung nicht erreicht wird.

Abhängig vom Schweregrad unterscheiden Ferrari et al. (1998) die in ▶ **nachfolgender Übersicht** aufgelisteten Formen der Tetraparese.

Übersicht: Formen der Tetraparese

1. Akinetische Tetraparese
2. Tetraparese mit horizontaler Antigravität
3. Tetraparese mit subkortikalen Automatismen
4. Tetraparese mit vertikaler Antigravität
5. »Geschickte« Tetraparese

▪▪ 1. Akinetische Tetraparese (■ Abb. 9.4)

Schwerste Form der Tetraparese mit völlig fehlender Kopf- und Rumpfkontrolle. Die Kinder sind meist in einem tonischen Beugemuster fixiert, zeigen keine Stützreaktionen, keine Fortbewegungsmuster. Sie entwickeln schwere Wirbelsäulendeformitäten (Kyphoskoliose), Beckenverwringung mit »Windschlagdeformität« und ein- oder beidseitiger Hüftluxation, schwere Fußdeformitäten in Valgopronation, seltener in Varosupination, und Deformitäten der Hand- und Fingergelenke mit fehlender Greiffunktion. Regelmäßig besteht eine Störung der Mundmotorik mit Hypersalivation und fehlendem Spracherwerb, fehlendem Kauvermögen und Schluckstörungen, desgleichen Störungen der Augenmotorik wie Strabismus, Nystagmus usw. Und in vielen Fällen besteht als besonders gravierende Komplikation ein zentrales Krampfleiden.

▪▪ 2. Tetraparese mit horizontaler Antigravität

Mit **Antigravität** ist hier die Schwerkraftbewältigung gemeint. Diese Kinder sind imstande, aus Bauchlage den Kopf zu reklinieren und anzuheben. Diese Leistung entspricht der eines gesunden Säuglings von etwa 6–8 Wochen. Der Unterarmstütz wird jedoch nicht erreicht; die Arme liegen mit pronierten Unterarmen und Semiflexion der Ellenbogen seitlich am Körper an. In Rückenlage dominiert der tonische Labyrinthreflex (TLR) mit Reklination des Kopfes und geöffnetem Mund, »Henkelhaltung« der Arme, Volarflexion der Hände und Semiflexion des adduzierten Beins. Mitunter sind Schreitbewegungen der Beine möglich, die Greiffunktion der Hände ist erheblich beeinträchtigt oder fehlt, Manipulationen sind nicht möglich. Im Sitzen zeigt sich das typische Beugemuster von Kopf, Rumpf und Extremitäten. Mundmotorische Störungen kommen ebenfalls vor, auch zentrale Krämpfe. Eine Sprachentwicklung fehlt.

▪▪ 3. Tetraparese mit subkortikalen Automatismen (■ Abb. 9.5)

Mit dorsaler Unterstützung unter den Achseln können die Kinder dieser tetraparetischen Form einige reziproke, meist überschießende Schrittbewegungen durchführen: Die Beine sind dabei flektiert, adduziert und innenrotiert, die Füße meist in Spitzfuß-Valgus-Stellung. Die Fortbewe-

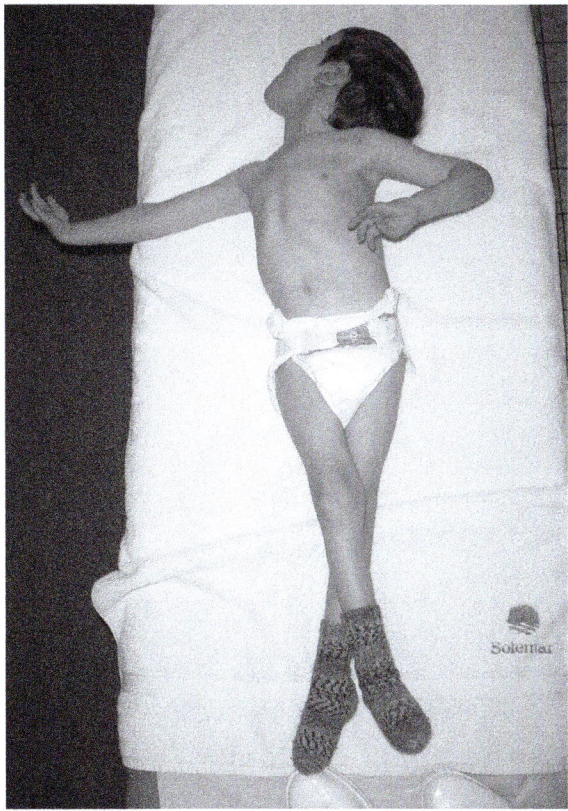

■ **Abb. 9.4** 7-jähriger Junge mit akinetischer Tetraparese. Tonisch fixierter ATNR, beidseitige Hüftluxation, Spitzfüße, zentrales Krampfleiden (BNS), Nystagmus

gung am Boden gelingt gelegentlich mit dem »Häschenhüpfen«. Im Sitzen kann der TLR überwunden werden, der Kopf wird gehalten und kann Blickwendungen durchführen. Die Greiffunktion der Hände ist als Hammer- oder Schlüsselgriff vorhanden, Manipulationen sind in begrenztem Maße möglich. Sprachentwicklung und kognitive Leistungsfähigkeit sind spärlich, mundmotorische Störungen und zentrale Anfallsleiden seltener.

▪▪ 4. Tetraparese mit vertikaler Antigravität

In Bauchlage wird der Kopf aus dem Unterarmstütz angehoben, im Sitzen dominiert das Beugemuster mit Totalkyphose des Rumpfes und ausreichender Kopfkontrolle. Greifen und Manipulieren sind im Sitzen möglich, die Hand kann vollständig geöffnet werden.

Dank der ausreichenden Kopfkontrolle und Handfunktion kann sich das Kind an Gegenständen zum Stand hochziehen und mit Halt stehen, später auch mit ventraler Abstützung durch eine Hilfsperson oder mit geeignetem Hilfsmittel gehen. Dabei sind die Füße meist in Spitzfuß- und Valgus-abductus-Stellung, die Füße schleifen am Boden. Die Stabilisierung im Stand und im Gehen ist unzureichend.

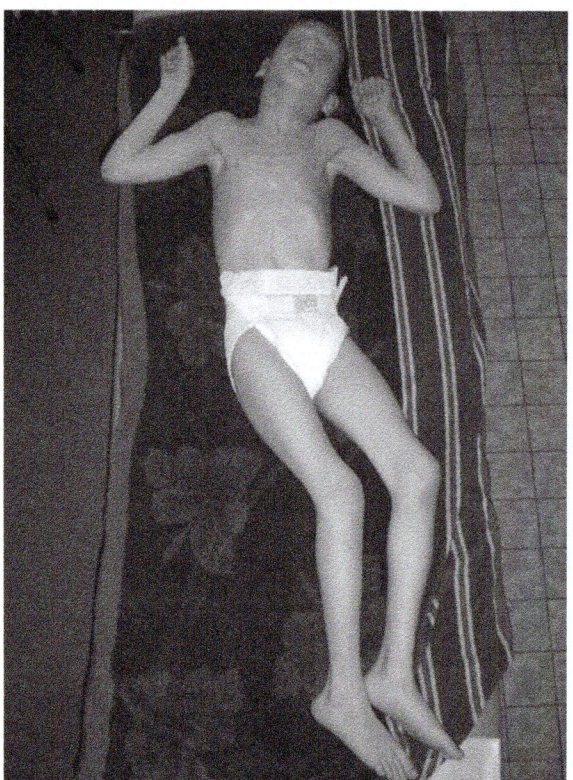

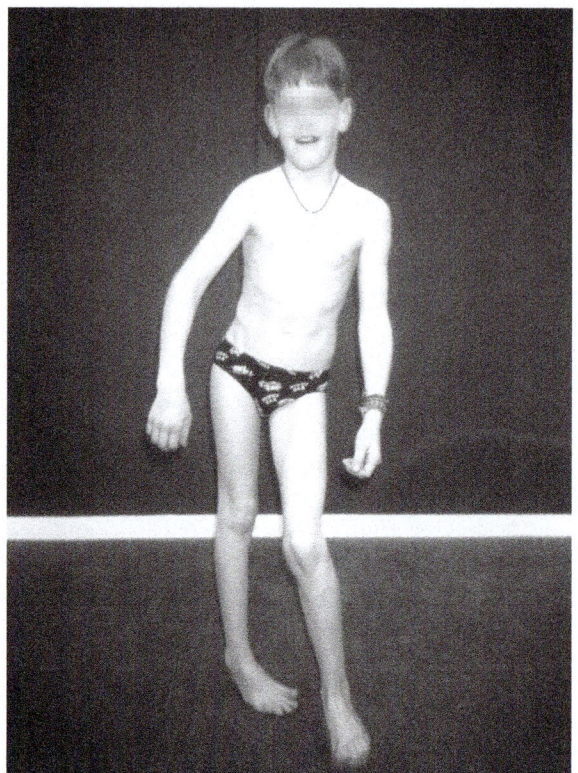

◨ **Abb. 9.5** 9-jähriger Junge mit spastischer Tetraparese. In Rücken-lage »Windschlaghaltung« der Beine, Hüftgelenke intakt. Mit Unter-stützung unter den Achseln sind einige ausfahrende, überkreuzende Schreitbewegungen möglich. Im NF-Walker kann sich der Junge ohne Fremdunterstützung über eine kleine Strecke fortbewegen

◨ **Abb. 9.6** 7-jähriger Junge mit sog. geschickter rechtsbetonter Tetraparese. Es besteht ein deutlicher, teilkontrakter Pes equino-varus-adductus rechts mit mäßiger Coxa antetorta und beidseits zentrier-ten Hüftgelenken, ferner eine mäßige Muskelatrophie des rechten Un-terschenkels (hier durch das vorschwingende linke Bein perspektivisch verstärkt). Der Junge war mit 5½ Jahren noch nicht in der Lage, sich selbstständig zum Stand aufzurichten. Unter regelmäßiger manual-medizinischer Behandlung erlernte er das freie Gehen innerhalb von 11 Monaten

■ ■ **5. Die »geschickte« Tetraparese (**◨ **Abb. 9.6)**

Die Kopfkontrolle ist befriedigend bis gut, damit auch die Rumpfstabilität. Auch das Handgeschick ist soweit ent-wickelt, dass die Hände nicht andauernd zu Stützfunk-tionen eingesetzt werden müssen. Sprache und Mundmo-torik sind nur wenig gestört, desgleichen die geistige Ent-wicklung. Die Kinder können längere Strecken selbständig gehen, meist mit adduzierten und innenrotierten Ober-schenkeln und in Equino-valgus-abductus-Stellung der Füße, seltener in Spitz-/Klumpfuß-Haltung. Die Stützreak-tionen sind nicht immer zuverlässig, auf Stützhilfen kön-nen diese Kinder oft nicht verzichten.

Die »geschickte« Tetraparese ist eine Übergangsform zur spastischen Diparese.

Diparese (bilaterale beinbetonte spastische Parese)

Bei der Diparese sind **hauptsächlich die Beine** betroffen, die Arme hingegen weniger oder kaum. Dennoch haben die meisten Diparetiker gute Aussichten, das Gehen zu lernen. Je weniger Arme und Hände betroffen sind, desto geringer ist auch das Ausmaß der sensomotorischen Störung insge-

samt. Als **Faustregel** mag gelten: Die Qualität der Handmo-torik entscheidet darüber, ob ein diparetisches Kind lernt, sich selbstständig fortzubewegen, und ob es dazu Armstüt-zen benötigt oder ohne Stützhilfe gehen kann Aus diesem Unterschied resultieren verschiedene Bewegungsmuster der Arme und Beine sowie typische Fußstellungen, z.B. der häu-fige Pes valgo-planus-abductus (◨ Abb. 9.7). Funktionell günstig scheint der Pes equinus des Spitzfußläufers zu sein, der sich vielfach ohne Stützhilfen fortbewegen kann.

Ferrari (1998) unterscheidet die in ► **nachfolgender Übersicht** aufgelisteten Formen der spastischen Diparese.

Übersicht: Formen der spastischen Diparese
1. Propulsive Form
2. Enger-Rock-Gang
3. Seiltänzer
4. Der Verwegene

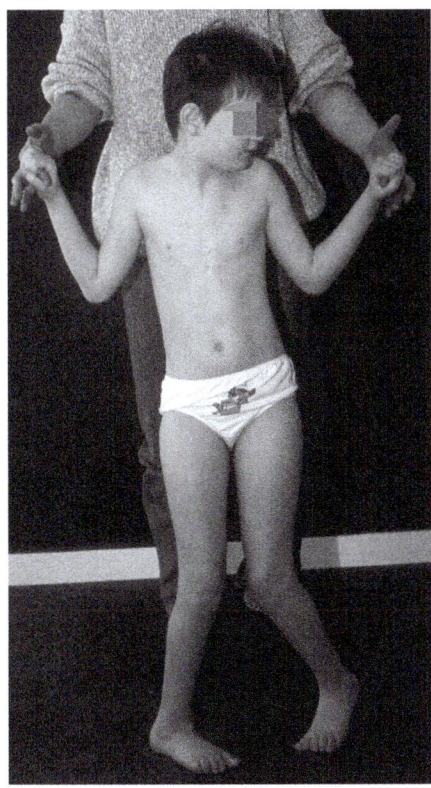

■ **Abb. 9.7** 6-jähriges Mädchen mit spastischer Diparese. Befriedigende Entwicklung der Handmotorik (das Kind hat gelernt zu schreiben). Typische X-Bein-Haltung mit Adduktion und Innenrotation der Oberschenkel. Spitzfußstellung links, rechts wird ein plantigrader Auftritt erreicht. Gehen mit Vier-Punkte-Stützen möglich, leichter Hockergang

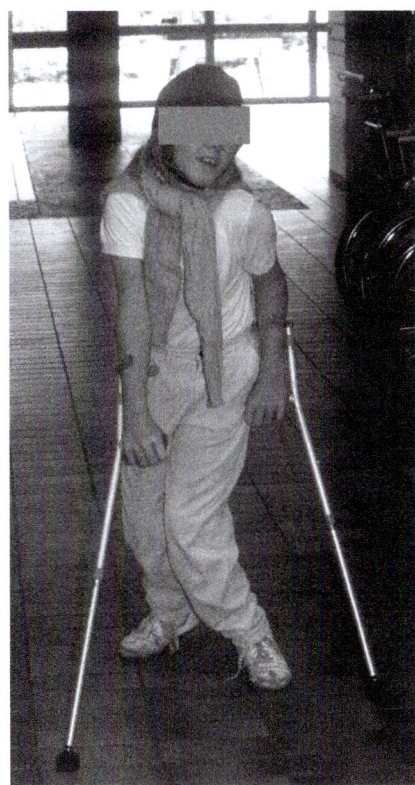

■ **Abb. 9.8** 12-jähriges Mädchen mit spastischer Diparese. Fortbewegung im Hockergang mit Kniereiben. Pes valgo-planus-abductus beidseits. Gehhilfen für den stabilen Stand sind unentbehrlich

■ ■ 4. Der Verwegene

Diese Diplegiker erreichen frühzeitig ein freies Gangbild und laufen vorwiegend auf den Fußspitzen. Sie verfügen über gute Stützreaktionen.

> **Tipp**
>
> Im Gegensatz zu tetraparetischen Kindern zeigen Diparetiker eine ausreichend bis gute **Bildungsfähigkeit**.

■ ■ 1. Propulsive Form

Mit und ohne Beanspruchung orthopädischer Armstützen. Kennzeichnend ist die Vorneige des Oberkörpers mit vorgestreckten Armen und die leichte Neigung des Kopfes beim Gehen.

■ ■ 2. Enger-Rock-Gang

Wird in Italien zweifellos besser verstanden als hierzulande, wo man schlicht vom Kniereiben oder Kreuzgang spricht. Gehhilfen, sofern notwendig, dienen eher der Raumorientierung als der Abstützung, da sie kaum belastet werden (■ Abb. 9.8).

■ ■ 3. Seiltänzer

Damit sind jene Patienten gemeint, die mit Gehhilfen besonders schnell laufen können, sich beim Gehen nur selten auf die Stöcke stützen und sie vorwiegend zum Stehen benutzen.

Die Bezeichnungen Ferraris für die einzelnen Formen der Tetra- und Diparese mögen etwas künstlich wirken, ihre Beschreibung ist jedoch treffend. Die Einteilung in verschiedene Schweregrade hat dabei vor allem **prognostische Bedeutung** und kann bei der Planung operativer Eingriffe eine Rolle spielen. Wesentliche Unterschiede in den Grundsätzen der konservativen therapeutischen Vorgehensweise, speziell der manualmedizinischen, ergeben sich daraus nicht.

Hemiparese (unilaterale spastische Parese)

Hemiparetische Kinder erreichen immer das **freie Gehen** und sind in der Regel normal bildungsfähig. Das klinische

Bild kann sich bei leichten Fällen im Frühstadium verstecken. Verdächtig, aber nicht pathognomonisch ist im Säuglingsalter die motorische Vernachlässigung eines Arms und des gleichseitigen Beins. Die Diagnose lässt sich vor Gehbeginn, der meist verzögert ist, aus dem pathologischen Reflexverhalten stellen, wobei die phasischen und tonischen Streckreaktionen offenbar am empfindlichsten sind. Ein weiteres Frühzeichen ist die Tonusveränderung des M. gastrocnemius der betroffenen Seite: Palpatorisch imponiert der Muskelbauch etwas verkürzt, er fühlt sich im Vergleich zur gesunden Seite ledern an, die Dorsalextension im oberen Sprunggelenk des paretischen Beins ist im Seitenvergleich eingeschränkt. Bei Gehbeginn zeigt das Kind ein typisches Gangbild mit Schrittverkürzung auf der gestörten Seite und fehlendem oder verzögertem Fersenkontakt. Die Händigkeit entwickelt sich frühzeitig zur gesunden Seite bei eindeutiger Vernachlässigung der betroffenen Seite. Nach Feldkamp (1996) ist bei der spastischen Hemiparese der Arm der gestörten Seite oft stärker betroffen als das gleichseitige Bein. Der Arm zeigt ein Beugemuster von Ellenbogen und Handgelenk, der Daumen ist gebeugt und adduziert, die Finger sind flektiert oder zeigen eine schwanenhalsähnliche Stellung, mitunter auch Pfötchenstellung oder eine Reptilhaltung (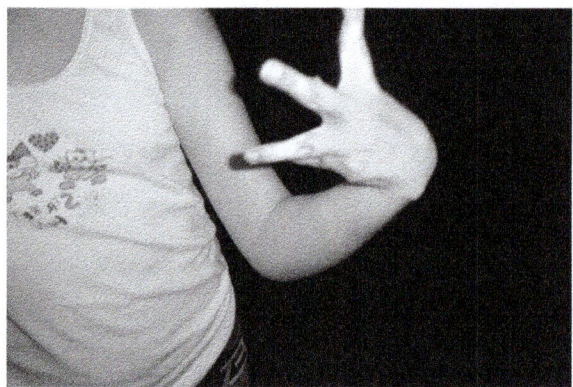 Abb. 9.9). Die Streckung im Hüftgelenk der betroffenen Seite ist eingeschränkt. Häufig besteht ein Spitzfuß in Kombination mit einer Klumphaltung oder Knickfußstellung. Das Längenwachstum der betroffenen Extremitäten bleibt geringfügig hinter dem der Gegenseite zurück. Gelegentlich kann die Hemispastik mit einer athetoiden Komponente kombiniert sein, die sich besonders an der Arm- und Handhaltung zeigt.

Ferrari unterscheidet drei Formen der Hemiparese, zusammengefasst in ▸ **nachfolgender Übersicht**

> **Übersicht: Formen der Hemiparese**
> — Angeborene Form
> — Perinatale Form
> — Postnatale oder erworbene Form

Nach Ansicht Ferraris ist bei der **pränatalen Form** der Arm meist weniger betroffen als das Bein, im Gegensatz zur **perinatalen Form**. Auch seien die Kinder meist geschickter beim Manipulieren und sicherer beim Gehen und Laufen als bei der perinatalen Form, die nach seiner Ansicht häufig mit Epilepsie, Unaufmerksamkeit und Dyspraxie kombiniert sind. Die hypoxisch oder traumatisch entstandene postnatale oder **erworbene Form** ähnelt nach seiner Darstellung mehr der Hemiplegie eines Erwachsenen als der pränatalen Form.

▪ Tab. 9.2 gibt nochmals eine zusammenfassende Charakterisierung der spastischen Tonuserhöhungen.

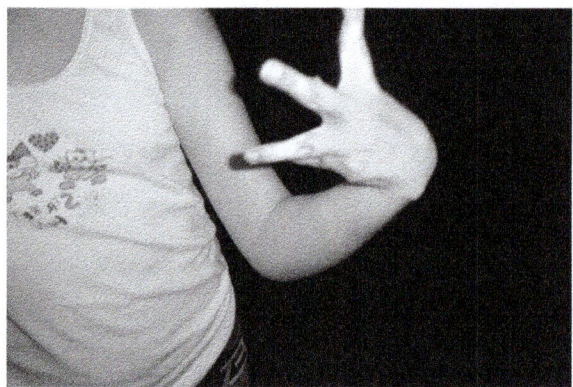

▪ **Abb. 9.9** Reptilhaltung der linken Hand bei spastischer Hemiparese

▪ **Tab. 9.2** Charakterisierung der spastischen Tonuserhöhungen

Ausprägung der Spastik	Erscheinungsbild
Spastische Tetraparese	– Muskulärer Hypertonus – Bewegungsarmut – Globale Beuge-Streck-Muster – Schlechte Kopf-Rumpf-Kontrolle – Meist gehunfähig
Spastische Diparese	– Distal betonter Hypertonus (Arme nur leicht betroffen, für Gehhilfen zuverlässig einsetzbar) – Beuge-Adduktions-Innenrotations-Stellung der Hüften, Knieflexion – Oft Equino-valgus-Stellung der Füße oder Spitzfußläufer – Patienten kommen fast immer irgendwann zum Gehen
Spastische Hemiparese	– Betroffene Seite erscheint verkrampft – Schrittverkürzung der betroffenen Seite – Betroffene Hüfte gebeugt, wenig Bewegung in den Gelenken der paretischen Seite – Spitzfuß (häufig in Valgus- oder Varusposition) – Assoziierte Reaktionen der betroffenen Hand bei Einsatz der gesunden Hand (Fausten, Schlupfdaumen, Reptilhaltung usw.) – Das freie Gehen wird immer erreicht, wenn auch meist zeitverzögert

▪ ▪ Ersatzmotorik

Bei den beschriebenen spastischen Bewegungsstörungen handelt es sich immer um eine sog. Ersatzmotorik, die sich nach der Zerstörung der Pyramidenbahn bildet. Es müssen also Leitungsbahnen vorhanden sein, die aus einem anderen, archaischen motorischen Apparat stammen, der jetzt für die zielmotorischen Bewegungen als Ersatz zur Verfügung gestellt wird. Man nimmt an, dass diese Bewegungen von phylogenetisch älteren, subkortikal-spinal gelegenen Systemen innerviert werden (Thom 1982).

Typisch für Ersatzmuster sind bei Ausfall der Pyramidenbahnen die **Massensynergien**, die z.B. beim Hemiparetiker auch willkürlich eingesetzt werden können. Diese Synergien laufen immer global nach dem Alles-oder-Nichts-Gesetz ab. Das bedeutet, die einzelnen Segmente der Bewegungskette sind von Anfang an **synergistisch gekoppelt**:

- Die **Beugung der betroffenen Hüfte** führt gleichzeitig zu einer Kniebeugung und zu einer mäßigen Dorsalextension des Fußes bei gleichzeitiger Supination.
- Typisch beim **Faustschluss** sind die gleichzeitige Dorsalextension im pronierten Handgelenk, die Beugung im Ellenbogen und die Abduktion des Oberarms.
- Bei **passiver Volarflexion** im Handgelenk kommt es zu Adduktion des Oberarms, Senken der Schulter und Streckung in den Fingergelenken.

> **Tipp**
>
> Eine **Öffnung der Hand** ist beim hemiparetischen und tetraparetischen Kind vielfach nur mittels einer passiv durchgeführten Volarflexion im Handgelenk zu erreichen.

Athetose

Der Begriff **Athetose** bezeichnet eine Dyskinesie mit der Unfähigkeit, eine feste, stabile Stellung einzunehmen (abgeleitet von griech. áthetos, ohne geregelte Stellung). Es handelt sich um den Ausdruck einer Störung des **extrapyramidalmotorischen Systems (EPMS)**.

Das **klinische Bild** der Athetose ist gekennzeichnet durch wilde Haltungsstörungen, übersteigerte Ausdrucksbewegungen und ausgeprägte assoziierte Bewegungen bei Willkürmotorik. Manche Formen zeigen langsame, wurmförmige Muskelkontraktionen, die sich wellenartig von Muskel zu Muskel ausbreiten. Die Athetose tritt immer als tetraparetische Form auf, wobei die Störung der Kopf- und Rumpfkontrolle besonders eindrucksvoll ist. Beim Hantieren kommt es zu ausfahrenden, schlecht gezielten Bewegungen der Hände und Verzögerung des gezielten Loslassens von Gegenständen. Die dyskinetischen Bewegungsabläufe sind nicht zu unterdrücken, die mimischen Ausdrucksbewegungen mitunter bis zum Grotesken gesteigert. Die Intelligenz ist meist wenig oder gar nicht beeinträchtigt. Auch führt die Athetose in ihrer reinen Form selten zu Kontrakturen der Gelenke. Typisch ist eine deutliche Steigerung der Eigenreflexe; bei der reinen Athetose fehlen die Pyramidenzeichen.

In ▸ **nachfolgender Übersicht** sind die Formen der athetotischen Dyskinesie dargestellt.

> **Übersicht: Formen der athetotischen Dyskinesie**
> 1. Dystone Athetose
> 2. Choreoathetose
> 3. Spannungsathetose

▪▪ 1. Dystone Athetose

Die grotesken, asymmetrisch ablaufenden Bewegungen dieser Form gehen einher mit einer Kokontraktion von Agonisten und Antagonisten. Trotz der schweren Fehlhaltung und abnormen Bewegungen von Kopf und Rumpf kommen die Kinder motorisch relativ zurecht, erreichen vielfach sogar den freien Gang und sind zu erstaunlichen intellektuellen und schöpferischen Leistungen fähig.

▪▪ 2. Choreoathetose

Eine Athetose ist häufig kombiniert mit einer choreatischen Dyskinesie: Diese Form ist gekennzeichnet durch unwillkürliche, rasche, kurz andauernde und hyperkinetische Muskelkontraktionen mit charakteristischer Beteiligung der Zungenmuskulatur. Diese als Choreoathetose bezeichnete Mischform ist durch bizarre, kaum zu imitierende und vorwiegend peripher ablaufende Bewegungen gekennzeichnet. Die Patienten kommen oft nicht zur vollen Körperaufrichtung, die Fortbewegung erfolgt dann im Häschensprung oder durch Abstoßen aus der Rückenlage.

▪▪ 3. Spannungsathetose

Eine häufige Ausprägungsform wird als Spannungsathetose bezeichnet, sie ist gleichzeitig auch die schwerste. Die Bewegung wird vorwiegend von tonischen Reflexautomatismen beherrscht, die Kopf- und Rumpfkontrolle ist entsprechend schlecht. Die Kinder zeigen häufig einen Wechsel von starker Streckstarre und vollständigem Haltungsverlust.

Reine Athetosen ohne spastische oder ataktische Komponenten sind sehr selten geworden. Sie entwickelten sich früher als Folge einer isolierten Schädigung der Basalganglien (Kernikterus) bei Rhesusinkompatibilität. Athetosen treten gewöhnlich als Mischformen auf, bevorzugt mit spastischer Komponente. Da in den meisten Fällen die Spastik dominiert, spricht man von **athetoider (Tetra-)Spastik**, die eine besonders ungünstige Form darstellt (◻ Abb. 9.10).

▪▪ Extrapyramidale Bahnen vs. Pyramidenbahnen

Die Zentralen des extrapyramidalmotorischen Systems (EPMS) sind die **Stammganglien**: Nucleus caudatus und Putamen, die zusammen das Corpus striatum bilden; ferner das Pallidum, der Nucleus subthalamicus und die

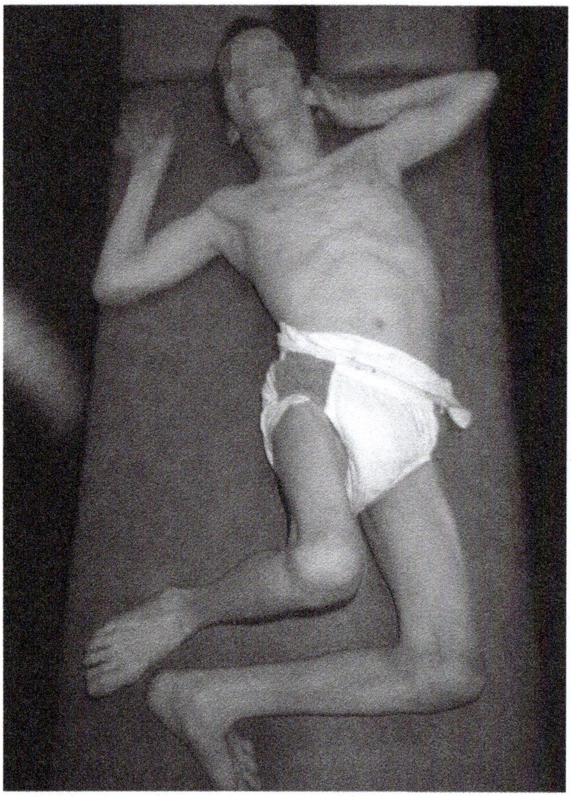

Abb. 9.10 12-jähriger Junge mit schwerer choreoathetotischer Tetraspastik. Beugekontrakturen an den Ellenbogen-, Hüft- und Kniegelenken, kontrakte Knick-Hacken-Füße, fehlende Handmotorik, fehlende Kopf- und Rumpfkontrolle

Substantia nigra. Die Strukturen und Faserzüge dieses Systems gehören nicht zu den Pyramidenbahnen, mischen aber überall mit, da sie Verbindungen zu fast allen Strukturen des ZNS aufnehmen. Kortikospinales und extrapyramidalmotorisches System sind morphologisch und funktionell eng miteinander verknüpft. Beide benutzen den **Regelkreis des Rückenmarks** als gemeinsame Endstrecke (Forssmann und Heym 1985).

Trotz der engen Verknüpfung erfüllen beide Systeme **unterschiedliche Aufgaben:**

- Die **Pyramidenbahnen** enden überwiegend an α-Motoneuronen und leiten motorische Impulse, die kortikal bewusst intendiert sind, zur kontralateralen Muskulatur. Das kortikospinale System (Pyramidenbahnsystem) dient somit der willkürlichen oder kortikalen Motorik, kurz der **Zielmotorik**.
- Das **EPMS** erregt bevorzugt die γ-Motoneurone, beeinflusst also die Spindelmotorik und dient der Steuerung von Haltefunktionen (**Stützmotorik**). Es ist maßgebend für Begleitbewegungen der Mimik und Extremitäten zuständig, z.B. beim Sprechen, ferner für erlernte Bewegungen wie Tanzen, Radfahren und Spielen eines Musikinstruments.

Die EPMS-Zentren sind über Rückkoppelungsschleifen untereinander verbunden. Aufsteigende Systeme können in diesen Schaltkreis eingreifen, absteigende Rückenmarksbahnen können hier beginnen. In den Schaltplan ist auch die **Großhirnrinde** miteinbezogen. Die Verschaltung mit der hier beginnenden Pyramidenbahn kann damit als die wichtigste aller Efferenzen des extrapyramidalen Systems aufgefasst werden (Forssmann und Heym 1985).

> **Wichtig**
> Das äußerst vielseitige klinische Bild der infantilen Zerebralparese erklärt sich durch die Verknüpfung des kortikospinalen und extrapyramidalen Systems, die bei einer Zerebralläsion in unterschiedlicher Weise betroffen sind.

Ataxie

Wenig gesteuerte, fahrige, eckige Bewegungen aufgrund gestörter Bewegungskoordination und Bewegungsdosierung sind kennzeichnend für eine Ataxie. Das Gangbild ist torkelig, meist besteht ein Intentionstremor. Ataxien treten im Rahmen einer IZP nicht als eigenständiges Krankheitsbild auf, sondern als Begleitsymptome, meist in tetraparetischer Form. Sie sind Hinweise auf eine zusätzliche Kleinhirnschädigung.

Degenerative Veränderungen oder Missbildungen des Kleinhirns zeigen ihre eigene klinische Symptomatik und werden gewöhnlich nicht als infantile Zerebralparese klassifiziert. Dazu gehören z.B. die autosomal-rezessiv vererbte **Friedreich-Ataxie** und das **Joubert-Boltshauser-Syndrom**, charakterisiert durch eine Hypoplasie oder Aplasie des Vermis cerebelli.

9.3.2 Zentrale Hypotonie

Neugeborene mit infantiler Zerebralparese zeigen vielfach einen in Ruhe deutlich herabgesetzten muskulären Tonus, der lange Zeit persistiert und die Entwicklung der posturalen Programme verhindert. Aus dieser Hypotonie als Übergangsform entwickelt sich je nach Art der Schädigung früher oder später eine spastische oder athetotische, meist gemischte Störung der muskulären Tonussteuerung. Eine solche Hypotonie kann in einigen Fällen 2–3 Jahre bestehen, bevor sie in das endgültige pathologische Zustandsbild übergeht. Je länger die hypotone Phase dauert, desto ausgeprägter ist gewöhnlich das endgültige Krankheitsbild.

Die zentrale Hypotonie ist allerdings kein typisches Zeichen für eine infantile Zerebralparese, da sich auch Stoffwechselstörungen oder myogene und degenerativ neurogene Erkrankungen dahinter verbergen können. Eine muskuläre Schlaffheit mit Froschhaltung der Arme und Beine kann z.B. auch auf eine infantile spinale Muskel-

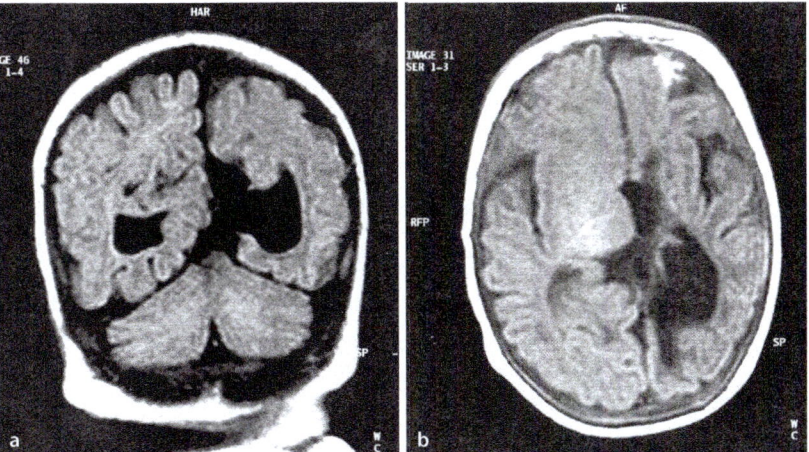

Abb. 9.11a, b Schädel-MRT eines 6 Wochen alten Mädchens. Angeborene Porenzephalie linkshemisphäral unter Einbeziehung der Stammganglien: Das Kind entwickelte im weiteren Verlauf eine rechtsbetonte Tetraspastik mit mundmotorischer Störung und ausgeprägter Störung der Hör- und Sehfähigkeit sowie medikamentös schwer einstellbare zentrale Krämpfe. Ferner besteht ein Diabetes mellitus

atrophie **Werdnig-Hoffmann** hinweisen. Jede persistierende Hypotonie muss daher einer gezielten neuropädiatrischen Diagnostik zugeführt werden. In vielen Fällen lässt sich jedoch die Ursache der Hypotonie nicht finden. Man spricht dann auch allgemein von zentraler Hypotonie, die gewöhnlich mit erheblicher geistiger Behinderung und schwer gestörter Kopf- und Rumpfkontrolle einhergeht.

9.3.3 Anfallsleiden

Das Auftreten zentraler Krämpfe ist eine schwerwiegende Komplikation der frühkindlichen Hirnschädigung (● Abb. 9.11). Die Angaben über die Häufigkeit schwanken zwischen 22% (Skatvedt 1958) und 45% (Kirman 1956). Kalbe (1981) geht davon aus, dass etwa ein Drittel der IZP-Kinder ein Anfallsleiden entwickeln. Bei gutem Ansprechen auf eine antikonvulsive medikamentöse Behandlung können physiotherapeutische und manualmedizinische Behandlungsformen erfolgreich eingesetzt werden. In schweren Fällen ist das Anfallsleiden medikamentös allerdings nicht oder nicht hinreichend beherrschbar, was die Wirksamkeit physiotherapeutischer und manualmedizinischer Bemühungen erheblich mindern kann. Dies gilt auch für Kinder, deren Vigilanz und Reaktionsfähigkeit durch hoch dosierte antiepileptische Medikamente beeinträchtigt ist.

9.3.4 Orthopädische Komplikationen

Die pathologische **muskuläre Tonusveränderung** bei IZP vor allem in ihrer spastischen Form führt je nach Ausprägung der Schädigung zu verschiedenen orthopädischen Komplikationen. Hinzu kommt, dass Skelettreifung und Knochenwachstum von der zerebralen Läsion nicht direkt betroffen sind und ein Missverhältnis zwischen dem skelettären Längenwachstum und der Anpassungsfähigkeit der spastisch beherrschten fibromuskulären Strukturen besteht. Typische **Veränderungen** sind:

— Fehlstellungen der Extremitäten mit
— Kontrakturen der Gelenke,
— Hüftgelenksluxation und
— Wirbelsäulenskoliose.

Die **Luxation** eines oder beider Hüftgelenke stellt dabei die schwerste Komplikation dar, da sie immer mit einer Torsion und Rotation des Beckens verbunden ist und zwangsläufig zu einer skoliotischen Deformität der Wirbelsäule führt (● Abb. 9.12, ● Abb. 9.13). Die Tatsache, dass ein gehfähiges IZP-Kind viel seltener eine Skoliose und eine Hüftluxation entwickelt als ein nicht gehfähiges Kind, erklärt sich nicht aus der Gewichtsübernahme, wie vielfach angenommen, sondern einfach aus der Ausprägung der zerebralen Bewegungsstörung. Hüftluxationen treten deswegen überwiegend bei tetraparetischen Kindern auf.

> **Wichtig**
> Eine Luxation der Hüften kündigt sich an, wenn die Hüftgelenke bei flektierten Knien weniger als 45° abspreizbar sind und eine Torsion des Beckens vorliegt. Die Hauptübeltäter bei Entstehen der Hüftluxation sind die ischiokruralen Muskeln, deren Tonussteigerung in erster Linie verantwortlich ist für die Adduktionshaltung des Beins, während die eingelenkigen Adduktoren erst sekundär verkürzen. Dies ist sowohl für die konservative Behandlung als auch für die operative Planung von Wichtigkeit.

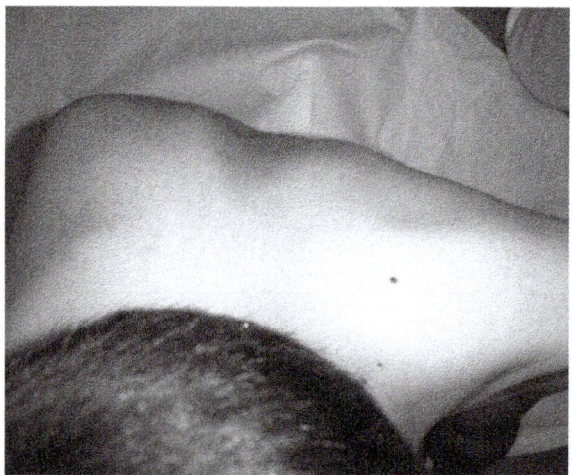

■ **Abb. 9.12** 8-jähriges Kind mit infantiler Zerebralparese. Neurogene Skoliose mit Thoraxdeformität und ausgeprägtem Rippenbuckel

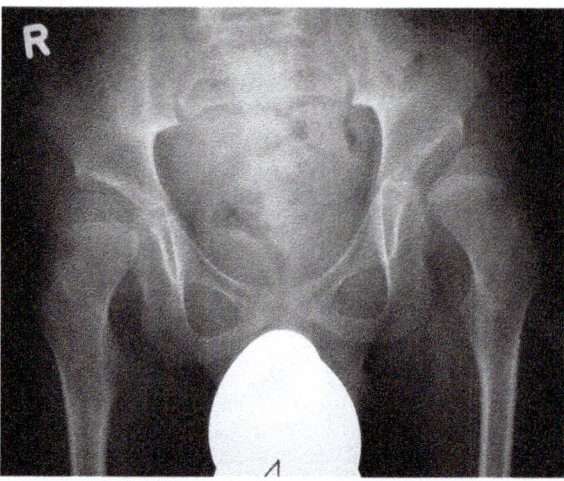

■ **Abb. 9.13** Dasselbe Kind wie in Abb. 9.12. Hüftgelenksdysplasie beidseits. Hüftluxation links, Subluxation rechts

■■ **Prognose**

Noch vor 50 Jahren war die **Lebenserwartung** von IZP-Kindern wegen der hohen Anfälligkeit für bakterielle und virale Infekte, Ernährungsstörungen und der unzureichenden Behandlungsmöglichkeiten zentraler Anfälle deutlich gemindert. Das hat sich inzwischen durch verbesserte Behandlungsmöglichkeiten wesentlich geändert.

Grundsätzlich hängt die **Prognose einer IZP** von der Schwere der Hirnschädigung und eventueller Begleiterkrankungen ab wie Epilepsie, Missbildungen, Seh- oder Hörschäden und nicht zuletzt von der Qualität der Behandlung.

Vieles spricht dafür, dass der **frühzeitige Behandlungsbeginn** einen entscheidenden Anteil an der Prognose der zerebralen Bewegungsstörung hat. Während die neurophysiologischen krankengymnastischen Methoden nach Bobath und Vojta schon seit Langem in der Frühbehandlung eingesetzt werden, sind die Möglichkeiten einer frühzeitig einsetzenden manualmedizinischen Therapie noch nicht hinreichend genutzt.

9.4   Diagnostik

Mit modernen bildgebenden Verfahren wie Sonographie, MRT und CT lässt sich die Morphologie frühkindlicher Hirnschädigungen in vielen Fällen bereits frühzeitig erfassen.

Die organpathologischen Veränderungen korrelieren aber nicht immer mit Schwere und Ausprägung der klinischen Symptomatik (■ Abb. 9.14), weswegen die körperliche Untersuchung eines bewegungsgestörten Kindes an erster Stelle steht.

9.4.1   Kommunikation zwischen Arzt und Kind

Die Art und Weise, wie der Arzt mit einem zerebralparetischen Kind Kontakt aufnimmt, entscheidet darüber, ob eine vertrauensvolle Grundlage für eine erfolgreiche manuelle Behandlung geschaffen wird. Es ist ein verbreiteter Irrtum anzunehmen, ein schwerbehindertes Kind sei nicht in der Lage, zu begreifen, was mit seiner Person zu tun hat und was in seiner Umgebung vorgeht. Eine solche Einschätzung verleitet dazu, das Kind als nicht kommu-

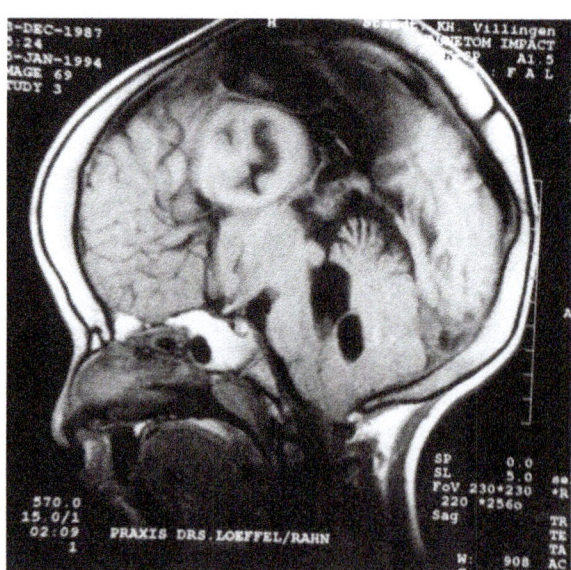

■ **Abb. 9.14** Komplexe Hirnmissbildung im MRT. Trotz der auffallenden morphologischen Veränderungen erreichte das Kind die Gehfähigkeit mit ataktischem Bewegungsmuster. Die geistige Entwicklung ist retardiert

nikationsfähiges Therapieobjekt zu betrachten und über seinen Kopf hinweg die diagnostischen und therapeutischen Vorgehensweisen stellvertretend den Eltern zu erklären. Das Kind aber ist die Hauptperson, und es sollte daher eine Selbstverständlichkeit sein, dass sich der Arzt bei der ersten Begegnung dem Kind vorstellt und ihm mit einfachen Worten jeden Untersuchungs- und Behandlungsschritt erläutert. Schwerbehinderte Kinder kommunizieren nonverbal mit Mimik und besonders mit ihrer ausdrucksvollen Augensprache. Authentische Dolmetscherinnen sind die Mütter.

Jüngere Kinder, die mit vorausgegangenen Therapieformen negative Erfahrungen gemacht haben, reagieren beim ersten Kontakt nicht selten mit heftiger Abwehr und mit Schreien. Man lasse sich dadurch nicht beirren. Das Kind wird bald feststellen, dass die manualmedizinische Behandlung keine Schmerzen bereitet und ihm auch keine eigenen Anstrengungen abverlangt.

9.4.2 Klinische Zeichen

Die Frühdiagnostik einer IZP und die Abgrenzung gegenüber nicht zerebral bedingten Bewegungsstörungen kann Schwierigkeiten bereiten. Aus der Summe der klinischen Symptome lässt sich jedoch in den meisten Fällen die Diagnose einer frühkindlichen Hirnschädigung innerhalb der ersten beiden Trimena stellen (▶ Abschn. 6.2, Standarddiagnostik), auch wenn es zu diesem Zeitpunkt noch nicht möglich ist, die Form der zerebralen Bewegungsstörung wie Spastik, Athetose usw. zu bestimmen (◻ Abb. 9.15). In ▶ **nachfolgender Übersicht** sind aussagefähige Frühzeichen einer IZP und zusätzliche Verdachtshinweise auf eine IZP zusammengefasst.

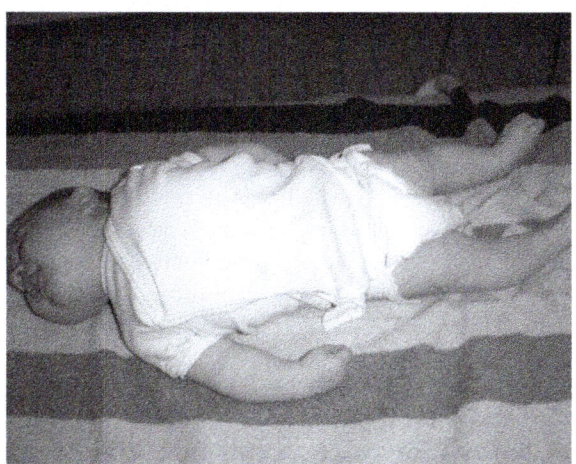

◻ **Abb. 9.15** Sieben Monate alter Säugling, Frühmanifestation einer schweren frühkindlichen Hirnschädigung. Opisthotonus, Strecktonus der unteren Extremitäten, Faustschluss, Volarflexion der rechten Hand

Übersicht: Hinweise auf eine IZP

Frühzeichen einer IZP

— Eindeutig abnormale **General Movements** in der Zappelphase (»fidgity age«, ▶ Abschn. 3.4)
— Ein über den 3. Monat hinaus persistierender Rossolimo-Reflex, ein anderes Pyramidenzeichen oder Fußklonus (▶ Abschn. 3.6)
— Eindeutig positive tonische und phasische Streckreaktionen jenseits der 10.–12. Lebenswoche (▶ Abschn. 3.6)
— Eindeutig abnormale Bewegungsantworten aller neurokinesiologischen Reaktionen nach Vojta (▶ Abschn. 3.5) über das 1. Trimenon hinaus
— Fixierter Opisthotonus (tonisch fixierte Überstreckung)
— Tonisch fixierter ATNR.

Die beiden letztgenannten Punkte sind Zeichen einer schweren zentralen Schädigung.

Verdachtshinweise auf eine IZP

— Froschhaltung der Arme und Beine in Rückenlage (DD: spinale Muskelatrophie, Stoffwechselerkrankung u.Ä.)
— Fehlende Kopfkontrolle in allen Körperhaltungen und muskulärer Hypotonus jenseits des 3. Lebensmonats (DD: spinale Muskelatrophie, Stoffwechselerkrankung u.Ä.)
— Kein Greifen, kein Zusammenführen der Hände zur Körpermitte ab dem 2. Trimenon
— Persistierende Schulterretraktion mit Henkelhaltung der Arme
— Füße in Spitzfußhaltung, Beine meist gestreckt und überkreuzt
— Fehlendes soziales Lächeln

9.4.3 Bewertungskriterien

Jenseits des Säuglingsalters, mitunter auch schon gegen Ende des 1. Lebensjahres, wird die **Form** der zerebralen Bewegungsstörung als Spastik, Athetose, Mischform usw. erkennbar. Zur Einschätzung der Prognose und zur Bestimmung des Therapieziels sind neben Form und Verteilung der Lähmung weitere Beurteilungskriterien erforderlich, die in ▶ **nachfolgender Übersicht** skizziert werden.

> **Übersicht: Beurteilungskriterien für eine zentrale Bewegungsstörung**
> 1. Rückenlage
> 2. Bauchlage
> 3. Drehen (seitliches Überrollen)
> 4. Hochziehen zum Sitz
> 5. Sitzen
> 6. Hochziehen zum Stand
> 7. Stehen
> 8. Gehfähigkeit
> 9. Greifen
> 10. Sehen und Hören
> 11. Orthopädischer Befund
> 12. Neurologische Untersuchung

■ ■ 1. Rückenlage

Beurteilt werden Haltung und Stellung von Kopf, Rumpf und Extremitäten.
- Ist das Kind in der Lage, aktiv den Kopf aus der Rückenlage anzuheben?
- Wie sind Muskeltonus und motorische Spontanaktivität beschaffen?
- Besteht ein Opisthotonus in Rückenlage?
- Zeigen sich Asymmetrien in Haltung und Bewegung?

■ ■ 2. Bauchlage

Beurteilt werden ebenfalls Haltung und Stellung von Kopf, Rumpf und Extremitäten.
- Ist ein aktives Kopfheben aus Bauchlage, Unterarm- oder Handstütz möglich?
- Kann das Kind aus der Bauchlage in den Vierfüßerstand kommen?
- Kann es sich durch Robben (= Kriechen) oder Krabbeln (= Vierfüßergang) fortbewegen?

■ ■ 3. Drehen (seitliches Überrollen)

Das aktive Drehen vom Rücken auf den Bauch ist eine Leistung, die der Säugling mit 6 Monaten beherrscht; mit 8 Monaten kann er sich vom Bauch auf den Rücken drehen. Bei der spastischen Tetraparese ist diese Fähigkeit meist in hohem Maße beeinträchtigt oder nicht vorhanden. Beurteilt wird, ob beim **passiven Drehen** eine Rotationsbewegung des Oberkörpers gegenüber dem Becken im dorsolumbalen Übergang erfolgt, oder ob die Bewegung in einem starren, globalen Muster abläuft, das pflegerisch erhebliche Schwierigkeiten bereiten kann.

Ist das Kind imstande, sich **aktiv** vom Rücken auf den Bauch oder umgekehrt vom Bauch auf den Rücken zu drehen, wird beurteilt, wie das Kind die Bewegung ausführt: Spielt es sich im physiologischen Muster ab (□ Abb. 4.18), was nur in leichten Fällen zu erwarten ist, oder werden

Ersatzstrategien eingesetzt? Auch für die Qualität des aktiven Überrollens ist die Beweglichkeit im dorsolumbalen Übergang von Wichtigkeit.

■ ■ 4. Hochziehen zum Sitz
- Kann sich das Kind selbstständig hinsetzen?
- Erfolgt die Aufrichtung zum Sitz aus Rücken- oder Seitenlage?
- Wie sind Kopfkontrolle und Haltung der Beine?
- Wie werden Arme und Hände beim Hochziehen zum Sitz eingesetzt?
- Wird eine Seite bevorzugt?

■ ■ 5. Sitzen
- Kann das Kind frei und ohne Abstützen sitzen und dabei die Hände gebrauchen, oder muss es gestützt bzw. in der Sitzschale fixiert werden?
- Wie sind Kopfkontrolle und Stellung von Rumpf und Extremitäten?
- Ist eine freie Kopfbewegung möglich?

■ ■ 6. Hochziehen zum Stand
- Ist das Kind in der Lage, sich selbstständig aufzurichten?
- Muss es sich dabei an Gegenständen abstützen?
- Erfolgt die Aufrichtung über den Kniestand, aus dem Bärenstand oder über das STNR-Muster?

■ ■ 7. Stehen
- Ist das Kind stehfähig? Wenn ja, kann es frei und ohne Unterstützung stehen oder muss es sich abstützen? Benötigt es ein Hilfsmittel?
- Wie sind Haltung und Stellung der Extremitäten, Kopfkontrolle und Abstützmuster?

■ ■ 8. Gehfähigkeit

Bei gehfähigen IZP-Kindern ist zu unterscheiden, ob sie sich ohne Hilfsmittel frei fortbewegen können oder auf Hilfsmittel wie Unterarmgehstöcke, Vier-Punkt-Gehstöcke, Rollator oder vergleichbare Gehhilfen angewiesen sind. Ein Kind, das von einer Hilfsperson am Rumpf gehalten Schreitbewegungen vollführt, jedoch außerstande ist, sich mit Hilfsmitteln fortzubewegen, kann nicht als gehfähig betrachtet werden. Bei der Beurteilung des Gangbilds ist die Stellung der Extremitäten, des Rumpfes, die Kopfhaltung und die Form der Fortbewegung zu bewerten: spastisch, ataktisch, dyskinetisch usw. Ebenso ist die Qualität der Stützreaktionen bei plötzlichen Hindernissen von Bedeutung.

> ❯ **Wichtig**
> Hat ein zerebralparetisches Kind das selbständige Gehen bis zum 8. Lebensjahr nicht gelernt, ist für den weiteren Verlauf mit dieser motorischen Leistung nicht mehr zu rechnen.

▪▪ 9. Greifen

Hand- und Fingerstellung werden beurteilt und dokumentiert.

- Ist die Hand geöffnet oder gefaustet?
- Ist der Daumen unter den Langfingern eingeklemmt
  (Schlupfdaumen)?
- Ist ein Greifen möglich?
- Wie erfolgt der Greifvorgang: als Hammergriff,
  Zangengriff, Schlüsselgriff oder Pinzettengriff?

▪▪ 10. Sehen und Hören

- Reagiert das Kind auf Ansprache und auf seine
  Umgebung?
- Wie ist die Kontaktaufnahme?
- Reagiert es auf optische Reize?
- Kann das Kind fixieren?
- Besteht ein Strabismus, ein Nystagmus?

▪▪ 11. Orthopädischer Befund

Lokalisation und Ausprägung orthopädischer Komplikationen werden bestimmt von der Schwere der Hirnschädigung sowie von Art und Verteilung der Tonusstörung.
Zu dokumentieren sind:

- Gelenkkontrakturen an den Extremitäten,
- Beinachsenfehlstellungen,
- neurogene Hand- oder Fußdeformitäten,
- Muskel- oder Sehnenverkürzungen,
- Hüftsubluxation oder -luxation,
- Beckenfehlstellungen,
- Wirbelsäulendeformitäten: Skoliose oder Kyphose,
- viskoelastische Veränderungen an Muskel-
  und Faszienstrukturen (sind aufgrund der spastisch
  erhöhten Kokontraktion von Agonisten und
  Antagonisten regelmäßig vorhanden).

▪▪ 12. Neurologische Untersuchung

Sie umfasst die Prüfung von

- Eigen- und Fremdreflexen,
- phasischen und tonischen Streckreaktionen,
- Fußklonus und
- Pyramidenzeichen (► Abschn. 3.6).

9.4.4 Dokumentation des spastischen Muskeltonus

Einstufung und Dokumentation des spastischen Muskeltonus orientieren sich an der modifizierten **Ashworth-
Skala**, wie in ▫ Tab. 9.3 aufgezeigt.

▫ **Tab. 9.3** Ashworth-Skala

Grad der Tonus-regulation	Muskeltonus
0	Nomaler Tonus; keine Tonuserhöhung in Ruhe und bei aktiver/passiver Bewegung
1	Leichte Tonuserhöhung; kurzes Gegen-spannen in Beugung und Streckung
1–2	Leichte Tonuserhöhung; kurzes Gegenspannen und leichter Widerstand bei wiederholter Bewegung
2	Särkere Gegenspannung; Bewegungs-umfang nicht eingeschränkt
3	Erheblich gesteigerter Muskeltonus; passives Bewegen erschwert
4	Stark erhöhter Muskeltonus mit rigider Streck- oder Beugestellung der Extremitäten

Tipp

Ein validiertes Verfahren zur Klassifikation der
grobmotorischen Fähigkeiten von IZP-Kindern ist der
Gross Motor Function Measure Test. Nach einem
standardisierten Schema werden dabei die Funktionen der Körperkontrolle im Liegen, Sitzen, Knien,
Krabbeln, Stehen, Gehen, Rennen und Springen
bewertet und auf diese Weise der Grad der motorischen Störung ermittelt. Der Zeitaufwand liegt
bei 45–60 Minuten, weswegen der Test lizenzierten
klinischen und physiotherapeutischen Einrichtungen
vorbehalten bleibt. Für die tägliche manualmedizinische Praxis ist er nicht geeignet.

9.4.5 Therapieziele

Der Untergang von Neuronenverbänden als Primärpatho-
logie der IZP ist ein einmaliges Ereignis und nicht reversibel. Wenn die Diagnose einer IZP einmal feststeht,
darf man die Eltern nicht darüber im Unklaren lassen,
dass eine vollständige Heilung mit den heutigen therapeutischen Mitteln nicht möglich ist. Die Entwicklung
eines IZP-Kindes ist abhängig von Ausmaß und Schwere
der zerebralen Läsion, aber auch von einer individuell ab-
gestimmten entwicklungsneurologischen Behandlung, bei
der neben physiotherapeutischen Maßnahmen vor allem
manualmedizinische Therapieformen eine wichtige Rolle
spielen.

> **Wichtig**
>
> **Ziele der konservativen Behandlung sind die Verbesserung der Stütz- und Zielmotorik und das Erreichen der nächsthöheren sensomotorischen Stufe, des Weiteren der Erhalt der erworbenen Fähigkeiten bis zum Wachstumsabschluss.**

Die beschriebenen Schweregrade der Tetra- und Diparese dienen dabei als Orientierung. Das Behandlungsziel bei **hemi-** und **diparetischen Kindern** ist zum Beispiel – in Abhängigkeit von der Schwere der Störung – das frühestmögliche Erreichen des selbstständigen Gehens und das Vermeiden orthopädischer Komplikationen, die zu Verlust bzw. Verschlechterung des Erreichten führen. Für **tetraparetische Kinder** kann die nächsthöhere sensomotorische Stufe beispielsweise die Fähigkeit sein, sich aktiv vom Rücken auf den Bauch zu drehen, sich zum Sitz/zum Stand hochzuziehen oder frei und ohne Unterstützung zu sitzen, die Hände für einfache Verrichtungen einzusetzen usw. Bei **schwersten tetraparetischen Formen** werden nur geringe Fortschritte zu erzielen sein; sie haben aber durchaus Bedeutung für die Pflege des Kindes und für die Interaktion mit der Bezugsperson. So kann z.B. schon die verbesserte Kooperation des Kindes beim Transfer vom Bett in den Rollstuhl eine außerordentliche Erleichterung für die Pflegeperson bedeuten; ebenso eine Steigerung der Vigilanz, die für die emotionale Beziehung des Kindes zu Eltern und Geschwistern von Bedeutung ist.

> **Wichtig**
>
> **Die Gesetzmäßigkeiten der normalen motorischen Entwicklung (▶ Abschn. 3.1, ▶ Abschn. 4.1) gelten auch in der manualmedizinischen Behandlung neuromotorischer Störungen als Richtlinien: An erster Stelle steht die Verbesserung der Kopfkontrolle als Voraussetzung für die Stabilisierung des Rumpfes und die Steuerung der Extremitäten. Die Verbesserung der Kopfkontrolle fördert zudem die Vigilanz und damit die Verarbeitung von Sinneseindrücken.**

Die Beseitigung segmentaler Dysfunktionen, den sog. Blockierungen, schafft die Voraussetzung für eine physiologische propriozeptive Wahrnehmungsverarbeitung zur Steuerung der Körperkontrolle. Damit wird gleichzeitig auch den krankengymnastischen Methoden der Weg gebahnt, da sowohl die Therapie nach **Bobath** als auch nach **Vojta** jeweils auf ihre Weise ein komplexes Angebot propriozeptiver und exterozeptiver Reize enthält, deren therapeutische Verwertung allerdings die ungestörte Aufnahme und Verarbeitung am Sensor voraussetzt. Segmentale Dysfunktionen mit ihrer hohen Rezidivneigung bei IZP-Kindern stellen daher grundsätzlich ein Therapiehindernis für physio- und ergotherapeutische Bemühungen dar.

Zusammenfassend sind in ▶ **nachfolgender Übersicht** die Therapieziele bei der IZP tabellarisch aufgelistet.

> **Übersicht: Therapieziele bei der IZP**
> — Verbesserung der Kopfkontrolle einschließlich Verbesserung der Vigilanz
> — Stabilisierung der Rumpfkontrolle
> — Funktionsverbesserung der sensorischen Schlüsselregionen
> — Vorbeugen von Gelenkkontrakturen, neurogenen Hüftluxationen und Skoliose
> — Anbahnen der Gehfähigkeit (bei Hemi- und Diparese, ggf. bei der »geschickten« Tetraparese)
> — Verbesserung der Pflegefähigkeit und Förderung der Eigenständigkeit (schwere Formen der Tetraspastik)
> — Förderung der Handmotorik
> — Vermeiden bzw. Aufschieben von operativen Eingriffen

9.5   Manualmedizinische Behandlung: Impulstechniken

Die pathologische Tonusregulation bei der IZP – ob spastischer, athetotischer oder hypotoner Art – bewirkt abnormale Haltungs- und Bewegungsschablonen, die segmentale Dysfunktionen als weitere Quelle veränderter Propriozeption zur Folge haben. Betroffen sind hiervon vor allem die **sensorischen Schlüsselregionen** der Wirbelsäule. Der **pathologische Muskeltonus** geht zudem mit einer Änderung der physikalischen Eigenschaften der Weichteilstrukturen des Bewegungsapparates einher, was sich in Gelenkkontrakturen und einer gestörten myofaszialen Viskoelastizität äußert.

■ ■ **Manualmedizinische Techniken**

Um eine verbesserte Beweglichkeit und Körperkontrolle des Patienten zu erreichen, müssen also die peripheren Ursachen der **pathologischen Propriozeption** beseitigt und die Voraussetzungen für eine verbesserte Wahrnehmungsverarbeitung geschaffen werden. Zum Einsatz kommen die in ▶ **nachfolgender Übersicht** aufgeführten Techniken.

Übersicht: Impulstechniken
- Atlastherapie nach Arlen (▸ Abschn. 9.5.1)
- Segmentale chirotherapeutische Manipulationen an den
  - sensorischen Schlüsselregionen und
  - dysfunkionellen Segmenten der Wirbelsäule und Extremitäten (▸ Abschn. 9.5.2–9.5.5)
- Manuelle Weichteiltechniken (▸ Abschn. 9.6)

■■ **Begleitende Therapien**

Das manualmedizinische Programm (Coenen 1998b) wird ergänzt durch sensomotorische Krankengymnastik nach **Bobath, Vojta, Kabat** oder durch konduktive Förderung nach Petö sowie durch eine individuelle Hilfsmittelversorgung. Hilfreich kann der zusätzliche Einsatz von **Botulinumtoxin A** sein, z.B. bei Verschlechterung der Spastizität im Rahmen eines Wachstumsschubes, zur Vorbeugung einer strukturellen Muskelkontraktur, zur Vermeidung bzw. zum Aufschieben eines operativen Eingriffs und zur Behandlung spastisch bedingter Gelenkfehlstellungen (z.B. Spitzfuß, Beugefehlstellung an Ellenbogen- oder Kniegelenk).

Je nach Befund und Ausprägung der Störung wird das manualmedizinische Therapieprogramm in 1- bis 3-wöchigen Abständen wiederholt. In schweren Fällen kann anfangs eine tägliche Behandlung über 5–10 Tage angezeigt sein.

■■ **Serielle Blockbehandlung**

Eine sinnvolle Erweiterung dieses Behandlungskonzeptes bildet die von Lohse-Busch et al. (1997) und Riedel (2001) beschriebene Komplexbehandlung, bei der neben den oben genannten Verfahren zusätzlich
- Laufbandbehandlung,
- Bewegungsübungen im warmen Wasser,
- Ergotherapie,
- niedrigenergetische Stoßwellen (Lohse-Busch 2001) und ein
- seitenalternierendes, apparativ gesteuertes Vibrationstraining

zur Behandlung funktionsgestörter Muskeln zum Einsatz kommen. Diese Komplextherapie wird als 2-wöchige serielle Blockbehandlung in einer entsprechend ausgestatteten Einrichtung durchgeführt. Nach Angaben der Autoren besteht in dem 2-wöchigen Zeitraum die Chance einer neuroplastischen Verfestigung der verbesserten Bewegungsfähigkeit, die über einen längeren Zeitraum anhalte.

Martin (2004) berichtete über die Möglichkeiten der frühzeitigen postoperativen manualmedizinischen Be-

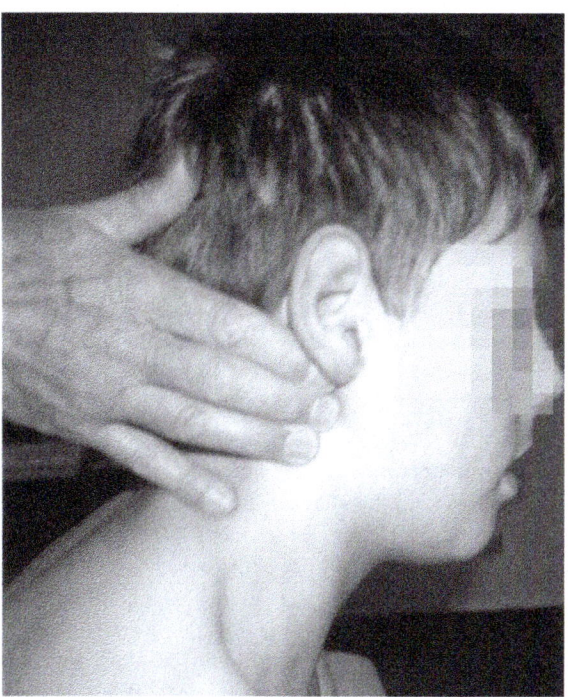

◘ Abb. 9.16 12-jähriger Junge mit spastischer Tetraparese. Handposition bei der Atlastherapie am sitzenden Kind

handlung von IZP-Kindern, mit der eine deutliche Erleichterung der postoperativen Mobilisation erreicht wird.

9.5.1 Atlastherapie

Die Atlastherapie wird auch bei einem IZP-Kind in aufrecht sitzender Haltung durchgeführt: Das Kind sitzt entweder selbstständig oder mit Fremdunterstützung auf der Untersuchungsliege mit herabhängenden Beinen, oder es wird einer Hilfsperson rittlings auf das Knie gesetzt. Es wurde bereits darauf hingewiesen, dass diese Position eine zielgenaue Palpation des Atlas und vor allen Dingen Impulse von anterior ermöglicht (◘ Abb. 9.16). Die therapeutische Impulsrichtung muss auch hier mit dem **3-Zeichen-Test** ermittelt werden (▸ Abschn. 7.1.6). Bei IZP-Patienten wird der Ausgangsbefund beim funktionellen Armlängentest (FALT))) oft asymmetrisch sein. Positiv ist der FALT, wenn es zu einer **Änderung des Ausgangsbefundes** kommt, wodurch die Impulsrichtung gefunden ist.

Vor Ausführen des atlastherapeutischen Impulses erfolgt eine orientierende **Segmentdiagnostik**:
- Prüfen der **Kiblerfalten**,
- manuelle Untersuchung der
  - auffälligen Segmente und
  - sensorischen Schlüsselregionen.

> **Tipp**
>
> Die Palpation des Atlasquerfortsatzes sowie die Prüfung der Irritations- und okzipitalen Signalpunkte muss **vorsichtig** erfolgen, um eine Abwehrhaltung und damit eine unerwünschte muskuläre Tonus-erhöhung zu vermeiden.

9.5.2 Manipulationstechniken an der HWS

Bei der manuellen segmentalen Diagnostik ist die sog. **Irritationspunktdiagnostik** den anderen Verfahren überlegen, weil sie weitgehend unabhängig von der Kooperation des Kindes durchgeführt werden kann. Vor allem bei tetraparetischen Kindern mit der pathologischen muskulären Tonusgestaltung und eingeschränkten Kooperationsfähigkeit lässt sich die klassische segmentale Bewegungsprüfung nicht zuverlässig durchführen. Aus dem gleichen Grund sind die chirotherapeutischen Griffansätze dem Krankheitsbild anzupassen und kindgerecht zu modifizieren. Die bei IZP-Kindern weit verbreitete **Abneigung gegen die Bauchlage** erfordert Behandlungstechniken, die aus Rücken- oder Seitlage oder auch im Sitzen durchgeführt werden.

Zur Behandlung des zervikookzipitalen Übergangs (C0/C1) am liegenden Kind kann die Recoil-Technik eingesetzt werden, wie sie in ▸ Abschn. 7.2 beim Säugling beschrieben ist.

Recoil-Technik C0/C1 (◘ Abb. 9.17)

■■ **Diagnostik**
- Palpatorische Untersuchung des zervikookzipitalen Übergangs auf nozireaktive Veränderungen,
- eingeschränkte Nutationsbewegung im Atlanto-okzipitalgelenk,
- positiver C0-Signalpunkt am oberen Ende der Incisura mastoidea (◘ Abb. 8.3a),
- Induration an den okzipitalen Ansätzen der autochthonen Muskeln.

■ **Technik**
Der Therapeut modelliert das Zeigefingergrundglied der einen Hand zwischen Okziputunterrand und Dornfortsatz C2 mit gutem Tiefenkontakt an. Die andere Hand übt von der Stirn her einen beherzt zunehmenden senkrechten Druck in Richtung seiner unter dem Okziput liegenden Hand aus (◘ Abb. 9.17a) und lässt nach 2–3 sec die obere Hand von der Stirn wegschnellen (◘ Abb. 9.17b). Diese Rückschnelltechnik ist risikolos und wird vom Kind gut toleriert.

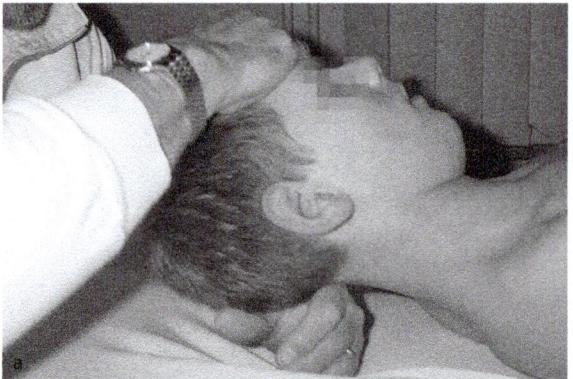

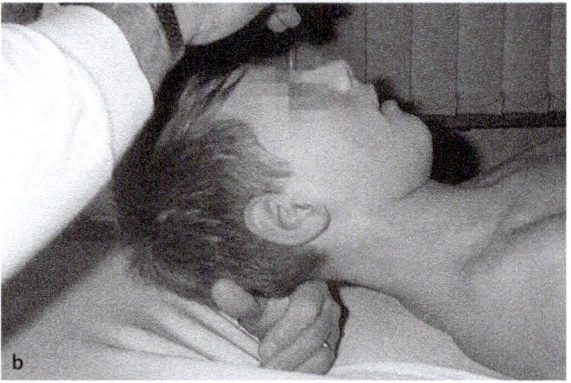

◘ **Abb. 9.17** Recoil-Technik C0/C1

Vertikalimpuls über C0/C1 (◘ Abb. 9.18)

■ **Diagnostik**
Wie bei der Recoil-Technik C0/C1.

■ **Technik**
Der Vertikalimpuls über das obere Kopfgelenk C0/C1 erfolgt über den Okziputunterrand in Höhe der Mastoidanlage mit der radialen Kante der Zeigefingergrundphalanx. Über den Ellenbogenhang wird eine sachte Traktion des Kopfes durchgeführt, der therapeutische Vertikalimpuls erfolgt über die radiale Seite der Zeigefingergrundphalanx durch eine ultrakurze, supinatorische Bewegung der Hand. Die Hand bewegt sich dabei nicht nach kranial. Der Ellenbogenhang muss sanft und »liebkosend« angelegt werden. Ein zu rasches Vorgehen führt zu einer Abwehrhaltung mit schlagartiger Tonussteigerung der Muskulatur. Dem Kind muss Zeit gegeben werden, sich in den haltenden Arm des Therapeuten einzuschmiegen. Es wird ein Probezug durchgeführt und die Reaktion des Kindes beobachtet.

> **Tipp**
>
> Das gleiche Vorgehen gilt für die Manipulation der HWS im **Sitzen**, wenn die Manipulation am liegenden Kind Schwierigkeiten bereitet.

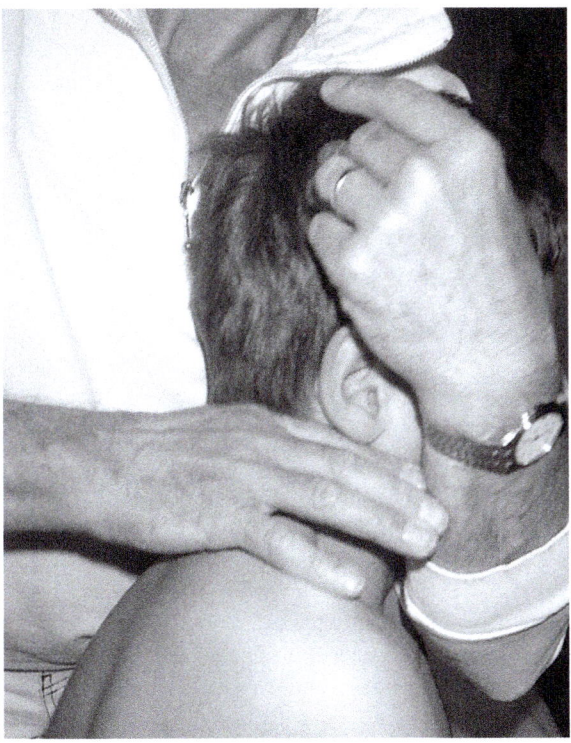

◘ **Abb. 9.18** Vertikalimpuls über C0/C1

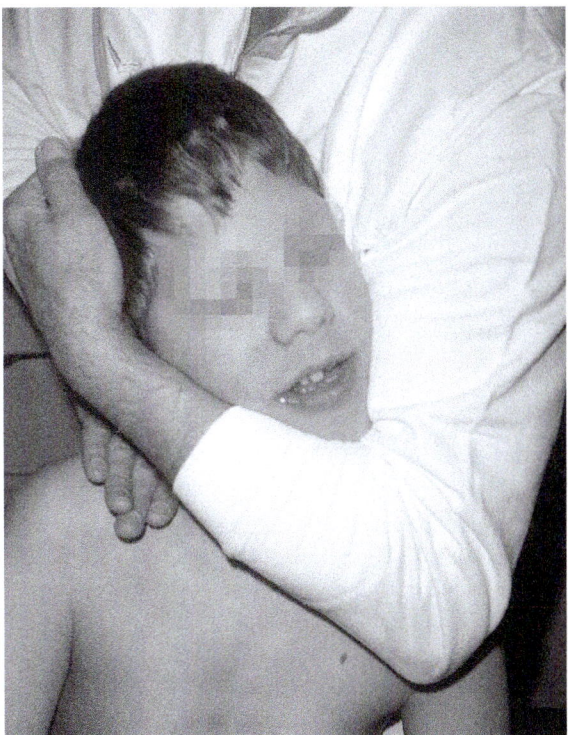

◘ **Abb. 9.19** Rotationsmanipulation der HWS am sitzenden Kind

Rotationsmanipulation der HWS am sitzenden Kind (◘ Abb. 9.19)

- **Diagnostik**
- Prüfen des segmentalen Bewegungsspiels, soweit vom Kind zugelassen,
- Palpation des segmentalen Irritationspunktes,
- Bestimmen der freien und der blockierten Richtung.

- **Technik**

Rotationsmanipulation aus dem hinteren Rotationsquadranten mit Ellenbogenhang. Der Therapeut steht hinter dem Patienten, der Ellenbogenhang wird wie beim Vertikalimpuls angelegt, der Patient lehnt sich am Therapeuten an. Die Radialkante des Zeigefingergrundglieds der manipulierenden Hand modelliert sich fest in den hinteren Rotationsquadranten des blockierten Segments ein, nimmt Tiefenkontakt und eine rotatorische Vorspannung in die freie Richtung auf, die langsam und sachte zu erfolgen hat. Der Kopf ist zur rotationsempfindlichen Seite leicht flektiert und zur Gegenseite leicht rotiert. Es erfolgt ein Probezug in typischer Weise, bei dem auf Abwehrreaktionen oder muskuläre Spannungserhöhung vonseiten des Patienten geachtet wird. Bleiben diese Reaktionen aus, wird aus gutem Tiefenkontakt und sachter Vorspannung der kurze und trockene manipulative Impuls ausgeführt. Um die rotatorische Vorspannung zu halten, wird mit »Blickfang«

gearbeitet: Eine Hilfsperson lenkt den Blick des Patienten durch Ansprache oder einen optischen Reiz in die Richtung der rotatorischen Vorspannung.

9.5.3 Manipulationstechniken an der BWS

Die Abneigung des tetraspastischen Kindes gegen die Bauchlage macht es erforderlich, Manipulationen an der BWS aus der Rückenlage durchzuführen. Hier hat sich der Pistolengriff bewährt, bei dem über die Mittelfingermittelphalanx ein Schub am therapeutischen Querfortsatz ausgeübt wird.

BWS-Manipulation (»Pistolengriff«) (◘ Abb. 9.20)

- **Diagnostik**
- Prüfen der Kiblerfalten am sitzenden Kind zur orientierenden Segmentdiagnostik.
- Bei einem größeren **Kind ab ca. 6 Jahren** werden die Arme, soweit möglich, in Pharaonenhaltung vor der Brust gekreuzt. Der Therapeut steht hinter dem auf der Untersuchungsliege sitzenden Kind. Mit einem Arm umfasst er von vorne dessen Schultern und sucht mit dem Mittelfinger der anderen Hand Segment für Segment die paravertebrale (autochthone) Muskulatur nach Nozireaktionen (Irritationspunkten) ab.

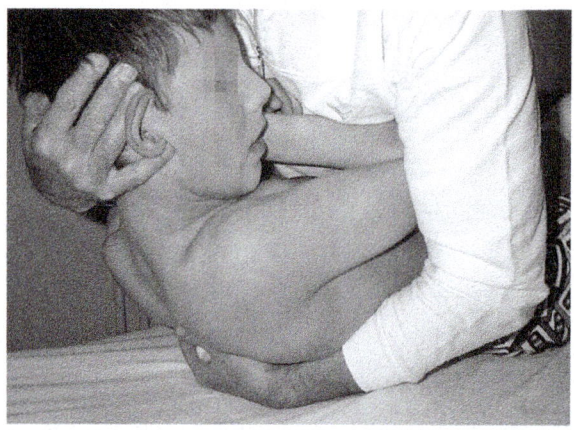

Abb. 9.20 Manipulation der BWS mit Pistolengriff

— Zur Bestimmung der freien Richtung und des therapeutischen Querfortsatzes bewegt der Therapeut mit dem die Schulter umfassenden Arm den Oberkörper des Kindes in Flexion, Extension, Lateralflexion und Rotation unter gleichbleibender Palpation des Irritationspunktes.

— Ist das Manöver bei starker Spastizität nicht exakt durchführbar, erfolgt die Ermittlung des zu therapeutischen Querfortsatzes durch die manuell geführte Rotation des blockierten Wirbels über den zugehörigen Dornfortsatz in Richtung Nozireaktion und durch ventral gerichteten Druck auf den Querfortsatz der Gegenseite. Das Kind wird dabei von einer Hilfsperson gehalten.

— **Kleinkinder** sitzen rittlings auf einem Bein der Hilfsperson. Die Bestimmung des therapeutischen Quer-

fortsatzes erfolgt – wie oben beschrieben – durch Rotation des blockierten Wirbels über den Dornfortsatz in Richtung des Irritationspunktes und einen nach ventral gerichteten Druck auf den gegenseitigen Querfortsatz.

■ **Technik**

Das Kind liegt auf dem Rücken, die Arme werden in Pharaonenhaltung vor der Brust überkreuzt. Der Therapeut steht auf der Gegenseite der Blockierung, seitlich, mit dem Gesicht zum Kopfende der Behandlungsliege. Er formt die tischnahe Hand zu einer »Pistole«, indem der Daumen abgespreizt, Zeigefinger gestreckt und Mittel-, Ring- und Kleinfinger gebeugt werden (zum eigenen Schutz kann eine Mullbinde umfasst werden). Mit der tischfernen Hand umfasst der Therapeut den Kopf des Patienten und führt eine Beugung von Kopf, HWS und oberer BWS durch, während die Mittelfingermittelphalanx der Pistolenhand auf den therapeutischen Querfortsatz gelegt wird und Tiefenkontakt aufnimmt. In der Ausatmungsphase des Kindes übt der Therapeut mit seinem Thorax einen kurzen Druck auf die überkreuzten Arme des Kindes in Richtung der manipulierenden Hand aus, bei gehaltener Flexion des kindlichen Kopfes. Der Impuls muss aus Tiefenkontakt heraus kommen und ultrakurz sein.

BWS-Manipulation mit Hilfsperson und »Rettungsgriff« (■ Abb. 9.21)

Bei kleinen Kindern unter 3 Jahren lässt sich der Pistolengriff wegen der Größenverhältnisse oft nicht anwenden. In diesen Fällen lehnt eine Hilfsperson das am Rumpf gefasste Kind an ihre Schultern; der Therapeut sitzt hinter

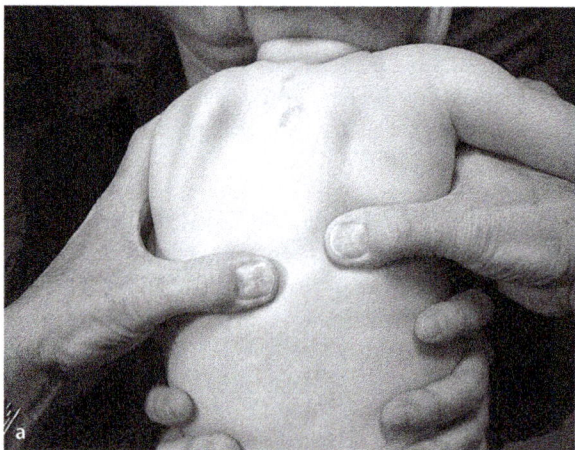

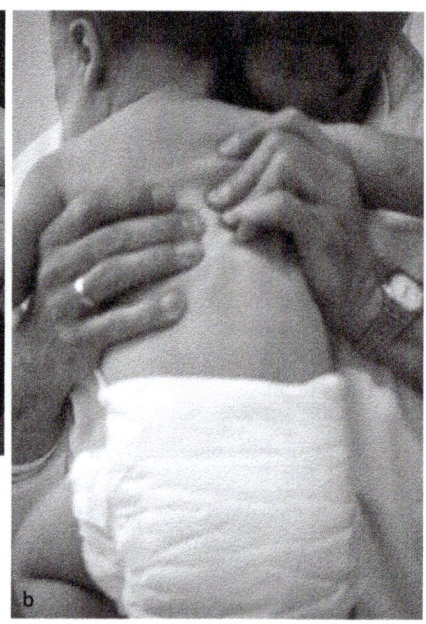

Abb. 9.21 Manipulation der BWS. **a** Kind von Hilfsperson gehalten, **b** Rettungsgriff

dem Kind und umfasst dessen Thorax mit beiden Händen, so dass die Daumen paravertebral liegen. Ein Daumen nimmt am therapeutischen Querfortsatz Tiefenkontakt auf, der andere Daumen wird als Gegenhalt auf den Querfortsatz des nächstunteren Segments positioniert. In der Ausatmungsphase des Kindes erfolgt aus gehaltenem Tiefenkontakt ein ultrakurzer Impuls auf den therapeutischen Querfortsatz in ventraler Richtung, wobei der manipulierende Daumen leicht nach lateral gleitet, bei gleichzeitigem Gegenhalt durch den anderen Daumen (◘ Abb. 9.21a). Erfordern es die Größenverhältnisse, so legt der Therapeut das Kind mit dem Gesicht zu sich an die eigene Schulter (Rettungsgriff) und führt die Manipulation mit den Mittelfingerkuppen oder ggf. mit dem Hypothenar durch (◘ Abb. 9.21b).

9.5.4 Behandlung des dorsolumbalen Übergangs

Das selbstständige Drehen vom Rücken auf den Bauch und umgekehrt setzt eine ungestörte Beweglichkeit im dorsolumbalen Übergang voraus. Bei der Tetraspastik ist diese Beweglichkeit in der Regel erheblich eingeschränkt oder aufgehoben. Die Pflege vor allem größerer Kinder wird dadurch erheblich erschwert. Eine Verbesserung der dorsolumbalen Beweglichkeit wird durch mobilisierende Positionierung (◘ Abb. 9.22) und segmentale Manipulation erreicht (◘ Abb. 9.23).

Mobilisierende Positionierung des dorsolumbalen Übergangs (◘ Abb. 9.22)

- **Diagnostik**
  — Prüfen der dorsolumbalen Beweglichkeit aus Seitenlage durch gegenläufige Bewegung des Beckens gegenüber dem Rumpf,
  — Prüfen der Kiblerfalten.

- **Technik**
Das Kind liegt in Seitenlage, das Gesicht zum Therapeuten gewandt. Der Therapeut umfasst mit der fußnahen Hand das Becken des Kindes in Höhe der Spina ilica anterior superior von ventral und führt es sachte nach dorsal bis zum Widerstand. Gleichzeitig wird der Rumpf mit der kopfnahen Hand samt Unterarm sachte in die Gegenrichtung geführt. Diese Position wird ca. 90 sec gehalten.

> ◆ **Wichtig**
> **Die Mobilisation wird grundsätzlich beidseits durchgeführt!**

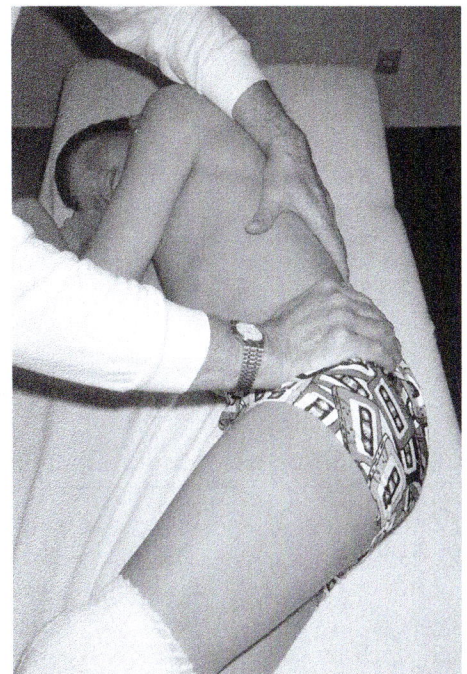

◘ **Abb. 9.22** Mobilisierende Positionierung des dorsolumbalen Übergangs

Segmentale Manipulation im dorsolumbalen Übergang (◘ Abb. 9.23)

- **Diagnostik**
  — Prüfen der Rotationsbeweglichkeit des Rumpfes gegenüber dem Becken am sitzenden Kind oder in Seitenlage (wie oben beschrieben),
  — Prüfen der Kiblerfalten,
  — Segmentdiagnostik wie beschrieben, Bestimmen des therapeutischen Querfortsatzes.

- **Technik**
Das Kind liegt in Seitenlage, die blockierte Seite liegt oben. Der Therapeut schiebt wie bei der mobilisierenden Positionierung das Becken des Kindes sachte nach dorsal, bis

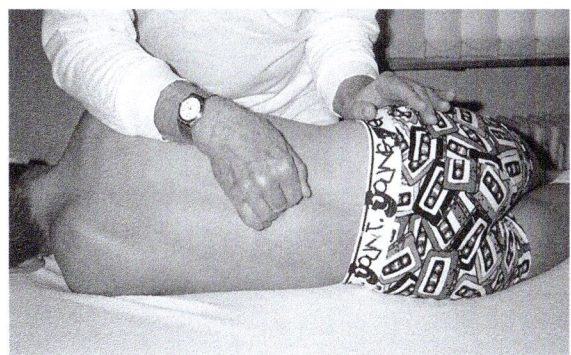

◘ **Abb. 9.23** Segmentale Manipulation im dorsolumbalen Übergang die Bewegung am Dornfortsatz des kaudalen Partners des zu mobilisierenden Segments ankommt. Der Unterarm der manipulierenden Hand liegt auf der Dorsalseite des Thorax als Gegenhalt. Aus guter Vorspannung erfolgt über den therapeutischen Querfortsatz oder den dazugehörigen Dornfortsatz mittels Hakelzug der manipulierende Impuls.

> **Tipp**
>
> Diese gegenläufige Technik lässt sich **bei Spastikern** leichter durchführen als die klassische Rotationstechnik.

9.5.5 Manipulation der Iliosakralgelenke

Bei IZP-Kindern mit ausreichender Beweglichkeit im dorsolumbalen Übergang können am Iliosakralgelenk die manipulativen Techniken aus der Seitenlage **ad modum MWE** durchgeführt werden. Als Beispiel wird der ventralisierende Schub am Os sacrum in Höhe S3 beschrieben (◘ Abb. 9.24). Weitere Einzelheiten zu den ISG-Techniken sind der einschlägigen Literatur zu entnehmen (Bischoff 1994, Bischoff und Moll 2007).

Ventralisierender Schub am Os sacrum in Höhe S3 (◘ Abb. 9.24)

- **Diagnostik**
- Federungstest über dem ISG,
- Prüfen der Abduktion, Innenrotation und Beugeadduktion in den Hüftgelenken,
- Vorlaufphänomen im Sitzen (soweit prüfbar),
- Nachweis eines Irritationspunktes S1 bei ventralisierungsempfindlichem S1.

- **Technik**

Das Kind liegt auf der Seite, das ventralisierungsempfindliche S1 liegt oben, Kopfteil der Behandlungsliege hochgestellt. Das oben liegende Bein des Kindes wird in Hüft-

und Kniegelenk gebeugt und ohne Rotationsvorspannung an den Oberschenkeln des Therapeuten angelegt und dort fixiert. Die fußnahe Hand des Therapeuten modelliert sich mit dem Thenar in Höhe S3 der oben liegenden Sakrumseite an, die kopfnahe Hand fixiert den Oberkörper des Kindes an der Schulter. Aus gutem Tiefenkontakt übt die auf S3 liegende Hand einen exakt von dorsal kommenden ventralisierenden Impuls auf S3 aus.

Ventralisierender Schub am Os ilium mit »Erlösergriff«

In gleicher Weise wie beim ventralisierenden Schub über S3 wird der ventralisierende Schub am Os ilium, der sog. Erlösergriff durchgeführt, allerdings mit dem Unterschied, dass beim Erlösergriff aus einer Rotationsvorspannung gearbeitet wird (ohne Abb.).

> **Tipp**
>
> **Tetraspastische Kinder**, bei denen eine ISG-Manipulation in Bauch- oder Seitenlage aufgrund der Schwere der Tonusstörung nicht exakt durchführbar ist, können in Rückenlage mit der Rückschlagtechnik (Recoil) behandelt werden.

Recoil-Technik am ISG aus Rückenlage (◘ Abb. 9.25)

- **Diagnostik**
- Federungstest über dem ISG,
- Prüfen der Abduktion, Innenrotation und Beugeadduktion in den Hüftgelenken,
- Nachweis eines Irritationspunktes S1 oder S3,
- Vorlaufphänomen im Sitzen (soweit prüfbar).

- **Technik**

Der Therapeut steht auf der Gegenseite des dysfunktionalen ISG. Die fußnahe Hand umfasst das Becken blockierungsseitig von dorsal bis zur Mittellinie, so dass das ISG

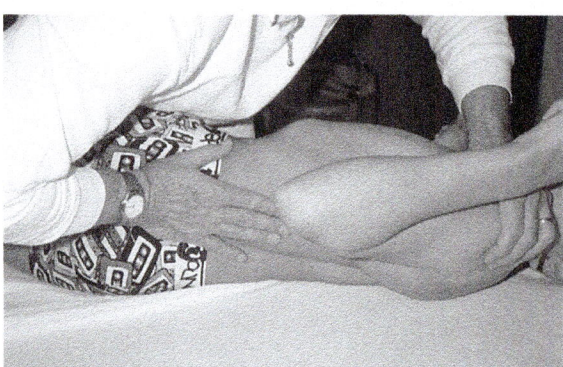

◘ **Abb. 9.24** Ventralisierender Schub am Os sacrum in Höhe S3

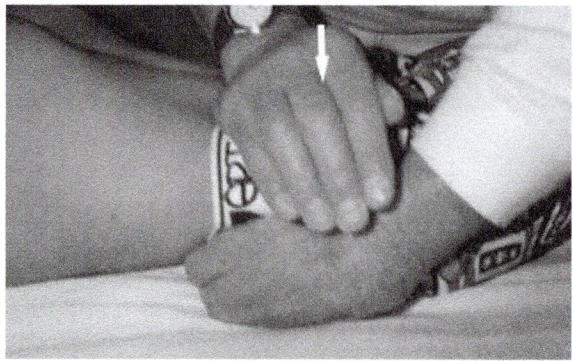

◘ **Abb. 9.25** Recoil-Technik am ISG aus Rückenlage

über der Hand liegt. Mit der kopfnahen Hand übt der Therapeut über die Spina iliaca anterior superior über 3 sec einen zunehmenden sagittal gerichteten Druck aus und lässt dann die Hand zurückschnellen. Aus der gleichen Handposition kann durch Federung des Iliums der Therapieeffekt überprüft werden. Das Manöver kann ggf. bei unzureichendem Therapieeffekt wiederholt werden.

9.6 Manuelle Weichteiltechniken

Die Weichteiltechniken, die sich bei der Behandlung infantiler Zerebralparesen bewährt haben, sind in ▶ **nachfolgender Übersicht** zusammengefasst.

> **Übersicht: Manuelle Weichteiltechniken**
> — Propriozeptiv-exterozeptive Stimulation (Pritschen)
> — Myofasziales Lösen
> — Wechselrhythmische Druckmassage an
>   – der Plantar- und Palmaraponeurose
>   – den Faszienlogen der oberen/unteren Extremitäten
> — Reziproke Detonisierung der Extremitätenmuskeln

9.6.1 Pritschen

Die bewusste Verarbeitung von Wahrnehmungsinformationen setzt **Vigilanz** voraus. Dies gilt für optische und akustische Sinneswahrnehmungen ebenso wie für taktile (exterozeptive) und propriozeptive Reize. Die unspezifische propriozeptiv-exterozeptive Stimulation mittels Pritschen wurde in ▶ Abschn. 7.5 ausführlich beschrieben. Die Technik ist leicht erlernbar und kann gefahrlos auch von Eltern und Betreuern durchgeführt werden. Bei IZP-Kindern ist sie ebenso beliebt wie bei Säuglingen, korrekte Durchführung und genaue Beobachtung der Reaktion des Kindes vorausgesetzt.**Die manualmedizinische Behandlung eines IZP-Kindes** sollte mit dem Pritschen eingeleitet werden. Dadurch kann bei richtiger Anwendung die Spannung des Kindes gemindert und die Wirkung der spezifischen Techniken gebahnt werden.

9.6.2 Myofasziales Lösen

Die tonische Dauerkontraktion der Muskulatur bei spastischer IZP und eintönige, variantenarme Bewegungen verändern die physikalischen Eigenschaften der Weichteilstrukturen und beeinträchtigen die physiologische **myo**-

fasziale Viskoelastizität. Am Rumpf sind vor allem die thorakolumbale und die subskapuläre Faszie betroffen, ferner das Diaphragma abdominale, die retrosternale Faszie und die transversale Bauchfaszie, auch viszerale Strukturen mit enstprechenden vegetativen Begleiterscheinungen. Bei diesen haben sich vor allem das **Myofascial Release** nach Ward oder vergleichbare osteopathische Techniken bewährt. **Beispiele** für myofasziale Lösetechniken wurden bereits in den ▶ Abschn. 7.3 und 7.4 eingehend erörtert; sie lassen sich in gleicher Weise auch bei IZP-Patienten anwenden. Ergänzend dazu werden einige weitere Techniken beschrieben, die sich bei der Behandlung von IZP-Patienten als wirksam erwiesen haben.

Myofasziales Lösen der Membrana interossea
- **Indikationen**
  - Fehlstellungen, Kontrakturen oder Funktionsstörungen von Hand- oder Ellenbogengelenk bei IZP,
  - Fußfehlstellungen (Pes plano-valgus-abductus, Pes equino-varus-adductus, Tibiarotationsfehler etc.) bei IZP oder vergleichbaren neuromuskulären Störungen,
  - posttraumatische Sprunggelenk-, Fuß- oder Kniebeschwerden,
  - Funktionsstörungen des oberen/unteren Sprunggelenks oder des proximimalen/distalen Tibiofibulargelenks,
  - Streck- oder Beugehemmung im Kniegelenk nach Distorsion usw.

■■ 1. Myofasziales Lösen der Membrana interossea antebrachii (◘ Abb. 9.26)
- **Technik**

Prüfen von Strammung und Lockerung zwischen Radius und Ulna in longitudinaler Richtung, wobei die Hände des Therapeuten proximal am Olekranon und distal am Ra-

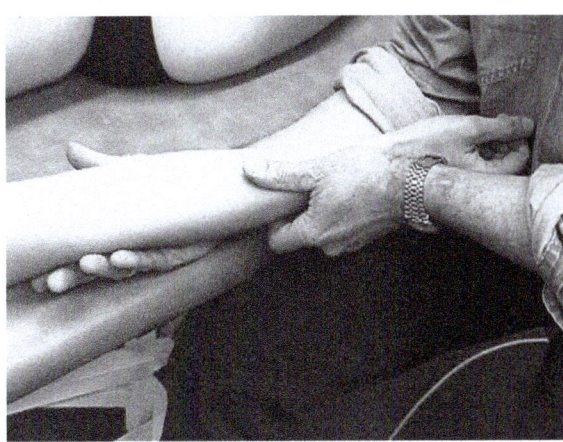

◘ Abb. 9.26 Myofasziales Lösen der Membrana interossea antebrachii (Medizinwelten)

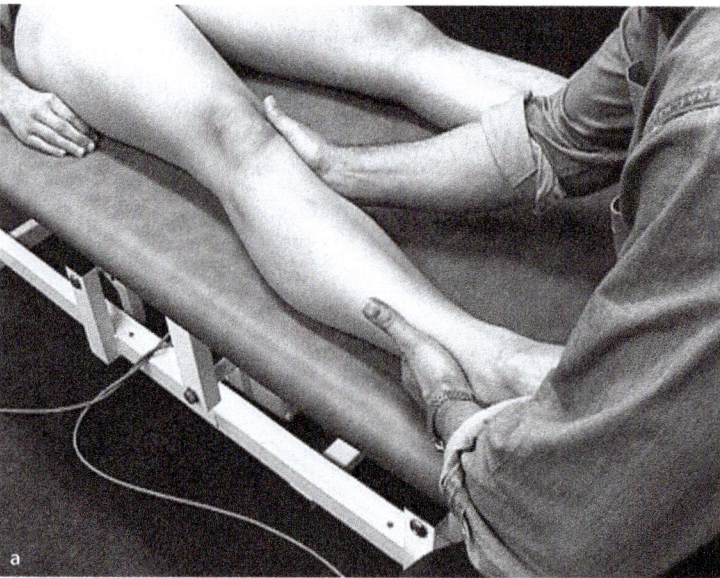
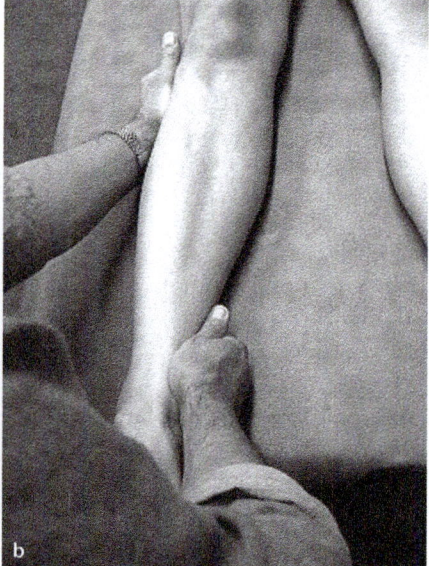

Abb. 9.27 Myofasziales Lösen der Membrana interossea cruris (Medizinwelten)

diusstyloid ansetzen. Nach Bestimmen der therapeutischen Richtung erfolgt ein sachtes Heranführen des Gewebes bis an die **Barriere**, dann ein schrittweises Lösen der Membrana interossea durch gegenläufiges longitudinales Halten an Radius und Ulna.

▪▪ 2. Myofasziales Lösen der Membrana interossea cruris (■ Abb. 9.27)

▪ Technik

Prinzip wie bei der Membrana interossea antebrachii. Je nach Untersuchungsbefund legt der Therapeut seine Hände entweder proximal am medialen Tibiakopf und distal am Außenknöchel an (■ Abb. 9.27) oder proximal am Caput fibulae und distal am Innenknöchel (■ Abb. 9.27). Auch hier erfolgt das Lösen der Membrana interossea schrittweise von Barriere zu Barriere durch gegenläufiges Halten an Tibia und Fibula, bis das Gewebe »wegschmilzt«.

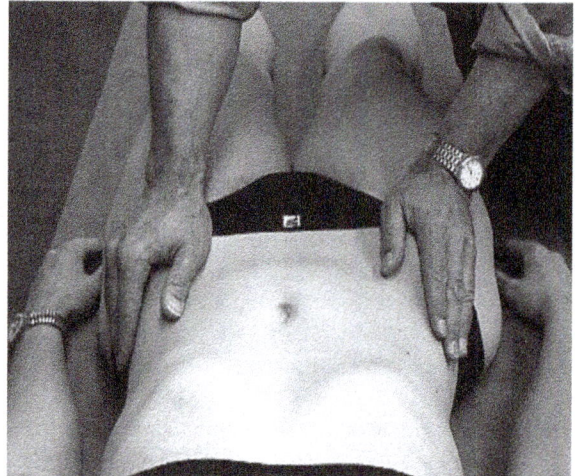

Abb. 9.28 Myofasziales Lösen des Beckenringes

Myofasziales Lösen von Beckenring und Lig. inguinale (■ Abb. 9.28)

▪ Indikationen

- Beckenverwringung (bei IZP, TAS, Skoliose, nach Trauma),
- iliosakrale und/oder symphyseale Dysfunktion,
- lumbosakrale Schmerzen,
- pseudoradikuläre Symptomatik.

▪ Technik

Der Patient liegt in Rückenlage. Der Therapeut legt seine Hände auf die Ventralseite der Ossa iliaca, so dass der vordere obere Darmbeinstachel etwa an der Medialseite des Thenars anliegt. Prüfen von Strammung und Lockerung in Verlaufsrichtung des Lig. inguinale und mit gegenläufiger (wringender) Bewegung in sagittaler Richtung (■ Abb. 9.28). Die Behandlung erfolgt bei diesem Griff grundsätzlich in die **freie Richtung**, also weg von der Barriere. Andernfalls kann es zu Beschwerden kommen, z.B. Dysästhesien und Schmerzprojektion in die untere Extremität.

Myofasziales Lösen des Lig. sacrotuberale (unilateral) (■ Abb. 9.29)

▪ Indikationen

- Beckentorsion,
- Hüft-(sub)luxation bei IZP,
- »Windschlagdeformität« der Hüftgelenke,

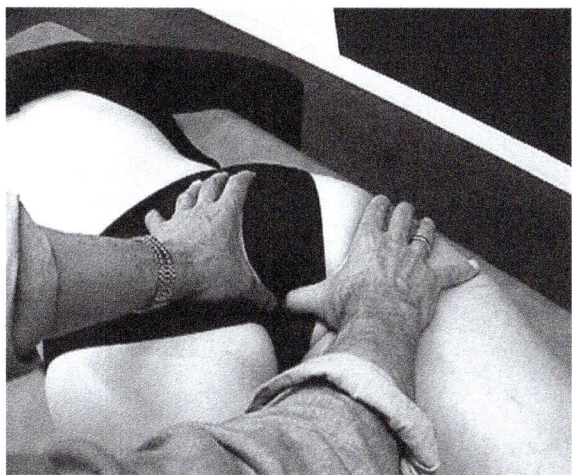

Abb. 9.29 MFL des Lig. sacrotuberale

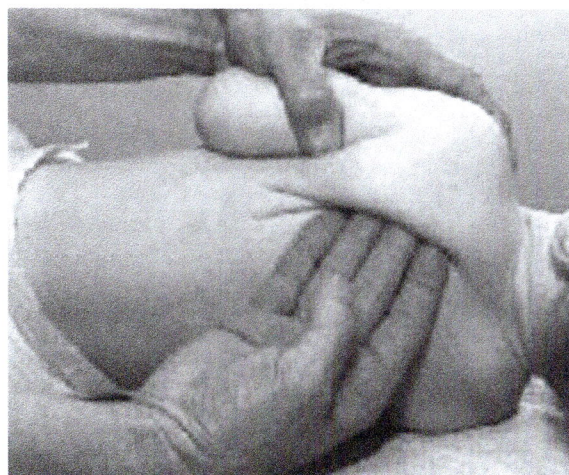

Abb. 9.30 Manuelle Mobilisation der Skapula

— neurogene Skoliose mit Beckenverwringung,
— therapieresistentes ISG-Syndrom,
— Kokzygodynie.

■ **Technik**

Aufsuchen des Lig. sacrotuberale, Prüfen von Strammung und Lockerung im Seitenvergleich. Der Therapeut legt beide Daumen auf das Lig. sacrotuberale der Strammungsseite und hält aus Tiefenkontakt eine divergierende Spannung, bis sich die Strammung löst.

> **Tipp**
>
> Der **Griff** ist zu Beginn meist schmerzhaft. Die Strammung des Bandes löst sich gewöhnlich nach 30–60 sec, gleichzeitig geht der Schmerz zurück.

9.6.3 Mobilisierende Weichteiltechniken

Neben dem myofaszialen Lösen haben sich mobilisierende Weichteiltechniken bewährt, z.B. die Mobilisation der Skapula zur Verbesserung der Schulterbeweglichkeit bei erhöhtem Strecktonus (■ Abb. 9.30) oder die repetitive Mobilisation von proximalem Tibiofibulargelenk, Chopartgelenk usw.

Wechselrhythmische Druckmassage (WDM) (■ Abb. 9.31 bis ■ Abb. 9.35)

An den Extremitäten entwickelt der Faszien-Muskel-Verbund als Folge des pathologischen Muskeltonus und fehlender physiologischer Bewegungsmuster eine lederne Konsistenz; es kommt zur Verfilzung der Muskellogen, Intermuskularsepten und der Plantarfaszie, oft auch der Palmar-

aponeurose. Diese Veränderungen der viskoelastischen Gewebeeigenschaften sind Wegbereiter der gefürchteten Gelenkkontrakturen, denen mit **wechselrhythmischer Druckmassage** und **reziproker Detonisierung** begegnet werden kann.

Die wechselrhythmische Druckmassage ist eine **einfache Technik** und besteht in einem aszendierenden, schrittweisen Wechseldruck auf das Fasziengewebe der Fußsohle und die Fazienlogen der Extremitäten. Das Prinzip wird anhand einiger Beispiele dargestellt (■ Abb. 9.31, ■ Abb. 9.32, ■ Abb. 9.33). **Bewirkt** wird mit dieser Technik eine Lockerung und Entfilzung der fibromuskulären Strukturen; durch die Stimulation der plantaren und palmaren Propriozeptoren wird zusätzlich eine Steigerung der Vigilanz erreicht.

■ **Technik**

Das Kind liegt in Rückenlage, das Bein außenrotiert. Mit den Daumenkuppen wird ein schrittweiser, wechselseitiger Druck auf die **Fußsohlenweichteile** ausgeübt, auf die mediale, mediane und laterale Fläche, beginnend an den Zehen in Richtung der Ferse (■ Abb. 9.31).

Die Behandlung der intermuskulären Septen und der Gliederfaszie des Unterschenkels wird ebenfalls aus der Rückenlage durchgeführt (■ Abb. 9.32), die Behandlung der medialen Partien des Unterschenkels erfolgt in Außendrehung des Beins und leichter Beugung in Hüft- und Kniegelenk.

Gleiches Vorgehen auf der **Dorsalseite des Oberschenkels** (sofern entsprechende Lagerung möglich) zwischen medialer und lateraler Portion der Ischiokruralmuskulatur sowie zwischen M. biceps femoris und M. vastus lateralis. Die WDM zwischen M. rectus femoris und M. vastus intermedius kann schmerzhaft sein und muss daher entsprechend sachte erfolgen (■ Abb. 9.33).

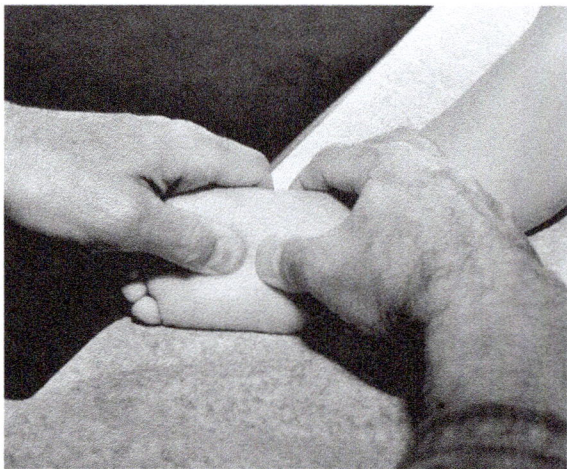

Abb. 9.31 Wechselrhythmische Druckmassage plantar

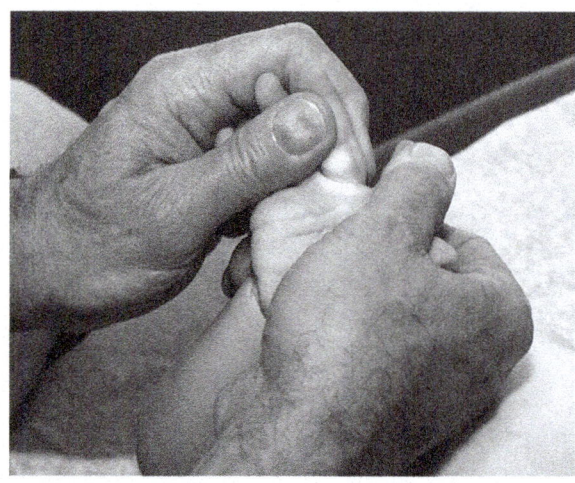

Abb. 9.34 Behandlung der Palmaraponeurose

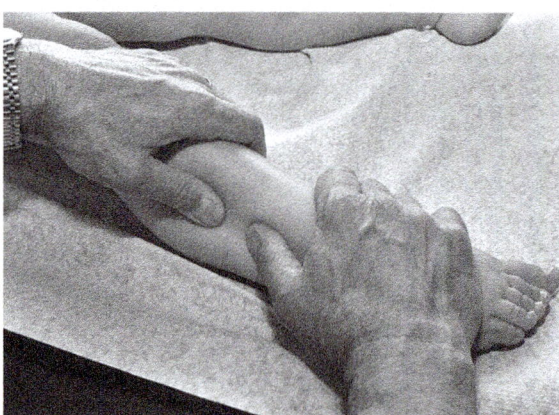

Abb. 9.32 Aszendierende WDM über dem Septum intermusculare zwischen M. tibialis anterior und Peroneusgruppe. In gleicher Weise wird entlang den Faszienlogen zwischen Extensoren, Flexoren und Pronatoren verfahren

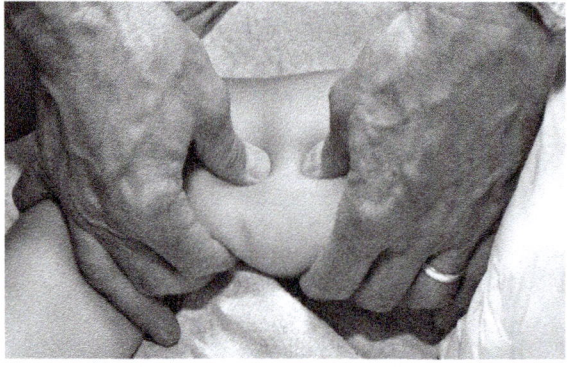

Abb. 9.33 WDM an der Medialseite des Oberschenkels zwischen Vastus medialis und Adduktoren (Membrana vastoadductoria)

■ **Alternativtechnik**

Lässt sich die WDM wegen eines **starren Faustschlusses mit dorsalextendiertem Handgelenk** nicht durchführen, kann folgende Technik eingesetzt werden:

Der Therapeut führt das Handgelenk des Kindes in die Volarflexion, wodurch sich die Faust öffnet. Er fasst die Langfinger und biegt sie sachte dorsalwärts. Mit dem Daumen der anderen Hand erfolgt ein volares Ausstreichen aller fünf Handstrahlen, beginnend an der Handwurzel und endend an der Finger- bzw. Daumenkuppe, die dabei soweit wie möglich, aber ohne Gewalt, dorsalextendiert wird (■ Abb. 9.34, ■ Abb. 9.35a). Anschließend werden die kurzen Handmuskeln zwischen Daumen und Zeigefinger des Therapeuten durch sacht reibende Bewegungen stimuliert (■ Abb. 9.35b, c).

Reziproke Detonisierung bei spastischem Muskeltonus (■ Abb. 9.36)

Unter **physiologischen Umständen** ist die **Dehnung** der adäquate sensorische Reiz für den anulospiralen Rezeptor der Muskelspindel. Dieser Dehnreiz führt stets zu einer **Kontraktion** des Muskels und ist ein entscheidender Automatismus zur Schwerkraftbewältigung. Die reafferente zielmotorische und reflektorische Steuerung der Muskelkontraktion erfolgt auf spinaler und supraspinaler Ebene über den Servomechanismus der α-γ-Koppelung. In allen Sehnen sind Golgi-Sehnenorgane als Kraftmesser angesiedelt, die über die Verarbeitung der Muskelspannung hemmend auf die Agonisten und erregend auf die Antagonisten wirken (Illert 1995, Rüdel 1995) und somit an der Steuerung der Schwerkraftbewältigung beteiligt sind.

Bei der **zerebralen Spastik** allerdings besteht über die **gesteigerte spinale Reflexaktivität** eine Depolarisierung des Ruhepotenzials der Motoneurone mit einer massiven

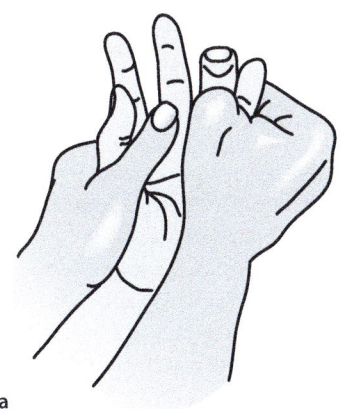 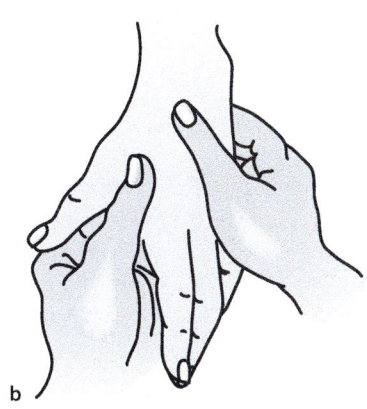 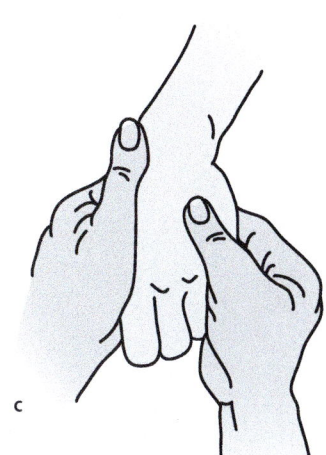

a   b   c

Abb. 9.35 **a** Dehnung der Palmaraponeurose. **b**, **c** Stimulation der kurzen Handmuskeln

Verstärkung des Muskeldehnreflexes (Illert 1995). Wird nun ein spastischer Muskels noch passiv gedehnt (z.B. durch Streckung eines gebeugten Gelenks), kommt es durch die damit verbundene weitere Dehnung der Spindelrezeptoren zu einer zusätzlichen Spannungserhöhung des Muskels. Die Hemmung aus den Sehnenorganen verhindert zwar ein Überschießen der Kontraktion und damit die Gefahr einer Gewebeläsion, reicht aber nicht zur Detonisierung des Muskels aus. Bei sehr langsam ausgeführter Bewegung lässt sich ein spastisch gebeugtes Gelenk zwar mitunter strecken, aber meist nur bis zu dem Punkt, an dem der tonische Widerstand bei weiterer Streckung zunimmt. Eine Minderung der Muskelspannung und anhaltende Verbesserung der passiven Gelenkbeweglichkeit lässt sich auf diese Weise nicht erreichen.

Die Situation ändert sich, wenn selektiv die Sehne gespannt, der Muskel jedoch manuell entspannt wird und keine passive Änderung der Gelenkstellung erfolgt. Es hat sich gezeigt, dass sich bei dieser Technik das Gelenk aktiv aus seiner Fehlstellung bewegt, offenbar über die Aktivierung des Antagonisten bei gleichzeitiger Entspannung des Agonisten. Mit dieser reziproken neuromuskulären Steue-

rung wird die Spannung des Muskels gemindert, er wird detonisiert. Elektromyographische Ableitungen von Summenpotenzialen aus dem M. gastrocnemius bei spastischer Diparese mit einem Ruhepotenzial von 7,5 mV zeigten eine Aktivitätsminderung durch reziproke Detonisierung auf Werte zwischen 2,0–2,5 mV (Coenen 2002).

▪▪ Behandlungstechnik (▫ Abb. 9.36)

Die Sehne des zu behandelnden Muskels wird an ihren beiden Enden palpiert, d.h. an der Insertionsstelle und am Übergang in die Muskelstruktur. Das Insertionsende z.B. der Achilles- oder Semimembranosussehne wird sanft zwischen Mittel- und Ringfingerkuppen gehalten, das Ende am muskulären Übergang ebenfalls sanft auf die volaren Mittel- und Ringfingerflächen der anderen Hand »aufgeladen« (▫ Abb. 9.36a, b). Je nach Lokalisation können auch beide Daumenkuppen angelegt werden (▫ Abb. 9.36c). Das Gelenk steht in entspannter Stellung, ohne passive Vordehnung der ansetzenden Muskulatur! Nun erfolgt ein äußerst sachter Zug über die Mittel- und Ringfinger beider Hände im Sinne eines Anspannens der Sehne. Dabei schiebt die proximale Hand den Muskel

Herkömmliche Dehntechniken sind bei einer IZP nicht geeignet

Die in der Sport- und Rehabilitationsmedizin übliche Behandlung verkürzter Muskeln besteht im passiven Aufdehnen des Muskels, vielfach nach vorausgegangener isometrischer Muskelkontraktion im Sinne der **postisometrischen Relaxation (PIR)**. Dieses Prinzip ist bei zerebraler Spastik allerdings nicht anwendbar, da der Spastiker eine isoliert gesteuerte isometrische Muskelkontraktion ohne begleitende Bewegungsassoziation nicht zustande bringt. Deswegen beschränkt

man sich bei der krankengymnastischen Behandlung von IZP-Kindern gewöhnlich auf das **einfache passive Aufdehnen** des spastisch verkürzten Muskels.
Bei kritischer Prüfung lässt sich allerdings nicht übersehen, dass die mit dieser herkömmlichen Technik erzielten Ergebnisse nicht überzeugend, vor allem **nicht anhaltend** sind. Ein Grund mag darin zu suchen sein, dass Behandlungsformen, die bei neurologisch gesunden Patienten eingesetzt werden, nicht ohne Weiteres auf

spastische Zerebralparesen übertragen werden können. Selbstverständlich wird auch ein spastischer Muskel bei sanfter, langsam durchgeführter Dehnung bis zu einem gewissen Grad nachgeben und ein Spitzfuß oder eine Flexionsfehlstellung an Knie bzw. Ellenbogen zum Teil ausgeglichen werden können. Die Viskoelastizität des Muskel-Faszien-Verbundes profitiert davon allerdings nicht, auch nicht bei regelmäßiger Wiederholung der Behandlung.

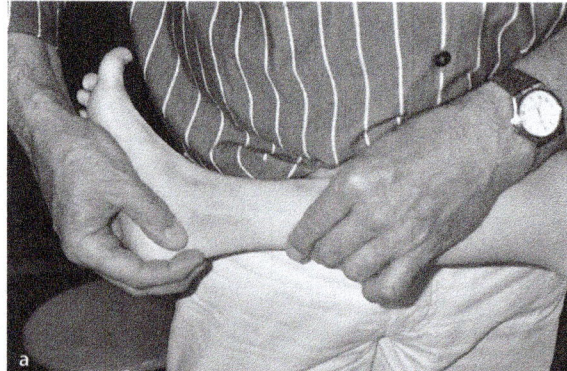

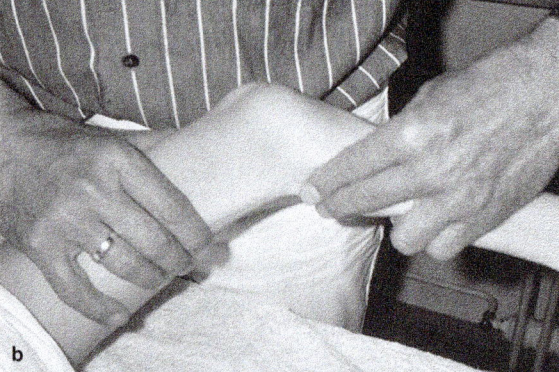

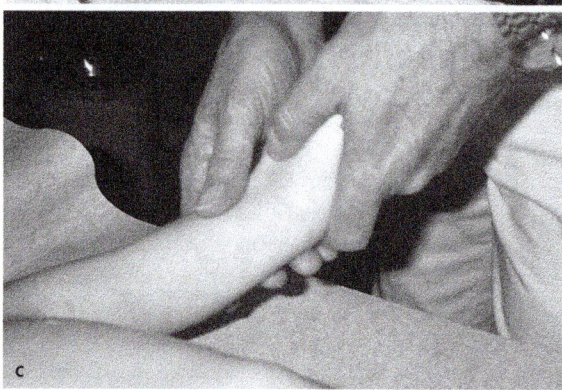

Abb. 9.36 Reziproke Detonisierung. Griffanlage **a** M. gastrocnemius, **b** M. semimembranosus, **c** M. biceps brachii und M. brachialis

ganz leicht zusammen, »entspannt« also die Muskelspindeln, während die Sehne ganz zart gespannt wird. Nach etwa 20–30 sec lässt die muskuläre Spannung nach, das Gelenk bewegt sich ohne passiven Nachdruck in die Korrekturrichtung.

Die Deutung dieses reproduzierbaren Effektes ist hypothetisch. Die Golgi-Sehnenorgane haben eine hohe Empfindlichkeit: Ein Sehnenrezeptor kann durch die Kontraktion einer einzelnen motorischen Einheit aktiviert werden (Illert 1995). Die pathologische Tonuserhöhung des spastischen Muskels ist daher immer auch mit einer Aktivierung von Golgi-Sehnenorganen verbunden, deren Reizschwelle analog zum spastischen Tonus erniedrigt ist. Vermutlich

sind aber auch weitere Mechanosensoren an der Entstehung des Therapieeffektes beteiligt (▶ Abschn. 7.3, Myofasziale Lösetechniken).

> **Tipp**
>
> Die reziproke Detonisierung gelingt nur, wenn sie mit **geringster Kraft** durchgeführt wird. Jeder Versuch, den Vorgang durch Vermehrung der Spannung zu beschleunigen, ist zum Scheitern verurteilt. Auf der Sehne darf nicht mehr Spannung lasten, als würde man ein Stück Bindfaden an beiden Enden halten und so straffen, dass dieser gerade eben nicht durchhängt.

Es wäre zu untersuchen, ob interstitielle Mechanosensoren, Ruffini-Sensoren oder andere Sensoren dabei eine Rolle spielen, und in welcher Weise die niedrige Reizschwelle der Golgi-Sehnenorgane an diesem reflektorischen Geschehen beteiligt ist. Eine Deutung könnte sein, dass bei der pathologischen Vorspannung der Sehne nur noch ein geringer Zugreiz ausreicht, um die Hemmung des Muskels auszulösen.

▪▪ Anwendungsgebiete

Geeignet ist die reziproke Detonisierung vor allem für **schmalbasig inserierende Muskeln.**

- Gastroknemius bzw. Trizeps surae,
- Peroneus longus und brevis,
- Tibialis anterior und posterior,
- Ischiokruralen (allen voran der Semimembranosus),
- Rektus femoris,
- Bizeps brachii,
- Brachialis und
- Karpalextensoren.

> **Tipp**
>
> **Langsehnige Muskeln** sind therapeutisch leichter zugänglich als kurzsehnige oder tief liegende Muskeln.

Weniger gut einzusetzen ist diese Technik bei **breitbasig** oder membranös **ansetzenden Muskeln**, wie sie vorwiegend am Rumpf vorkommen. Für diese Muskeln empfiehlt sich das Myofascial Release.

> ❯ **Wichtig**
>
> Eine regelmäßige, möglichst täglich durchgeführte reziproke Detonisierung kann bereits nach relativ kurzer Zeit zu einer deutlichen Verbesserung der passiven Gelenkbeweglichkeit führen, verbunden

mit einer verbesserten Viskoelastizität des Muskel-Faszien-Verbundes.

- Weiche Kontrakturen lassen sich effektiver behandeln als mit der herkömmlichen Dehntechnik oder auch mit dem myofaszialen Lösen.
- Sog. harte, fixierte Kontrakturen, die eine Operationsindikation darstellen, sind mit dieser Methode nicht zu beeinflussen.

▪▪ Elternanleitung

Die Eltern von Kindern mit spastischer IZP können zu dieser Behandlungstechnik angeleitet werden, um sie selbständig am Kind durchzuführen. Entscheidend für den Erfolg ist, dass die **Behandlung täglich** erfolgt, nach Möglichkeit mehrmals. Der Zeitaufwand pro Muskel liegt bei 1–1½ Minuten! Voraussetzung einer wirksamen Behandlung ist ein entspanntes Kind, das möglichst nicht redet oder zappelt und nicht abgelenkt wird.

▪▪ Fehlerquellen

Das Behandlungsprinzip ist im Grunde einfach, auch die Durchführung. Gelingt die Behandlung nicht, so liegt das wahrscheinlich nicht an der Methode, sondern am Therapeuten!

> **Wichtig**
> Die häufigsten Ursachen für eine fehlende Wirkung sind:
> - Zu starker Zug an der Sehne, zu fester Kontakt mit dem Gewebe,
> - falsche Griffanlage,
> - unruhiges oder abgelenktes Kind,
> - fehlende Geduld des Behandlers (!),
> - falsche Indikation (harte Kontraktur, knöcherne Deformität).

Fazit
Langjährige Erfahrungen mit dieser Behandlungsform haben gezeigt, dass bei regelmäßiger Durchführung durch Eltern und Therapeuten **Gelenkkontrakturen** vermieden und vorhandene gemildert bzw. verbessert werden können. Die Behandlung ist effektiv, wenig zeitaufwendig und schmerzfrei. Bei unsachgemäßer Anwendung ist sie zwar wirkungslos, eine Schädigung ist jedoch nicht zu befürchten.

9.7 Manuelle Medizin und neuromuskuläre Erkrankungen

Unter dem Begriff **neuromuskuläre Erkrankungen** wird eine Vielzahl von Krankheitsbildern zusammengefasst, die aufgrund neurogener oder myogener Störungen zu einer Muskelschwäche bzw. einem Muskelschwund führen.

9.7.1 Neuromuskuläre Erkrankungen

Progressive Muskeldystrophien

Bei der **progressiven Muskeldystrophie** handelt es sich um eine Stoffwechselstörung des Muskels, die in unterschiedlicher Form auftreten kann. Die häufigste und prognostisch ungünstigste ist die geschlechtsgebunden-rezessiv vererbte maligne Form der **Duchenne-Dystrophie**, die bekanntlich nur Knaben befällt und meist im Alter zwischen 2–6 Jahren manifest wird. Typisch für diese Krankheit ist eine hochgradige Erhöhung der Kreatinkinasewerte im Serum. Weitere Erscheinungen der progressiven Muskeldystrophie sind die prognostisch günstigere Rumpfgürtelform und die fazio-skapulo-humerale Form.

Frühsymptom der Muskeldystrophie ist neben einer Verlangsamung der sensomotorischen Entwicklung eine auffallende Muskelschwäche auch bei kleinen Anstrengungen, z.B. beim Treppaufsteigen. Die Schwäche der Kniestrecker veranlasst die Patienten, sich beim Aufstehen mithilfe der Arme an den eigenen Beinen hochzustemmen (**Gower-Zeichen**). Durch die Schwäche der Gesäßmuskeln entsteht ein watschelnder, entenartiger Gang mit positivem Trendelenburg-Zeichen. Kinder mit Duchenne-Dystrophie sterben in der Regel zwischen dem 13. und 15. Lebensjahr.

Spinale Muskelatrophie

Im Gegensatz zur Muskeldystrophie entsteht der Muskelschwund bei der spinalen Muskelatrophie **Werdnig-Hoffmann** aufgrund einer progredienten Degeneration der motorischen Vorderhornzellen. Dadurch werden zerebrale motorische Efferenzen nicht an die Muskulatur weitergeleitet.

Die **akute infantile Form** der Werdnig-Hoffmann-Muskelatrophie ist prognostisch ungünstig. Sie wird meist innerhalb der ersten 6 Lebensmonate manifest. Die Kinder sind hypoton, liegen mit angewinkelten Armen und schlaff gespreizten Beinen, zeigen wenig Spontanbewegung, mitunter kommen Schluck-, Kau- und Sprechstörungen dazu. Der Tod tritt meist innerhalb der ersten 3 Lebensjahre ein.

Bei der **intermediären Form** der spinalen Muskelatrophie ist die Progredienz des Leidens langsamer. Mitunter können die Kinder das freie Sitzen erlernen, erlangen jedoch nie die freie Gehfähigkeit. Sekundäre Komplikationen sind Deformitäten der Extremitäten und der Wirbelsäule, auch Hüftluxationen. Die Lebenserwartung ist eingeschränkt, die Menschen sterben in der Regel vor dem 20. Lebensjahr.

Einen gutartigen Verlauf nimmt gewöhnlich die pseudomyopathische spinale Muskelatrophie **Kugelberg-Welander.**

Myotonien

Zum Formenkreis neuromuskulärer Erkrankungen sind auch die Myotonien zu rechnen, die ihre Bezeichnung der typischen myotonen Reaktion verdanken: Bei Beklopfen eines Muskels mit dem Reflexhammer entstehen mehrere Sekunden anhaltende Kontraktionen der stimulierten Muskelbündel, die als Delle oder Furche im Muskelrelief erscheinen. Als **Beispiele** seien genannt

- die Myotonia congenita Thomsen und
- die Paramyotonia congenita Eulenburg,

beides seltene autosomal-dominat vererbte Krankheiten, über die keine ausreichenden manualmedizinischen Erfahrungen vorliegen.

Häufiger ist die ebenfalls autosomal-dominant vererbte **Dystrophia myotonica Curschmann-Steinert**, die sich oft erst im Erwachsenenalter bemerkbar macht und durch distal beginnende Muskelatrophien und -schwächen gekennzeichnet ist. Im weiteren Verlauf treten myotone Reaktionen der Muskeln auf, ferner Komplikationen wie Katarakt, Hörstörungen, endokrine und kardiale Störungen. Mit regelmäßiger manualmedizinischer Behandlung, wobei die Atlastherapie nach Arlen einmal mehr die zentrale Rolle spielt, kann nach bisherigen Erfahrungen die Haltungs- und Bewegungsleistung dieser Patienten über einen längeren Zeitraum stabil gehalten und der Zeitpunkt einer Rollstuhlversorgung hinausgeschoben werden. Hierbei handelt es sich allerdings um kasuistische Beobachtungen. Systematische Untersuchungen an einer ausreichend großen manualmedizinisch behandelten Patientenklientel mit myotoner Dystrophie Curschmann-Steinert liegen bisher nicht vor.

Im weitesten Sinne kann auch die **Friedreich-Ataxie** zu den neuromuskulären Erkrankungen gezählt werden. Diese autosomal-rezessiv vererbte Heredoataxie entsteht durch progressive Degeneration der spinozerebellären und kortikospinalen Bahnen.

9.7.2 Wirkung der Manuellen Medizin bei neuromuskulären Erkrankungen

Bei allen diesen Krankheitsbildern kommt es aufgrund der beeinträchtigten Muskelfunktion zu jeweils typischen Haltungs- und Bewegungsstörungen mit den Folgen, die auch bei der IZP beschrieben wurden, nämlich **peripher-seg-**

mentale Dysfunktionen und **Störungen der myofaszialen Viskoelastizität** sowie der **vegetativen Funktionen.**

Lohse-Busch (1990) beschrieb erstmals in einer Pilotstudie symptomatische Verbesserungen der Muskelfunktion bei neuromuskulären Erkrankungen durch Atlastherapie nach Arlen. Die Anwendung des für die IZP beschriebenen **Behandlungskonzeptes**, bestehend aus

- Atlastherapie,
- myofaszialen Lösetechniken und
- segmentaler chirotherapeutischer Manipulation,

hat sich als Palliativbehandlung bei neuromuskulären Erkrankungen inzwischen bewährt, wie eigene Erfahrungen mit verschiedenen Formen dieses Leidens bestätigen.

Die **ungünstige Prognose** einer **Duchenne-Muskeldystrophie** und der infantilen oder intermediären spinalen **Muskelatrophie Werdnig-Hoffmann** kann mit der manualmedizinischen Behandlung nicht beeinflusst werden. Eine Behandlung macht es jedoch möglich, den Krankheitszustand erheblich zu erleichtern. Das betrifft sowohl die **Haltungs- und Bewegungsleistung**, die sich durch regelmäßige Atlastherapie verbessert und meist lange erhalten werden kann, als auch die **Schmerzen**, die in der Endphase einer Duchenne-Muskeldystrophie und vielfach auch bei der Werdnig-Hoffmann-Muskelatrophie auftreten und vor allem die Wirbelsäule betreffen. Grundsätzlich muss allerdings bei der Indikationsstellung zur manualmedizinischen Intervention auf die »enge Begrenzung der erstrebten Rehabilitationseffekte hingewiesen werden, um keine falschen Hoffnungen zu wecken« (Lohse-Busch 1996).

Bei den **prognostisch günstigeren Formen** (Beckengürtelform der Muskeldystrohpie oder Muskelatrophie Kugelberg-Welander usw.) kann bei regelmäßiger manualmedizinischer Behandlung vor allem bei jüngeren Patienten eine anhaltende Verbesserung der Haltungs- und Bewegungsleistung erreicht werden.

Lohse-Busch (1990) kommt zu der Auffassung, dass alle neuromuskulären Krankheitsbilder prinzipiell gleichsinnig auf die Atlastherapie reagieren. Die **symptomatischen Verbesserungen** hängen nach seiner Darstellung »vom pathologischen Potenzial der genetisch programmierten Noxe und ihren Folgeerscheinungen im Sinne eines Noxenpools des einzelnen Patienten ab«. Die quantitativen Möglichkeiten reflextherapeutischer Einwirkungen seien a priori immer gleich, der Noxenpool hingegen quantitativ und qualitativ höchst variabel. Ausmaß und Dauer der Funktionsverbesserungen werden nach Lohse-Busch von den »Relationen dieser beiden Antagonisten …« bestimmt.

Weitere Anwendungsgebiete der Manuellen Medizin bei Kindern

Wilfrid Coenen

10.1   **Muskuloskelettale Schmerzen**   – 206

10.1.1   Nacken- und Rückenschmerzen   – 206

10.1.2   Referred pain   – 206

10.1.3   Koxalgie und symptomatische ISG-Blockierung   – 207

10.1.4   Kopfschmerzen   – 207

10.1.5   Die kindliche Migräne   – 210

10.1.6   Akuter Tortikollis   – 210

10.1.7   Grisel-Syndrom   – 210

10.2   **Posttraumatische Zustände mit funktionell bedingten neurologischen Symptomen**   – 212

10.2.1   Schädelprellung und Commotio cerebri   – 212

10.2.2   Zervikozephales Syndrom im Kindesalter   – 213

10.2.3   Segmentblockierungen bei peripheren Nervenläsionen   – 215

10.3   **Prävention und Rehabilitation**   – 216

10.3.1   Haltungsfehler und Adoleszentenkyphose   – 216

10.3.2   Idiopathische Adoleszentenskoliose   – 218

W. Coenen, *Manuelle Medizin bei Säuglingen und Kindern*,
DOI 10.1007/978-3-642-20734-1_10, © Springer-Verlag Berlin Heidelberg 2016

Die folgenden Beispiele geben eine Übersicht über häufig im Kindesalter auftretende Krankheitsbilder, die manualmedizinisch behandelt werden können, sofern es sich um eine rein funktionelle Störung handelt. Es versteht sich von selbst, dass in jedem Fall zuvor organische, entzündliche und tumoröse Prozesse als auslösende Ursache ausgeschlossen werden müssen.

10.1 Muskuloskelettale Schmerzen

In ▶ folgender Übersicht sind Krankheitsbilder zusammengefasst, die mit muskuloskelettale Schmerzen einhergehen.

> **Übersicht: Muskuloskelettale Schmerzen**
> - Segmentale Blockierungen der WS mit Nacken- und Rückenschmerzen
> - Brachialgie bei Blockierung der unteren HWS, der 1. Rippe oder oberen BWS
> - Gonalgie: reflektorisch bei Blockierung der mittleren LWS und Beckentorsion mit peripatellärem Schmerzsyndrom, tibiofibularer Blockierung usw.
> - Koxalgie: ISG- Blockierung bei Beckenfehlstatik, symptomatische ISG-Blockierung bei Coxitis fugax, Morbus Perthes, Hüftdysplasie
> - Funktionelle Kopfschmerzen bei Dysfunktion der Kopfgelenke
> - Schulkopfschmerz
> - Komplementär bei kindlicher Migräne
> - Akuter Tortikollis (Kontraindikation: Grisel-Syndrom)

10.1.1 Nacken- und Rückenschmerzen

Bis zum Wachstumsabschluss erlebt das Kind einen gesetzmäßig ablaufenden Gestaltwandel im Wechsel von Fülleperioden und Streckphasen. Dieser **Reifungsprozess des Bewegungssystems** mit den sich stetig ändernden Größen- und Belastungsverhältnissen erfordert eine ständige funktionelle Abstimmung zwischen Muskulatur, Bindegewebe, Gelenkverbindungen und Skelettstrukturen, wodurch das System in besonderer Weise störanfällig wird. Nacken- und Rückenschmerzen bei Kindern und Jugendlichen sind daher keine Seltenheit. Ob sie allerdings an Häufigkeit zunehmen, wie in der Laienpresse immer wieder berichtet wird, lässt sich nicht feststellen, da valide Daten und entsprechende Vergleichsstudien fehlen. Auch die Angaben zur Prävalenz von Rückenschmerzen bei Kindern sind uneinheitlich und schwanken zwischen 7,8% und 51,2% (Balague et al. 1992, Ebrall 1994, Sponseller 1994, Toussier 1994, Friederich u. Hefti 1996).

Zu den häufigsten **Ursachen** von Rückenschmerzen im Wachstumsalter zählen die **reversiblen segmentalen Blockierungen der Wirbelsäule**. Sie können spontan im zeitlichen Zusammenhang mit Wachstumsschüben auftreten, auch nach sportlicher Betätigung, körperlicher Belastung und banalen Traumen. Oft ist jedoch kein auslösender Faktor zu ermitteln. Die Schmerzen sind gewöhnlich stellungs- und belastungsabhängig, z.B. beim Sitzen, Stehen oder Bücken. Sie mindern sich oft bei normaler körperlicher Bewegung und klingen unter Bettruhe gewöhnlich ab. Nächtliche Beschwerden als Blockierungsfolge sind aber nicht ausgeschlossen. Nach Wolff (1979, 1996) handelt es sich bei dieser Art von Rückenschmerzen um einen nozizeptiven Rezeptorenschmerz.

10.1.2 Referred pain

Auch im Kindesalter werden bei Wirbelgelenkblockierungen **segmentale Schmerzprojektion** und **pseudoradikuläre Begleitsymptome** (»referred pain«) beobachtet.

▪▪ Segmentale Störungen im zervikodorsalen Übergang

Segmentale Störungen im zervikodorsalen Übergang können brachialgiforme Schmerzen hervorrufen mit entsprechender Funktionseinschränkung der Schulter oder des Arms. Gelegentlich wird in diesem Zusammenhang auch ein Schreibkrampf beschrieben.

▪▪ Blockierung im dorsolumbalen Übergang

Bei Schmerzen, die in Unterbauch und Leistengegend ausstrahlen, und einer deutlichen Druckdolenz an der Innenseite der homolateralen Spina iliaca anterior superior ist an eine Blockierung im dorsolumbalen Übergang zu denken.

▪▪ Dysfunktionen in den Segmenten L2–L4

Dysfunktionen in den Segmenten L2–L4 sind häufig für Knieschmerzen verantwortlich im Sinne des peripatellären Schmerzsyndroms. Hier findet man – neben dem wenig aussagefähigen Patelladruckschmerz, dem immer schmerzhaften **Zohlen-Zeichen** und anderen bekannten Patella-Zeichen – schmerzhafte Kiblerfalten an der Lateroventralseite des Oberschenkels entsprechend den Dermatomen L3 und L4, außerdem typische Schmerzdruckpunkte an den medialen und lateralen Anteilen der Kniegelenkkapsel sowie im Muskel-Sehnen-Übergang des Quadrizeps femoris, oft auch eine isolierte Verkürzung des vom N. femoralis innervierten M. rectus femoris.

Bei anhaltenden **Knieschmerzen** im Kindes- und Jugendalter ist eine Röntgenuntersuchung angezeigt: Auszuschließen sind ossäre Tumoren, Osteochondrosis dissecans, aseptische Knochennekrosen (Morbus Larsen,

Morbus Schlatter) usw. Ebenso darf bei akuten oder länger andauernden Knieschmerzen eine Untersuchung der Hüftgelenke nicht fehlen, da sich ein Morbus Perthes und auch die Epiphyseolysis capitis femoris in projizierten Knieschmerzen manifestieren kann.

■ ■ **Dysfunktionen in der Lenden-Becken-Region**

Auch funktionelle Störungen in der Lenden-Becken-Region, der wohl häufigsten Lokalisation kindlicher Rückenschmerzen, projizieren nicht selten Schmerzen in Ober- und Unterschenkel, Knie- oder Sprunggelenk. Sogar neurologische Ausfälle als Folge einer Beckenringfunktionsstörung sind beschrieben mit sensiblen Ausfällen (vor allem im Innervationsgebiet des N. cutaneus femoris lateralis), belastungs- oder schmerzabhängigem Kraftdefizit eines Muskels mit plötzlichem Einknicken (»giving way«), Instabilität im Sprunggelenk und sogar Fußheberschwäche aufgrund reflektorischer Einschnürung eines peripheren Nervs (Beck-Föhn 1999).

Charakteristisch für Beckenringdysfunktionen im Kindesalter ist die **Beckenfehlstatik** mit variabler **Beinlängendifferenz** und **Beckenverwringung**. Auch nach Stellungsasymmetrien der Ossa iliaca ist zu suchen (◘ Abb. 10.23, ◘ Abb. 10.24).

■ ■ **ISG-Blockierung**

Eine ISG-Blockierung muss nicht immer mit Schmerzen verbunden sein. Besonders bei Kleinkindern kann ein plötzlich aufgetretenes Hinken oder ein unrundes Gangbild beobachtet werden, ohne richtungsweisende Anamnese, auch **fehlen oft Schmerzäußerungen**. Die Symptomatik erscheint rätselhaft, die bildgebende Diagnostik bleibt stumm, Coxitis fugax, asptetische Knochennekrosen, entzündliche Prozesse, knöcherne Verletzungen an den unteren Extremitäten usw. werden ausgeschlossen, und dennoch bleibt der Befund unverändert. Hier wird man in aller Regel bei der manuellen Untersuchung eine ISG-Blockierung finden, möglicherweise als Folge eines unbemerkten Traumas (Sturz aufs Gesäß, verfehlte Treppenstufe, missglückte Sprunglandung o.Ä.). Mit einer unspektakulären manualmedizinischen Intervention lässt sich die Störung schlagartig beheben.

10.1.3 Koxalgie und symptomatische ISG-Blockierung

Üblicherweise wird der Schmerz bei einer ISG-Blockierung als **Kreuzschmerz**, häufig aber auch als **Hüftschmerz** beschrieben. Differenzialdiagnostisch ist daher zu klären, ob krankhafte Veränderungen im Hüftgelenk Ursache der Schmerzen und Auslöser der ISG-Blockierung sind. Nozizeptive Afferenzen aus entzündlichen oder tumorösen Prozessen des Hüftgelenks führen stets zu einer Störung der neuroreflektorischen Steuerung des Beckenrings mit erniedrigter nozizeptiver Reizschwelle, Bewegungsasymmetrie des Beckenrings und reflektorischem Muskelhartspann, wobei hauptsächlich der **M. piriformis** betroffen ist (Christ 2001). Die Beckenringdysfunktion ist am Schmerzgeschehen entscheidend beteiligt.

Manualmedizinische Behandlung

Sofern keine Kontraindikationen vorliegen (akute Epiphyseolysis capitis femoris, bakterielle Entzündung, Tumor, sonstiger osteolytischer Prozess, Wurzelkompression usw.), ist auch bei symptomatischen ISG-Blockierungen eine manualmedizinsche Behandlung angezeigt, nicht nur aus schmerztherapeutischen Gründen, wie z.B. bei der **Coxitis fugax**, sondern auch zur Verbesserung der biomechanischen Situation. Dies trifft beispielsweise auf die ISG-Begleitblockierungen beim **Morbus Perthes** zu und vor allem auf die dysplastischen Säuglingshüften: Die **Hüftdysplasie** des Säuglings ist regelmäßig mit einer ISG-Blockierung vergesellschaftet, die einen entscheidenden Anteil am Bewegungsdefizit des betroffenen Hüftgelenks hat.

Seifert (1984, 1997) fand bei 202 Säuglingen mit Hüftdysplasie in 190 Fällen eine ISG-Blockierung und konnte nachweisen, dass bei den Kindern, die bei gleichem Sonographiebefund **zusätzlich zur** obligatorischen **Spreiztherapie eine manualmedizinische Behandlung** erhielten, die Spreiztherapie nach durchschnittlich 6 Wochen beendet werden konnte. In der nur mit Spreizschiene behandelten Kontrollgruppe hingegen dauerte die Behandlung durchschnittlich 11 Wochen. Diese Beobachtung stimmt mit eigenen Erfahrungen überein. Als Erklärung wäre die Wechselbeziehung von Form und Funktion zu diskutieren, bezogen auf die Hüftgelenkspfanne als struktureller Bestandteil der Funktionseinheit »Becken«.

10.1.4 Kopfschmerzen

Hinter dem Symptom **Kopfschmerz** können sich im Kindesalter unterschiedliche Erkrankungen verbergen. Auszuschließen sind stets raumfordernde und entzündliche Prozesse, Gefäßaffektionen und intrakranielle Blutungen, Störung der Liquorzirkulation, Intoxikation und Traumafolge, ebenso eine ophthalmologische und vasomotorische Genese.

Segmentale **Dysfunktionen der oberen Halswirbelsäule** zählen zu den häufigsten Ursachen kindlicher Kopfschmerzen, wobei die Entstehungsweise dieser Störung im Einzelfall kaum zu ermitteln ist. Meistens treten die Beschwerden im Laufe des Tages auf und bessern sich oft unter Bewegung und nach Bettruhe. Das Schmerzmuster ist nicht einheitlich. Überwiegend werden die Schmerzen im Hinterkopf lokalisiert oder als Halbseitenkopfschmerz beschrieben, vielfach mit Ausstrahlung in die Augen. Schreiben und Lesen kann die Symptomatik verstärken oder hervorrufen, weswegen gerne vom **Schulkopfschmerz** gesprochen wird. Allerdings ist das Beschwerdebild durchaus auch im Vorschulalter anzutreffen.

Manualmedizinische Untersuchung

▪ Palpation

Bei der manuellen Untersuchung der Kopfgelenke findet man regelmäßig eine segmentale Dysfunktion vom **Kyphosierungsmuster**: Es besteht eine palpable Nozireaktion in der tiefen autochthonen Muskulatur, die bei Vorneige des Kopfes zunimmt, ebenso der Palpationsschmerz. Gleiches geschieht bei Seitflexion in Richtung der Blockierungsbarriere bzw. der Nozireaktion. Die Extension der Halswirbelsäule durch Rückneigen des Kopfes mindert die Nozireaktion oder lässt sie verschwinden; für die Seitneige in die Gegenrichtung der Blockierung gilt dasselbe.

▪ Einbeinstand

Als weiteres klinisches Zeichen ist der **Einbeinstand** auf der Seite der Nozireaktion in der Regel unsicherer als auf der Gegenseite. Die Prüfung des Einbeinstandes erfolgt zunächst mit offenen Augen. Besteht dabei keine Seitendifferenz, wird der Test mit geschlossenen Augen durchgeführt, gegebenenfalls als zusätzliche Schwierigkeit mit Drehung des Kopfes.

▪ Isometrischer Beinabduktionstest

Auch die von Magnus (1924) beschriebene Tonusverteilung der Körpermuskulatur in Abhängigkeit von der Kopfstellung wird diagnostisch beim **isometrischen Beinabduktionsstest** genutzt: Rotiert eine auf dem Rücken liegende Person den Kopf zu einer Seite, so wird sie bei intakten Kopfgelenken eine isometrische Abduktion des gestreckten gleichseitigen Beins durchführen können. Wird der Kopf zur Gegenseite rotiert, ist eine isometrische Abduktion dieses Beins nicht möglich oder erheblich abgeschwächt. Tritt diese Schwächung bereits bei Rotation zur Seite des abduzierten Beins auf, besteht der Verdacht auf eine funktionelle Störung der Halspropriozeptoren.

▪ Abdecktest (Cover-Test)

Ein weiterer aufschlussreicher Test ist die orientierende Untersuchung der Blickachsen bzw. der Augenmuskelfunktion mit dem **Abdecktest** (Cover-Test), der in ▶ Abschn. 8.2.5 beschrieben ist. Besteht ein latentes Schielen und ist darin die Ursache der Kopfgelenksblockierung zu vermuten, muss eine augenfachärztliche Untersuchung folgen. Ist hingegen die Kopfgelenksblockierung für die Heterophorie verantwortlich, ist zu erwarten, dass sich der

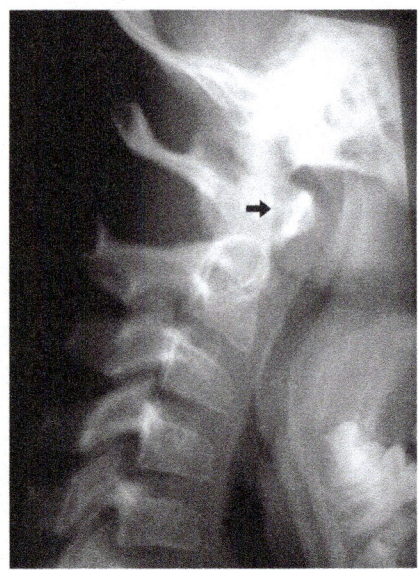

▫ **Abb. 10.1** Seitliche Flexionsaufnahme der oberen HWS bei 9-jährigem Kind mit Kopfschmerzen. V-förmiger atlantodentaler Gelenkspalt, konische Densform. Keine neurologischen Symptome, kein Trauma

Augenbefund unter der manualmedizinischen Behandlung bessert.

Radiologische Besonderheiten

Aus den Standardröntgenaufnahmen der Halswirbelsäule lässt sich in aller Regel die Ursache der Kopfschmerzen nicht ableiten. In der seitlichen Funktionsaufnahme, angefertigt in Flexion des zervikookzipitalen Übergangs, zeigt sich allenfalls als Ausdruck der Kyphosierungsblockierung ein Fehlen der physiologischen anteflektierten Atlaskippung (▶ Abschn. 4.3, Die Kopfgelenke).

Andere Befunde bei dieser Funktionsaufnahme können im Kindesalter diagnostische Schwierigkeiten bereiten und mitunter pathologische Veränderungen vortäuschen: Ein kraniales Klaffen des atlantodentalen Gelenkspaltes im Sinne einer V-förmigen Erweiterung (▫ Abb. 10.1) lässt an eine Läsion des Lig. transversum denken, vor allem bei vorausgegangenem Trauma.

▪▪ V-förmiger atlantodentaler Gelenkspalt

Bohrer, Klein und Martin (1985) fanden in einem Kollektiv von 300 Patienten mit akutem HWS-Trauma 26 Fälle mit **V-förmigem atlantodentalem Gelenkspalt**. Bei diesen Patienten betrug der Abstand zwischen Dens und vorderem Atlasbogen in Flexion 4 mm und weniger, in 6 Fällen wurde ein Abstand von bis zu 7 mm gefunden. Es handelte sich bei diesen 6 Patienten um Kinder und Jugendliche zwischen 9 und 18 Jahren. Sie wurden nach der Erstuntersuchung über ein Jahr lang klinisch beobachtet und zeigten keine Auffälligkeiten. Als Normalwerte geben die Autoren eine atlantodentale Gelenkspaltweite in Flexion von 3 mm für Erwachsene und 5 mm für Kinder an. Diese Differenz wird mit der Lockerheit des kindlichen Lig. transversum und der unvollständigen Ossifikation des Knochenknorpelkomplexes begründet. Bohrer et al. weisen darauf hin, dass viele Autoren, die Normalwerte für den atlantodentalen Gelenkspalt anführen, nicht den Messpunkt an der Rückseite des vorderen Atlasbogens angeben und vermuten, dass sie ihre Messungen von dessen unterer Begrenzung aus durchführen. Andere Autoren, die vom Mittelpunkt der Hinterseite des vorderen Atlasbogens messen, finden bei Kindern mehr unterschiedliche Werte als bei Messungen vom unteren Punkt aus.

Nicht selten findet sich ein V-förmiger atlantodentaler Gelenkspalt bei Kindern aufgrund einer **Abschrägung der Vorderseite des Dens**, der eine mehr konische Form aufweist (◧ Abb. 10.1). In solchen Fällen ist der Messwert für den atlantodentalen Gelenkspalt normal, wenn er vom unteren Punkt gemessen wird und fällt entsprechend größer aus, wenn er von der Mitte oder dem Oberrand des Atlasbogens bestimmt wird. Die meisten der von Bohrer et al. (1985) angeführten Patienten mit V-förmigem atlantodentalem Gelenkspalt, Erwachsene wie Kinder, wiesen eine solche Abschrägung des Dens auf. Bei keinem dieser Patienten bestanden signifikante akute Symptome oder andere radiologische Normabweichungen, weswegen die Autoren nicht traumatische, entwicklungsbedingte Gründe als Ursache des V-förmigen atlantodentalen Gelenkspalts annehmen.

Nach eigenen Erfahrungen ist dieses radiologische Phänomen auch bei Kindern zu beobachten, die eine Blockierung der oberen HWS ohne Traumaanamnese aufweisen und auch neurologisch unauffällig sind. Ob vor einer manuellen Behandlung eine weiterführende bildgebende Diagnostik erfolgen soll, muss von Fall zu Fall entschieden werden. Bei vorausgegangenem HWS-Trauma ist eine solche Untersuchung allerdings ratsam.

▪ ▪ Pseudosubluxation des Axis

Eine andere radiologische Erscheinung im Kindesalter ist die **Pseudosubluxation des Axis**, ein Befund, der auch schon als »Genickbruch« fehlgedeutet wurde. In der seitlichen Flexionsaufnahme der Halswirbelsäule bzw. bei Nickhaltung des Kopfes zeigt sich ein Ventralgleiten des Axis gegenüber C3 (◧ Abb. 10.2).

Cattel und Filtzer (1965) geben an, dass 46% der Kinder bis zum Alter von 7 Jahren eine anteroposteriore Beweglichkeit des Axis gegenüber C3 von 3 mm und mehr aufweisen. Bei 18% der Kinder über 8 Jahren ist dieser Befund ebenfalls anzutreffen. Um im Einzelfall festzustellen, ob es sich um einen physiologischen oder schon pathologischen Befund handelt, nutzt man die **Schwischuk-Linie**: die Verbindungslinie der Dornfortsatz-Kortikalisstruktur von C1 und C3 (◧ Abb. 10.2), der sich normalerweise der

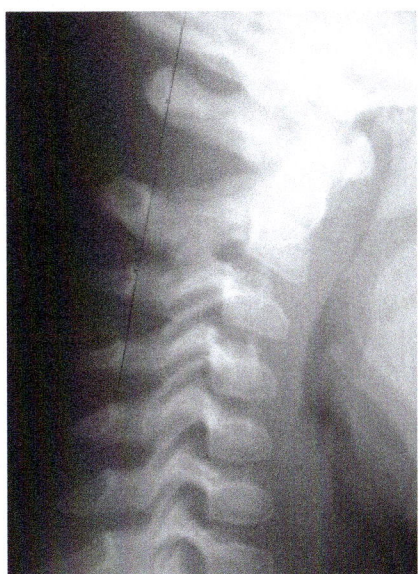

◧ **Abb. 10.2** Seitliche Aufnahme der HWS in Nutation des Kopfes bei 6-jährigem Kind. Pseudosubluxation des Axis gegenüber C3. Die Dornfortsatz-Kortikalisstruktur C2 liegt auf der Verbindungslinie von C1 und C3 (Schwischuk-Linie)

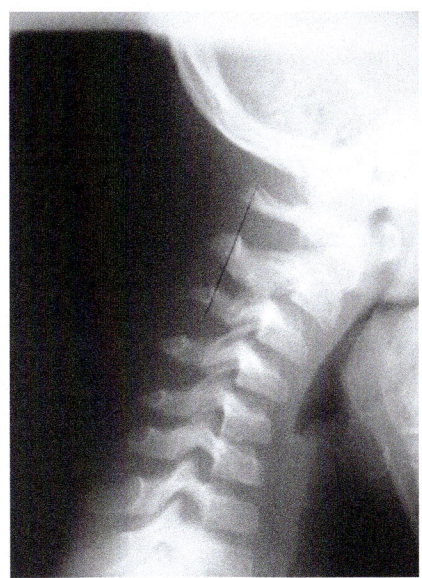

◧ **Abb. 10.3** Flexionsaufnahme der HWS eines 9-jährigen Jungen. Zustand nach Beschleunigungstrauma der HWS bei Autounfall (seitlicher Frontalzusammenstoß). Subluxation C2/3: Kortikaliskontur des Dornfortsatzes von C2 überschreitet die Schwischuk-Linie. Keine neurologischen Ausfälle, im MRT kein Hinweis auf medulläre Kompression

Bogen von C2 bis auf 1 mm nähern bzw. sie berühren darf. Ein Überschreiten dieser Linie durch die C2-Bogenstruktur von 2 mm und mehr spricht für eine pathologische Situation (◧ Abb. 10.3). Diese Regel gilt für Kinder bis zu 14 Jahren (Exner 1990).

10.1.5 Die kindliche Migräne

Die kindliche Migräne ist keine primäre Indikation für eine manualmedizinische Intervention. Viele Migränekinder scheinen jedoch aufgrund der starken Schmerzen symptomatische Kopfgelenksblockierungen zu entwickeln, die im Sinne eines Circulus vitiosus an der Unterhaltung der Schmerzsymptomatik maßgeblich mitwirken. Offenbar ist eine segmentale Dysfunktion der oberen HWS auch als anfallsauslösender Faktor einzuschätzen. Die Erfahrung hat nämlich gezeigt, dass bei solchen Kindern die Behandlung der Kopfgelenke mittels Atlastherapie nach Arlen in der Lage ist, die Anfallshäufigkeit zu senken, Intensität und Dauer der Attacken zu mindern und die schmerzfreien Intervalle deutlich zu verlängern. Als adjuvante Therapie hat diese manuelle Behandlungsform daher auch bei der kindlichen Migräne ihren Wert.

10.1.6 Akuter Tortikollis

Eine typische Erscheinung des Vorschul- und Schulalters ist der akute Schiefhals, auch paroxysmaler Tortikollis genannt. Er tritt meist morgens nach dem Aufstehen bei einer banalen Bewegung auf (Bücken, Zähneputzen, Tasse zum Mund führen o.Ä.). Kennzeichnend ist der plötzlich einschießende Schmerz im Nacken, der das Kind zu einer analgetischen Kopfschonhaltung zwingt: Neigung zu einer Seite und Rotation zur Gegenseite.

Manualmedizinische Behandlung

Die Indikation zu einer manuellen Behandlung ist mit sehr großer Vorsicht zu stellen. Eine chirotherapeutische Manipulation ist nur dann erlaubt, wenn eindeutig eine **aktiv und passiv freie Bewegungsrichtung** ermittelt werden kann (was in solchen Fällen selten der Fall sein wird), ferner wenn das Röntgenbild unauffällig ist, die Entzündungsparameter negativ sind und anamnestisch kein Nasen-Rachen-Infekt oder ein HNO-ärztlicher Eingriff vorausging.

> **Ist der Schiefhals schmerzbedingt völlig fixiert, verbietet sich eine Manipulation, da ein Grisel-Syndrom (s.u.) anzunehmen ist!**

Ein Versuch mit sanften myofaszialen Weichteiltechniken und entspannender Positionierung zur Schmerzminderung ist gestattet. Unter Gabe von Analgetika und mit ruhigstellendem Halsverband klingen die Schmerzen in aller Regel nach 3–4 Tagen ab (**◻** Abb. 10.4, **◻** Abb. 10.5). Besteht die schmerzhafte Fixierung der Halswirbelsäule länger, ist eine weiterführende bildgebende Diagnostik zum Ausschluss einer atlantoaxialen Subluxation oder Luxation angezeigt.

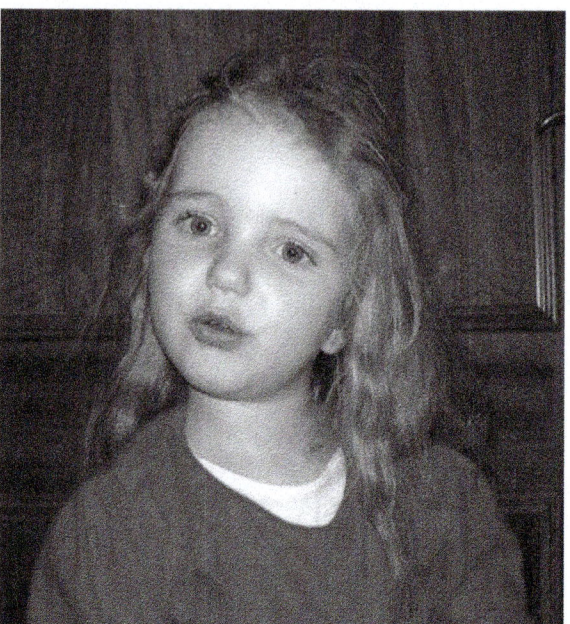

◻ Abb. 10.4 Akuter Tortikollis bei 4-jährigem Mädchen, aufgetreten 3 Tage nach Adenektomie. Anamnese und klinischer Befund sprechen für ein Grisel-Syndrom. Unter antibiotischer und analgetischer Behandlung sowie Ruhigstellung der HWS mit weichem Schanzverband spontane Besserung binnen 4 Tagen

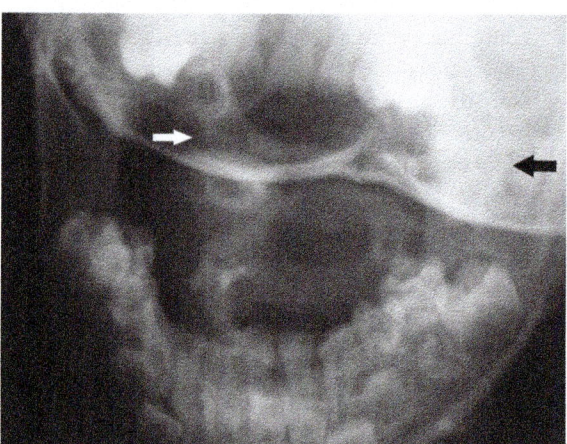

◻ Abb. 10.5 Das a.-p.-Röntgenbild des zervikookzipitalen Übergangs des in Abb. 10.4 dargestellten Kindes zeigt neben der Linksneige des Kopfes eine Linkslateralposition des Atlas sowie eine Gefügelockerung des rechten Atlantookzipitalgelenks bei deutlicher Rotationsstellung des Axis. Eine Luxation liegt nicht vor

10.1.7 Grisel-Syndrom

Entzündungen im Nasen-Rachen-Raum oder vorausgegangene HNO-ärztliche Eingriffe gelten als **Ursache** des vom französischen Arzt P. Grisel beschriebenen **akuten** bzw. **paroxysmalen Schiefhalses**, synonym auch als Torticollis atlantoepistrophealis bezeichnet. Auslöser soll eine auf lymphatischem Weg fortgeleitete Entzündung der atlantoaxialen Gelenkstrukturen sein mit Lockerung des Kapsel-Band-Apparates und daraus entstehender atlantoaxialer Rotationssubluxation. Hefti (1998) weist darauf hin, dass im Bereich des atlantoaxialen Gelenks ein System von lymphovenösen Anastomosen in den epiduralen Sinus existiert, das für die Drainage von septischen Exsudaten bei peripharyngealen Entzündungen verantwortlich sei. Letztlich ist die Entstehung des Grisel-Syndroms jedoch noch nicht vollständig geklärt, da es auch ohne Begleitinfekte oder chirurgische Anamnese auftreten kann.

Typisch ist die **klinische Symptomatik**:
- der hochgradig schmerzhaft fixierte Schiefhals, der eine passive Beweglichkeitsprüfung oft unmöglich macht,
- ein extremer Muskelhartspann und
- evtl. vergrößerte Halslymphknoten.

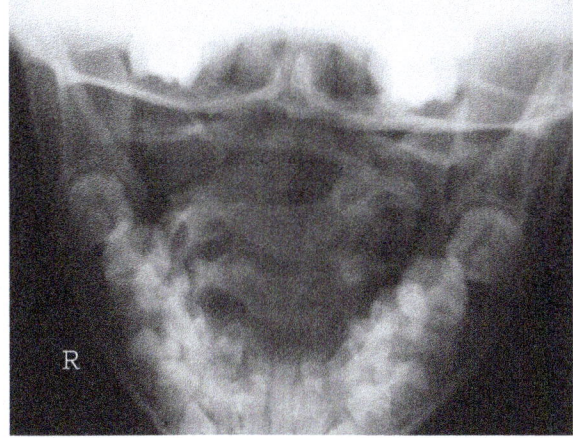

■ Abb. 10.6 6,4-jähriges Mädchen mit Grisel-Syndrom und seit 6 Wochen bestehendem Schiefhals. Das a.-p.-Röntgenbild des zervikookzipitalen Übergangs zeigt eine Ventralluxation des Atlas über die linksseitige Axischulter. Manualtherapeutisches Vorgehen ist absolut kontraindiziert!

Die **Standardröntgenaufnahme** der Halswirbelsäule zeigt meist nicht mehr als eine ausgeprägte Seitflexion des Kopfes, da die Atlantoaxialgelenke bei dieser Einstellung und infolge der Kopfschonhaltung in der Regel nicht vollständig abgebildet sind. Erst die Zielaufnahme der Kopfgelenke ermöglicht eine Beurteilung der Stellung von Atlas und Axis. Sollte eine solche Röntgenaufnahme nicht durchführbar sein, muss bei Persistenz der Symptomatik ein MRT zum Ausschluss einer atlantoaxialen Subluxation oder Luxation veranlasst werden.

Wichtig ist in jedem Fall die **frühzeitige Diagnose**, um eine adäquate Therapie einzuleiten und einen Verlauf wie in nachfolgend beschriebenem Fall zu vermeiden.

Fallbeispiel
Patientin. 6,4-jähriges Mädchen.
Vorgeschichte. Morgens beim Strumpfanziehen plötzlich einschießender Schmerz im Nacken mit schmerzbedingter Kopfschiefhaltung. Beweglichkeit der Halswirbelsäule völlig aufgehoben. Wegen anhaltender starker Schmerzen wird der Kinderarzt aufgesucht, der einen akuten Tortikollis diagnostiziert und eine osteopathische Therapie veranlasst. Nach 12 Behandlungen leichte Minderung der Kopfschiefhaltung, keine Normalisierung. 6 Wochen nach Auftreten des Schiefhalses Vorstellung zur orthopädischen Untersuchung.
Befund. 6,4-jähriges, kooperatives und freundlich zugewandtes Mädchen. Der Kopf wird in Rechtsrotation und Linksneige gehalten. Palpatorisch ausgeprägte Rotationsfehlstellung des 1. Halswirbelkörpers gegenüber dem Axis, reflektorische Verkürzung des linken Sternokleidomastoideus. Die Bewegungsprüfung der oberen Halswirbelsäule ist offensichtlich äußerst schmerzhaft, die Rotation nicht durchführbar, Inklination und Reklination sind

hochgradig eingeschränkt. Es finden sich Begleitblockierungen bei Th5/6 links sowie eine Beckentorsion mit segmentaler Dysfunktion bei S1 links, Anteriorposition des linken Iliums sowie Upslip links. Neurologische Ausfälle sind nicht nachweisbar. Subjektiv wird ein linksseitiger Schläfenkopfschmerz angegeben sowie starke Schmerzhaftigkeit im Nacken bei Drehbewegung des Kopfes.

Auf den andernorts angefertigten Röntgenaufnahmen der Halswirbelsäule war die obere HWS nicht erkennbar. Es wurde daher eine Zielaufnahme des oberen und unteren Kopfgelenks durchgeführt, die eine Luxation des Atlas gegenüber dem Axis zeigte (■ Abb. 10.6).

Am gleichen Tag erfolgte die Einweisung in eine Spezialklinik. Die dort durchgeführte Computertomographie des kraniozervikalen Übergangs zeigte entsprechend dem Röntgenbefund eine Ventralluxation der linksseitigen Facies articularis des Atlas gegenüber dem Axis. Das Angio-CT zeigte in Höhe der Luxation C1 gegenüber C2 eine Elongation der A. vertebralis ohne erkennbares Dissekat.
Therapie. Die Therapie bestand in Reposition der Rotationsluxation C1/2 in Narkose und anschließender Extension in einem Halo-Body-Jacket, das 3 Monate getragen werden sollte.

Die 6-wöchige Schmerzkarriere des Kindes und die lang anhaltende vitale Bedrohung durch die atlantoaxiale Luxation hätten bei frühzeitiger bildgebender Diagnostik verhindert werden können.

Manualmedizinische Behandlung

❯ Das Grisel-Syndrom stellt eine **absolute Kontraindikation** für die chirotherapeutische Manipulation dar, da die Gefahr schwerer neurologischer Schäden besteht, im schlimmsten Fall mit tödlichem Ausgang.

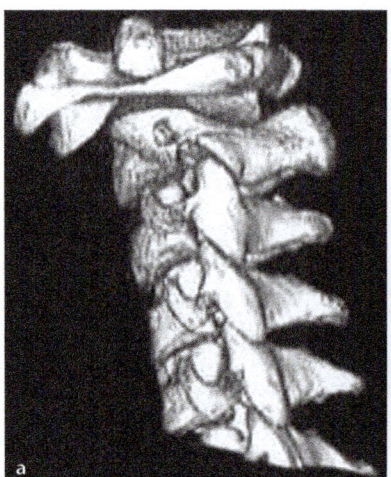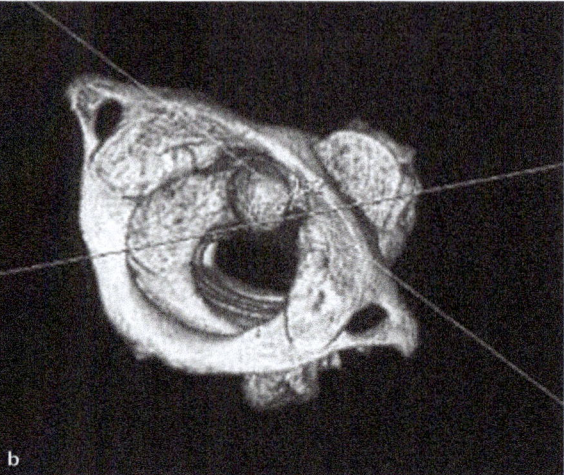

◘ **Abb. 10.7** Grisel-Syndrom. 3D-CT der oberen Halswirbelsäule: Luxation des Atlas gegenüber dem Axis

Die **Behandlung** richtet sich nach der klinischen Symptomatik und dem röntgenologischen sowie kernspintomographischen bzw. computertomographischen Befund (◘ Abb. 10.7). Sie umfasst neben der Gabe eines Analgetikums und ggf. Antibiotikums sowie der Ruhigstellung der Halswirbelsäule mittels Schanzverband in bestimmten Fällen auch eine Traktionsbehandlung mit Halo-Fixateur und/oder die operative Reposition des Altas. Sehr selten ist eine Arthrodese erforderlich.

> **Tipp**
>
> **Verdächtig auf ein Grisel-Syndrom** mit Subluxation oder Luxation ist jeder akute Tortikollis, der unter Ruhigstellung und Analgetikagabe nicht spätestens binnen einer Woche abgeheilt ist.

10.2 Posttraumatische Zustände mit funktionell bedingten neurologischen Symptomen

Weichteilverletzungen der Halswirbelsäule überwiegen auch bei Kindern deutlich gegenüber knöchernen Läsionen. Die Gewalteinwirkung einer abrupten Beschleunigung des Oberkörpers überträgt sich aufgrund der Massenträgheit des Kopfes stets auf die Halswirbelsäule. Gleiches gilt auch für Aufprall- oder Kollisionstraumen des Schädels, wobei gewöhnlich kein direkter traumatischer Kontakt zur Halswirbelsäule stattfindet, dort aber Scher- und Traktionskräfte wirksam werden. Unabhängig von der traumatischen Impulsrichtung sind die Strukturen der **zervikookzipitalen Übergangsregion** bei direkter und indirekter Gewalteinwirkung bevorzugt betroffen

(Saternus 1997). Dies überrascht nicht angesichts eines Kopfgewichts von 3,8–4,1 kg bei Männern und 3,2–3,6 kg bei Frauen (Clemens 2005). Entsprechende Daten für Kinder fehlen. Da bei Kindern der Kopf im Verhältnis zum Rumpf relativ größer ist als beim Erwachsenen und dies umso mehr, je jünger das Kind ist, darf auch unter Berücksichtigung der kindlichen Körperkonstitution von einer erhöhten Verletzungsanfälligkeit des zervikookzipitalen Übergangs im Kindesalter ausgegangen werden.

10.2.1 Schädelprellung und Commotio cerebri

Die grazile Konfiguration der kindlichen Halswirbelsäule und ihres Weichteilmantels erklärt, warum Dysfunktionen der Kopfgelenke schon nach Bagatellverletzungen auftreten können, die beim Erwachsenen meist ohne Folgen bleiben: verunglückter Purzelbaum, ungeschickte Rolle rückwärts, unglücklicher Kopfsprung ins Wasser, »Schwitzkasten« und dergleichen mehr. Erst recht ist dies nach stärkeren Traumen zu erwarten wie der Commotio cerebri, die stets mit einem Aufpralltrauma des Schädels einhergeht und als Schädel-Hirn-Trauma 1. Grades eingestuft wird (◘ Abb. 10.8). Typische **Zeichen der Kommotio** sind bekanntlich

- eine retrograde, evtl. auch anterograde Amnesie,
- Übelkeit und oft Erbrechen sowie meist
- eine kurze oder bis zu 5 Minuten andauernde Bewusstlosigkeit.

Ein neurologisch fassbares Korrelat fehlt bezeichnenderweise; binnen einer Woche sollen die Symptome vollständig abklingen.

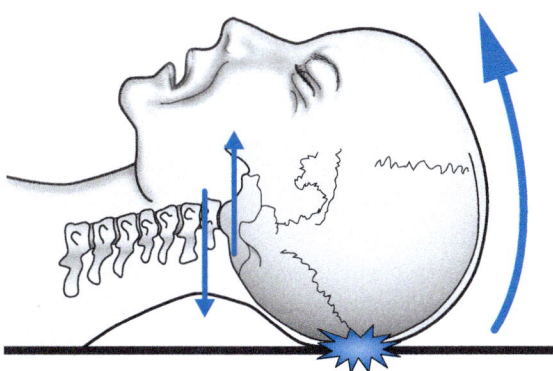

◨ Abb. 10.8 Sturz auf den Hinterkopf. Durch den Aufprall und die dadurch imduzierte Anteflexion des Kopfes wirken sowohl sagittal gerichtete Scherkräfte als auch longitudinale Traktionskräfte auf die Strukturen des atlantookzipitalen Übergangs ein. Gleiches gilt bei seitlichem oder frontalem Aufprall entsprechend der Impulsrichtung

In manchen Fällen tritt jedoch ein sog. **postkommotionelles Syndrom** mit Kopf- und Nackenschmerzen, nicht selten auch mit Schwindel auf, ohne nachweisbare neurologische oder hirnorganische Ursache. Solche Symptome weisen auf eine Kopfgelenksblockierung hin, wie sie nach solchen Traumen zu erwarten ist.

Eine **manualmedizinische Behandlung** mit geeigneten, kindgerechten Techniken bringt in aller Regel rasche Beschwerdefreiheit und macht eine medikamentöse Schmerztherapie oft entbehrlich.

10.2.2 Zervikozephales Syndrom im Kindesalter

Als Folge einer Stauchung, Distorsion oder Beschleunigungsverletzung der kindlichen Halswirbelsäule kann sich ein zervikozephales Syndrom entwickeln, bei dem Kopfschmerzen, Nackenschmerzen, Schwindel und Konzentrationsstörung im Vordergrund stehen. Verschiedene weitere **Symptome** können in unterschiedlicher Intensität und Kombination auftreten:

- Kopfschmerzen,
- Nackenschmerzen,
- Schwindel,
- Leistungsabfall,
- Konzentrationsstörung,
- Übelkeit,
- Ohrgeräusche,
- Sehstörung,
- Schlafstörung,
- Alpträume,
- Gangstörung,
- Stimmungsschwankungen (Weinerlichkeit, Reizbarkeit).

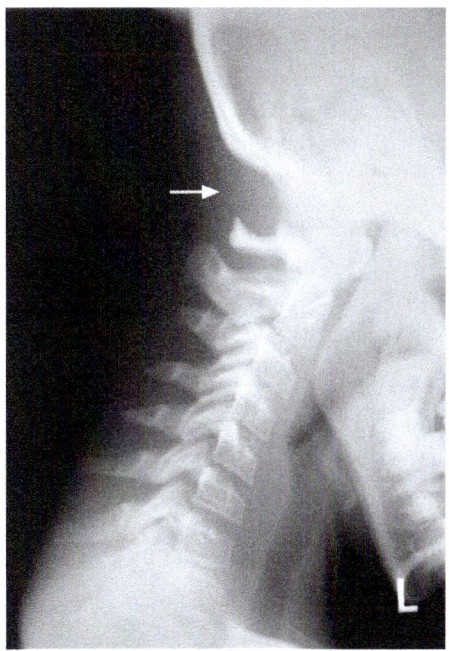

◨ Abb. 10.9 Fehlende Kippung des Atlas in Nickstellung des Kopfes nach Akzelerationstrauma der HWS bei 10-jährigem Mädchen als Hinweis auf eine mögliche strukturelle oder funktionelle Kopfgelenksläsion

Sind bei dieser Klinik mit bildgebenden Verfahren keine knöchernen oder ligamentären Verletzungen nachweisbar, wird eine traumatisch bedingte Instabilität ausgeschlossen und ist auch die neurologische Untersuchung ohne organisch fassbaren Befund, dann wird die Symptomatik eines zervikozephalen Syndroms schon im Kindesalter gerne als **Psychoreaktion** auf das erlittene Trauma gedeutet und eine Psychotherapie eingeleitet, in die bei mangelndem therapeutischem Fortschritt mitunter die ganze Familie einbezogen wird. Diese Umwege lassen sich vermeiden, wenn die Halswirbelsäule nicht nur nach Röntgenbild, Computertomogramm und den Bewegungsmesswerten der Neutral-Null-Methode beurteilt wird, sondern eine genaue manualmedizinische Untersuchung erfolgt. Man wird in solchen Fällen gewöhnlich segmentale Funktionsstörungen finden mit den typischen Merkmalen des gestörten Gelenkspiels, Irritationspunkten, myofaszialen Veränderungen usw. (▶ Abschn. 5.1, Neurophysiologisches Denkmodell). Am häufigsten sind nach solchen Traumen die **Kopfgelenke** betroffen (Saternus 1997), deren Bedeutung für Körperkontrolle und Gleichgewicht bereits ausführlich dargelegt wurde (▶ Abschn. 4.3, Die Kopfgelenke).

Als **röntgenologisches** Korrelat einer Kopfgelenksblockierung zeigt sich häufig eine fehlende Kippung (Anteflexion) des 1. Halswirbelkörpers zum Okziput (◨ Abb. 10.9).

Manualmedizinische Untersuchung

Die bei einem HWS-Beschleunigungstrauma durch Heck-kollision erzwungene massive Reklination des Kopfes be-wirkt ferner eine **Distraktion**

- der Kiefer- und Mundbodenmusulatur,
- der ventralen Halsmuskeln und
- der Mm. sternocleidomastoidei

mit pathologischer Veränderung der myofaszialen Visko-elastizität. Diese Strukturen sind daher zu untersuchen und entsprechend zu behandeln (Erdmann 1973, Henning 1997).

■ Inspektion/Palpation

Bei der Untersuchung eines Kindes mit zervikozephalem Syndrom und Kopfgelenksblockierung findet man häufig ein **seitendifferentes Relief des M. semispinalis capitis**: Auf der einen Seite zeigt sich ein kräftig tonisierter Muskel, auf der Gegenseite ein abgeflachter Muskelbauch mit deut-licher Tonusminderung. Die Palpation der gehemmten Seite lässt die **nozireaktiven Veränderungen** erkennen, die für eine Kopfgelenksblockierung typisch sind: Man findet eine spindelförmige, umschriebene und druck-schmerzhafte Muskelhärte in der tiefen subokzipitalen Muskulatur, wobei der M. obliquus capitis inferior regel-mäßig betroffen ist.

> **Tipp**
>
> Diese muskuläre Nozireaktion ändert ihre Konsistenz und Schmerzhaftigkeit in Abhängigkeit von der Kopf-stellung und signalisiert so die **freie** und **blockierte Richtung**, damit gleichzeitig auch das gestörte Gelenkspiel.

■ Einbeinstand

Als einfacher Test zur Kontrolle der Gleichgewichtsteue-rung wird auch hier der **Einbeinstand** geprüft:

- mit offenen und geschlossenen Augen,
- in Neutralstellung,
- in Rotation und Seitneige des Kopfes.

Bei einer Kopfgelenksblockierung im Rahmen eines zer-vikozephalen Syndroms wird der Test in der Regel seiten-different ausfallen, das heißt: Auf der blockierten Seite ist der Einbeinstand deutlich unsicherer oder nicht durch-führbar. Es sollte nach erfolgreicher manueller Behand-lung sofort eine deutliche Besserung nachweisbar sein.

> **Tipp**
>
> Der Test scheint bei rein funktionellen Störungen **aus-sagefähiger** zu sein als der Romberg-Versuch.

■ Abdecktest (Cover-Test)

Bei Sehstörungen wie Verschwommensehen, Augenbren-nen, flüchtige Doppelbilder u.Ä. lässt sich mit dem Ab-decktest (Cover-Test) ein latentes Schielen (Heterophorie) nachweisen, meist im Sinne einer Konvergenzschwäche. Die Durchführung des Tests wurde in ▶ Abschn. 8.2 be-schrieben.

■ Blinder Fleck

Auch die Untersuchung des sog. **blinden Flecks** (Mariotte-Versuch) bei Sehstörung und Schwindel als Symptom eines zervikozephalen Syndroms zeigt regelmäßig eine (einsei-tige oder asymmetrische) Vergrößerung des physiologi-schen Skotoms, das sich nach erfolgreicher Behandlung rasch verkleinert. Nach Hülse (2005), der ausführlich da-rüber berichtet, gibt es bisher keine Erklärung für dieses Phänomen.

Ob mit dem Mariotte-Versuch auch eine Seitenbestim-mung der Kopfgelenksblockierung bestimmt werden kann, ist noch unklar.

Manualmedizinische Behandlung

Mit den Möglichkeiten der Manuellen Medizin lassen sich die Symptome des posttraumatischen zervikozephal-len Syndroms gut beeinflussen (Gorman 1995, v. Heymann 1999, Hülse und Hölzl 2000). Bei Kindern hat sich die Altastherapie nach Arlen als besonders wirksam erwiesen.

> ❯ **Klassische chirotherapeutische Manipulationen an der oberen HWS sind innerhalb der ersten 6 Wochen nach dem Unfallereignis kontraindiziert!**

Sie werden bei Kindern ohnehin nur ungern eingesetzt und sind auch entbehrlich, da die Atlastherapie nicht nur frei von behandlungstypischen Risiken ist, sondern in ihrer Wirkung auf die zervikookzipitalen Rezeptoren und auf zentrale Steuerungsvorgänge von keiner anderen Technik übertroffen wird. Auch die alleinige Osteopathie oder Kraniosakraltherapie erreicht bei dieser Indikation meist nicht die Wirkung der Atlastherapie, stellt aber eine wirk-same Ergänzung der Behandlung dar. Im Gegensatz zur klassischen Chirotherapie können Atlastherapie und osteo-pathische Techniken bereits unmittelbar nach dem Unfall-ereignis eingesetzt werden, was die Rehabilitationszeit mit-unter eindrucksvoll verkürzt.

Grundsätzlich gilt auch bei diesem Symptombild des zervikozephalen Syndroms, dass die gesamte Wirbelsäule

Exkurs: Eine Fülle sekundärer Verbindungen

Neuhuber (1998, 2005) erwähnt im Zusammenhang mit der direkten Projektion **zervikaler propriozeptiver Afferenzen ins Vestibulariskerngebiet** eine Fülle sekundärer Verbindungen, unter anderem zum okulomotorischen Apparat, was den Einfluss der Kopfgelenksstrukturen auf **Blickbewegungsstörungen** nach Schleudertrauma erklären kann. Auch die trigeminozervikale Konvergenz wird als Erklärungsweg für **Kopfschmerzen** bei funktioneller Kopfgelenksstörung genannt. Ebenso lässt die direkte Verbindung zervikaler propriozeptiver Afferenzen zum Kochleariskern **Hörstörungen** und **Ohrgeräusche** als Symptom einer Kopfgelenksblockierung plausibel werden. Die **vegetativen** und **affektiven** **Symptome** bei kraniozervikaler Funktionsstörung werden nach Neuhuber über die Verbindung von Halsafferenzen und trigeminalen Afferenzen mit dem limbischen System und dienzephalen Kerngebieten erklärt. Keidel et al. (1998) sehen in der traumabedingten Veränderung von Erregungsmustern serotonerger, noradrenerger und dopaminerger Bahnen einen Zusammenhang mit Konzentrations- und Gedächtnisstörungen, Stimmungsschwankungen, Schmerzerleben usw. Frey (1997) betont, dass die posttraumatischen klinischen Symptome einer HWS-Verletzung beim Erwachsenen sich nicht von der **nicht** traumatisch ausgelösten Symptomkombination unterscheiden. Dies gilt für das Kindesalter nur mit Einschränkung, da die Symptomatik auch vom Alter des Kindes und dem Reifezustand des ZNS mitbestimmt wird.

und dabei besonders die Übergangszonen aus den bereits dargelegten Gründen manualmedizinisch untersucht und entsprechend behandelt werden müssen.

■ ■ Prognose

Die **Prognose** des funktionellen zervikozephalen Syndroms **im Kindesalter** ist nach eigenen Erfahrungen offenbar günstiger als bei Erwachsenen, bei denen sich häufiger eine Chronifizierung der Symptomatik zu entwickeln scheint als bei Kindern.

10.2.3 Segmentblockierungen bei peripheren Nervenläsionen

Lähmungen als Folge peripherer Nervenläsionen im Säuglings- und Kindesalter begünstigen aufgrund des abnormalen Bewegungsmusters des betroffenen Körperteils die Entstehung segmentaler Dysfunktionen, wodurch die bestehende Funktionseinschränkung zusätzlich verstärkt wird. Mit der manualmedizinischen Beseitigung der segmentalen Blockierungen gelingt es, vorhandene motorische Restfunktionen zu erhalten oder überhaupt erst zu aktivieren.

Nervenläsionen am Arm

■ ■ Armplexusparese

Eine der häufigsten peripheren Lähmungen im Kindesalter ist die Armplexusparese, oft geburtstraumatisch entstanden, aber auch als Folge von Sport- oder Fahrradunfällen.

■ ■ Obere Plexusparese

Die obere Plexusläsion (C4–C6), auch Erb-Lähmung genannt, betrifft die Schulter- und Oberarmmuskulatur sowie proximale Unterarmmuskeln mit folgenden Funktionseinbußen: Ante- und Retroflexion sowie Abduktion und Außenrotation im Schultergelenk, Beugung und Streckung im Ellenbogengelenk und die Supination des Unterarms.

■ ■ Untere Plexusparese

Bei der unteren Plexusparese (C7/C8–Th1), der Klumpke-Lähmung, ist vor allem die Unterarm- und Fingermotorik betroffen. Die Armlähmungen zeigen in ihrer Ausprägung große individuelle Unterschiede, nur selten besteht eine komplette Parese.

Manualmedizinische Behandlung

Die diagnostischen und therapeutischen Grundsätze bei peripheren Nervenläsionen werden am Beispiel der **Armplexusparese** dargestellt.

Nicht wenige geburtstraumatisch bedingte Plexusläsionen heilen spontan aus (Baumann 1983), so dass über die Wirkung einer frühzeitig einsetzenden Behandlung keine sichere Aussage getroffen werden kann. Sinnvoll ist die **Frühbehandlung** auf jeden Fall, da das zur Plexusläsion führende geburtstraumatische Ereignis immer auch reversible segmentale Dysfunktionen an HWS und BWS hervorruft und eine manualmedizinische Behandlung in jedem Fall angezeigt ist. (Auf die manuellen Behandlungstechniken bei Säuglingen wurde in ▸ Kapitel 7 ausführlich eingegangen.) Allerdings wird der Manualmediziner Armplexusparesen überwiegend bei älteren Kinder jenseits des Säuglingsalters zu sehen bekommen, da frische Plexusläsionen post partum traditionell zuerst einer Physiotherapie zugeführt werden.

Bei der manualmedizinischen Untersuchung eines Kindes mit Armplexusparese wird man feststellen, dass sich die Blockierungen **nicht auf die Segmente der neurogenen Läsion beschränken**, also etwa C4–C6 und/oder C7–Th1, sondern auch darüber und darunter liegende Wirbelsäulenabschnitte mit erfasst sind.

■ ■ Symptombild (◻ Abb. 10.10)

Zusätzlich wird die **Symptomatik** verstärkt durch sekundäre Veränderungen an den metameren Strukturen der betroffenen Segmente (▸ Abschn. 5.1, Neurophysiologisches

---

Exkurs: Embryologische Entwicklung des Armes

Embryologisch entwickelt sich der Arm in Höhe der unteren Halssegmente, während der Schultergürtel dem Brustkorb zugeordnet wird. Nach Christ (1993) wird daraus verständlich, dass die Muskeln des Armes funktionell über die Halswirbelsäule bis zum Hinterhaupt reichen: So bestehen beispielsweise durch die kräftigen Ursprungszacken des M. levator scapulae, innerviert aus C4/C5, Verbindungen zwischen Schultergürtel und der oberen Halswirbelsäule. Entsprechend findet man bei der **Armplexusparese** Blockierungen vom zervikookzipitalen Übergang über die mittlere HWS und den zervikothorakalen Übergang bis zu den Segmenten Th3–Th5, wobei die ebenfalls aus C4/C5 innervierten Rhomboidei an der Pathologie mitbeteiligt sind. Die funktionelle Verknüpfung zwischen Schultergürtel, dorsolumbalem Übergang und Beckenring wird von Ursprüngen und Ansatz des M. latissimus dorsi hergestellt, der über die Fascia thoracolumbalis zudem eine direkte Verbindung zur autochthonen Rückenmuskulatur aufnimmt. Man findet also auch bei der Armplexusparese die sensorischen Schlüsselregionen betroffen.

Denkmodell), wobei die Störung der viskoelastischen Eigenschaften myofaszialer Strukturen Wegbereiter von Funktionsverlust und Kontrakturen ist.

Typische **klinische Merkmale** sind:
- Immobilität der Skapula,
- pathologische Strammung der Membrana interossea antebrachii,
- Verkürzung des absteigenden Trapeziusastes und
- Rigidität der periartikulären Kapsel-Band-Strukturen an Schulter und Ellenbogen.

Neben der Manipulation der funktionsgestörten Wirbelgelenke müssen daher auch Weichteilmobilisation und myofasziale Lösetechnik zum Einsatz kommen.

Die hier am Beispiel der Armplexusparese dargestellten diagnostischen und therapeutischen Grundsätze gelten

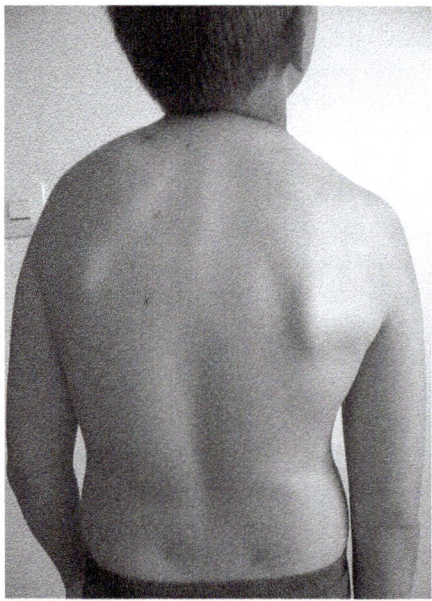

□ **Abb. 10.10** 9-jähriger Junge mit oberer Plexusparese links. Hochstand der lateralisierten Skapula. Verkürzung von Pektoralis und absteigendem Trapeziusast mit vermehrter BWS-Kyphosierung, Beugekontraktur des Ellenbogengelenks. Multisegmentale Dysfunktionen

natürlich auch für andere periphere Nervenläsionen. So bietet beispielsweise die im Kindesalter nicht seltene **traumatische Fibularisläsion** das Bild eines aufsteigenden dysfunktionellen Verkettungssyndroms, das die sensorischen Schlüsselregionen ebenso miteinbezieht wie die myofaszialen Strukturen der unteren Extremität einschließlich Beckenring – und darüber hinaus.

10.3   Prävention und Rehabilitation

Reversible Funktionsstörungen des Achsenorgans begünstigen als pathogenetischer Teilfaktor die Progredienz vertebraler Formfehler. In der Prävention und Rehabilitation von Wachstumsstörungen und strukturellen Fehlformen der Wirbelsäule leisten die diagnostischen und therapeutischen Methoden der Manuellen Medizin daher ihren Beitrag.

10.3.1 Haltungsfehler und Adoleszentenkyphose

Haltungsfehler

Kaum ein Begriff des medizinischen Sprachgebrauchs wird so uneinheitlich verstanden und großzügig verwendet wie die Bezeichnung **Haltungsfehler**. Eltern, Pädagogen, Schulärzte, Pädiater und Orthopäden haben jeweils eine andere Betrachtungsweise dieses Erscheinungsbildes, unter dem je nach Standpunkt physiologische Stellungstypen der Wirbelsäule, nicht fixierte Haltungsvarianten, Adoleszentenkyphose, sog. Haltungsverfall bei sensomotorischen Störungen, genetisch bedingte Formabweichungen und auch die Null-Bock-Attitüde des pubertierenden Sprösslings abgehandelt werden. Diese Definitionsfrage soll hier nicht weiter vertieft werden; vielmehr sei auf die Ausführungen von Hefti (1998) verwiesen, der sich in seinem Buch »Kinderorthopädie in der Praxis« unter der Überschrift »Kann man Nußgipfel gerade biegen? – oder Wie krumm darf der Rücken sein?«

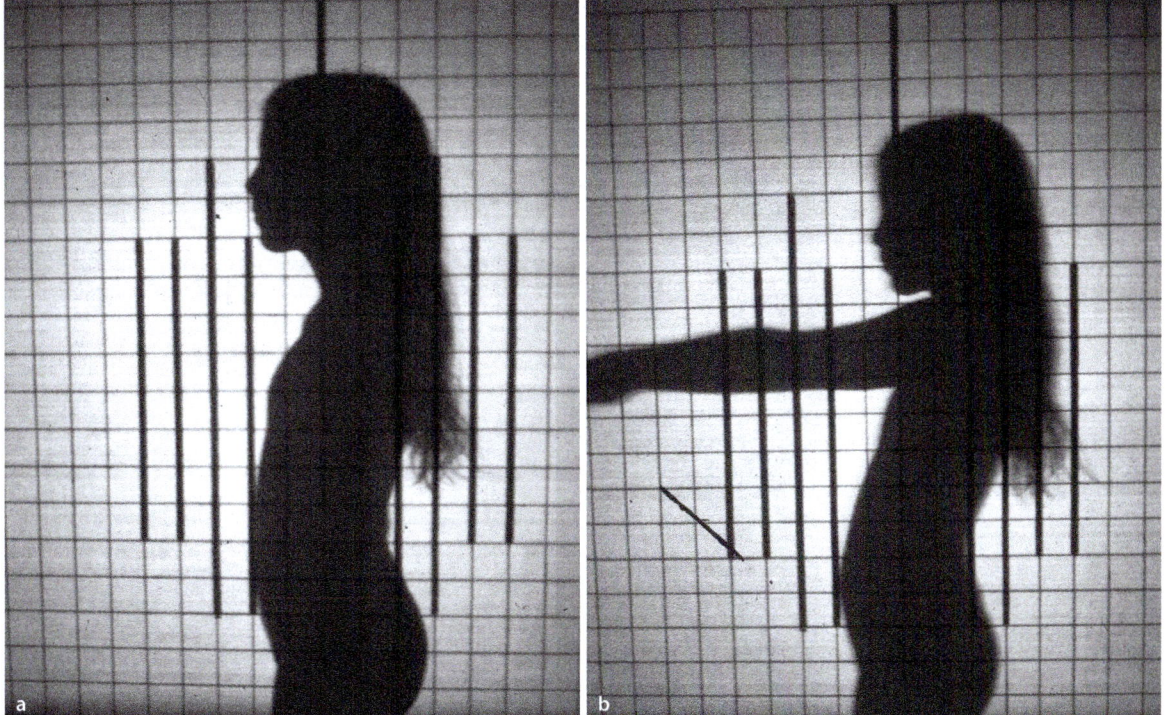

Abb. 10.11 a 7-jähriges, neuromotorisch normal entwickeltes Mädchen. Korrekt zentrierte Haltung im Stand mit herabhängenden Armen. **b** Bei waagerecht vorgehaltenen Armen Schwerpunktverlagerung des Rumpfes nach dorsal, die über 30 sec unverändert bleibt. Altersphysiologischer Befund!

auf sehr pointierte und differenzierte Weise zu diesem Thema äußert und hinsichtlich nicht fixierter Haltungsvarianten vor »Überdiagnostik« und »Übertherapie« warnt (Abb. 10.11).

■ ■ Manualmedizinische Behandlung

Während traditionell eine krankengymnastische Behandlung oder sog. Haltungsturnen zur Kräftigung der Muskulatur haltungsschwacher Kinder empfohlen wird (Matthiaß 1957, Jentschura 1977, Henke 1982, Keim 1982), hält Hefti solche Maßnahmen für überflüssig, da wirkungslos. Er führt aus, dass Haltung mit körperlicher Aktivität zusammenhängt. Aktivität aber könne dem Kind nicht von außen eingeflößt werden, sondern müsse vom Kind bzw. Jugendlichen selbst ausgeführt werden, wobei die **Motivation** des Kindes das Entscheidende sei. Physiotherapie sei keine attraktive Art von Aktivität. Dies ist eine Einschätzung, die den eigenen Erfahrungen vollständig entspricht und zu der jeder Arzt, der Haltungsturnen oder Physiotherapie verordnet, ebenfalls kommen kann, wenn er die Ergebnisse physiotherapeutischer Behandlungsserien bei sog. haltungsschwachen Kindern kritisch überprüft. In gleicher Weise sind natürlich auch die Techniken der Manuellen Medizin ungeeignet, um eine nicht fixierte Haltungsvariante zu beeinflussen.

Adoleszentenkyphose

Anders verhält es sich mit fixierten Fehlformen der Wirbelsäule. Am auffälligsten und wohl auch häufigsten ist die Adoleszentenkyphose, im Schwarzwald auch herzlos »Schnitzbuckel« genannt in Anspielung auf ein körperliches Merkmal der einheimischen Holzschnitzer (Abb. 10.12). Eine dauerhaft schlechte Haltung mit vorfallenden Schultern und mangelnder Rumpfaufrichtung kann die Entwicklung und Fixierung einer Adoleszentenkyphose begünstigen; meist spielen jedoch auch hereditäre Faktoren eine Rolle. Gewöhnlich zeigt das Röntgenbild die Zeichen einer juvenilen Ossifikationsstörung an Deckplatten und Ringapophysen im Sinne des Morbus Scheuermann.

Die Entwicklung einer Adoleszentenkyphose fällt stets in die **2. Streckphase**. Daher stellen die zunehmenden Formveränderungen der Wirbelkörper mit Randleistenstörung und ventraler Höhenminderung bei gleichzeitiger Wachstumsakzeleration hohe Anforderungen an die statisch-dynamische Leistungsfähigkeit des Rückens. Intermittierende Rückenschmerzen vor allem nach körperlicher Belastung oder im Rahmen eines Wachstumsschubes sind daher keineswegs selten und stets mit segmentalen Blockierungen und schmerzhaft erhöhtem Muskeltonus verbunden. Dabei sind wiederum bevorzugt die Übergangszonen

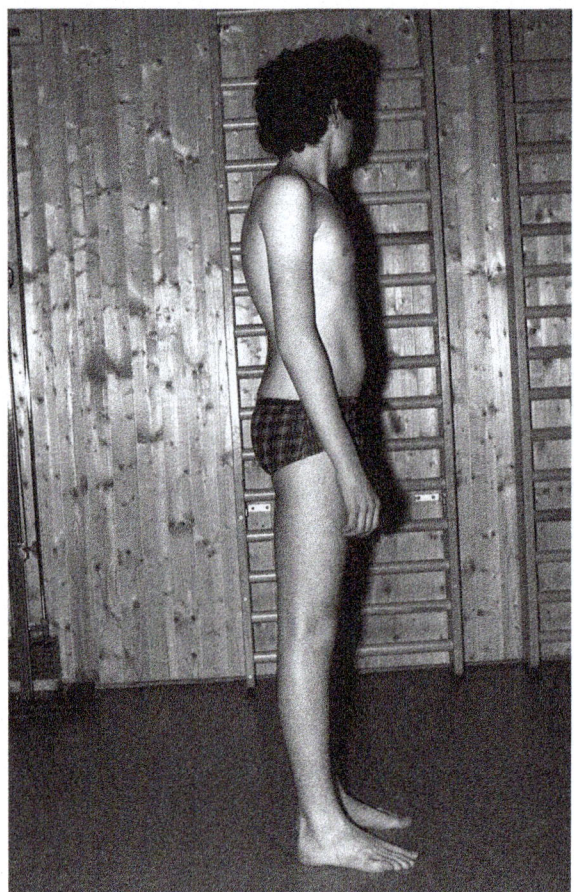

die Beschwerden rasch beseitigen, sondern es bleibt auch die Funktionsfähigkeit der noch nicht fixierten Wirbelsäulenabschnitte durch gezielte Beseitigung der Lordosierungshemmung erhalten. Hier liegt die **rehabilitative** und gleichzeitig **präventive Bedeutung** manualmedizinischer Maßnahmen, da die Progredienz der Kyphose auf diese Weise beeinflusst werden kann, auch wenn die Formveränderung des Wirbelkörpers damit nicht erfasst wird. Zur Therapie gehört ferner Krankengymnastik mit Anleitung zur Dehnung verkürzter Muskelgruppen und Training der Rückenmuskulatur. Die Bedeutung spontaner körperlicher Aktivität wurde bereits erwähnt.

10.3.2 Idiopathische Adoleszentenskoliose

Die idiopathische Skoliose ist eine so eindrucksvolle Wirbelsäulenpathologie, dass sie eigentlich eine Fundgrube für den Manualmediziner sein sollte. Es gibt jedoch verhältnismäßig wenig Literatur zu diesem Thema aus manualmedizinischer Feder. Am ausführlichsten dürfte sich Tomaschewski (1983, 1986, 1993, 1994) mit dieser Frage beschäftigt haben. Tomaschewski untersuchte an einem großen Kollektiv Skoliosekinder auf segmentale Dysfunktionen, fand **Blockierungen** vorwiegend **in den Übergangszonen** der Wirbelsäule und konnte über gute Resultate nach manualmedizinischer Behandlung berichten (1983, 1986). Mit der umschriebenen Abflachung der harmonischen Wirbelsäulenkyphose in der **Päckchenstellung** (◘ Abb. 10.13, ◘ Abb. 10.14) beschrieb Tomaschewski ein sicheres **Frühzeichen** für die Entwicklung einer idiopathischen Skoliose (1993, 1994).

Meißner (1992, 1996) berichtete in einer Pilotstudie über gute Ergebnisse bei 50 Skoliosekindern, die mit Atlastherapie nach Arlen und chirotherapeutischer Manipulation funktionsgestörter Wirbelsäulensegmente (überwiegend an den Übergangszonen!) behandelt wurden.

◘ **Abb. 10.12** Rund-Hohl-Rücken bei Morbus Scheuermann

der Wirbelsäule betroffen, worauf schon Henke (1992) hingewiesen hat.

▪ ▪ **Manualmedizinische Behandlung bei Schmerzen**
Therapie der Wahl für die **Adoleszentenkyphose** ist die gezielte chirotherapeutische Manipulation aller betroffenen Segmente einschließlich Beckenring, ggf. kombiniert mit myofaszialen oder muskelenergetischen Behandlungstechniken. Mit diesen Maßnahmen lassen sich nicht nur

▪ ▪ **Beckenverwringung**
Auf die zahlreichen Hypothesen zur bislang ungeklärten Ätiologie der Skoliose wird hier nicht eingegangen. Da die

---

Exkurs: Flachrücken

Eine entsprechende Therapie gilt natürlich auch für den Flachrücken. Diese Wirbelsäulenform bietet im Wachstumsalter kaum Anlass zu Kritik, da sie eine aufrechte und somit gute Haltung vortäuscht. Aus **orthopädischer Sicht** gilt der Flachrücken allerdings wegen der Abflachung der physiologischen Krümmungen und des dadurch bedingten Verlustes der Dämpfungseigenschaften als besonders **störanfällig**. Nach Hefti kommen lumbale Bandscheibenschäden beim Flachrücken als Spätfolgen häufiger vor als bei anderen Rückenformen. Henke (1982) kommt bei einer Gegenüberstellung von 200 Patienten mit chronischen Rückenschmerzen und 100 Rückengesunden allerdings zu einem Ergebnis, das den bisherigen Vorstellungen vom pathologischen Potenzial des Flachrückens zu widersprechen scheint: 70% der Schmerzgruppe wiesen eine abnorme Kyphosierung auf, während in der Kontrollgruppe 70% eine normale Rückenform hatten. Rund-Hohl-Rücken waren in der Schmerzgruppe 5-mal häufiger als bei Rückengesunden, totale Rundrücken sogar 10-mal häufiger. Im Gegensatz dazu kamen Flachrücken bei den Gesunden doppelt so häufig vor wie in der Schmerzgruppe!

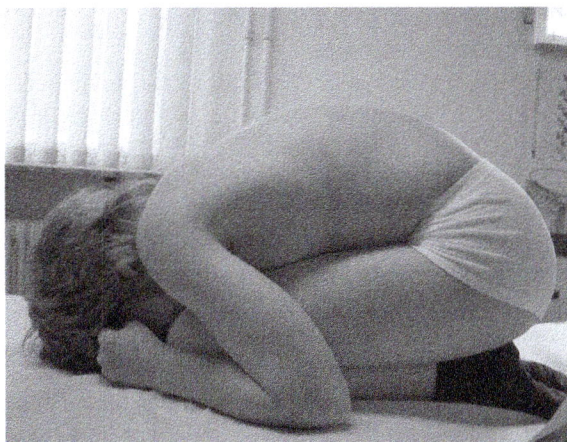

Abb. 10.13 Päckchenstellung nach Tomaschewski. Normaler Befund mit harmonischer Kyphosierung von BWS und LWS

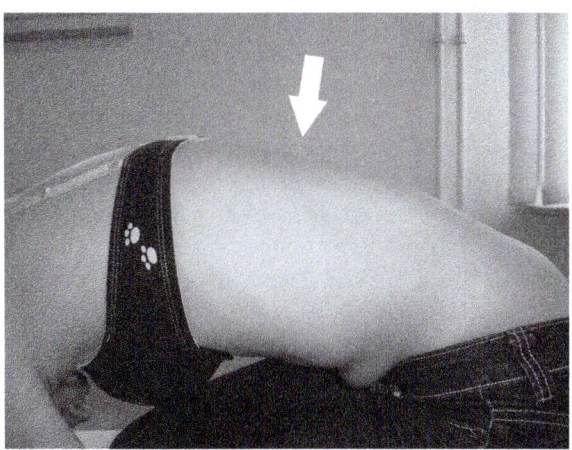

Abb. 10.14 Dorsolumbale Skoliose von 10°Cobb mit Abflachung der harmonischen BWS-LWS-Kyphose in Päckchenstellung (Pfeil)

Ursache dieser rätselhaften Wirbelsäulenverkrümmung nach wie vor verborgen ist, gilt das Interesse pathogenetischen Faktoren, die einen manualtherapeutischen Ansatz bieten. Dabei fällt neben den markanten skoliotischen Veränderungen des Rumpfes die stets vorhandene **Fehlstatik des Beckens** als pathognomonisches Merkmal auf. Diese Fehlstatik besteht fast immer in einer Verwringung der einzelnen Beckenteile zueinander. Die Bedeutung des Beckens als Basis des Rumpfes und der Wirbelsäule wurde in ► Abschn. 4.4 dargelegt.

Durch die **Torsion des Beckens** wird ein Beckenschiefstand vorgetäuscht, da der Beckenkamm des nach ventral rotierten Iliums höher tritt, der nach dorsal rotierte Partner hingegen tiefer (■ Abb. 10.15); das Sakrum rotiert dabei um eine diagonale Achse. Bei zunehmender Ventralstellung des Iliums kann sich das Muster der Beckenkammhöhe umkehren. Eine Beinlängendifferenz lässt sich daher aus der Bestimmung der Beckenkammhöhe nicht ableiten, selbst wenn die Beinlängen in Rückenlage unterschiedlich lang erscheinen. Denn beim Aufrichten aus der Rückenlage zum Sitz kommt es gewöhnlich zu einer Änderung dieser Beinlängendifferenz, entweder als Minderung, als Ausgleich oder sogar als Umkehr der Längendifferenz. Dieses Phänomen, das dem Manualmediziner unter der Bezeichnung **variable Beinlängendifferenz** bestens bekannt ist, sollte selbstverständlich nicht mit einer Schuhsohlenerhöhung behandelt werden (■ Abb. 10.16).

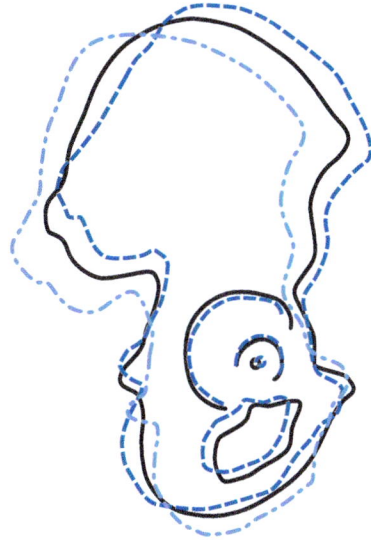

Abb. 10.15 Seitliches Schema der iliakalen Beckentorsion. Normalstellung (schwarze Linie), Ventralposition (dunkelblaue Linie), Dorsalposition (hellblaue Linie)

Fazit
Eine **Beckentorsion** im Rahmen der idiopathischen Skoliose ist regelmäßig auch mit einer segmentalen Dysfunktion lumbosakral oder iliosakral verbunden. Langjährige Beobachtungen konnten zeigen, dass

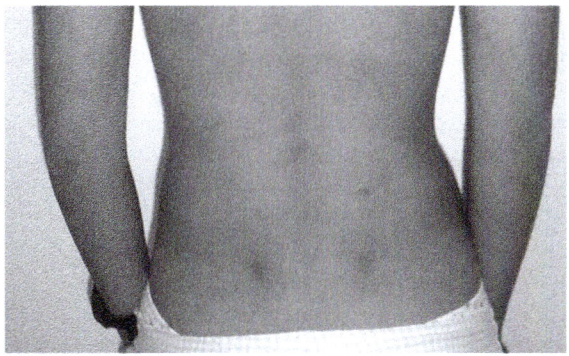

Abb. 10.16 Beckenschiefstand aufgrund einer Beckenverwringung mit Ventralposition des rechten Iliums

eine Verschlechterung des lumbalen oder thorakalen Rotationsindexes (Götze 1975) oder des Skoliometerwertes als Progredienzzeichen stets auch mit einer Zunahme der Beckentorsion einhergeht. Es scheint daher gerechtfertigt, die Beckentorsion als pathogenetischen, die **Progredienz der Krümmung begünstigenden Faktor** zu verdächtigen.

▪ ▪ Kopfgelenke – Schlüsselregionen – Becken

Auf eine Verwringung der Rumpfbasis muss das komplexe Verbundsystem von Achsenskelett und autochthoner Rückenmuskulatur stets in seiner Gesamtheit reagieren (▶ Abschn. 4.2, Propriozeption und autochthone Rückenmuskeln). Daher sind die Kopfgelenke regelmäßig im Sinne einer segmentalen Dysfunktion mitbetroffen, nachfolgend auch die übrigen sensorischen Schlüsselregionen. Mit der Beckenverwringung korreliert häufig eine **Rotationsstellung des Axis**. Ob eine Stellungsasymmetrie des Atlas gegenüber den Okziputkondylen ebenfalls als pathogenetischer Faktor angesehen werden kann, ist zweifelhaft, da solche Stellungsasymmetrien als physiologische Varianten häufig vorkommen. Auf jeden Fall sind der obere und der untere Pol der Wirbelsäule mit geeigneten Techniken zu behandeln, wobei sich an den Kopfgelenken einmal mehr die Atlastherapie bewährt hat, am Becken der modifizierte Drei-Punkte-Griff (s.u.), ggf. vorbereitet durch myofasziale oder muskelenergetische Techniken. Diese Vorgehensweise erleichtert die Behandlung an den übrigen dazwischenliegenden Segmenten entscheidend. Auf diese Weise kann der **Rotationsindex** thorakal und lumbal in einer Sitzung durchschnittlich um 2 mm verbessert werden, was etwa 3° auf dem Skoliometer entspricht. Nach Götze (1975) besteht eine lineare Korrelation zwischen Krümmungswinkel nach Cobb und dem Rotationsindex. (Inzwischen wird als Messgerät das leichter zu handhabende Skoliometer [Inklinometer] eingesetzt, dessen Werte ebenfalls linear mit dem Krümmungswinkel nach Cobb korrelieren.) Aufgrund der Pathodynamik einer Skoliose sind **Rezidive** der Segmentblockierungen und der Beckentorsion zu erwarten, weswegen regelmäßig kontrolliert und behandelt werden muss. Die Behandlungsintervalle liegen je nach Progredienz zwischen 2–4 Wochen. Ob eine zusätzliche Physiotherapie erforderlich ist, sei dahin gestellt (s. u.).

> **Tipp**
>
> Eine **Korsettbehandlung** ist übrigens nicht in der Lage, die Beckentorsion wirksam zu beeinflussen, was möglicherweise eine Ursache für die häufigen Korrekturverluste nach Abschulung des Korsetts sein könnte.

▪ ▪ Kraniomandibuläre Dysfunktion und Bewegungssystem

Im Gegensatz zur Beckenverwringung, die als klinisches Merkmal der Skoliose sozusagen ins Auge springt, offenbart sich eine andere pathologische Komponente nur nach gezielter **Funktionsdiagnostik**. Die Rede ist von der **kraniomandibulären Dysfunktion**, die vermutlich einen maßgeblichen Anteil an der Ausgestaltung und Progredienz einer Skoliose hat. Eine ausführliche Darstellung der neurophysiologischen und neuroanatomischen Zusammenhänge ist bei Neuhuber (2005a) und Heymann (2010, 2015) zu finden. Den Zusammenhang bestätigt auch die klinische Erfahrung: Orthopäden beobachten z.B. eine Zunahme der skoliotischen Krümmung im Zusammenhang mit kieferorthopädischen Maßnahmen, Kieferorthopäden wiederum sehen sich oft zu einer Passformkorrektur von Zahnspangen veranlasst, wenn die Skoliose mit einem Korsett versorgt wird. Auf ein bemerkenswertes Phänomen weisen Kopp und Plato (2003) hin, die eine Änderung der dreidimensionalen Lage des Unterkiefers relativ zum Oberkiefer durch Atlastherapie nachweisen konnten. Das Ausmaß der Lageveränderung betrug im Mittel bis zu 1 mm und ließ sich mittels Modellanalyse im Artikulator darstellen.

> **Tipp**
>
> Nicht selten wird auch beobachtet, dass eine Skoliose in **zeitlichem Zusammenhang** mit dem Beginn einer **kieferorthopädischen Behandlung** (Brackets, aktive Platten u.Ä.) auftritt; systematische Studien dazu fehlen bisher. Als besonders fatal für die Progredienz einer Skoliose hat sich ein unter kieferorthopädischer Behandlung auftretender anteriorer Vorkontakt erwiesen, der unbedingt zu beseitigen ist.

▪ ▪ Funktionsdiagnostische Zeichen

Einen Zusammenhang zwischen kraniomandibulärem System und Bewegungssystem zeigt auch das reproduzierbare **Phänomen der variablen Beinlängendifferenz**, das im Falle einer kraniomandibulären Dysfunktion z.B. durch maximale Interkuspidation, aktive Positionsänderung des Unterkiefers oder sonstigen Stress auf das Kausystem hervorgerufen werden kann, in Schwebelage des Kiefer hingegen nicht nachweisbar ist. Um die variable Beinlängendifferenz als Ausdruck einer kraniomandibulären Funktionsstörung werten zu können, muss selbstverständlich eine evtl. Beckenringdysfunktion zuvor ausgeschlossen bzw. behandelt werden.

Aussagefähig, und möglicherweise auch selektiver als die variable Beinlängendifferenz oder vergleichbare Tests, ist die **Prüfung der isometrischen Kontraktionsfähig-**

keit eines geeigneten Skelettmuskels (z.B. M. deltoideus, M. rectus femoris, M. latissimus dorsi usw.) entsprechend dem von Goodheart (Gerz 1996, Garten 2004) angegebenen **Muskelfunktionstest** oder, noch einfacher, der **funktionelle Armlängentest (FALT)):** Bei ungestörter Funktion des Kiefersystems werden bei gleichzeitigem Stress ins kraniomandibuläre System (wie oben beschrieben) die Armlängen unverändert bleiben. Liegt eine Dysfunktion vor (z.B. okklusaler Fehlkontakt, artikuläre Störung, inadäquate kieferorthopädische Versorgung), kommt es bei Stressprovokation sofort zu einer Änderung des Armlängen-Ausgangsbefundes: der FALT ist positiv. Bei der Durchführung dieses im Grunde einfachen Tests sind verschiedene Dinge zu beachten, damit der FALT zuverlässig gewertet werden kann. Zu Einzelheiten sei auf ► Abschn. 7.1.6 verwiesen. Die praktische Vorgehensweise bei der Untersuchung des Kiefersystems ist bei Heymann (2015) eingehend beschrieben. Eine kurzgefasste orientierende Untersuchung auf kraniomandibuläre Dysfunktion finden Sie als Formblatt auf http://extras.springer.com zum Download.

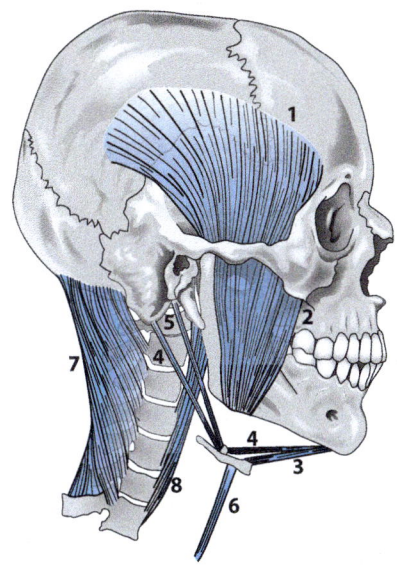

◘ **Abb. 10.17** Muskelschlingen aus Kaumuskeln, Zungenbeinmuskeln und Nackenmuskeln. 1 M. temporalis. 2 M. masseter. 3 M. mylohyoideus. 4 M. digastricus. 5 M. stylohyoideus. 6 infrahyale Muskulatur. 7 Nackenmuskulatur. 8 prävertebrale Muskeln

> **Tipp**
>
> Der funktionelle Armlängentest (FALT) eignet sich sehr gut zur Überprüfung des Einflusses einer kieferorthopädischen Behandlung auf die idiopathische Skoliose und bietet die Möglichkeit, die Ursache einer für die Krümmung nachteiligen Wirkung durch das kieferorthopädische Gerät zu ermitteln und eine entsprechende Korrektur zu veranlassen.

❯ Wichtig
Grundsätzlich gilt, dass sich die Kieferorthopädie den Zielen einer Skoliosebehandlung unterordnen muss, denn die körperliche Beeinträchtigung durch eine Skoliose ist erheblich schwerwiegender als eine (mitunter nur kosmetisch bedeutsame) Zahnfehlstellung. Zudem ist längst bekannt, dass eine Kieferregulation auch nach Abschluss des Wachstums erfolgreich durchgeführt werden kann, während eine Skoliosetherapie keinen Aufschub duldet.

▪▪ Innervation der Kau-, Zungenbein- und Nackenmuskeln
Bei der Wechselwirkung zwischen kraniomandibulärer Dysfunktion und Skoliose spielt möglicherweise die **Innervation** der beteiligten Strukturen eine Rolle: Die **Kaumuskeln** werden sensibel und motorisch vom 3. Trigeminusast, dem N. mandibularis, innerviert; ebenso der M. mylohyoideus und der vordere Bauch des M. digastricus, Mus-

keln, die bei feststehendem Zungenbein an der Öffnung des Kiefers beteiligt sind. An der Mundbewegung ist auch die Nackenmuskulatur beteiligt, die z.B. beim festen Zubeißen das größere Drehmoment des Vorderschädels durch Kontraktion ausgleicht (Schmidt 1994). Das bedeutet: Muskelschlingen aus Kaumuskeln, Zungenbeinmuskeln und Nackenmuskeln werden beim Kauvorgang aktiviert (◘ Abb. 10.17).

> ❯❯ Diese muskuläre Koordination wird nicht zuletzt durch Vermittlung trigeminaler Spindelafferenzen aus Kaumuskeln … an den motorischen Apparat des zervikalen Rückenmarks ermöglicht. (Neuhuber 2005)

Ferner existiert bekanntlich eine **Konvergenz** trigeminaler und zervikaler Afferenzen (► Abschn. 7.4, Manuelle Behandlung des Kopfes), die deutlich über die Steuerung des Kauvorgangs hinausgeht: Dickkalibrige, vorwiegend proprioceptive zervikale Afferenzen reichen weit ins Thorakalmark hinab und steigen bis zur kaudalen Brücke auf. Kerngebiete des Hirnstamms werden so direkt von dickkalibrigen Halsafferenzen erreicht. Endigungsgebiete primärer Hirnnervenafferenzen, vor allem des Trigeminus, steigen weit ins zervikale Rückenmark ab (Neuhuber 1998).

> ❯❯ Dadurch ergeben sich enorme Möglichkeiten der Interaktion im Sinne einer Konvergenz zervikaler Segmente mit jenen von Hirnnerven an sekundären Neuronen, die wiederum Ausgangspunkt für lokale Reflexverschaltungen sowie auf- und absteigende Bahnen darstellen. (Neuhuber 1998)

Bedenkt man in diesem Zusammenhang die anatomischen und funktionellen Besonderheiten der autochthonen Rückenmuskulatur, die vom Okziput bis zum Sakrum reicht und über die Fascia thoracolumbalis Verbindung zu myofaszialen Strukturen des Bauchraumes und Beckens aufnimmt (▶ Abschn. 7.3.3, Punkt 5), so wird die Wechselbeziehung zwischen kraniomandibulärem System und Achsenorgan verständlich (▶ Abschn. 4.2, Propriozeption und autochthone Rückenmuskeln).

Interdisziplinäre Diagnostik und Therapie

Die **ersten Hinweise** auf eine sich entwickelnde **idiopathische Adoleszentenskoliose** zeigen sich meist im Alter zwischen 10–12 Jahren; dieser Zeitraum entspricht der 2. Wechselgebissperiode mit Verlust der Milchmolaren und Milcheckzähne, Durchbruch der Prämolaren, der bleibenden Eckzähne und der bleibenden zweiten Molaren. Damit ist die Aktivität im kraniomandibulären System nicht beendet, denn in den darauffolgenden Jahren kommt es, abgesehen vom Durchbruch der dritten Molaren, zu einem deutlichen Wachstums des Schädels und des Kiefers, dem sich die Zähne durch Verschieben oder auch Rotieren anpassen. In diesem Alter, das mit der 2. Streckphase zusammenfällt, ist die Skoliose gewöhnlich am stärksten progredient.

Nun ist die Entwicklung vom Milchgebiss zum bleibenden Gebiss sowie das Wachstum von Kiefer und Schädel natürlich kein Grund für die Entstehung einer Skoliose, da jeder heranwachsende Mensch diesen Prozess durchmacht, während die Prävalenz der Skoliose mit durchschnittlich 4% angenommen wird (Harms 2007). Erst bei Zusammentreffen verschiedener Faktoren könnte eine kraniomandibuläre Dysfunktion vor allem bei inadäquater kieferorthopädischer Versorgung die Entstehung und Progredienz einer Skoliose begünstigen. Als **pathogenetische Faktoren** werden diskutiert (Hefti 1998):

- Pubertärer Wachstumsschub,
- erhöhtes somatotropes Hormon,
- genetische Disposition usw.

Bemerkenswert ist, dass die Skoliose **bei Tieren unbekannt** ist. Die Sonderkonstruktion der menschlichen Wirbelsäule und die aufrechte Körperhaltung sind also offenbar Voraussetzungen für die Entwicklung einer Skoliose. Dies ist eine Erkenntnis, die mit den Besonderheiten der sensomotorischen Steuerungselemente des Achsenorgans und der Konvergenz mit Hirnnervenafferenzen in Einklang steht.

Bei diesen Überlegungen handelt es sich nicht um eine neue Hypothese zur Entstehungsweise der idiopathischen Skoliose, sondern lediglich um **klinische Beobachtungen**, die über einen langen Zeitraum an zahlreichen idiopathischen Adoleszentenskoliosen gemacht werden konnten, und die Hinweise auf regelhaft auftretende Zusammenhänge erlauben. Für den Manualmediziner ergeben sich daraus diagnostische und therapeutische Folgerungen, die bei konsequenter Anwendung und interdisziplinärer Kooperation mit dem Zahnmediziner oder Kieferorthopäden den Verlauf einer idiopathischen Skoliose günstig beeinflussen können und nicht selten dazu beitragen, eine Korsettbehandlung unnötig zu machen.

Fallbeispiel
Patientin. 13-jähriges Mädchen mit S-förmiger idiopathischer Skoliose.
Klinischer Befund. Rippenbuckel rechts mit Rotationsindex von 0,11, Lendenwulst links mit Rotationsindex von 0,1. Vertieftes Taillendreieck rechts. Beckenverwringung mit Anteriorposition des rechten Iliums und Kaudalposition des Os pubis rechts. Segmentale Dysfunktion S1 rechts, L2/3 rechts, Th4 links und C2/3 rechts. Leichte Gesichtsasymmetrie. Kraniomandibuläre Dysfunktion: mit muskulärer Dysbalance, Trigger-Punkten in der linksseitigen Kaumuskulatur und Dyschronie der Kieferbewegung. Beim Goodheart-Test (s.o.) Abschwächung der isometrischen Testmuskelkontraktion (M. rectus femoris) bei maximaler Okklusion und Translatation der Mandibula nach rechts. Röntgenologisch rechtskonvexe thorakale Krümmung von 21°Cobb und linkskonvexe lumbale Krümmung von 23°Cobb (◘ Abb. 10.18). Wegen des Alters der Patientin, des noch zu erwartenden Wachstums und des Röntgenbefundes wurde die Versorgung mit einem Chêneau-Korsett erwogen, was die Patientin jedoch strikt ablehnte.

Therapie Versorgung mit Bionator. Regelmäßige manualmedizinische Behandlung in 3- bis 4-wöchigen Abständen mit Atlastherapie, Manipulation der segmentalen Blockierungen und der Beckenverwringung, vorbereitet durch Muskelenergietechnik. Myofascial Release der Schlüsselregionen, des zervikookkzipitalen Übergangs und der Kiefergelenke. Zusätzlich Krankengymnastik nach Lehnert-Schroth unter Anleitung in 3- bis 4-wöchigen Abständen. Keine häusliche Gymnastik. Regelmäßige Überprüfung der Bionatorfunktion.

Im Alter von 14½ Jahren bei nachlassendem Therapieeifer vorübergehende Verschlechterung des Rotationsindexes und zunehmende Dezentrierung des Rumpfes. Nach Intensivierung der Therapie und Bionator-Neuversorgung im weiteren Verlauf Befundbesserung auf den Status quo ante. Therapiedisziplin im weiteren Verlauf sehr gut.

Wachstumsabschluss mit 16 Jahren. Die abschließende Röntgenuntersuchung zeigt eine Besserung der Krümmung: thorakal auf 12°Cobb, lumbal auf 15°Cobb. Klinisch ist die Wirbelsäule zentriert (◘ Abb. 10.18b).

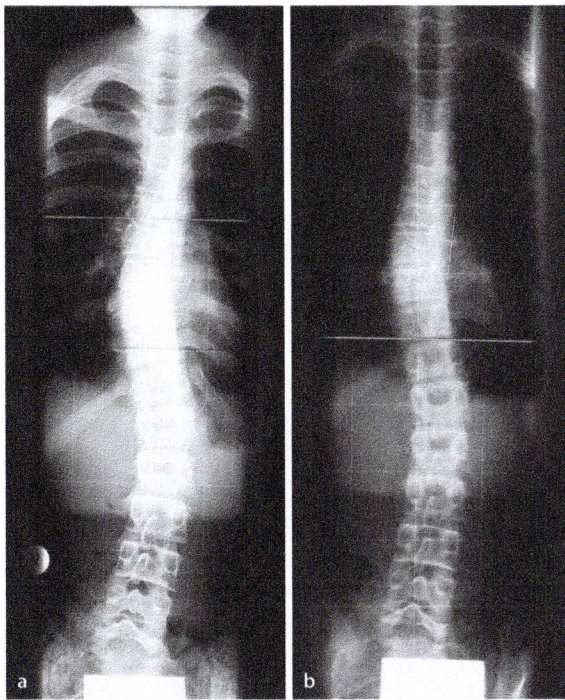

◘ Abb. 10.18 13-jähriges Mädchen mit S-förmiger idiopathischer Skoliose. **a** Bei Behandlungsbeginn thorakale Krümmung von 21°Cobb, lumbale Krümmung von 23°Cobb. Interdisziplinäre Therapie mit manualmedizinischer Behandlung, Krankengymnastik nach Lehnert-Schroth und kieferorthopädischer Versorgung (Bionator). **b** Patientin bei Wachstumsabschluss mit 16 Jahren. Besserung der Krümmung: thorakal auf 12°Cobb, lumbal auf 15°Cobb. Wirbelsäule klinisch zentriert

Was leistet die Physiotherapie?

Die klassische konservative Therapie der idiopathischen Adoleszentenskoliose besteht in Krankengymnastik und einer Korsettversorgung, die nach heutiger Lehrmeinung bei thorakalen Krümmungen ab 20° und bei lumbalen Krümmungen ab 15° indiziert ist. Die Wirkung einer Korsetttherapie ist unbestritten. Was aber leistet die Krankengymnastik? Nach eigenen Erfahrungen kann die Physiotherapie weder die Krümmung verbessern noch die Progredienz aufhalten. Auch Carman et al. (1985) und Focarile et al. (1991) bezweifeln aufgrund ihrer Untersuchungen die Wirkung der Krankengymnastik. Hefti (1998) und Weiß (2012) weisen darauf hin, dass keine gut dokumentierten Studien bekannt sind, die die Wirksamkeit der Physiotherapie zur Verhinderung der Skolioseprogredienz beweisen. Hefti sieht den Zweck der Krankengymnastik jedoch in der »Verbesserung der allgemeinen Haltung (was ist das?), Kräftigung der Muskulatur, Entlordosierung und Verbesserung der Herz- und Lungenfunktion«. All dies lässt sich allerdings auch durch Sportarten erreichen, die Spaß machen, wozu die Krankengymnastik vermutlich nicht gehört, vor allem, wenn sie täglich über 15–20 Minu-

ten durchgeführt werden soll. Dazu wird sich aber ein seelisch und geistig normal entwickeltes Kind auf Dauer nicht bewegen lassen, bei Einsetzen der Pubertät schon gar nicht. Es stellt sich daher die Frage, ob die Verordnung von Physiotherapie bei der idiopathischen Skoliose wirklich unentbehrlich ist oder ob es sich dabei vielleicht nur um einen kultischen, nicht reflektierten Glaubenssatz der verordnenden Ärzte handelt. Der Verzicht auf Krankengymnastik in der Skoliosebehandlung ist freilich Häresie, trägt aber der Realität Rechnung und hat nach eigenen Erfahrungen keinen nachteiligen Einfluss auf den Gesamtverlauf.

Manualtherapeutisches Konzept

Das manualmedizinische Therapiekonzept wird am Beispiel der Adolezentenskoliose vorgestellt. Für die selteneren juvenilen und infantilen Skoliosen gelten die gleichen Behandlungsgrundsätze.

Die idiopathische Skoliose bietet dem Manualmediziner ein gutes Beispiel für die Notwendigkeit einer ganzheitlichen Vorgehensweise bei der Untersuchung und Behandlung dieses klassischen orthopädischen Krankheitsbildes. In einer vom DGMM-Arbeitskreis »Manuelle Medizin bei Kindern« veranlassten internen Studie wurden in den 90er Jahren 19 Kinder mit idiopathischer Skoliose (16 Mädchen, 3 Jungen) und einem Durchschnittalter bei Therapiebeginn von 11,4 Jahren nach dem manualmedizinischen Konzept behandelt (s. nachfolgende ▶ Übersicht). Sechs Kinder wiesen Krümmungswinkel über 20°COBB auf, vier erhielten ein Cheneau-Korsett, zwei verweigerten die Korsettbehandlung. Die Behandlung erfolgte durchschnittlich in drei- bis vierwöchigen Abständen, die Beobachtungsdauer betrug im Durchschnitt 6 Jahre, das Längenwachstum durchschnittlich 22 cm. In einem Fall kam es bei mangelhafter Compliance trotz Korsett zu einer Progredienz der thorakalen Krümmung von 26° auf 32°Cobb, bei den übrigen Fällen war bei Therapieabschluss eine Verbesserung der Krümmung von durchschnittlich 5° erreicht. Diese interne Studie diente als Diskussionsgrundlage im Arbeitskreis und als Motivation zur praktischen Anwendung des manualmedizinischen Konzeptes.

Mit diesem therapeutischen Vorgehen lassen sich nach eigenen Erfahrungen bei rechtzeitigem Therapiebeginn und guter Compliance manche zahlreiche Korsettversorgungen vermeiden, wodurch bei Verwendung des Skoliometers die Anzahl der notwendigen Röntgenuntersuchungen drastisch reduziert werden kann. Der Verzicht auf den Zwang zu regelmäßiger Krankengymnastik fördert zudem die Kooperationsbereitschaft der Patienten.

Von großer Bedeutung für einen günstigen Verlauf der Skoliose ist die enge Kooperation mit dem Zahnmediziner bzw. dem Kieferorthopäden.

Übersicht: Manualtherapeutisches Sieben-Punkte-Programm

1. **Atlastherapie**
2. **Drei-Punkte-Detorsionsgriff am Becken**
3. Manipulation segmentaler Wirbelsäulendysfunktionen (einschl. Übergangszonen und Rippengelenken)
4. Detonisierung des M. psoas maior
5. Behandlung der Beckenfehlstatik durch Muskelenergietechnik
6. Myofasziales Lösen der Fascia thoracolumbalis
7. **Myofasziale und / oder manipulative Behandlung der Strukturen des Kiefersystems gemäß funktionellem Untersuchungsbefund.**

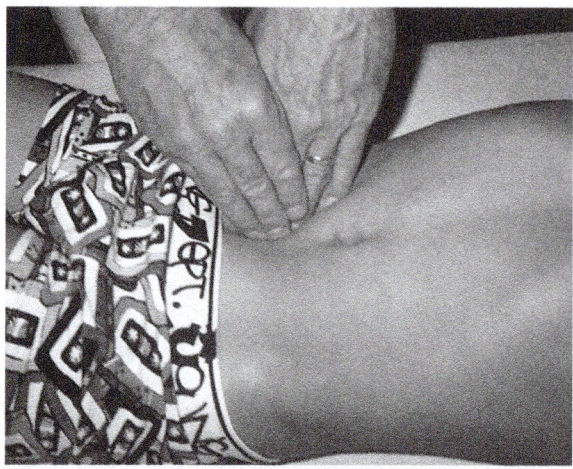

Abb. 10.19 Trigger-Punkt-Behandlung des M. psoas maior

Atlastherapie (Punkt 1), **chirotherapeutische Manipulation** und **myofasziale Lösetechniken** (Punkte 2, 5, 7) wurden in den vorherigen Kapiteln eingehend besprochen. Nach den gleichen Behandlungsprinzipien wird auch bei der Skoliose vorgegangen. Eine ausführlichere Darstellung verlangt

- die Behandlung der Beckenfehlstatik mittels Drei-Punkte-Griff (Punkt 6),
- die Detonisierung des M. psoas maior (Punkt 3) und
- die Muskelenergietechnik (Punkt 4).

Dabei wird besonders auf die Beckenverwringung und auf dysfunktionelle Muster des Beckenrings eingegangen.

Detonisierung des M. psoas maior (Abb. 10.19)

Bei Vorliegen einer Beckenverwringung trifft man gewöhnlich auf eine Tonuserhöhung und meist auch erhebliche Druckschmerzhaftigkeit des M. iliopsoas, der von Travell und Simons (2000) wegen seiner Beteiligung an verschiedenen regionalen und fortgeleiteten Schmerzzuständen als »versteckter Tunichtgut« bezeichnet wird. Auch bei symptomloser Beckentorsion im Rahmen einer Skoliose ist dieser Muskel betroffen, wobei sich vor allem im M. psoas maior regelmäßig eine druckdolente, wulstförmige Muskelhärte nachweisen lässt. Die Manipulation von iliosakralen Blockierungen wird durch die vorherige Behandlung des Muskels erleichtert. Bewährt hat sich die von Janda (1990) angegebene Behandlungstechnik.

Technik

Der Patient liegt in Rückenlage. Der Therapeut steht auf der Seite des zu behandelnden M. psoas maior. Mit den Fingerkuppen beider Hände sinkt der Therapeut am seitlichen Rand des M. rectus abdominis nach mediodorsal in die Tiefe des Abdomens, wo paravertebral ein meist sehr druckschmerzhafter Trigger-Punkt im M. psoas maior ge-

tastet wird. Zur sicheren Identifizierung des Muskels kann der Patient eine Beugebewegung im Hüftgelenk ausführen, die zu einer sofortigen Spannungserhöhung des Muskels führt. Der Therapeut übt einen gleichbleibenden Druck auf den verkürzten Muskel bzw. den Trigger-Punkt aus, während der Patient langsame Beuge-Streck-Bewegungen im Hüftgelenk ausführt. Nach etwa 30 sec beginnt die Muskelspannung »wegzuschmelzen«, und der anfänglich starke Druckschmerz verschwindet.

Drei-Punkte-Detorsionsgriff am Becken (Abb. 10.20)

Neben den bekannten Deblockierungstechniken am ISG, auf die hier nicht näher eingegangen wird, hat sich der modifizierte Drei-Punkte-Griff nach Sell zur **Behandlung der Beckentorsion** bewährt, die immer mit einer segmentalen Dysfunktion verbunden ist und ein stereotypes Blockierungsmuster zeigt. Die Griffdurchführung ergibt sich aus der Irritationspunktdiagnostik für S1 oder S3 (Bischoff 1994) und – in Abweichung vom klassischen Griff – aus der Stellung der Ossa iliaca in der transversalen Achse (Abb. 4.20 f).

Grifftechnik

Der Patient liegt in Bauchlage. Der Therapeut modelliert sein dem Patienten zugewandtes Knie (hier rechtes Knie) mit dem medialen Gelenkspalt dem unteren Sakrumpol (S3) an, dessen Ventralisierung bei der Irritationspunktdiagnostik zum Verschwinden der Nozireaktion führt. (Daher stellt sich der Therapeut auf die Gegenseite dieses Sakrumpols, mit dem Gesicht zum Kopfende.) Mit einer Hand umfasst der Therapeut von ventral das nach anterior rotierte Ilium (hier das rechte!) in Höhe des vorderen Darmbeinstachels und übt eine Vorspannung nach dorsal aus. Seine andere Hand modelliert er an der gleichnamigen Spina iliaca posterior superior an mit Vorspannung nach

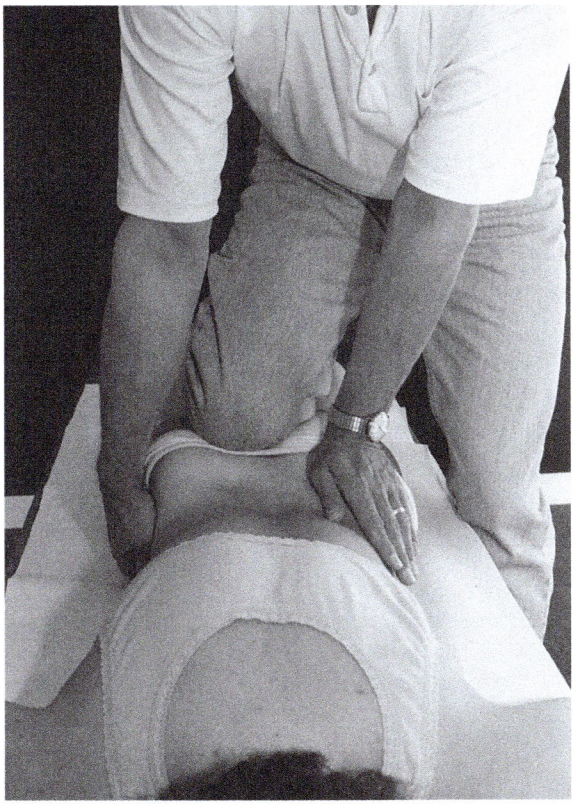

Abb. 10.20 Drei-Punkte-Griff am Becken

die von F. Mitchell entwickelte und von Neumann (1985) vorgestellte **Muscle Energy Technique** am Becken einzusetzen. Die chirotherapeutische Manipulation wird dadurch deutlich erleichtert.

Nachfolgend werden Untersuchung und Behandlungstechniken der in der ▸ **nächsten Übersicht** aufgeführten Beckenfunktionsstörungen beschrieben. Auf die Beschreibung der dysfunktionellen Stellungen des Sakrums wird hier verzichtet, da die chirotherapeutischen Techniken am Sakrum einfacher und effektiver sind als die Muskelenergietechnik.

> **Übersicht: Beckenfunktionsstörungen**
> — Os pubis **kaudal/kranial**: Kongruenzstörung der Symphyse (▪ Abb. 10.21)
> — **Upslip/Downslip** des Os ilium: Stauchung des Os ilium gegenüber dem Os sacrum nach kranial oder kaudal (▪ Abb. 10.22)
> — **Inflare/Outflare** des Os ilium: Zu- oder Auffaltung des Os ilium im Sinne einer Stellungsasymmetrie in der Frontalebene (▪ Abb. 10.23)
> — Ilium **posterior/anterior**: Torsionstellung des Ossa iliaca in der transversalen Achse (▪ Abb. 10.24)

ventral. Aus gehaltener Vorspannung an beiden Ossa iliaca und am unterem Sakrumpol (S3) wird mit geringer Kraft ein ultrakurzer synchroner Impuls gegeben auf

a. S3 nach ventral (mit dem Knie),
b. ventral stehendes Ilium nach dorsal (mit der rechten Hand),
c. dorsal stehendes Ilium nach ventral (mit der linken Hand).

Die Schwierigkeit besteht in der synchronen Ausführung der drei Bewegungskomponenten. **Die eindrucksvolle Wirkung dieses Griffs erklärt sich aus der neuroanatomischen Besonderheit der ISG-Region mit der hohen Propriozeptorendichte und der Vermittlerrolle des M. longissimus, wie unter ▸ Abschn. 4.4.5 beschrieben.**

■ ■ **Muskelenergietechnik am Becken**

Zur Vorbereitung des sehr effektiven Drei-Punkte-Griffs hat es sich bewährt, bei einer rigiden dreidimensionalen **Beckenfehlstatik**, gekennzeichnet durch

— Torsion des Beckenrings,
— Kongruenzstörung der Symphyse und
— frontaler Stellungsasymmetrie der Darmbeinschaufeln,

■ **Untersuchung des Beckens**

1. **Prüfen des Vorlaufphänomens** bei S1 und S3 im Sitzen. (In dieser Position sind die Ischiokruralmuskeln entspannt.)
2. **Inspektion/Palpation.** Lagerung des Patienten auf dem Rücken, Rumpf und Beine sind durchgehend gerade. Der Therapeut steht seitlich der Untersuchungsliege und zwar auf der Seite seines **dominanten Auges** (wichtig für die exakte räumliche Erfassung der Befunde!), mit dem Rücken zum Fußende.

2a. Begonnen wird mit der Palpation des **Symphysenoberrandes** an den Tubercula ossis pubis:

— Stehen beide Tubercula in gleicher Höhe?
— Weist die Symphyse eine Stufe auf, d.h., steht eine Seite kaudal, die andere kranial?

2b. Danach folgt die palpatorische und visuelle Beurteilung der **oberen vorderen Darmbeinstacheln**:

— Stehen beide Spinae in gleicher Höhe und in gleichem Abstand von der Mittellinie?
— Steht eine Spina näher zur Mittellinie (Inflare) oder weiter davon entfernt (Outflare)?
— Steht eine Spina höher (posterior) oder tiefer (anterior) als auf der Gegenseite im Sinne einer gegenläufigen Torsion?

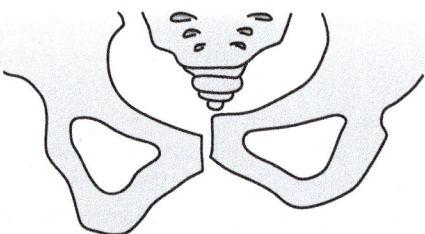

◼ **Abb. 10.21** Os pubis kaudal rechts, kranial links

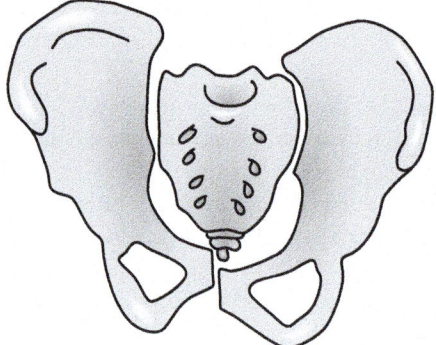

◼ **Abb. 10.22** Upslip rechts bzw. Downslip links

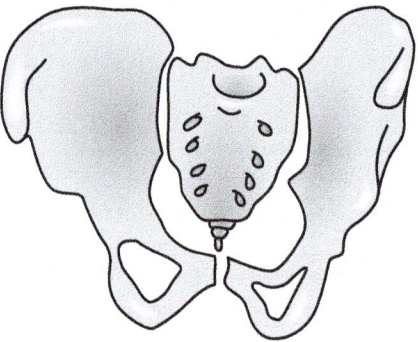

◼ **Abb. 10.23** Outflare rechts, Inflare links

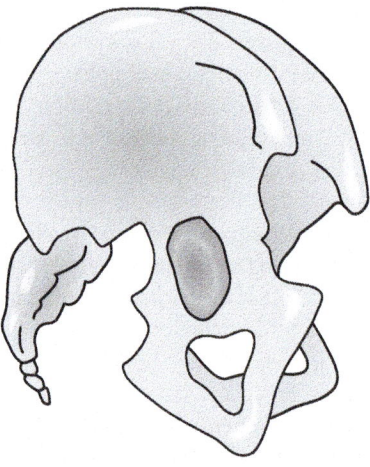

◼ **Abb. 10.24** Torsion: Ilium rechts posterior, Ilium links anterior

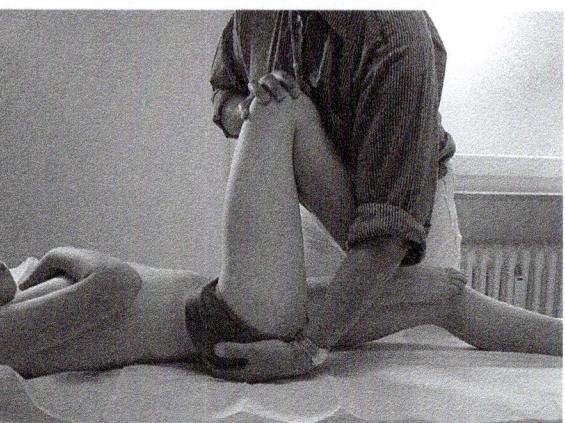

◼ **Abb. 10.25** Muskelenergietechnik (MET) bei Tiefstand des Os pubis rechts

2c. Anschließend wechselt der Patient in Bauchlage. Mit den Ulnarkanten der Daumenendglieder werden nun die **Sitzbeinhöcker** palpiert und auf Gleichstand geprüft:

— Hochstand bedeutet Upslip,
— Tiefstand bedeutet Downslip.

> ❯ **Wichtig**
> **Die Benennung der Dysfunktion (Inflare/Outflare, Upslip/Downslip usw.) richtet sich nach der Seite des positiven Vorlaufphänomens.**
> **Behandlungstechniken**
> **1. Rechtes Os pubis steht kaudal (◼ Abb. 10.25)**

Befund Vorlaufphänomen rechts ist positiv: Das rechte Tuberculum ossis pubis steht tiefer als das linke.

Technik Der Patient liegt in Rückenlage. Der Therapeut, auf der Gegenseite der Dysfunktion stehend, fasst mit der tischfernen Hand das flektierte Knie der dysfunktionellen Seite und beugt das gleichseitige Hüftgelenk, bis die Bewegung am Tuber ossis ischii ankommt. Die andere Hand umfasst dabei die Spina iliaca superior posterior mit Mittel-/Ringfinger und Handballen beidseits des Tubers. Der Patient soll das Hüftgelenk mit geringem Krafteinsatz ca. 6 sec gegen isometrischen Widerstand strecken und dann entspannen. Nach 10 sec Pause wird das Hüftgelenk erneut bis an die nächste Barriere gebeugt, wieder Strecken der Hüfte gegen Widerstand, entspannen etc. Das isometrische Anspannen soll 3- bis 5-mal wiederholt werden.

▪ **2. Linkes Os pubis steht kranial (◼ Abb. 10.26)**
Befund Vorlaufphänomen links ist positiv. Das linke Tuberculum ossis pubis steht höher als das rechte.

Technik Der Patient liegt in Rückenlage, der Therapeut steht auf der Seite der Dysfunktion. Die tischnahe Hand

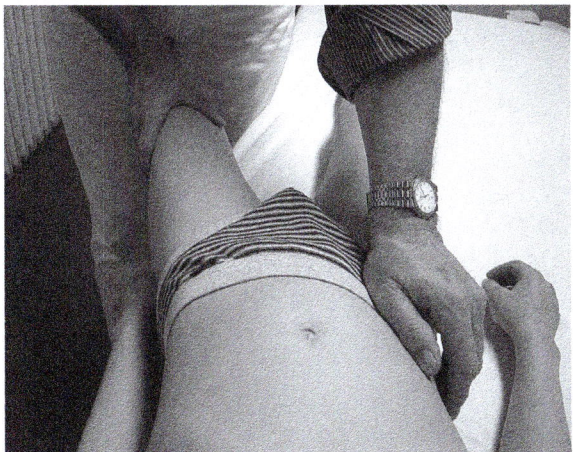

Abb. 10.26 Muskelenergietechnik (MET) bei Hochstand des Os pubis rechts

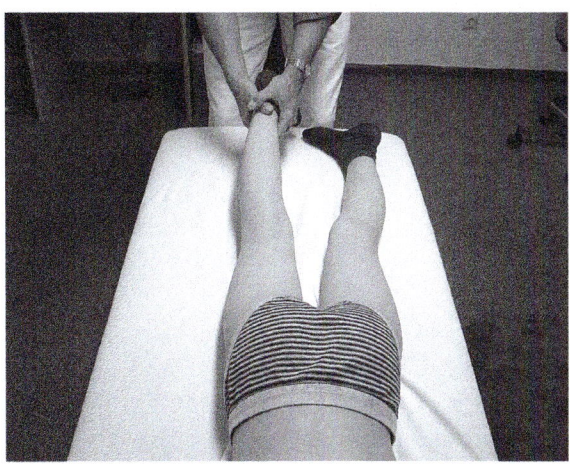

Abb. 10.27 Behandlung eines Upslip durch Traktionsimpuls

des Therapeuten liegt auf der Spina iliaca anterior superior der Gegenseite, die andere fasst von ventral den Oberschenkel der funktionsgestörten Seite (den Unterschenkel des Patienten hält der Therapeut locker zwischen seinen Beinen fest) und führt eine sachte Streckung im Hüftgelenk durch. Die Barriere ist erreicht, wenn die Bewegung an der gegenseitigen Spina iliaca anterior superior ankommt. Der Patient beugt nun aktiv mit geringer Kraft sein Hüftgelenk in leichter Adduktion gegen den Widerstand der Therapeutenhand: isometrische Anspannung 5–6 sec, Entspannung ca. 10 sec. Danach erneutes Herangehen an die Barriere und etwa 3-malige Wiederholung des Manövers. Befundkontrolle, ggf. Wiederholung des Vorgehens.

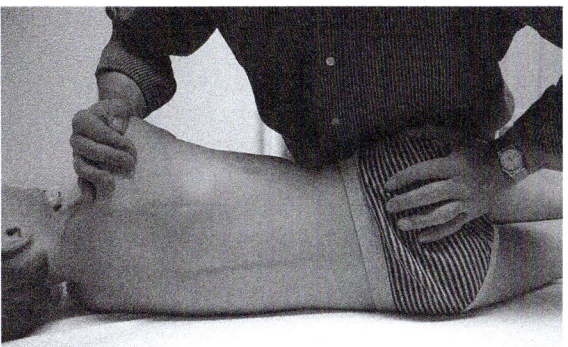

Abb. 10.28 MET bei Downslip

- **3. Upslip rechts (Hochstand des rechten Iliums)** (**Abb. 10.27**)

Befund Vorlaufphänomen rechts ist positiv: Tuber ossis ischii steht rechts höher als links.

Technik Der Patient liegt in Bauchlage. Der Therapeut steht am Fußende des Patienten und umfasst das Sprunggelenk des betroffenen Beins. Das Bein des Patienten wird im Hüftgelenk leicht abduziert, extendiert und innenrotiert. Der Therapeut übt einen langsamen beständigen Zug am Bein aus, um die Vorspannung aus Hüfte und Knie zu nehmen. Aus dem gehaltenen Zug erfolgt ein ultrakurzer Traktionsimpuls in Längsrichtung, ggf. gebahnt durch einen synchronen Hustenstoß des Patienten.

Tipp

Es handelt sich eher um eine **Manipulation** als um Muskelenergietechnik!

- **3. Downslip rechts (Tiefstand des rechten Iliums)** (**Abb. 10.28**)

Befund Vorlaufphänomen rechts ist positiv: Tuber ossis ischii steht rechts tiefer als links.

Technik Der Patient liegt auf der nicht blockierten Seite. Die fußnahe Hand des Therapeuten modelliert sich am Tuber ossis ischii der blockierten Seite an, die kopfnahe fixiert den Körper an der Schulter. Der Therapeut übt mit der fußnahen Hand einen permanenten kopfwärts gerichteten Druck aus und bringt das Ilium zusammen mit der Atembewegung nach kranial. Eine **zuvorige** Behandlung des Lig. sacrotuberale (**Abb. 9.29**) bahnt diese Technik. Die Abbildung zeigt eine modifizierte Griffanlage, da die klassische MET-Technik nicht kindentsprechend ist.

- **5. Inflare links (Zufaltung des linken Iliums)** (**Abb. 10.29**)

Befund Vorlaufphänomen links ist positiv: Abstand des vorderen oberen Darmbeinstachels von der Mittellinie ist links kleiner als rechts.

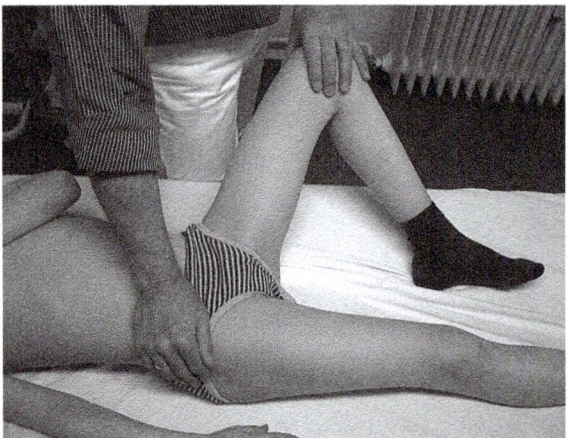

◼ **Abb. 10.29** MET bei Inflare des Os ilium

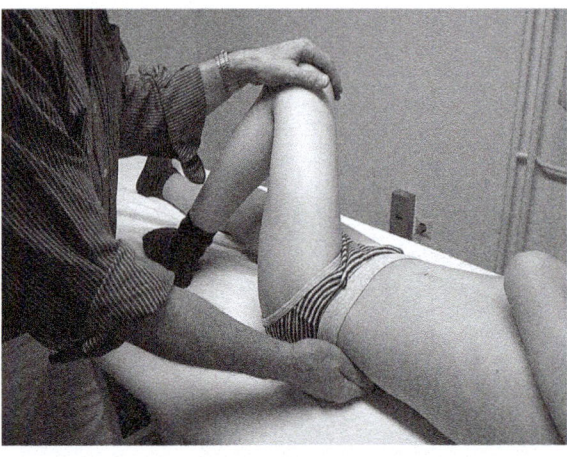

◼ **Abb. 10.30** MET bei Outflare des Os ilium

Technik Der Patient liegt in Rückenlage. Der Therapeut steht auf der Blockierungsseite und umfasst mit der kopfnahen Hand die Spina iliaca anterior superior der Gegenseite. Die Hüfte der dysfunktionellen Seite wird soweit gebeugt, außenrotiert und abduziert, bis die Bewegung an der gegenseitigen Spina iliaca anterior superior ankommt. (Variante: Der Therapeut umfasst das Sprunggelenk des abduzierten Beins; Unterarm liegt auf dem Unterschenkel des Patienten, Ellenbogen am Knie.) Nun adduziert der Patient mit geringer Kraft den Oberschenkel gegen den Widerstand des Therapeuten mit Hand oder Ellenbogen. Die isometrische Anspannung soll 5–6 sec andauern, danach 10 sec vollständige Entspannung. Dann die nächste Barriere ermitteln und das Manöver etwa 3- bis 4-mal wiederholen, abschließend Befundkontrolle.

Zur Beendigung des Vorgangs wird das Bein unter beibehaltener Abduktion und Außenrotation im Hüftgelenk gestreckt und in die Normalposition zurückgebracht.

◼ **6. Outflare links (Auffaltung des linken Iliums) (◻ Abb. 10.30)**

Befund Vorlaufphänomen links ist positiv: Abstand des vorderen oberen Darmbeinstachels zur Mittellinie ist links größer als rechts.

Technik Der Patient liegt in Rückenlage; der Therapeut steht auf der Blockierungsseite. Die Fingerspitzen seiner kopfnahen Hand umfassen hakelförmig den oberen hinteren Darmbeinstachel der gleichen Seite und ziehen diesen zu sich hin. In Beugestellung von Hüft- und Kniegelenk (Fußsohle aufgestellt) wird der Oberschenkel des Patienten im Hüftgelenk adduziert, bis die Bewegung am Ilium ankommt. Der Patient führt mit geringer Kraft eine isometrische Abduktion des Oberschenkels gegen die Hand des Therapeuten durch: 5–6 sec anspannen, 10 sec vollständig

entspannen. Dem 3- bis 4-maligen Wiederholen schließt sich eine Kontrolle an.

◼ **7. Beckentorsion: Rechtes Ilium nach posterior (◻ Abb. 10.31)**

Befund Vorlaufphänomen rechts ist positiv: Der rechte vordere obere Darmbeinstachel steht höher als der linke.

Technik Der Patient liegt in Rückenlage. Der Therapeut steht auf der Blockierungsseite und umfasst mit der tischnahen Hand die Spina iliaca anterior superior der Gegenseite. Die andere Hand greift von ventral das rechte Bein des Patienten am Oberschenkel und lässt es in leichter Innenrotation zwischen seinen eigenen Beinen so weit bodenwärts sinken, bis die Bewegung an der gegenseitigen Spina ilica anterior superior ankommt. Der Patient spannt 5–6 sec isometrisch gegen den Widerstand des Therapeuten in Hüftbeugung an. Es folgt die vollständige Entspan-

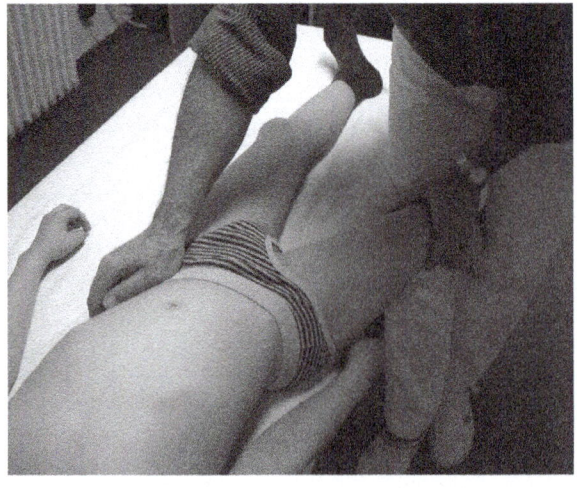

◼ **Abb. 10.31** MET bei Beckentorsion mit Posteriorstellung des Iliums

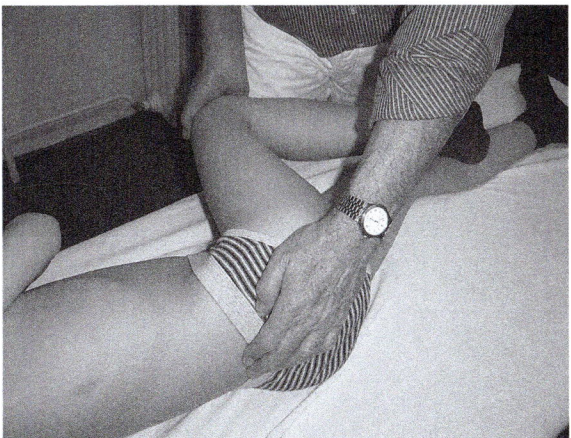

Abb. 10.32 MET bei Beckentorsion mit Anteriorstellung des Iliums

nung für 10 sec und das Ermitteln der nächsten Barriere bei insgesamt 3- bis 4 Wiederholungen.

- **8. Beckentorsion: Rechtes Ilium nach anterior** (**Abb. 10.32**)

Befund Vorlaufphänomen rechts ist positiv: Der rechte vordere obere Darmbeinstachel steht tiefer als der linke.

Technik Der Patient liegt auf der nicht blockierten Seite, den Blick zum Therapeuten gewandt. Die tischnahe Hand des Therapeuten palpiert die Spina iliaca posterior superior der blockierten Seite, die tischferne Hand umfasst das blockierungsseitige Knie des Patienten und beugt bei flektiertem Knie das Hüftgelenk soweit, bis die Bewegung am Ilium ankommt, tastbar an der Spina iliaca posterior superior. Unterschenkel und Fuß des Patienten lehnen sich dabei an der Hüfte des Behandlers. Aus dieser Stellung führt der Patient mit geringer Kraft eine isometrische Streckbewegung im Hüftgelenk durch, gegen den Widerstand des Behandlers. Dauer 5–6 sec, dann entspannen. Nach 10 sec erneutes Heranführen an die Barriere. Das Manöver wird 3- bis 4-mal wiederholt.

- **Allgemeine Vorgehensweise**

Regeln für die Vorgehensweise
- Bei Dysfunktionen des Beckens immer mit der Behandlung des Os pubis beginnen!
- Slip-Blockierungen immer vor den Flare-Blockierungen behandeln!
- Inflare-/Outflare-Dysfunktionen können die erfolgreiche Behandlung einer Beckentorsion (Ilium anterior/posterior) verhindern. Daher immer vor der Torsion behandeln!

In ▶ **folgender Übersicht** werden die am häufigsten gemachten Fehler bei der Anwendung der Muskelenergietechnik auf einen Blick zusammengefasst.

> **Übersicht: Anwendungsfehler bei der Muskelenergietechnik**
>
> **Von Seiten des Therapeuten:**
> - Zu harsches Angehen an die pathologische Barriere. Richtig ist: Sachte an die Barriere »anschmiegen«.
> - Ausmaß und Richtung der isometrischen Kraft und Gegenkraft sind fehlerhaft. Der Krafteinsatz muss gering sein (50 Gramm!).
> - Zu kurze Pause zwischen den Anspannungen, zu rasches Vorgehen!
>
> Ein ausbleibender Therapieeffekt sollte nicht der Methode angelastet werden, sondern der Durchführung.
>
> **Von Seiten des Patienten:**
> - Zu großer Krafteinsatz.
> - Falsche Gegendruckrichtung.
> - Zu schnelles und ruckartiges Nachlassen der Anspannung. Der Behandlungsablauf sollte ruhig, konzentriert und fließend sein, ohne Zucken und Zappeln.

Bei Anwendung des **Sieben-Punkte-Programms** in der manuellen Skoliosetherapie muss nach jeder Behandlungssitzung das Ergebnis überprüft werden: Die Überprüfung beinhaltet die Kontrolle der behandelten Segmente, der Beckenstatik und des Rotationsindexes oder Skoliometerwertes sowie die Überprüfung der Kieferfunktion, z.B. mittels isometrischem Muskelfunktionstest nach Goodheart. Bei kraniomandibulären Störfaktoren ist eine Intervention beim Kieferorthopäden oder Zahnarzt geboten.

Serviceteil

Anhang – 232

Literatur – 239

Stichwortverzeichnis – 247

W. Coenen, *Manuelle Medizin bei Säuglingen und Kindern*,
DOI 10.1007/978-3-642-20734-1, © Springer-Verlag Berlin Heidelberg 2016

Anhang

Wilfrid Coenen

Die hier abgedruckten Anamnese- und Befundbögen zum Ausdrucken (◘ Abb. A.1, ◘ Abb. A.2, ◘ Abb. A.3, ◘ Abb. A.4, ◘ Abb. A.5, ◘ Abb. A.6, ◘ Abb. A.7) finden Sie auch im Internet unter der Adresse http://extras.springer.com und der Eingabe der ISBN 978-3-642-20733-4.

A.1   Anamnesebogen für Säuglinge und Kleinkinder

Anamnesebogen für Säuglinge und Kleinkinder

Name, Vorname:		Geburtsdatum:	Alter in Jahren:

Überweisender Arzt:	Kinderarzt:

Schwangerschaftsverlauf: normal ☐ Komplikationen (Welche? Zu welchem Zeitpunkt? Wie behandelt?):

Geburt: termingerecht ☐ vorzeitig .... Wochen. Frühgeburt: .... SSW Spontangeburt ☐ Sectio ☐ Saugglocke ☐ Zange ☐

Apgar _____/_____/_____ Komplikationen:

Alter(M)	3 Monate	6 Monate	8 Monate	9 Monate	11 Monate	
	Unterarm-stütz Medianis-stütz	Hand-stütz Drehen R/B	Drehen B/R	Robben	4-Füßer-krabbeln freies Sitzen	freies Gehen

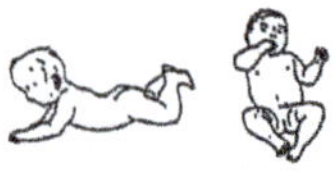

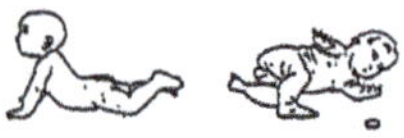

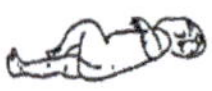

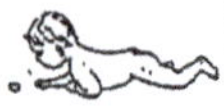

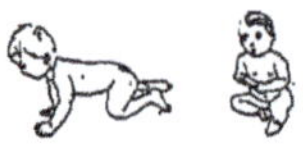

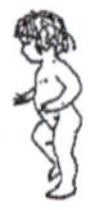

Fragen an die Eltern

Weshalb stellen Sie Ihr Kind vor? Bitte beschreiben Sie:

— Welche Auffälligkeiten bestehen?

— Wann wurden diese Auffälligkeiten erstmals beobachtet und von wem?

— Nimmt Ihr Kind Medikamente? Welche? In welcher Dosierung?

— Welche Untersuchungen wurden bisher durchgeführt? (Befundberichte bitte beifügen.)

— Wird Ihr Kind behandelt? Nach welcher Methode? Wer führt die Therapie durch?

© Springer-Verlag Berlin, Heidelberg 2016

◘ **Abb. A.1** Anamnesebogen für Säuglinge und Kleinkinder

A.2 Grobmotorische Entwicklung vom 1. bis 12. Lebensmonat

Name:	geb.	
Untersuchungsdatum	Chronologisches Alter	Entwicklungsalter ....

Grobmotorische Entwicklung vom 1. bis 12. Lebensmonat

Ngb		Neugeborenes
1		Ende des 1. Monats
2		Ende des 2. Monats
3		Ende des 3. Monats (Unterarmstütz, Hände zur Körpermitte)
4		Ende des 4. Monats
5		Ende des 5. Monats
6		Ende des 6. Monats (Handstütz, Drehen vom Rücken auf den Bauch)
7		Ende des 7. Monats
8		Ende des 8. Monats (Drehen vom Bauch auf den Rücken)
9		Ende des 9. Monats (Robben, Kniestand)
10		Ende des 10. Monats (Vierfüßerstand, Seitsitz, Aufrichten zum Stand mit Halt)
11		Ende des 11. Monats (Vierfüßerkrabbeln, freies Sitzen, Gehen »an der Reeling«)
12		12. bis 15. Monat (freies Gehen, Treppen werden bäuchlings überwunden)

© Springer-Verlag Berlin, Heidelberg 2016

☐ Abb. A.2 Grobmotorische Entwicklung vom 1. bis 12. Lebensmonat

A.3   Entwicklung der Handmotorik vom 1. bis 12. Lebensmonat

| Name: .... | geb. .... | |
| Untersuchungsdatum .... | Chronologisches Alter .... | Entwicklungsalter .... |

Entwicklung der Handmotorik vom 1. bis 12. Lebensmonat	
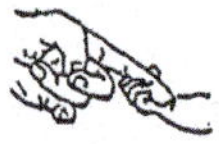	Neugeborenes
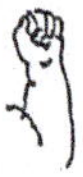	Ende des 1. Monats (Hand zur Faust geschlossen)
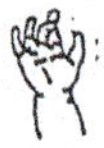	Ende des 2. Monats (Hand öffnet sich)
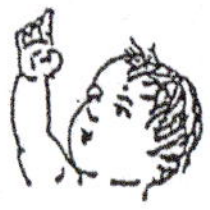	Ende des 3. und 4. Monats (spielt mit den Händen vor dem Gesicht, greift nach Spielsachen)
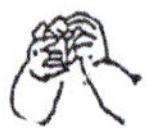	Ende des 5. Monats (Wechselspiel der Hände, gibt Gegenstand von einer Hand in die andere)
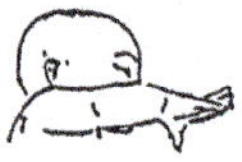	Ende des 6. und 7. Monats (greift über den Körper seitlich nach Spielzeug)
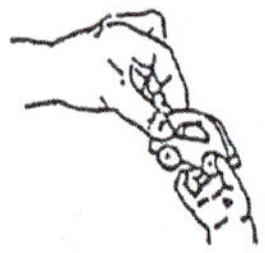	Ende des 8. Monats (greift nach oben über den Kopf! Beginn der feinmotorischen Entwicklung)
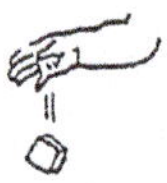	Ende des 9. Monats(öffnet die Hand, lässt bewusst Gegenstände los)
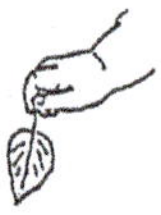	Ende des 10. Monats (Schlüsselgriff)
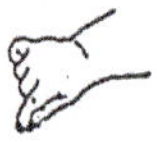	Ende des 11. Monats (Pinzettengriff)
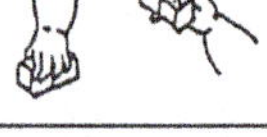	(nimmt zwei Klötzchen in eine Hand, kann sie mit einer Hand halten)

© Springer-Verlag Berlin, Heidelberg 2016

■ **Abb. A.3** Entwicklung der Handmotorik vom 1. bis 12. Lebensmonat

A.4 Neurokinesiologische Untersuchung nach Vojta

	1. Trimenon	2. Trimenon	3. Trimenon	4. Trimenon
Traktion				
Axillarhang				
Landau				
Vojta				
Collis vertikal				
Collis horizontal				
Peiper-Isbert				

Name: .... geb. am .... Alter .... Trimenon ....

Vorname: .... Erstuntersuchung ☐ Kontrolle ☐ Datum ....

© Springer-Verlag Berlin, Heidelberg 2016

◧ **Abb. A.4** Neurokinesiologische Untersuchung nach Vojta

A.5   Anamnesebogen für Vorschul- und Schulkinder

Anamnesebogen für Vorschul- und Schulkinder

Name, Vorname:	Geburtsdatum:	Alter in Jahren:

Überweisender Arzt:	Kinderarzt:

Schwangerschaftsverlauf: normal ☐ Komplikationen (Welche? Zu welchem Zeitpunkt? Wie behandelt?):

Geburt: termingerecht ☐ vorzeitig .... Wochen. Frühgeburt: .... SSW Spontangeburt ☐ Sectio ☐ Saugglocke ☐ Zange ☐

Apgar _____/_____/_____ Komplikationen:

Motorische Entwicklung im Säuglingsalter: normal? .... verlangsamt? ....
....
Vierfüßerkrabbeln? .... Wann? .... (Mo.) Gehbeginn? .... (Mo.)
Gewohnheitshaltung von Kopf und/oder Rumpf? Welcher Art? ....

Treppensteigen aufwärts: mit Halten und nachgestellt ☐   Frei und nachgestellt ☐

Mit Halten und Fußwechsel ☐   Frei mit Fußwechsel ☐   (Bemerkungen:)

Treppensteigen abwärts: mit Halten und nachgestellt ☐   Frei und nachgestellt ☐

Mit Halten und Fußwechsel ☐   Frei mit Fußwechsel ☐   (Bemerkungen:)

Rollerfahren: .... Radfahren: .... Klettern: .... Karussellfahren: .... Rennen: ....
Spielverhalten:

Fragen an die Eltern

Bitte beschreiben Sie knapp:

▬ Welche **Auffälligkeiten** bestehen bei Ihrem Kind bzgl.?
   – Grobmotorik,
   – Feinmotorik,
   – Bewegungskoordination,
   – Konzentrationfähigkeit,
   – sozialem Verhalten,
   – schulischer Leistung etc.?
▬ Nimmt Ihr Kind Medikamente?
▬ Wurden andernorts Untersuchungen durchgeführt? Mit welchem Ergebnis?
▬ Wird Ihr Kind behandelt? Mit welcher Methode? Wer führt die Behandlung durch?

© Springer-Verlag Berlin, Heidelberg 2016

◼ **Abb. A.5** Anamnesebogen für Vorschul- und Schulkinder

A.6   Motokybernetischer Test (MKT)

MKT Name:	Geburtsdatum:	Alter in Jahren:
		Punkte
1. Langsitz		
2. Hochklettern und Abspringen von hüfthoher Liege		
3. Einbeinstand auf festem Untergrund		
4. Einbeinstand auf weichem Untergrund (Schaumstoffkissen)		
5. Einbeinstand mit Auffangen und Rückwurf eines Balls		
6. Einbeinhüpfen		
7. Einbeinhüpfen mit Hochwerfen und Auffangen eines Balls		
8. Hampelmannsprung		
9. Schersprung		
10. Einbeiniger Stand auf einem Therapiekreisel		
11. Purzelbaum		
12. Seitliches Überhüpfen		
13. Fersengang vor- und rückwärts		
14. Hopserlauf		
15. Seiltänzergang auf ausgelegtem Seil		
16. Drehtest		
Summe/Kategorie		

5½ Jahre:
I = 0– 9 Punkte
II = 10–14 Punkte
III = 15–20 Punkte
IV = 21–30 Punkte
V = 31–39 Punkte
VI = ab 40 Punkte

6 Jahre:
I = 0– 7 Punkte
II = 8–11 Punkte
III = 12–17 Punkte
IV = 18–27 Punkte
V = 29–37 Punkte
VI = ab 38 Punkte

7 Jahre:
I = 0– 5 Punkte
II = 6– 9 Punkte
III = 10–16 Punkte
IV = 17–26 Punkte
V = 27–35 Punkte
VI = ab 36 Punkte

8 Jahre:
I = 0– 3 Punkte
II = 4– 7 Punkte
III = 8–14 Punkte
IV = 15–24 Punkte
V = 25–34 Punkte
VI = ab 35 Punkte

9 und 10 Jahre:
I = 0– 2 Punkte
II = 3– 5 Punkte
III = 6–12 Punkte
IV = 13–21 Punkte
V = 22–30 Punkte
VI = ab 31 Punkte

11 und 12 Jahre:
I = 0– 1 Punkte
II = 2– 3 Punkte
III = 5– 9 Punkte
IV = 10–16 Punkte
V = 17–23 Punkte
VI = ab 24 Punkte

© Springer-Verlag Berlin, Heidelberg 2016

Abb. A.6 Motokybernetischer Test (MKT)

A.7   Orientierende Untersuchung auf CMD

Orientierende Untersuchung auf CMD		
Name:	Geburtsdatum:	Alter:
AK / FALT bei:		
— UK-Schwebelage		
— maxim M.-Öffnung.		
— Interkuspidation		

— Later. Translatation
  – links
  – rechts		

— Vorschub		
— Retralschub		
Palpation der Kiefer-Muskulatur: DS? Triger-P.?		
Palpation der Kiefergelenke		
Anteriorer Vorkontakt? (Folientest)		
Versetzter Vorkontakt? (»Karpfentest«)		
Retralschub (Ohrpalp.)		
Therapeutische Lokalis.		

© Springer-Verlag Berlin, Heidelberg 2016

■ **Abb. A.7** Orientierende Untersuchung auf CMD

Literatur

Abrahams V (1981) Sensory and motor specialization on some muscles of the neck. Trends in Neuroscience 4, S 24–27

Ambühl-Stamm D (1999) Früherkennung von Bewegungsstörungen beim Säugling. Urban & Fischer, München Jena

Arlen A, Wackenheim A (1979) Céphalées et perturbations functionelles de la charniére cranio-vertebrale. Congrés de la Société Européene de Neuroradiologie, Strasbourg

Arlen A (1979) Biometrische Röntgen-Funktionsdiagnostik der Halswirbelsäule. Schriftenreihe Manuelle Medizin, Bd 5. Verlag für Medizin Dr. Ewald Fischer, Heidelberg

Arlen A (1985) Leitfaden zur Atlastherapie. Ass Rech Med Prev Sante, Munster, S 1–9

Arlen A, Gehr B, Godefroy H (1985) Reversible Veränderungen der Hirnstammpotentiale nach manipulativer Atlastherapie bei zervikoenzephalen Syndromen – erste Ergebnisse. In: Hohmann D, Kügelgen B, Liebig K (Hrsg) Neuroorthopädie 3. Springer, Berlin Heidelberg New York Tokyo

Arlen A (1989) Atlastherapy and Multiple Sclerosis (Abstr). Manuelle Medizin 27, 4: 83

Arlen A (1989) Metameric Medicine and Atlastherapie. In: Paterson JK, Burn L (eds) Back Pain, An International Review. Kluwer Academic Publishers, Dordrecht Boston London

Arlen A, Kraemer M, Patris A (1990) L'analyse radio-functionelle du rachis cervical, 1re partie: Méthologie, Mémoire. Ann Réadaptation Méd Phys 33: 573–590

Arlen A, Kraemer M, Patris A (1990) L'analyse radio-functionelle du rachis cervical, 2e partie: La bascule paradoxale de l'atlas. Ann Réadaptation Méd Phys 33: 591–601

Ayres AJ (1979) Sensory Integration and the Child. Western Psychological Services, Los Angeles

Ayres AJ (1984) Bausteine der kindlichen Entwicklung. Springer, Berlin Heidelberg New York

Bachmann P (1982) Klinische Erfahrungen mit Methyphenidat. In: Nissen G (Hrsg) Therapeutische Probleme bei psychomotorisch unruhigen Kindern. Thieme, Stuttgart New York

Balague F, Nordin M (1992) Back pain in children and teenagers. Baillieres Clin Rheumatol 6: 575–593

Banks RW (2006) An allometric analysis of the number of muscle spindles in mammalian skeletal muscles. J Anat 208: 753–768

Baumann JU (1970) Operative Behandlung der infantilen Zerebralparese. Thieme, Stuttgart

Baumann JU (1983) Lähmungen. In: Witt AN, Rettig H, Schlegel KF (Hrsg) Orthopädie in Praxis und Klinik, Bd VI, Teil 1. Thieme, Stuttgart New York, S 10–35

Baumann JU (1997) Wirkungsnachweis manualmedizinischer Behandlung bei Zerebralparesen. In: Lohse-Busch H, Graf-Baumann T (Hrsg) Manuelle Medizin – Behandlungskonzepte bei Kindern. Springer, Berlin Heidelberg New York Tokyo

Baumel JJ (1974) Trigeminal-facial nerve communications. Their function in facial muscle innervation and reinnervation. Arch Otolaryngol 99: 34–44

Baumgartner H, Bischoff H et al. (1993) Grundbegriffe der Manuellen Medizin. Terminologie, Diagnostik, Therapie. Springer, Berlin Heidelberg New York

Baumgartner H, Dvořák J, Graf-Baumann T, Terrier B (Hrsg) (1993) Grundbegriffe der Manuellen Medizin. Springer, Berlin Heidelberg

Baumann T (2015) Atlas der Entwicklungsdiagnostik. Vorsorgeuntersuchungen von U1 bis U10/J14. unveränderte Auflage. Thieme, Stuttgart

Beard GM (1869) Neurasthenia, or nervous exhaustion. Boston Med Surg J 80: 217–221

Beck-Föhn M (1999) Neurologische Ausfälle bei der Beckenring-Funktionsstörung (pelvic girdle dysfunction). Manuelle Medizin 37: 292–299

Beckmann HA (1963) Das Caput obliquum und sein Einfluss auf das übrige Skelettsystem. Dt. Gesundh.-Wes. 18: 326–331

Beckmann HA (1973) Die Schräglagedeformitäten des Säuglingsalters unter dem Gesichtspunkt des Caput obliquum und sein Einfluss auf das gesamte Skelettsystem sowie Längsschnittuntersuchungen nach Anwendung der Bauchlagerung von Säuglingen. Dt. Gesundh.-Wes. 28: 509–514

Bein-Wierzbinski W, Scheunemann R, Sepke C (2008) Mögliche Zusammenhänge zwischen Kopfgelenksdysfunktionen und blickmotorischen Auffälligkeiten bei Grundschulkindern mit Schulschwierigkeiten. Manuelle Medizin 46: 307–315

Benninghoff A (1994) Drenckhan D, Zenker W (Hrsg) Anatomie Bd 1. Urban & Schwarzenberg, München, S 286–297

Berg F van den, Capri J (1999) Angewandte Physiologie – Das Bindegewebe des Bewegungsapparates verstehen und beeinflussen. Thieme, Stuttgart

Bernbeck R, Sinios A (1975) Vorsorgeuntersuchungen des Bewegungsapparates im Kindesalter. Orthopädische und neuromotorische Diagnostik. Urban & Schwarzenberg, München Berlin Wien

Beyer L (2015) Manuelle Medizin in Leitlinien zur Behandlung von Rückenschmerz. Manuelle Medizin 53: 263

Biedermann H (1991) Kopfgelenksinduzierte Symmetriestörung bei Kleinkindern. Kinderarzt 22: 1475–1482

Biedermann H (1993) Das KISS-Syndrom der Neugeborenen und Kleinkinder. Manuelle Medizin 31: 97–107

Biedermann H (1995) Manual Therapie in Newborn and Infants. J Orthop Med 17: 2–9

Biedermann H (1999) Das KIDD-Syndrom: ADS als funktionellsensomotorische Störung. Enke, Stuttgart

Biedermann H (1999) Biomechanische Besonderheiten des occipitocervicalen Überganges. In: Biedermann H (Hrsg) Manualtherapie bei Kindern. Enke, Stuttgart, S 19–26

Birbaumer N, Schmidt RF (1995) Kognitive Funktionen und Denken. In: Schmidt RF (Hrsg) Neuro- und Sinnesphysiologie. Springer, Berlin Heidelberg New York, S 443

Bischoff HP (1983) Segmentale Diagnostik an der Wirbelsäule. Manuelle Medizin heute. Springer, Berlin Heidelberg New York Tokyo, S 21–27

Bischoff HP (1993) Die konservative Therapie bei funktionellen Störungen der Halswirbelsäule. In: Springorum HE, Katthagen BD (Hrsg) Aktuelle Schwerpunkte der Orthopädie 4: 39–44. Thieme, Stuttgart New York

Bischoff HP (1994) Chirodiagnostische und chirotherapeutische Technik. PERIMED-Spitta, Balingen, S 31–34, 86 ff, 91–112

Bischoff HP, Moll H (2007) Kurzgefasstes Lehrbuch der Manuellen Medizin. Chirodiagnostische und chirotherapeutische Technik. PERIMED-Spitta, Balingen

Blecher JC, Howaldt HP (1998) Behandlung der nichtsynostotischen kindlichen Schädeldeformitäten mit dynamischen Kopforthesen.

Zeitschr. f. Mund-Kiefer-Gesichtschirurgie, Vol 2, Supplement 1, S 81–85

Bobath B (1986) Abnorme Haltungsreflexe bei Gehirnschäden. Thieme, Stuttgart New York

Bobath B, Bobath K (1977) Die motorische Entwicklung bei Zerebralparesen. Thieme, Stuttgart

Böhni U, Lauper M, Locher H (2015) Manuelle Medizin 1. Fehlfunktion und Schmerz am Bewegungsorgan verstehen und behandeln. 2. überarb. Aufl,. Thieme, Stuttgart

Bohrer SP, Klein A, Martin W (1985) „V"shaped predens space. Skeletal Radiol 14: 111–116

Brooke R (1924) The sacro-iliac joint. J Anat Physiol 58, 299–305

Bradley CH (1937) The Behaviour of Children receiving Benzedrine. Am J Psych 94: 577–85

Buchmann J (1988) Motorische Entwicklung und Wirbelsäulenfunktionsstörungen. Manuelle Medizin 3: 37–39

Buchmann J (2007) Kraniosakrale Therapie – Fiktion oder Möglichkeit? Manuelle Medizin 45: 21–25

Buchmann J, Bülow B (1983) Funktionelle Kopfgelenksstörungen bei Neugeborenen im Zusammenhang mit Lagereaktionsverhalten und Tonusasymmetrie. Manuelle Medizin 21: 59–62

Buchmann J, Bülow R (1989) Asymmetrische frühkindliche Kopfgelenksbeweglichkeit. Springer, Berlin Heidelberg New York

Buchmann J, Bülow B, Pohlmann B (1992) Asymmetrien der Kopfgelenksbeweglichkeit von Kindern. Manuelle Medizin 30: 93–95

Burdine RD, Schier AF (2000) Conserved and divergent mechanisms in left-right axis formation.Genes Dev 14: 763–776

Canale ST, Griffin DW (1982) Congenital muscular torticollis. A long-term follow-up. J Bone Jt Surg (Am) 64: 810–816

Capdevilla J, Vogan KJ, Tabin CJ, Izpisua-Belmonte JC (2000) Mechanisms of left-right determination in vertebrates. Cell 101: 9–21

Carman D, Roach JW, Speck G, Wenger DR, Herring JA (1985) Role of exercises in the Milwaukee brace treatment of scoliosis. J Pediatr Orthop 5: 65–68

Chan CWY, Melvill Jones G, Kearney RE, Watt DGD (1971) The late electromyogaphic response to limb displacement in man. II Evidence for supraspinal contribution. Electroencephalogr Clin Neurophysiol 46: 173–81

Chan CWY (1983) Segmental versus suprasegmental contributions to long-latency stretch responses in man. Adv Neuro 39: 467–487

Chargaff E (1980) In: Unbegreifliches Geheimnis, S 90. Zitiert nach K. Lorenz: Der Abbau des Menschlichen. Piper, München (1986)

Cattel HS, Filtzer DL (1965) Pseudosubluxation and other normal variations in the cervical spine in children. J Bone Jt Surg 47-A: 1295–1309

Christ B (1990) Die Entwicklung der cervico-occipitalen Übergangsregion. In: Hinrichsen KV (Hrsg) Humanembryologie, S 831–834. Springer, Berlin Heidelberg

Christ B, Wilting J (1992) Die Entwicklung der Halswirbelsäule unter besonderer Berücksichtigung des kraniozervikalen Überganges. Schmerzkonferenz, Lieferung 9: 37–48. Fischer, Stuttgart Jena New York

Christ B (1993) Anatomische Besonderheiten des Halses. Manuelle Medizin 31: 67–68

Christ B (1999) Persönliche Mitteilung

Christ B (2001) Morphologische Grundlage der Sellschen Irritationspunkte für das Iliosacralgelenk. Manuelle Medizin 39: 242–245

Christ B, Huang R (2005) Ontogenese: Molekulare Aspekte der Entwicklung und Entwicklungsstörung. In: Hülse M, Neuhuber W, Wolff HD Die obere HWS. Springer, Heidelberg, S 46–53

Clemens HJ (2005) Das Kopfgewicht des Menschen – ein biomechanisches Problem. Archives of Orthopedic and Trauma Surgery. Springer, Berlin Heidelberg

Coenen W (1979) Funktionelle Beurteilung des erworbenen kindlichen Knicksenkfußes und Behandlungsindikation. Orthopädische Praxis, Heft 4: 317–321

Coenen W (1990) Diagnose und Therapie der sensomotorischen Dyskybernese im Säuglings- und Schulalter. Vortrag auf der Jahrestagung der Societé Médicale Internationale de Médecine Métamérique (SMIMM), Munster (F)

Coenen W (1992) Die Behandlung der sensomotorischen Dyskybernese bei Säuglingen und Kindern durch Atlastherapie nach Arlen. Orthopädische Praxis, Heft 6: 386–39

Coenen W (1995) Kopfgelenk- und ISG-Blockierung beim Säugling als Therapiehindernis bei Vojta- und Bobath-Behandlung. Krankengymnastik 2: 162–172

Coenen W (1996a) Die sensomotorische Integrationsstörung. Manuelle Medizin 34: 141–145

Coenen W (1996b) Manualmedizinische Diagnostik und Therapie bei Säuglingen. Manuelle Medizin 34: 108–113

Coenen W (1998a) Röntgenologische Stellungsdiagnostik des atlanto-zervikalen Überganges beim Säugling. Manuelle Medizin 36: 116–120

Coenen W (1998b) Manuelle Medizin in der Behandlung spastischer Zerebralparesen. Krankengymnastik 8: 134–138

Coenen W (1998c) Manualtherapeutische Grundsätze bei der Behandlung von Kindern mit sensomotorischen Störungen. Manuelle Medizin 36: 155–157

Coenen W (2001a) Manuelle Medizin bei bewegungsgestörten Säuglingen. In: Lohse-Busch H, Riedel M, Graf-Baumann T (Hrsg) Das therapeutische Angebot für bewegungsgestörte Kinder. Springer, Heidelberg, S 175–187

Coenen W (2001b) Besonderheiten der Manuellen Medizin bei Kindern. Manuelle Medizin 39: 25–26

Coenen W (2001c) Manuelle Medizin bei Kindern – eine entwicklungsneurologische Indikation. Manuelle Medizin 39: 195–201

Coenen W (2002) Behandlung des spastischen Muskeltonus bei ICP durch reziproke Detonisierung. Manuelle Medizin 40: 111–115

Coenen W (2002) Koordinations- und Konzentrationsstörungen im Kindesalter. Möglichkeiten der Manuellen Medizin. Manuelle Medizin 40: 352–358

Coenen W (2003) Manuelle Medizin bei Kindern. In: Neumann HD Manuelle Medizin. Springer, Berlin Heidelberg New York

Coenen W (2004) Neurologische und manuelle Standarduntersuchung bei Säuglingen mit Bewegungsstörungen. Manuelle Medizin 42: 293–303

Coenen W (2005) Manuelle Medizin bei Kindern. In: Heimann D, Lawall J (Hrsg) Leitfaden Manuelle Therapie, S 48–75. Elsevier, München Jena

Coenen W (2006) Gleichgewichtsstörung bei Kindern mit sensomotorischer Dyskybernese. Manuelle Medizin 44: 413–418

Coenen W, Barth F, Henning P et al. (2015) Atlastherapie nach Arlen: 3-Zeichen-Test statt Röntgen. Ergebnisse einer multizentrischen Studie. Manuelle Medizin 53: 330–337. doi:10.1007/s00337-015-0041-3 (E-pub ahead of print)

Crow WT, King HH, Patterson RM, Giulian V (2009) Assessment of calvarial structure motion by MRI. Osteopathic Medicine and Primary Care 2009, 3:8. doi:10.1186/1750-4732-3-8

David E (1982) Neurophysiologische Grundlagen – spinale Motorik. In: Thom H (Hrsg) Die infantilen Cerebralparesen. Thieme, Stuttgart New York, S 1

DeChateau P, Andersson Y (1976) Left-side preference for holding and carrying newborn infants. Develop Med Child Neurol pp 18, 738–744

DeGrandpre R (2002) Die Ritalin-Gesellschaft. Eine Generation wird krankgeschrieben. Beltz, Weinheim Basel

Diller LH (1996) The Run on Ritalin. Attention Deficit Disorder and Stimulant Treatment in the 1990's. Hastings Center Report (26)2: 12–18

Disselhorst-Klug C, Heinze F, Breitbach-Faller N, Schmitz-Rode T, Rau G (2012) Introduction of a method for quantitative evaluation of spontaneous motor activity development with age in infants. Exp Brain Res 218: 305–313

Doering W, Doering W (Hrsg) (2003) Das andere ADS-Buch. Blickwinkel und Perspektiven zum Aufmerksamkeits-Defizit-Syndrom, Edition Doering. W und W. Doering Verlagsgesellschaft, Bremen

Doering W, Hüther G (2003) Altes und Neues vom Zappelphilipp. Ein Interview mit dem Hirnforscher Gerald Hüther. In: Doering W, Doering W (Hrsg) Das andere ADS-Buch, Edition Doering. W und W. Doering Verlagsgesellschaft, Bremen

Drenckhahn D, Kugler P (1994) Systematik der Gewebe. Bindegewebe. In: Drenckhahn D, Zenker W (Hrsg) Benninghoff Anatomie Bd 1, S 124–140

Dvořák J (1988) Funktionelle Anatomie der oberen Halswirbelsäule unter besonderer Berücksichtigung des Bandapparates. In: Wolff HD (Hrsg) Die Sonderstellung des Kopfgelenkbereiches. Springer, Berlin Heidelberg, S 19–46

Dvořák J, Dvoák V(1990) Checkliste Manuelle Medizin. Thieme, Stuttgart New York

Dvořák J (1997) Manuelle Medizin – Diagnostik, 5. Aufl. Thieme, Stuttgart New York

Ebrall PS (1994): The epidemiology of male adolescent low back pain in the north suburban population of Melbourne, Australia. J Manipulative Physiol Ter 17: 447–453

Eccles JC (1989) Evolution of the Brain. Creation of the Self. Routledge, London New York

Eder M (1977) Chirotherapie bei vertebragenen Schmerzsyndromen. Prakt. Arzt Kongressband 175–178

Eder M, Tilscher M (1982) Schmerzsyndrome der Wirbelsäule, 2. Aufl. Hippokrates, Stuttgart

Egund N, Olsson TH, Schmidt H, Sekvik G (1978) Movements in the sacroiliac joints demonstrated with roentgen stereofotogrammetry. Acta Radiologica Diagnosis 19: 833–845

Eibl-Eibesfeldt I (1997) Die Biologie des menschlichen Verhaltens. Seehamer, Weyarn, S 95 ff, 291

Eibl-Eibesfeldt I (2000) In der Falle des Kurzzeitdenkens. Piper, München, S 21–22

Ekman P, Levenson RW, Friesen WV (1983) Autonomic nervous system activity distinguishes among emotions. Sience 221: 1208–1210

Erdmann H (1973) Schleuderverletzung der Halswirbelsäule. Erkennung und Begutachtung. Die Wirbelsäule in Forschung und Praxis, Bd 56. Hippokrates, Stuttgart

Exner GU (1990) Normalwerte in der Kinderorthopädie. Thieme, Stuttgart New York, S 65

Falkenau HA (1989) Sprachentwicklungsverzögerung durch Kopfgelenksblockierung. Manuelle Medizin 27: 8–10

Feldkamp M (1979) Ganganalyse bei Kindern mit zerebraler Bewegungsstörung. Pflaum, München

Feldkamp M, Matthiaß HH (1988) Diagnose der infantilen Zerebralparese im Säuglings- und Kindesalter. Thieme, Stuttgart New York

Feldkamp M (1996) Das zerebralparetische Kind: Konzepte therapeutischer Förderung. Pflaum, München Bad Kissingen Berlin Düsseldorf Heidelberg

Ferrari F, Cioni G, Prechtl HFR (1990) Qualitative changes of general movements in preterm infants with brain lesions. Early Human Development 23: 193–231

Flamm H (1959) Die pränatalen Infektionen des Menschen. Thieme, Stuttgart

Ferrari A, Cioni G (1998) Infantile Zerebralparese. Springer, Berlin Heidelberg

Ferrari A, Lodesani M, Muzzini S (1998) Einteilung der häufigsten Formen der IZP. In: Ferrari A, Cioni G (1998) Infantile Zerebralparese. Springer, Berlin Heidelberg

Flehmig I (1983) Normale Entwicklung des Säuglings und ihre Abweichungen. Thieme, Stuttgart New York

Flehmig I (1996) Verhaltenscharakteristika bei sensomotorischer Dyskybernese. In: Coenen W (1996a) Die sensomotorische Integrationsstörung. Manuelle Medizin 34: 141–145

Flehmig I, Schloon M, Uhde J v, Beruth H (1973) Denver Entwicklungsskalen. Hamburger Spastikerverein. Hamburg

Flöel H, Christ B (1998) Persönliche Mitteilung

Focarile FA, Bonaldi A, Giarolo MA, Ferrari U, Zilioli E, Ottaviani C (1991) Effectiveness of nonsurgical treatment for idiopathic scoliosis. Overview of available evidence. Spine 11: 765–768

Forssmann WG, Heym CH (1985) Neuroanatomie. Springer, Berlin Heidelberg

Frankenburg WK, Thornton SM, Cohrs ME (1986) Entwicklungsdiagnostik bei Kindern. Thieme, Stuttgart New York

Frey M (1997) Langzeitsymptome nach HWS-Weichteildistorsionen. In: Graf-Baumann T und Lohse-Buch H Weichteildistorsionen der oberen Halswirbelsäule. Springer, Berlin Heidelberg, S 80–88

Friederich NF, Hefti F (1996) Rückenschmerzen bei Kindern und Jugendlichen. In: Stücker R, Reichelt A (Hrsg) Die kindliche Wirbelsäule. Symp med München, S 49–54

Frigerio NA, Stowe RR, Howe JW (1974) Movement of the sacroiliac joint. Clinical Orthopedics and Related Research, pp 100, 370–377

Frisch H (1996) Programmierte Therapie am Bewegungsapparat. Zitiert nach Neumann in: Neumann HD (2003) Manuelle Medizin. Springer, Berlin Heidelberg, S 41

Frisch H (1998) Programmierte Untersuchung des Bewegungsapparates (Chirodiagnostik), 7. Aufl. Springer, Berlin Heidelbrg New York

Frölich E (1983) Vom Knochensetzen zum gezielten Gelenkdeblockieren. Mt. Ärztl. Fortb. 33: 60–66

Frymann V (1976) The Trauma of Birth. Osteop. Annals 0: 197–205

Garten H (2004) Lehrbuch Applied Kinesiology. Elsevier, München

Gerz W (1996) Lehrbuch der Applied Kinesiology in der naturheilkundlichen Praxis. AKSE-. S 19–65, 85f

Ginsburg HJ, Fling SH, Hope ML, Musgrove D, Andrews CH (1984) Maternal holding preferences: A consequence of newborn head-turning response. Child Develop., pp 50, 280–281

Gladel W (1963) Die Schräglage-Deformitäten des Säuglingsskeletts. Münch. Med. Wschr. 105: 1586–1590

Gladel W (1970) Schräglagesyndrom und Hüftluxation. Mschr. Kinderheilk. 118: 344–347

Götze HG (1975) Die Bedeutung des Rotationsindexes für die Beurteilung idiopathischer Thorakalskoliosen. Z Orthop 113: 563–565

Gorman RF (1995) Monocular visual loss after closed head trauma: Immediate resolution associated with spinal manipulation. JMPT 18: 308–314

Graf-Baumann T, Lohse-Busch H (Hrsg) (1997) Manuelle Medizin – Behandlungskonzepte bei Kindern. Springer, Berlin Heidelberg New York

Grim M, Christ B (1993) Zur Innervation der langen Nackenmuskeln in Bezug auf die Sellschen Irritationspunkte. Manuelle Medizin 31: 30–33

Grüsser OJ (1983) Mother-child holding patterns in western art: A developmental study. Ethol. Sociobiol., pp 4, 89–94

Gutmann G (1953) Die obere HWS im Krankheitsgeschehen. Neuralmedizin 1

Gutmann G (1968) Das cervical-diencephal-statische Syndrom des Kleinkindes. Manuelle Medizin 112

Gutmann G, Biedermann H (1983) Die Halswirbelsäule, Teil 2. Allgemeine funktionelle Pathologie und klinische Symptome.
Fischer, Stuttgart

Gutmann G (1987) Das Atlas-Blockierungs-Syndrom des Säuglings
und Kleinkindes. Manuelle Medizin 25: 5–10

Gwerder F (1976) Das Syndrom der leichten frühkindlichen Hirnschädigung. Huber, Wien Bern

Hadders-Algra M, Prechtl HFR (1992) Developmental course of general
movements in early infancy. I. Descriptive analysis of change in
form. Early Human Development, pp 201–213

Hack GD, Koritzer RT, Robinson WL, Hallgren RC, Greenman RE (1995)
Anatomic Relation Between the Rectus Capitis Posterior Minor
Muscle and the Dura Mater. SPINE, Vol 20, No 23, pp 2484–2486

Hahn W (1989) Symmetrie als Entwicklungsprinzip in Natur und Kunst.
Königstein. Langewiesche Nachf.

Hamada H, Meno C, Watanabe D, Saijoh Y (2002) Establishment of
vertebrate left-right asymmetrie. Nat Rev Genet 3: 103–113

Harms J (2007) www.harms-spinesurgery.com 2007–2008

Hassenstein B (1977) Biologische Kybernetik. Quelle & Meyer,
Heidelberg

Hassenstein B (1988) Der Kopfgelenksbereich im Funktionsgefüge der
Raumorientierung: Systemtheoretische bzw. biokybernetische
Gesichtspunkte. In:Wolff HD (Hrsg) Die Sonderstellung des Kopf-
gelenkbereiches. Springer, Berlin Heidelberg New York London
Paris Tokyo, S 1–17

Hassenstein B (2001) Verhaltensbiologie des Kindes, 5. überarb.
und erw. Aufl. Spektrum akademischer Verlag, Heidelberg Berlin,
S 49–56

Hassenstein B (2005) Persönliche Mitteilung

Heeschen V (1988) In: Zitiert nach Eibl-Eibesfeld I (1997) Die Biologie
des menschlichen Verhaltens. Seehamer, Weyarn, S 719

Hefti F (1998) Kinderorthopädie in der Praxis. Springer, Berlin Heidelberg New York, S 62–69, 119

Heinze F, Hesels K, Breitbach-Faller N, Schmitz-Rode T, Disselhorst-
Klug C (2010) Movement analysis by accelerometry of newborns and infants for the early detection of movement disorders
due to infantile cerebral palsy. Med Biol Eng Comput 48:
765–772

Hellbrügge T, Lajosi F, Menara F, Schamberger R, Rautenstrauch T
(1978) Münchener funktionelle Entwicklungsdiagnostik. Erstes
Lebensjahr. Urban & Schwarzenberg, München

Henke G (1982) Rückenverkrümmungen bei Jugendlichen. Huber,
Bern Stuttgart Wien, S 37, 43

Henderson SE et al. (1991) Ungeschickt als Kind, linkisch als
Erwachsener. Kurzreferat in Medical Tribune Nr. 39, S 76. Quelle:
Sheila E. Henderson et al. The Institute of Education, University
of London. Developmental Medicine and Child Neurology, Vol 33,
pp 55–69

Henning P (1997) Myofasziale Dysfunktion der HWS nach Distorsion.
In: Graf-Baumann T, Lohse-Busch H Weichteildistorsionen der
oberen Halswirbelsäule. Springer, Berlin Heidelberg, S 102–112

Heymann H v (2015) Kraniomandibuläre Dysfunktion und Kopfgelenkregion. In: Böhni U, Lauper M, Locher H: Manuelle Medizin
1. Fehlfunktion und Schmerz verstehen und behandeln. 2. überarb Aufl. Thieme, Stuttgart, S 422

Heymann W v (1999) Cervico-Enzephales-Syndrom – eine Standort-
bestimmung. Manuelle Medizin 37: 210–220

Heymann W v (2010) CMD und Wirbelsäule – Aspekte der Wechsel-
wirkung. In: Köneke C (Hrsg) Craniomandibuläre Dysfunktion.
Interdisziplinäre Diagnostik und Therapie. Quintessenz, Berlin,
S 133–155

Heymann W v, Kohrs C (2006) Was ist der »kraniosakrale Rhythmus«?
Manuelle Medizin 44: 177–184

Heymann W v, Schloemer P, Timm J, Mühlbauer B (2013) Spinal
High-velocity low amplitude manipulation in acute nonspecific
low back pain. SPINE 38(7): 540–548

Holle B (1996) Die motorische und perzeptuelle Entwicklung des
Kindes. (Beltz) Psychologie Verlags Union, Weinheim

Holst E von (1977) Zitiert nach Hassenstein in: Biologische Kybernetik.
Quelle & Meyer, Heidelberg, S 22

Holtz R (1997) Therapie- und Alltagshilfen für zerebralparetische
Kinder. Pflaum, München

Hülse M (1988) Zervikale Gleichgewichtsstörung. In: Wolff HD (Hrsg)
Die Sonderstellung des Kopfgelenkbereiches. Springer, Berlin
Heidelberg New York, S 108–129

Hülse M, Hölzl M (2000) Vestibulospinale Reaktion bei der cervico-
genen Gleichgewichtsstörung – Die cervicogene Unsicherheit.
HNO 48: 295–301

Hülse M (2001) Logopädie. In: Lohse-Busch H, Riedel M, Graf-
Baumann T (Hrsg) Das therapeutische Angebot für bewegungsgestörte Kinder. Springer, Heidelberg, S 59–71

Hülse M, Coenen W (2005) Funktionelle Störungen der Wirbelsäule
vom Säuglings- bis zum Kindesalter, das Tonus-Asymmetrie-
Syndrom. In: Hülse M, Neuhuber WL, Wolff HD (Hrsg) Die obere
Halswirbelsäule. Springer, Heidelberg, S 173–181

Hülse M (2005) Die Bedeutung vertebragener Störungen im HNO-
Breich. In: Hülse M, Neuhuber WL, Wolff HD (Hrsg) Die obere
Halswirbelsäule. Springer, Heidelberg, S 112–163

Hüther G, Bonney H (2002) Neues vom Zappelphilipp. ADS: Verstehen,
vorbeugen und behandeln. Walter, Düsseldorf Zürich

Hüther G (2003) Interview zum Thema: Altes und Neues vom Zappelphilipp. In: Doering W und Doering W (Hrsg) Das andere
ADS-Buch, Edition Doering. Verlagsgesellschaft Bremen, S 14

Illert M (1995) Motorische Systeme. In: Schmidt RF (Hrsg) Neuro-
und Sinnesphysiologie. Springer, Berlin Heidelberg New York,
S 125, 131, 144

Iliaeva S, Weiers H, Graf-Baumann T (2002) In welchen geburtshilf-
lichen Situationen sind Wirbelsäule und Rückenmark des Kindes
gefährdet? gyne Oktober 2002, S 233–239

Jänig W (2005) Neurobiologische Grundlagen von Reflextherapien
in der Naturheilkunde. In: Bühring M, Kremer FH (Hrsg), Natur-
heilverfahren und unkonventionelle medizinische Richtungen.
2. Aufl. Sektion 1.06. Springer, Heidelberg, S 1–104

Jänig W, Levine JD, Michaelis M (1996) Interactions of sympathetic
and primary afferent neurons following nerve injury and tissue
trauma. Peog Brain Res 113:161–184

James JIP (1951) Idiopathic Infantile Scoliosis. J Bone Jt Surg 33-B: 399

Janda V (1990) Rational Therapeutic Approach of Chronic Back Pain.
Manuskript. KAM-Seminar 1990. Boppard

Janda V (1993) Propriozeption der Muskulatur und Modulation des
Muskeltonus. Vortrag SMIMM – Symposion 1992. Munster (F).
Literatursammlung der SMIMM 2/1993, S 8

Janda V (1994) Manuelle Muskelfunktionsdiagnostik. Muskeltest,
Untersuchung verkürzter Muskeln, Untersuchung der Hypermobilität, 3. Aufl. Ullstein, Mosby Berlin

Jentschura G (1977) Haltungsschäden bei Kindern und Jugendlichen.
Bücherei des Pädiaters, Heft 77

Jirout J (1990) Röntgenologische Bewegungsdiagnostik der Halswirbelsäule. In: Gutmann H und Biedermann H Funktionelle
Pathologie und Klinik der Wirbelsäule, Bd I/3. Fischer, Stuttgart

Kalbe U (1981) Die Cerebralparese im Kindesalter. Gustav Fischer,
Stuttgart New York

Kapandji A (1970) The physiology of joints. Churchill Livingstone,
Edinburgh

Keidel M, Di Stefano G, Kischka U, Radanov BP, Schäfer-Krajewski
(1998) Neuropsychologische Aspekte der Beschleunigungsver-

letzung der HWS. In: Hülse M, Neuhuber WL, Wolff HD (Hrsg) Der kranio-cervicale Übergang. Springer, Berlin Heidelberg New York

Keim H (1982) The Adolescent Spine, 2nd edn. Springer, New York Heidelberg Berlin

Kemlein W (2002) Die Tonusasymmetrie als Schmerzsyndrom. Manuelle Medizin 40: 22–27

Kinze W (1994) Zum Stand der Diskussion um die medikamentöse Behandlung hyperkinetischer Kinder. In: Czerwenka K (Hrsg) Das hyperaktive Kind. Ursachenforschung – Pädagogische Ansätze – Didaktische Konzepte. Beltz, Weinheim Basel

Kirman BH (1956) Epilepsy and cerebral palsy. Arch. Dis. Childh.31.1

Kissling R, Michel BA (1997) Das Sacroiliacalgelenk. Grundlagen, Diagnostik und Therapie. Enke, Stuttgart

Klett R (2014) Konventionelle Röntgendiagnostik in der manuellen Medizin. Manuelle Medizin 52: 51–62

Klicpera C (1982) Die medikamentöse Behandlung von Hyperaktivität, Aufmerksamkeits- und Lernstörungen bei Kindern. In: Steinhausen HC (Hrsg) Das konzentrationsgestörte und hyperaktive Kind. Kohlhammer, Stuttgart Berlin Köln

Koch LE (2006) Der Einfluss der Kopfgelenke auf das autonome Regulationssystem bei Säuglingen und Kleinkindern. In: Biedermann H (Hrsg) Manuelle Therapie bei Kindern. Urban & Fischer, München Jena, S 111–117

Koletzko B (Hrsg) (2013) Kinder- und Jugendmedizin. 14., vollst aktual Aufl. Springer, Berlin Heidelberg

Kopp S, Plato G (2003) Änderung der dreidimensionalen Lage des Unterkiefers durch Atlasimpulstherapie. Manuelle Medizin 41: 500–505

Kraemer M, Patris A (1989) L'analyse radio-fonctionnelle du rachis cervical selon Arlen. A propos d'une étude portant sur 699 sujets. 1re partie: Méthodologie. J of Neuroradiology 16, S 48–64. Masson, Paris (français & anglais)

Kraemer M (1990) Auswirkungen der Atlastherapie auf Vigilanz und Motor Pattern bei psychomotorisch mehrfach behinderten Erwachsenen; kontrollierte Studie. Sozial- und arbeitsmedizinischer Dienst des Departements Haut Rhin

Kuhnen C, Fritzsch C, Warich-Kirches M, Beye P, Dietzmann K, Mohnike K, Mittler U, Thal W. (1998) Akute demyelinisierende Enzephalomyelitis eines 10-jährigen Mädchens unter dem Bild der Multiplen Sklerose. Monatszeitschr Kinderheilkunde Vol 146, Nr. 6, S 608–612

Kurrek H (1987) Das Geburtstrauma – Evolutionsbedingte Pathologie. Acta medica empirica 5: 278–280

Lang J (1981) Klinische Anatomie des Kopfes. Neurokranium – Orbita – Kraniozervikaler Übergang. Springer, Berlin Heidelberg New York

Lang J (1991) Klinische Anatomie der Halswirbelsäule. Thieme, Stuttgart New York

Langreder W (1949) Über Fötalreflexe und deren intrauterine Bedeutung. Zeitschr f Geburtshilfe und Gynäkologie 131, 236–252

Lavignolle B et al. (1983) An approach to the functional anatomy of the sacroiliac joints in vivo. Anatomica Clinica 5, 169–176

Lensing-Conrady R (2003) Das ADL-Symptom – Ein Plädoyer, Gleichgewichtswahrnehmungen als Motor für Entwicklung und Lernen zu erkennen. In: Doering W und Doering W (Hrsg) Das andere ADS-Buch. Edition Doering, Verlagsgesellschaft Bremen, S 14

Levenson RE, Ekman P, Friesen WV (1990) Voluntary facial action generates emotion – specific autonomic nervous system activity. Psychophysiology 27: 363–384

Lewit K (1977) Manuelle Medizin im Rahmen der medizinischen Rehabilitation, 2. Aufl. Barth, Leipzig

Lewit K (1997) Manuelle Medizin im Rahmen der medizinischen Rehabilitation, 7.Aufl. Barth, Heidelberg Leipzig

Liem T (2001) Kraniosakrale Osteopathie. Ein praktisches Lehrbuch, 3. Aufl. Hippokrates, Stuttgart

Lloyd-Roberts GC, Pilcher MF (1965) Structural idiopathic scoliosis in infancy. J Bone Jt Surg 47-B: 520

Locher H (2003) Ein neurophysiologisches Denkmodell zur Manuellen Medizin. In: Neumann HD, Manuelle Medizin, 6. Aufl. Springer, Berlin Heidelberg New York, S 11–18

Lockard JS, Daley PC, Gunderson VM (1979) Maternal and paternal differences in infant carry: US and African data. Amer. Natur, pp 113, 235–246

Lohse-Busch H (1990) Symptomatische Verbesserung der Muskelfunktion bei neuromuskulären Erkrankungen über Reflexe der oberen Halswirbelsäule – eine Pilotstudie. Orthop. Praxis 12/90: 775–781

Lohse-Busch H (1990) Atlas Therapy and neuromusculare deseases. In: Paterson JK, Burn L (Hrsg) Back Pain. An International Review. Kluwer Academic Publishers, Dodrecht Boston London

Lohse-Busch H, Janda V (1991) Veränderungen der Muskelfunktion und von Motor Pattern durch Atlastherapie nach Arlen, polyelektromyographische Untersuchungen. Eine Pilotstudie. Vortrag auf dem Kongress der Deutschen Gesellschaft für Manuelle Medizin in Göttingen, Nov. 91 (Abstract)

Lohse-Busch H, Brunner R, Baumann JU (1992) Einfluss der Atlastherapie auf kindliche Muskelkontrakturen bei spastischen cerebralen Bewegungsstörungen. In: Köhler B, Keimer R (Hrsg) Aktuelle Neuropädiatrie. Springer, Berlin Heidelberg New York

Lohse-Busch H, Kraemer M (1996) Die Behandlung kindlicher neuromuskulärer Erkrankungen mit den Mitteln der Manuellen Medizin. Manuelle Medizin 34: 171–176

Lohse-Busch H, Kraemer M, Reime U (1997) Möglichkeiten der Rehabilitation von zerebralparetisch bedingten Bewegungsstörungen bei Kindern mit Mitteln der Manuellen Medizin. In: Lohse-Busch H, Graf-Baumann T (Hrsg) Manuelle Medizin – Behandlungskonzepte bei Kindern. Springer, Berlin Heidelberg New York

Lohse-Busch H, Riedel M, Graf-Baumann T (Hrsg) (2001) Das therapeutische Angebot für bewegungsgestörte Kinder. Konzepte, Bewertung, Ausblicke. Springer, Berlin Heidelberg New York

Lohse-Busch H (2001) Extrakorporale Stoßwellen. In: Lohse-Busch H, Riedel M, Graf-Baumann T (Hrsg) Das therapeutische Angebot für bewegungsgestörte Kinder. Springer, Heidelberg Berlin, S 257–276

Lorenz K (1943) Die angeborenen Formen möglicher Erfahrung. Z Tierpsychol 5, 235–409

Lorenz K (1986) Der Abbau des Menschlichen. Piper, München, S 67–70

Lorenz K (1983) Die Rückseite des Spiegels, 4. Aufl. Piper, München, S 20

Lorenz K (1992) Russisches Manuskript. In: Lorenz B, Denkwege. Piper, München, S 180

Lübbe C (1977) Lagerungsbehandlung der Säuglingsskoliose. Z Orthop 115, 627

Lutz J (1972) In: Fanconi G, Wallgreen A, Lehrbuch der Pädiatrie. Schwabe & Co, Basel Stuttgart, S 58

Magnus R (1924) Körperstellung. Springer, Berlin

Marks V, Kemlein W (2001) Symptomatik und Diagnostik des Tonusasymmetrie-Syndroms im Säuglingsalter. Ergebnisse nach Behandlung mit Atlastherapie nach Arlen. Pädiat. Prax. 60: 243–253

Martin S (2004) Erfahrungen mit Manueller Medizin in der frühen postoperativen Rehabilitation von ICP-Kindern. Manuelle Medizin 42: 52–54

Martin S (2008) Persönliche Mitteilung

Matthiaß HH (1957) Reifung und Entwicklung in ihren Beziehungen zu Leistungsstörungen des Haltungs- und Bewegungsapparates. Handbuch der Orthopädie, Bd 1. Thieme, Stuttgart

Mattner D (2003) Aufmerksamkeits-Defizit-Syndrom (ADS) – eine ernsthafte Erkrankung oder die Pathologisierung von sozial unerwünschtem Verhalten? In: Doering W, Doering W (Hrsg) (2003) Das andere ADS-Buch. Blickwinkel und Perspektiven zum

Aufmerksamkeits-Defizit-Syndrom, Edition Doering. W und W. Doering Verlagsgesellschaft, Bremen

Mau H (1962) Begleiterscheinungen und Verlauf der sog. Säuglingsskoliose. Verh. Dt. Orthop. Ges. 50; Beilagenheft Z Orthop 97: 464–466

Mau H, Gabe I (1981) Die sog. Säuglingsskoliose und ihre krankengymnastische Behandlung. Thieme, Stuttgart New York

Mau H (1982) Die Ätiopathogenese der Skoliose. Enke, Stuttgart

Maudsley H (1867) Zitiert nach Seidler E »Zappelphilipp« und ADHS. Von der Unart zur Krankheit. Dt. Ärzteblatt Jg 101, Heft 5 (2004)

Meinecke L, Breitbach-Faller N, Bartz C et al., Damen R, Rau G, Disselhorst-Klug C (2006) Movement analysis in the early detection of newborns at risk for developing spasticity due to infantile cerebral palsy. Human Movement Science 25: 125–144

Meißner J (1992) Skoliosebehandlung und Atlastherapie. Orthop. Praxis 6: 397–403

Meißner J (1996) Einflussnahme auf das Verhalten progredienter Skoliosen mit manuellen Techniken. Manuelle Medizin 4: 148–170

Melvill Jones G, Watt DGD (1971a) Observations on the control of stepping and hopping movements in man. J Physiol London 219: 709–727

Melvill Jones G, Watt DGD (1971b) Muscular control of landing from unexpected falls in man. J Physiol London 219: 729–737

Metha MH (1972) The Rib-Vertebra Angle in the early diagnosis between Resolving and progressive infantile scoliosis. J Bone Jt Surg 54-B: 230–243

Michaelis R, Niemann G, Wolff M (2010) Entwicklungsneurologie und Neuropädiatrie. Grundlagen und diagnostische Strategien. 4. vollst überarb und erw Aufl. Thieme, Stuttgart

Morrison DL, MacEwen GD (1982) Congenital muscular torticollis: Obeservations regarding clinical findings, associated conditions and results of treatment. J Pediatr Orthop 2: 500–505

Neuhuber WL (2005 a) M. longissimus als Vermittler zwischen kraniozervikalem Übergang und Becken. Eine Hypothese. Manuelle Medizin 43: 395–399

Neuhuber WL, Zenker W, Bankoul S (1990) Central projections of cervical primary afferents in the rat. Some general anatomical principles and their functional significance. In: Zenker W, Neuhuber WL (eds) The primary afferent neuron. Plenum, New York, pp 173–188

Neuhuber WL, Bankoul S (1992) Der „Halsteil" des Gleichgewichtapparates – Verbindung zervikaler Rezeptoren zu Vestibulariskernen. Manuelle Medizin 30: 53–57

Neuhuber WL (1998) Besonderheiten der Innervation des Kopf-Hals-Bereiches. Orthopäde 27: 794–801

Neuhuber WL (2005) Funktionelle Neuroanatomie des kraniozervikalen Überganges. In: Hülse M, Neuhuber WL, Wolff HD (Hrsg) Die obere Halswirbelsäule. Springer, Heidelberg, S 56–69

Neuhuber WL (2008) Persönliche Mitteilung.

Neumann HD (1983) Manuelle Medizin. Vorwort zur 1. Aufl. Springer, Berlin Heidelberg New York

Neumann HD (1985) Manuelle Diagnostik und Therapie von Blockierungen der Kreuzdarmbeingelenke nach F. Mitchell (Muskelenergietechnik). Manuelle Medizin 23: 116–126

Neumann HD (2003) Manuelle Medizin, 6.Aufl. Springer, Berlin Heidelberg New York

Niethard U, Carstens C, Döderlein L (1994) Die Behandlung der infantilen Zerebralparese. Thieme, Stuttgart New York

Oestreich AE (1995) Wirbelsäule. Fehlhaltung und Fehlstellung. In: Ebel KD, Willich E, Richter E, Differentialdiagnostik in der pädiatrischen Radiologie. Thieme, Stuttgart New York, S 198

Olds J, Milner P (1954) Positive reinforcement produced by electrical stimulation of septal area and other regions of rat brain. J Comp and Physiol Psych 47: 419–427

Pietschmann (1990) Das Ende des naturwissenschaftlichen Zeitalters. Zsolnay, Wien

Plato G (1989) Treatment of Herpes Zoster with Atlas Impulse Therapy According to Arlen (Abstr) Manuelle Medizin 27/4: 82

Plato G, Kopp S (1996) Das Dysfunktionsmodell: Gedanken zum Therapieansatz in der Manuellen Medizin. Manuelle Medizin 34: 1–8

Platzer W (1884) Taschenbuch der Anatomie, Bd 1 Bewegungsapparat. Thieme, Stuttgart New York, S 73–76

Portmann A (1969) Biologische Fragmente zu einer Lehre vom Menschen. Schwabe, Basel Stuttgart, S 41, 65

Prechtl HFR (1977) The Neurological Examination of the Full Term Newborn Infant. Clinics in Developmental Medicine No 63. Spastics International medical Publications, London Philadelphia

Prechtl HFR (1984) Continuity of Neural Function from Prenatal to Postnatal Life. Spastics International Medical Publications, London

Prechtl HFR (1987) Wie entwickelt sich das Verhalten vor der Geburt? In: Niemitz C (Hrsg) Erbe und Umwelt. Suhrkamp, Frankfurt

Prechtl, HFR (1990) Qualitative changes of spontaneous movements in fetus and preterm infant are a marker of neurological dysfunction. Early Human Development, pp 23, 151–158

Proske U, Schaible HG, Schmidt RF (1988) Joint receptors and kinaesthesia. Exp Brain Res 72: 219–242

Psczolla M (1994) Die Manuelle Medizin 1993 – Gegenwart und Perspektiven. Manuelle Medizin 32: 119

Psczolla M (1997) Manuelle Therapie für Physiotherapieschulen. Springer, Berlin

Putz R (1994) Rückenmuskeln. In: Benninghoff A, Anatomie Bd 1, Drenckhan D, Zenker W (Hrsg). Urban & Schwarzenberg, München, S 289

Ramšak I, Gerz W (2001) AK-Muskeltests auf einen Blick. AKSE Wolfgang Gerz, Wörthsee

Ranke MB, Harnack GA v, Koletzko B (2013) Körperliche Entwicklung. In: Koletzko B (Hrsg) Kinder- und Jugendmedizin. 14. Aufl. Springer, Berlin Heidelberg

Ratner AJ (1990) Spätfolgen geburtraumatischer Läsionen des zentralen Nervensystems. Kinderarzt, Heft 3, S 31–35

Riede D, Tomaschewski R (1983) Beitrag zur Ätiologie der idiopathischen Skoliose nach manualtherapeutischen Gesichtspunkten. Manuelle Medizin 3: 67–70

Riedel M, Falland R, Sailer-Kramer B, Lohse-Busch H (2001) Komplexbehandlung mit Manueller Medizin und Physiotherapie bei zerebral bewegungsgestörten Kindern. Manuelle Medizin und Osteopathische Medizin 39: 72–78

Riedel M (2001) Manuelle Medizin. In: Lohse-Busch H, Riedel M, Graf-Baumann T (Hrsg) Das therapeutische Angebot für bewegungsgestörte Kinder. Springer, Berlin Heidelberg New York

Rüdel R (1995) Muskelphysiologie. In: Schmidt RF (Hrsg) Neuro- und Sinnesphysiologie. Springer, Berlin Heidelberg New York, S 85 ff

Ruf-Bächtiger L (1995) Das frühkindliche psychoorganische Syndrom. Vorwort zur 3. Aufl. Thieme, Stuttgart New York

Sacher R (2004) Die postnatale Entwicklung des frontalen Kondylen-Gelenkachsenwinkels C0/C1. Fortschr Röntgenstr 176: 847–851

Sacher R (2008) Zur Biomechanik der Halswirbelsäule. Die paradoxe Atlaslateralisation bei Erwachsenen und im Säuglingsalter. Manuelle Medizin 46: 99–104

Sachse J (1969) Die Hypermobilität des Bewegungsapparates als potentieller Krankheitsfaktor. Manuelle Medizin 7/4: 77–84

Sachse J (1983) Die konstitutionelle Hypermobilität als Problem in der Rehabilitation von »vertebragenen« Schmerzsyndromen. Psychiat Neurol med Psychol (Leip) 35/10: 629–633

Sachse J (1998) Differentialdiagnostik der reversiblen hypomobilen »artikulären Dysfunktion«. Das muskulär gehemmte Bewegungssegment. Manuelle Medizin 36: 176–181

Sachse J, Schildt-Rudloff K (1992) Manuelle Untersuchung und Behandlung der Wirbelsäule. Ullstein, Mosby Berlin

Saling MM, Cooke WL (1984) Cradling and transport of infants by South African mothers. A cross-cultural study. Current Athropol., 25, 333–335

Salk L (1973) The role of the heartbeat in relations between mother and infant. Sci Amer 228, 24–29

Saternus KS (1997) Weichteilverletzungen der oberen HWS: Unfallmechanismen und physikalisch biomechanische Aspekte aus rechtsmedizinischer Sicht. In: Graf-Baumann T, Lohse-Busch H: Weichteildistorsionen der oberen Halswirbelsäule. Springer, Berlin Heidelberg, S 62–69

Saul R (2015) Die ADHS-Lüge. Eine Fehldiagnose und ihre Folgen. Klett-Cotta, Stuttgart

Saulicz E (2004) Mobilisation der Iliosacralgelenke: Eine Korrekturart des Beckens bei der Behandlung von Lendenlordosen. Manuelle Medizin 38:175–182

Schlack HG (1996) Stimulation der Körperwahrnehmung. Sozialpäd u. KiPra 18. Jg, Nr 5

Schleip R (2003) Faszien und Nervensystem. Osteopathische Medizin, Heft 1, S 20–28

Schick P (1990) Die Atlasblockierung des Säuglings und das cervical-diencephal-kinesiologische Syndrom. Krankengymnastik 42: 999–1001

Schmidt HM (1994) Kopf und Hals. In: Benninghoff A, Anatomie Bd 1, Drenckhan D, Zenker W (Hrsg). Urban & Schwarzenberg, München, S 511

Schmidt RF (Hrsg) (1983) Grundriß der Neurophysiologie. Springer, Berlin Heidelberg New York, S 11, 115, 176, 185–193

Schmidt RF (Hrsg) (1995) Neuro- und Sinnesphysiologie. Springer, Berlin Heidelberg New York, S 87,121–132, 143–148, 249–254

Schueler M, Messlinger K, Dux M, Neuhuber W, De Col R (2013) Extracranial projections of meningeal afferents and their impact on meningeal nociception and headache. PAIN 154:1622–1631

Schunke GB (1938) The anatomy and development of the sacroiliac joint in man. Anat Rec 72: 313–331

Scott JC, Morgan TH (1955) The natural history of infantile idiopathic scoliosis. J Bone Jt Surg 37-A: 401

Seidler E (2004) „Zappelphilipp" und ADHS. Von der Unart zur Krankheit. Dt. Ärzteblatt, Jg 101, Heft 5

Seifert I (1997) Die Behandlung der Hüftdysplasie. In: Lohse-Busch H, Graf-Baumann T (Hrsg) Manuelle Medizin. Behandlungskonzepte bei Kindern. Springer, Berlin Heidelberg

Seifert I (1984) Manualtherapeutische Aspekte der Hüftdysplasie – Untersuchungen am Neugeborenen. Beitr. Orthop. Traumatol 28, S 161–163

Seifert K (1987) Peripher-vestibulärer Schwindel und funktionelle Kopfgelenksstörung. HNO 35: 363–371

Skatvedt M (1958) Cerebral palsy. A clinical study of 370 cases. Acta Paediat., Suppl. 111

Solonen KA (1957) The sacroiliac joint in the light of anatomical, roentgenological and clinical studies. Act Orthop Scand Suppl 27:1–127

Sponseller PD (1994) Back pain in children. Curr Opin Pediatr 6: 99–103

Staubesand J, Li Y (1996) Zum Feinbau der Fascia cruris mit besonderer Berücksichtigung epi- und intrafaszialer Nerven. Manuelle Medizin 34: 196–200

Stoddart A (1970) Lehrbuch der osteopathischen Technik an Wirbelsäule und Becken. Die Wirbelsäule in Forschung und Praxis, Bd 19. Hippokrates, Stuttgart

Stoddart A (1982) Leben ohne Rückenschmerzen. Hippokrates, Stuttgart

Sutherland WG (1939) The cranial bowl. Free Press Company, Mankato/Minnesota

Sutherland WG (1991) Teaching in the sience of osteopathy. Suther Cranial Teaching Foundation, p 3

Sutter M (1977) Rücken-, Kreuz- und Beinschmerzen bei funktionell instabilem Becken. Ther. Umschau 34: 452

Tachdijan MO (1990) Pediatric Orthopedics. Saunders, Philadelphia, p 112

Taylor JL (1988) Proprioception in the neck. Exp Brain Res 70: 351–360

Taylor JL (1992) Perception of the orientation of the head on the body in man. In: Berthoz A, Vidal PP, Graf W (eds) The head-neck sensory motor system. Oxford University Press, New York, pp 488–490

Tillmann BN (2005) Atlas der Anatomie des Menschen. Springer, Berlin Heidelberg

Tilscher H (1976) Weichteil- und Artikulationstechniken der Manuellen Medizin in der Behandlung von Schmerzsyndromen des Bewegungsapparates. Zeitschr. f. angewandte Bäder- und Klimakunde 4: 317–320

Tilscher H, Friedrich M (1983) Erfahrungsbericht über 11 Jahre Manualmedizin an der Abteilung für konservative Orthopädie und Rehabilitation. Orthop. Praxis 2: 97–103

Tilscher H, Pinzger M, Leitner R, Hanna M (1993) Standardisierte Wirbelsäulenuntersuchung – Gegenüberstellung von Beschwerden und klinischen Befunden bei Arbeitern und Angestellten. Manuelle Medizin 31: 55–61

Tischler L (2001) Was ist ADS/ADHS? Zitiert nach Mattner D: Aufmerksamkeits-Defizit-Syndrom (ADS) – eine ernsthafte Erkrankung oder die Pathologisierung von sozial unerwünschtem Verhalten. In: W und W Doering: Das andere ADS-Buch. Edition Doering.

Thom H (1982) Die infantilen Zerebralparesen. Thieme, Stuttgart New York

Tomaschewski R (1983) Blockierungen und asymmetrische muskuläre Befunde bei idiopathischer Skoliose im Kindesalter. Manuelle Medizin 21: 31–37

Tomaschewski R (1986) Manuelle Medizin im Rahmen konservativer Skoliosebehandlung. Manuelle Medizin 22: 74–78

Tomaschewski R (1993) Die Bedeutung der Wirbelsäulenfunktion in der Sagittalebene für die Pathogenese der idiopathischen Skoliose. Manuelle Medizin 31: 39–42

Tomaschewski R (1994) Die idiopathische Skoliose in der Sagittalebene. Z Orthop 132: 38–44

Travell JG , Simons DG (1992) Myofscial Pain and Dysfunction. The Trigger Point Manual. The lower Extremities. Williams & Wilkins, USA

Troussier B et al. (1994) Back pain in school children – a study among 1178 pupils. Scand J Rehab Med 26: 143–146

Valentin B (1961) Geschichte der Orthopädie. Thieme, Stuttgart, S 138–140

Vleeming A et al. (1998) Zitiert nach Beck-Föhn M: Neurologische Ausfälle bei der Beckenring-Funktionsstörung (pelvic girdle dysfunction) (1999), 3rd interdisciplinary world congress on low back pain and pelvic pain, Nov. 19–21, Vienna. Manuelle Medizin 37: 292–299

Vojta V (1988) Die zerebrale Bewegungsstörungen im Säuglingsalter. Frühdiagnose und Frühtherapie. Enke, Stuttgart

Vojta V, Peters A (1992) Das Vojta-Prinzip. Springer, Berlin Heidelberg

Vojta V (1997) Persönliche Mitteilung

Voss H (1971) Tabelle der absoluten und relativen Muskelspindelzahlen der menschlichen Skelettmuskulatur. Anat. Anz. M. 129: 562–572

Ward R (1997) Persönliche Mitteilung im Rahmen der Baden-Badener Fortbildung für Manuelle Medizin. Baden Baden – Lichtenthal 06.–08. Juni 1997

Ward R (2003) Integrated Neuromusculosceletal Release and Myo-
fascial Release. In: Ward RC (2003) Foundations for Osteopathic
Medicine, 2nd edn. Lippincott, Williams and Wilkins, Philadelphia,
Kap 60, S 932–968

Weiß HR (2012) Konservative Skoliosebehandlung – Was ist evidenz-
basiert? OUP Deutscher Ärzteverlag. 11: 440–444

Werne S (1957) Studies in spontaneous atlas dislocation. Acta Radiol.
Suppl. XXIII

Wiener N (1948) Cybernetics. John Wiley, New York

Wiesendanger M, Miles JS (1982) Ascending pathways of low thresh-
old muscle afferents to the cerebral cortex and its possible role
in muscle control. Physiol Rev 62: 1234–1270

Winkel D (1992) Das Sakroiliakalgelenk. Gustav Fischer, Stuttgart Jena
New York

Wolff HD (1979) Lumbale Schmerz- und Störzustände aus chirotherapeutischer Sicht. In: Junghans H (Hrsg) Die Wirbelsäule in
Forschung und Praxis, Bd 83, S 175–181

Wolff HD (1983) Neurophysiologische Aspekte der manuellen Medizin.
Springer, Berlin Heidelberg

Wolff HD (Hrsg) (1988) Die Sonderstellung des Kopfgelenkbereiches.
Springer, Berlin Heidelberg

Wolff HD (1996) Neurophysiologische Aspekte des Bewegungssystems.
Springer, Berlin Heidelberg

Wolff HD (2005) Zur Phylogenese des kraniozervikalen Überganges.
Diagnostik – Therapie. In: Hülse-Neuhuber-Wollf (Hrsg) Die obere
Halswirbelsäule. Springer, Heidelberg

Zenker W (1988) Anatomische Überlegungen zum Thema Nacken-
schmerz. Schweiz. Rundschau Med 77: 333–339

Zenker W (1994) Feinbau von Rückenmark und Spinalganglien. In:
Benninghoff A, Drenckhan D, Zenker W (Hrsg) Anatomie Bd. II,
15. Aufl. Urban & Schwarzenberg, München, S 434–470

Zenker W, Scheidegger EP (1991) Quantitative aspects of muscle
innervation. In: Plasticity of motoneural connections. Elsevier,
Amsterdam New York

Zülch KJ (1982) Morphologische und klinische Typen. In: Thom H.
(Hrsg) Die infantilen Cerebralparesen. Thieme, Stuttgart New
York, S 145

Zukunft-Huber B (1990) Die ungestörte Entwicklung des Säuglings.
TRIAS, Stuttgart

Stichwortverzeichnis

A

Abdecktest (Cover-Test) 157, 208, 214
ADL-Symptom 165
Adoleszentenkyphose 217
Adoleszentenskoliose
– Diagnostik/Therapie 222
– idiopathische 218
– manualtherapeutisches Konzept 223
Amphetamine 163
Anfallsleiden 185
Ashworth-Skala 189
Ataxie 184
Athetose 183
– Choreoathetose 183
– dystone Form 183
– Spannungsathetose 183
Atlaskippung 56
Atlasstellung 109, 110
Atlastherapie 106, 139, 191
– Impulsrichtung 116
– Impulsstärke 119
– Impulstechnik 118
Atlastherapie beim Säugling 115
– Durchführung 115
– Kontraindikationen 116
– Kontrolluntersuchung 120
– methodische Bedingungen 116
– Nebenwirkungen 115
Atlastherapie nach Arlen 159
Aufmerksamkeitsdefizit 148, 163
Aufmerksamkeitsdefizitsyndrom (ADS) 148
– ADHS (Hyperaktive) 148
– ADS (Nicht-Hyperaktive) 148
Aufrichtungsbewegung 15
Aufrichtungsentwicklung 48
Augenmotorik 157
autochthone Rückenmuskulatur 48
– komplexes Verbundsystem 52
Axillarhängereaktion 35, 40

B

Babinski-Reflex 42
Babkin-Reaktion 27
Babkin-Reflex 99
Bauer-Reaktion 28
Becken
– Behandlungstechniken 226

– Biomechanik 62
– mobilisierende Positionierung beim Säugling 134
– Untersuchung 225
Beckenfehlstatik 207, 225
Beckenfunktionsstörungen 225
Beckentorsion 219
Beckenverwringung 96, 207, 218, 220
Beinabduktionstest 208
Beinlängendifferenz 207, 219, 220
Bestimmung des Entwicklungsalters 100
Bewegungskoordination 159
Bewegungsmuster, abnormale 177
Bewegungssystem 12, 48, 220
Bindegewebe 129
binokulares Sehen 157
Blickbewegungsstörungen 215
Blickmotorische Störung 157
Blinder Fleck 214
Blockierung 90
– Blockierungsschema 72
– Dysfunktion der metameren Strukturen 72
– Merkmale 73
– neurophysiologisches Denkmodell 70
– Nozizeptorenaktivität 70
– Pathologie des Spindelrezeptors 72
– pathophysiologische Aspekte 69
– Symptombild 70
Bobath-Therapie 190
Brustwirbelsäule
– chirotherapeutische Manipulation 124
– Manipulationstechniken 193
– manualmedizinische Untersuchung 95
BWS-Manipulation
– Pistolengriff 193
– Rettungsgriff 194
BWS, mittlere
– sensomotorische Schlüsselregion 65

C

Chaddock-Reflex 42
Chirotherapie 2
Commotio cerebri 212
Coxitis fugax 207

D

Detonisierung des M. psoas major 224
Dezerebration 14
Diparese 177, 180
– der Verwegene 181
– Enger-Rock-Gang 181
– propulsive Form 181
– Seiltänzer 181
dorsolumbaler Übergang
– chirotherapeutische Manipulation beim Säugling 124
– Manipulationstechniken 195
– manualmedizinische Untersuchung 96
– mobilisierende Positionierung beim Säugling 134
– myofasziales Lösen beim Säugling 132
– sensomotorische Schlüsselregion 65
Drehtest 170
Drei-Punkte-Detorsionsgriff 224
3-Zeichen-Test 112, 114, 116, 117, 159, 191

E

Eigenwahrnehmung 159
Einbeinhüpfen 167
– Hochwerfen und Auffangen eines Schaumstoffballs 167
Einbeinstand 208, 214
– Auffangen und Rückwurf eines Schaumstoffballs 167
– auf festem Untergrund 166
– auf weichem Untergrund 167
– Therapiekreisel 168
Enterozeptoren 12
Entwicklungsgitter nach Kiphard 152
entwicklungsneurologische Untersuchung 42
Erste Rippe
– chirotherapeutische Manipulation beim Säugling 124
– manualmedizinische Untersuchung 95
Exterozeptoren 12
extrapyramidalmotorisches System (EPMS) 183

F

Fallbeispiele 211, 222
FALT (funktioneller Armlängentest) 112, 113, 114, 116, 191, 221
Fascia thoracolumbalis 52, 132
Fechterhaltung (ATNR) 28, 90
Federungstest 97
Fersengang 169
Fersenreflex 43, 99
Flachrücken 218
fortgeleiteter Schmerz (referred pain) 70, 206
Friedreich-Ataxie 204
frontale Labyrinthstellreaktion (Seitkippreaktion) 84
Frühdiagnostik 187
Frühgeborenenphase 32
frühkindliche Reaktionen 26, 91
funktionaler Streckreflex (FSR) 154
funktioneller Armlängentest (FALT) 112, 113, 114, 116, 191, 221
Fußgreifreflex 29
Fußklonus 44, 99

G

Galant-Reaktion 28
Gekreuzter Streckreflex 44
Gelenkrezeptoren 13
General Movements 31, 91
– computergestützte Analyseverfahren 32
– qualitative Beurteilung 31
General Movements (autonome Massenbewegungen) 26
geometrische Hilfslinien 109
Glabellareflex 29
Gleichgewichtsreaktionen 58
Gleichgewichtssteuerung 57, 154, 214
Glutealmuskulatur 97
Gordon-Reflex 43
Grisel-Syndrom 80, 116, 210
Grobmotorik 18, 23, 152
Gross Motor Function Measure Test 189
Gutmann-Technik 115, 116, 121

H

Halspropriozeptoren 59
Halsstellreaktion 29
Halsstellreaktionen 92
Haltemuskulatur (posturale
    Muskulatur) 13
Haltereaktionen (tonische Reak-
    tionen) 13
Haltungsfehler 216
Haltungs- und Bewegungs-
    muster
– Bauchlage 188
– Drehen (seitliches Überrollen)
    188
– Gehfähigkeit 188
– Greifen 189
– Hochziehen zum Sitz 188
– Hochziehen zum Stand 188
– Rückenlage 188
– Sitzen 188
– Stehen 188
Hampelmannsprung 168
Handgeschick 18
Handgreifreflex 29, 99
Handwurzelreflex 43, 99
Hassenstein-Formel 58
Hautinnervation 135
Hemiparese 177, 181
Herpes zoster 108
Heterophorie 157
HIO-Methode 121
Hirschbergtest 157
Hochklettern und Abspringen
    von hüfthoher Liege 166
Hopserlauf 169
Horizontale Abhangreaktion
    nach Collis 38, 41
Hüftdysplasie 207
Hüftgelenke, manualmedi-
    zinische Untersuchung 96
Hüftgelenksluxation 185
HWS
– Manipulationstechniken 192
– myofasziales Lösen beim
    Säugling 131
– segmentale Dysfunktion 60
hyperkinetisches Syndrom 148

I

Iliosakralgelenke 61
– Bewegungsausschlag 62
– Blockierung 62, 64
– chirotherapeutische Mani-
    pulation beim Säugling 126
– manualmedizinische Unter-
    suchung 96
– Mobilität 62
– myofasziales Lösen beim
    Säugling 133
– myofasziale Verknüpfung 63

– Propriozeption 64
– Sonderkonstruktion 62
– Stellungsasymmetrien 63
Impulstechnik am dorso-
    lumbalen Übergang 125
Impulstechniken 191
infantile Zerebralparese (IZP)
    173
Innervation der Rückenstrecker
    49
Irritationspunktdiagnostik 73,
    94, 123, 192
Irritationspunkte 156
ISG-Blockierung 125, 207
IZP
– Begleitstörungen 177
– Diagnostik 186
– Ersatzmotorik 182
– frühkindliche Hirnschädigung
    175
– klinisches Bild 177
– klinische Zeichen 187
– manualmedizinische Behand-
    lung 190
– neurologische Untersuchung
    189
– orthopädische Kompli-
    kationen 185
– orthopädischer Befund
    189
– Sehen und Hören 189
– supraspinale Kontrolle 176
– Therapieziele 189

K

kaudalisierender Schub über
    das Sakrum 128
Kaudalisierungsschub über das
    Sakrum aus Seitlage 129
Kaumuskulatur 221
Kiblerfalten 155, 191
kindliche Migräne 210
Knackphänomen 122, 128
Knieschmerzen 206
kongenitaler muskulärer Schief-
    hals 79, 95
Kontrakturen 203
Konvergenztest 157
Kopfabhangversuch nach
    Peiper-Isbert 39, 41
Kopfgelenke 53
– Bewegungsmuster 54
– embryologische Aspekte 56
– manualmedizinische Unter-
    suchung 94
– Muskeln für sensorische und
    motorische Aufgaben 57
– physiologische Stellungs-
    asymmetrien 54
kopfgelenksinduzierte Dyspraxie
    und Dyskalkulie (KIDD) 165

kopfgelenksinduzierte Sym-
    metriestörung (KISS) 121
kopfgelenksunabhängige Sym-
    metriestörung (KUSS) 121
Kopfhaltung 110
Kopfkontrolle 40, 59, 60
Kopfschmerzen 207
Kopf- und Körperhaltung in
    Rücken-/Bauchlage 90
Körperaufrichtung 60
Körperkontrolle 18, 61
Körperstimulation bei Säug-
    lingen 144
kortikospinale Störung 26, 99
Koxalgie 207
Kranialisierung des Sakrums,
    Kaudalisierung des Iliums
    128
kraniomandibuläre Dysfunktion
    220
Kutanozeptoren 12

L

Labyrinthstellreaktion (LSR) 59,
    92
Landaureaktion 35, 40
Langsitz 166
Lese-Rechtschreib-Schwäche
    151, 160
lumbosakraler Übergang,
    chirotherapeutische Mani-
    pulation beim Säugling 126

M

Magnetreflex 27
Manipulationstechniken,
    Kontraindikationen 122
»Männchen, Baum, Haus« 170
manuelle Medizin 2
– Entwicklungsneurologie 3
– neurophysiologisches
    Konzept 2
manuelle Therapie 2
Mariotte-Versuch 214
mentale Entwicklung 45
M. erector spinae 49, 63, 65
– lateraler Trakt 49
– medialer Trakt 49
metamere Strukturen 72
Methylphenidat 163
– Wirkung/Nebenwirkung
    164
MFL des frontalen M.-occipito-
    frontalis-epicranii-Bauches
    142
MFL des M. temporalis 141
MFL des M. temporoparietalis
    141
– Ohrzugtechnik 142

MFL fronto-parieto-okzipital
    (Release der Falx cerebri 140
MFL okzipital (Derotation der
    Squama occipitalis) 139
MFL temporookzipital (infra-
    tentorielle Membranbehand-
    lung 140
MFL temporo-parieto-okzipital
    (supratentorielle Membran-
    behandlung) 140
mimische Muskulatur 138
minimale zerebrale Dysfunktion
    (MCD) 149
minimale Zerebralparese (MCP)
    149
mobilisierende Positionierung
    195
Morbus Perthes 207
Morbus Scheuermann 217
Moro-Reaktion 28
motokybernetischer Test (MKT)
    151, 165
M. piriformis 207
M. sternocleidomastoideus 79,
    95
Multiple Sklerose 107
Muskeleigenreflexe (MER) 42
Muskelenergietechnik 224
– am Becken 225
– Anwendungsfehler 229
Muskelfaszien 129
– aktive Kontraktion 130
– Mechanorezeptoren 130
– Myofascial Release 130
Muskelfunktionstest nach
    Goodheart 221
Muskelleistung
– phasische 12
– tonische 12
Muskelspindel 11, 12
Muskeltonus 60, 70, 71, 177, 189
Muskuloskelettale Schmerzen
    206
– manualmedizinische Behand-
    lung 207
myofasziales Lösen, Gewebe-
    reaktion 130
Myotonien 204

N

Nackenrezeptoren 58, 60
Nackenschmerzen 206
Neurasthenie 148
neurokinesiologische Unter-
    suchung nach Vojta
– abnormale Reaktionen 40
– Bewertung der Reaktionen
    40
– Fehlerquellen 40
– Interpretation abnormaler
    Reaktionen 41

neurokinesiologische Untersuchung nach Vojta 99
neurologische Basisdiagnostik
158
neurologische Untersuchung
98
neuromotorische Entwicklung
24
neuromotorische Untersuchung
des Säuglings 26
neuromotorische Zeichen 80
neuromuskuläre Erkrankungen
203
N. facialis 135, 138
N. hypoglossus 135
N. occipitalis major 51, 135
normale Entwicklung des Säuglings 17
– Entwicklungsschritte in
Bauch-/Rückenlage 19
– Entwicklungsstufen im
1. Lebensjahr 24
– Handmotorik 23
Nozigenerator 70
Nozizeptoren 13
N. suboccipitalis 51
N. trigeminus 135, 138
N. vagus 135

O

Opisthotonus 40, 103, 178
Oppenheim-Reflex 42
Orthopädischer Status 90
osteopathische Behandlungstechniken 2

P

peripher-dysfunktionelles
Syndrom 42
periphere Nervenläsionen 215
– Armplexusparese 215
– obere Plexusparese 215
– untere Plexusparese 215
phasische Muskeln 13
phasische Streckreaktionen der
Extremitäten 43
Placing-Reaktion (Steigreaktion)
27
Plagiozephalie 142
Plexus cervicalis 135
Poliomyelitis 107
posttraumatische Zustände
212
posturale Entwicklung 60
Prävention 216
Primitivreflexe 178
Pritschen 144
progressive Muskeldystrophie
203

Propriozeption 48
– Propriozeptive Signalanlage
52
Propriozeptoren 12, 48
psychomotorische Retardierung
148
psychoorganisches Syndrom
(POS) 148
Purzelbaum 168
Pyramidenbahnen 183
Pyramidenbahnläsion 178
Pyramidenzeichen 42, 99

Q

Quengelschienen 174

R

Räkelphase 32
Recoil-Technik 122, 192
Reflektierte Konvergenz 157
Rehabilitation 216
Rezeptoren 12
Rezeptorenschmerz 70, 81, 206
Ritalin 148, 164
Roche-Reflex 42
Rossolimo-Reflex 43, 99
Rotationsmanipulation 193
Rotationsmobilisation 123
Rückenschmerzen 206

S

Säuglingsbehandlung
– chirotherapeutische Manipulation 121
– kraniosakrale Osteopathie
137
– manualmedizinische Behandlungstechniken 105
– manuelle Behandlung des
Kopfes 135
– mobilisierende Positionierung
129
– myofasziale Lösetechniken
129
– am Kopf 139
– myofasziales Lösen an den
Schlüsselregionen 131
– Röntgenmorphologie 108
– Therapieziele 106
– unspezifische exterozeptiv-
propriozeptive Stimulation
143
Säuglingsskoliose 76
Schädelasymmetrie, Kopforthese
142
Schädelprellung 212
Schersprung 168

Schlussrotation des Atlas 94
Schräglagesyndrom 76
Schreikind 78, 139
Schreitreaktion 27
Schulkopfschmerz 208
segmentale Dysfunktion 53,
66, 70
segmentale peripher-artikuläre
Dysfunktion 70
segmentale Wirbelsäulendys-
funktion, Pathophysiologie
70
Segmentdiagnostik 155, 191
Sehnenrezeptoren 12
Seiltänzergang 169
seitliches Überhüpfen 169
Seitneigetest 93
Sensomotorik, informations-
verarbeitendes dynamisches
System 12
sensomotorische Dyskybernese
147
– Bedeutung der Nacken-
rezeptoren 155
– Diagnostik 151
– Differenzialdiagnosen 158
– entwicklungsneurologische
Störung 158
– Erkenntnisleistungen 148
– Fallbeispiele 160, 161
– Hyperaktivität 148
– Hypoaktivität 148
– Katalog-Diagnose 163
– klinische Zeichen 148
– Körperkontrolle und Orthographie 160
– manualmedizinische Untersuchung 155
– Ritalin-Offenbarung 148
– sensomotorische Fehl-
steuerung 149
– als primäre Störung 162
– Therapie 159
– Verhaltensauffälligkeiten
150
– Vordiagnosen 150
– Wahrnehmungschaos 158
sensomotorische Entwicklung
25
– Entwicklungsschritte vom
15. Lebensmonat bis zum
6. Lebensjahr 44
sensomotorische Integrationsstörung 148
sensomotorische Steuerung 13
sensomotorische Störungen,
manualmedizinische Ver-
fahren 106
sensorische Schlüsselregionen
49
– segmentale Dysfunktionen
66
Sensorsystem 12

Siebener-Syndrom 77
Spastik 41, 44, 178
– klinische Zeichen 178
spastische Bedrohung 41
Spinale Muskeldystrophie 203
Sprachentwicklung 151
statokinetische Reaktionen 14
Stellreaktionen 14
Stützmotorik 13, 61, 184
subokzipitale Muskeln 51, 58,
116
Suchreflex (Rooting-Reaktion)
27
Suprapubischer Streckreflex 44
Symmetrie 111
Symmetriestörung 80
Systemtheorie 12, 72

T

Teilleistungsstörungen 151
Telerezeptoren 12
Tetraparese 177, 178
– akinetische 179
– geschickte 180
– mit horizontaler Antigravität
179
– mit subkortikalen Automatismen 179
– mit vertikaler Antigravität
179
Tonusasymmetrie-Syndrom
– Abgrenzung zu IZP 102
– der schiefe Säugling 76
– Differenzialdiagnosen 80
– Dysfunktion der Kopfgelenke
81
– Hüftdysplasie 79
– klinische Zeichen 76
– Labyrinthstellreaktion 84
– manualmedizinische
und neurologische Standarddiagnostik 89
– pathogenetische Über-
legungen 87
– pathologische Haltungs-
asymmetrie 79
– physiologische Haltungsasymmetrie 78
– Problemlösung Sectio 89
– reflektorische Tonussteuerung 84
– Schädelasymmetrie 87
– Schiefhals 79
– Segmentale Dysfunktion
der Wirbelsäule 85
– spastische Bedrohung 80
– Verhaltensauffälligkeiten 78
Tonusasymmetrie-Syndrom
(TAS) 60, 75
Tonuserhöhung 71
Tonusstörung 177

Tortikollis, akuter   210
Tragling   29
Traktionsimpuls   123
Traktionsreaktion   40
traumatische Fibularisläsion
    216
Treppabsteigen   153
trigemino-faziale Kommunika-
    tion   138
trigemino-zervikale Konvergenz
    135

U

unspezifische Manipulation der
    ISG über das Tuber ossis ischii
    126
unspezifische Mobilisation der
    intervertebralen und kosto-
    transversalen Gelenke   124

V

Ventralisationsgriff an der BWS
    125
ventralisierender Impuls über
    den oberen oder unteren
    Sakrumpol   127
ventralisierender Impuls über
    den unteren Sakrumpol   127
ventralisierender Multangulum-
    schub auf S1 oder S3   127
Verhaltensauffälligkeiten   77
vertikale Kopfabhangreaktion
    nach Collis   37, 41
Vertikalimpuls   192
Vigilanz   48, 143, 162
Villinger Schema   89, 120
Viszerozeptoren   12
Vojtareaktion   36, 41
Vojta-Reaktion   84
Vojta-Therapie   190
Vorlaufphänomen   95, 225

W

Wahrnehmungsinformationen
    58
Wahrnehmungsverarbeitung
    72, 143
Wirbelkörperentwicklung   56

Z

Zappelphase   32
zentrale Bewegungsstörung
    188
Zentrale Hypotonie   184
zentrale Koordinationsstörung
    41
Zervikodorsaler Übergang
– chirotherapeutische Mani-
    pulation beim Säugling   123
– manualmedizinische Unter-
    suchung   95
zervikodorsale Übergangsregion,
    myofasziales Lösen beim
    Säugling   132
zervikogene Hörstörung   108
zervikogener Schwindel   108
zervikookzipitaler Übergang
    56
– chirotherapeutische Manipu-
    lation beim Säugling   122
– mobilisierende Positionie-
    rung beim Säugling   133
– Myofasziales Lösen beim
    Säugling   131
– sensomotorische Schlüsselre-
    gion   65
zervikozephales Syndrom   107,
    213
Zielmotorik   13, 61, 184
Zwangsrotation des Axis   56, 57
Zwerchfell, myofasziales Lösen
    beim Säugling   132

The manufacturer's authorised representative in the EU is Springer
Nature Customer Service Centre GmbH, Europaplatz 3, 69115 Heidelberg,
Germany. If you have any concerns regarding our products, please
contact ProductSafety@springernature.com

Printed and bound by CPI Group (UK) Ltd, Croydon, CR0 4YY
05/05/2026
02098471-0002